循证中医药

安全性证据研究与实践

主　　审　王永炎　杨克虎

主　　编　谢雁鸣

执行主编　廖　星

副 主 编　张　玲　陈　薇　张博恒

编　　委（按姓氏笔画排序）

　　　　　王　琪　王志飞　王连心　支英杰　方赛男

　　　　　田金徽　刘　岠　孙　凤　杨　薇　杨克虎

　　　　　张　玲　张　寅　张博恒　陈　薇　陈耀龙

　　　　　易丹辉　姜俊杰　阎博华　谢雁鸣　廖　星

　　　　　黎元元　魏　戎

人民卫生出版社

图书在版编目（CIP）数据

循证中医药安全性证据研究与实践 / 谢雁鸣主编
. —北京：人民卫生出版社，2019
ISBN 978-7-117-28519-3

Ⅰ.①循…　Ⅱ.①谢…　Ⅲ.①中药材 – 安全性 – 研究
Ⅳ.①R282

中国版本图书馆 CIP 数据核字（2019）第 099886 号

人卫智网	www.ipmph.com	医学教育、学术、考试、健康，
		购书智慧智能综合服务平台
人卫官网	www.pmph.com	人卫官方资讯发布平台

循证中医药安全性证据研究与实践

主　　编：谢雁鸣
出版发行：人民卫生出版社（中继线 010-59780011）
地　　址：北京市朝阳区潘家园南里 19 号
邮　　编：100021
E - mail: pmph @ pmph.com
购书热线：010-59787592　010-59787584　010-65264830
印　　刷：三河市宏达印刷有限公司（胜利）
经　　销：新华书店
开　　本：787 × 1092　1/16　印张：28
字　　数：681 千字
版　　次：2019 年 7 月第 1 版　2019 年 7 月第 1 版第 1 次印刷
标准书号：ISBN 978-7-117-28519-3
定　　价：108.00 元
打击盗版举报电话：010-59787491　E-mail: WQ @ pmph.com
（凡属印装质量问题请与本社市场营销中心联系退换）

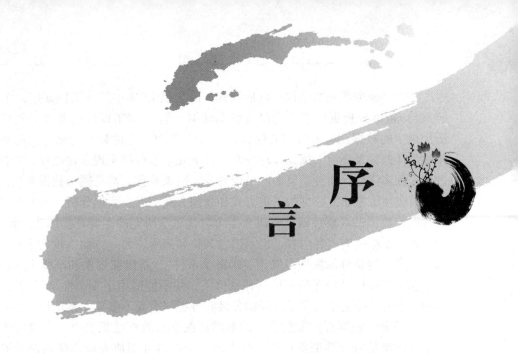

序言

　　中华民族的伟大复兴对回归重振中医药学带来前所未有的良好机遇。今天已进入信息智能两化融合的新时代，中医药学者及一切关怀支持中医药学科发展进步的相关专家学者，为适应高概念大数据技术，大卫生、大健康的需求，正在努力提高文化自觉，树立爱国富强敬业的价值观。有志之士们都敞开求仁求道的胸怀吸纳一切东西方文化精髓与科技成就，积极营造独立之精神，自由之思想的和谐开放团结创新的学术氛围。而中医药研究者们也在重塑仁德信仰道路上走出了一条中医药学人自己的路。中医药学的优势在于临床，为此，深化中医药循证医学研究，可助扬其所长。基于循证医学理念，围绕中医药现实存在的问题，通过求真求异拓宽思路认真分析，朝向研究预设的目标，可提升中成药大品种安全性、有效性的循证评价及其效应机制的研究水平，进而为临床合理用药提供证据，初步构建证候、疾病与复方中成药关联的上市后再评价方法技术的框架体系。

　　1992 年循证医学（evidence based medicine，EBM）被 EBM 工作组正式提出，标志着医学研究和临床实践领域"新范式"的到来。在经历二十余年的辉煌发展后，EBM 已完成了从循证医学、循证卫生保健、循证决策与管理到循证卫生体系与科学研究四步跨越。然而，发展到 2014 年，在著名医学杂志 BMJ 上，国际知名学者发文《循证医学身陷发展危机的思考》，提出了 EBM 发展进程中出现的五大瓶颈问题，这意味着 EBM 的发展正经历着波谷时期。时至 2017 年 4 月，国际《临床流行病学杂志》特辟专栏，邀请 EBM 领域知名专家对 EBM 发展的"功与过"以及未来发展进行了阐述。专栏中提及既往人们一味地认为最佳证据主要是基于随机对照试验（randomized controlled trial，RCT），其实不然，发展至今，来自诸如观察性研究、诊断研究、定性研究的证据已经丰富多彩。而 EBM 最为核心的内容"证据"及其分级和分类也随之面临更多的挑战和机遇。科学发展已经进入大数据时代，对于信息的需求，人们更多追求的是穷举和全部，这无疑给 EBM 带来了巨大的挑战，其中之一就是证据级别的争议。众所周知，RCT 是 EBM 中的高级别证据，而基于 RCT 的系统评价 /Meta 分析更被推崇为最高级别证据。但是 RCT 设计的基础是随机抽样理论，试图用最少的数据获得最有用的信息，如果要求 RCT 中的样本与研究实际环境一致，以便排除个体差异及环境干扰，这在现有条件下几乎不可能实现。在医疗大数据环境下，医疗数据呈现多样性，如种类繁多、结构复杂、因果并存，甚至同一数据表现出不同形式。大数据将会使医学研究数据的采集方式和管理方式，以及数据分析方式发生巨大改变。基于日常医疗数据的观察性研究将成为当今时代医学研究的主要证据源头。该过程中 EBM 产生和评价证据的方式和内容，也当随之调整和完善。另一方面，较之于有效性结局指标的测量，安全性事件的发生多属于"小概率事件"，难以在短期和小样本人群中被发现。为此，基于有效性结局评价的证据评价体系，并不能适用于安全性结局的证据评价的需求。国内外有关药品上市后安全性证据分级和分类研究尚不多见，系统地收集和评价有关药品上市后安全性证据有重要意义。借鉴循证医学有效性证据分类、分级的成功经验，探索对中药上市后安全性证据评价、分类和分级标准并形成安全性证据评价的基本框架，从点、线、面、体多个角度综合不同证据源，构建中药上市后安全性评价证据体，为今后该领域证据体系的研究提供方法学和技术支撑。正如任何事物发展不可避免会出现各种"偏倚"甚至"错误"的历程一样，EBM 的发展也从来不是平衡的，既往人们重"利"（有效性）轻"害"（安全性），为此，在证据产生和评价发展轨道上也产生了偏差，相对于有效性证据的评价，安全性证据评价存在诸多的先天不足。近几年来，随着国内外对于真实世界研究以及对于药品上市后的安全性评价的重视，美国食品药品管理局（Food and Drug Administration，FDA）正式发布了《使用真实世界证据支持医疗器械监管决策》指南草案。显然，有关安全性证据的评价理念应有所发展和更新。为此，本书在作者团队十多年有关中药上市后再评价的研究经验之上，围绕药品安全性证据评价创新性地提出了"安全性证据体"，从多源证据寻求证据之间的互补，为药品安全性评价提供全方位的风险评估。

另外，以往习惯通过 RCT 研究评价药品的有效性，但是当需要评价药品安全性时，特别是药品上市后评价其安全性时，由于涉及更多的伦理问题，且研究环境更接近真实世界，使得 RCT 设计难以操作。上市后药品安全性评价是以真实世界的医疗环境为基础的，其目的多为发现偶发和罕见的不良反应（adverse drug reaction，ADR）以及计算相关 ADR 的发生率，因此需要大样本，长期的观察性研究设计，比如医院集中监测、注册登记研究、巢式病例对照设计等。因此，对于药品上市后安全性评价领域中的证据评价应有别于有效性证据评价。

在长期研究实践探索中，谢雁鸣首席研究员团队在中药上市后临床安全性研究领域创新性提出构建"安全性证据体"的理念，并针对该领域尚无证据分类分级的现状，借鉴循证医学有效性证据分类分级的成功经验，探索对该研究领域证据整合和分级。有关中药上市后安全性证据评价体系需要从点、线、面相结合以构建"证据体"的模式进行研究。从点的角度来看，根据当前可获得的证据，证据来源有：前瞻性大样本长期注册登记式医院集中监测研究，医院电子医疗系统（hospital information system，HIS）数据，国家不良反应中心自发呈报系统（spontaneous reporting system，SRS）数据，系统评价和 RCT 以及其他研究类型中报告的 ADR/ADE（adverse drug reaction/adverse drug event），医院临床实际中 ADR 病例个案，文献中 ADR 个案报告，专家意见和共识以及政府部门颁布的相关规范和标准。从线的角度来看，凡是具备五种证据源中两种及以上者，根据证据源之间结果是否一致获得警戒信息，并对其强度进行评价。例如：当前瞻性、大样本、长期的注册登记医院集中监测研究结果和来自国家药品不良反应中心 SRS 数据的结果一致时可列为高级别证据；当以评价有效性为研究目的的系统评价和 RCT 中报告的 ADR/ADE 一致时可列为次高级别证据；当医院真实世界医疗数据回顾性队列分析结果和来自国家药品不良反应中心 SRS 数据分析结果一致时可列为中等级别证据；多个医院临床实际中 ADR 个案病例讨论报告和文献中 ADR 个案报告以及其他研究类型报告的 ADR 一致时，可视为较低级别证据；专家意见和共识以及政府部门颁布的相关规范和标准则为低级别证据。从面的角度来看，这些证据源可以形成一体化证据体，即如果不具备高质量的临床研究，只要多个源头的研究结果具备一致性，则所形成的证据具有高度可信性，可以形成强的警戒信息。由于当前 EBM 领域有关药品安全性证据评价体系不能满足现实需求，可基于"证据体"的构建，以点、线、面相结合的形式，实行灵活多元化的证据评价模式，以全面指导临床实践。

　　现今，互联网、区块链带来的是人类生存系统的巨变，然而尚需要一个复杂的漫长的扩散和进化过程。科学技术的迅速发展，相应的人文精神将是非常重要的领域，人类在为科技赋能的同时，也必须对自己负责。中华文明为什么能无断裂而延续，根本原因是中国人永远跟随人本主义向前进行。将东西方文明整合融合成一体，具有巨大的优势。加之我们以勤勉敬业、谦逊诚信的谨慎去迎接中医药学学科发展进步的未来，做好为民之需，为国之用，具有国际影响力的工作，必可嘉惠医林。

　　书稿即将付梓，邀我作序，虽在病中，不敢懈怠，谨志数语，乐观厥成。

王永炎
中国工程院院士
中央文史馆馆员
中国中医科学院名誉院长
2019 年 2 月 1 日

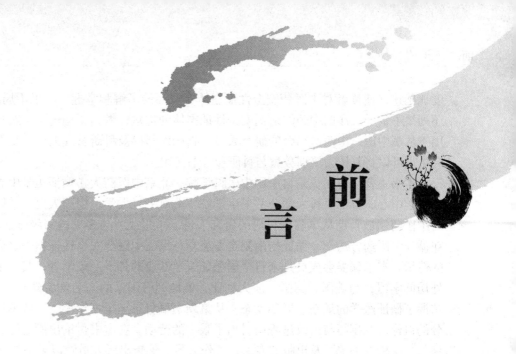

前言

　　近年来，中成药的安全性问题受到了广泛关注。深入分析并明确中成药安全性信息，是避免不良反应发生、安全合理用药的关键。采用科学方法得出的循证证据能够较为可靠地指导临床实践，因此，基于循证医学理念，寻找中成药安全性证据，得出安全性结论，才能为临床提供科学可靠的依据。随着循证医学的应用和推广，中医药临床有效性研究已经从系统评价和随机对照试验中获得了重要的研究证据。然而，有关上市后中药安全性研究的证据研究尚属空白。本书作者及其研究团队在上市后中药安全性研究领域，创新性提出构建中成药安全性证据体的理念，并针对该领域尚无证据分类分级的现状，借鉴循证医学有效性证据分类分级的成功经验，探索对该研究领域证据的整合和分级。

　　本书以中医药安全性证据体理论为指导思想，以循证医学证据、循证中医药安全性证据、循证中医药安全性证据体为主线，由浅入深地向读者逐步展示。全书共17章，首先，提纲挈领地介绍循证医学证据、循证中医药证据、循证中医药安全性证据。其次，介绍循证医学证据相关内容，包括证据的来源、分类、分级与推荐；证据评价的基本要素、内容与工具，以及随机对照试验、非随机对照试验、队列研究、病例对照研究、横断面研究、病例报告与病例系列研究、系统评价的评价等。再次，介绍循证中医药安全性证据相关内容，包括循证中医药安全性证据的检索、循证中医药安全性证据的研究方法、中医药安全性数据分析方法、循证中医药安全性证据研究标准与规范。最后，阐述循证中医药安全性证据体的理论，并以中药注射剂为范例，详细阐述安全性证据来源以及安全性证据体的构建过程，可供从事临床实践及临床科研相关人员、研究生参考。

　　本书力图充分体现先进性、系统性、实用性、科学性。循证中医药安全性证据研究领域是一个全新的领域。其中，对于安全性证据的整合、分级等均为创新之举。从概念、源头、发展，到理论、方法，实践，全方位、多角度地阐述，使读者对中医药安全性证据体有全面的了解和掌握。本书不局限于理论层面，还列举了备受关注的中药注射剂安全性证据体的构建，做到了理论与实践相结合。本书适用于从事中医、中西医结合的研究人员、临床医师以及科研管理人员，高等中医药院校研究生也可以将其作为培训教材与科研参考书使用。

　　本书主要编写人员来自中国中医科学院、北京中医药大学循证医学中心、兰州大学循证医学中心、首都医科大学公共卫生学院、上海复旦大学、中国人民大学统计学院，是国内中医药领域长期从事临床科研的研究人员，承担或参与多项国家级循证医学研究项目，在循证中医药方法学、循证指南制定方法学、循证中医药安全性证据等研究方面均有较深的造诣。本书编委会成员是来自全国循证医学专业的骨干专家学者，其中多名编委曾在国外访问学习，与美国、英国、澳大利亚、奥地利等国家的知名学者建立了长期合作关系，掌握了循证医学的最新进展和动态。从策划书稿目录至全书定稿，全体编写人员进行了充分的讨论，在撰写与修改过程中付出了艰辛的劳动，在本书付诸出版之际，编委会对所有参与、支持本书撰写及出版的专家、工作人员、编辑出版人员致以衷心的感谢！

　　鉴于循证中医药安全性证据体研究尚处于起步阶段，其中的理论、方法、评价等尚不成熟，有待商榷，书中难免出现纰漏，在此，恳请各位专家及读者不吝赐教，多提宝贵意见，以利于本书的再版完善。

中国中医科学院临床基础医学研究所

首席研究员　谢雁鸣

2019 年 1 月 1 日

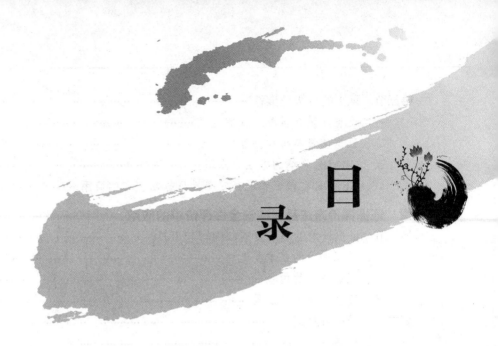

录 目

//////////// 上篇　理论与方法 ////////////

下篇　示 范 研 究

上篇

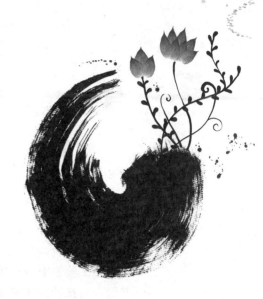

理论与方法

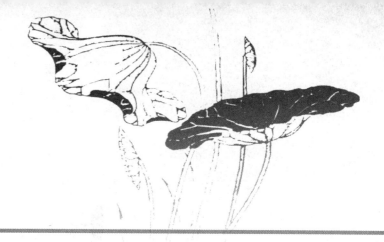

第一章

概　述

　　循证医学（evidence based medicine，EBM）的观念古已有之，直到 1979 年，英国流行病学家 Archie Cochrane 教授在《疗效与效益：医疗保健中的随机对照试验》中指出各临床专业应对所有的随机对照试验结果进行系统评价，并随着新试验的出现随时更新这些评价，从而为临床实践提供可靠依据，逐渐形成了循证医学的思想。20 世纪 80 年代初由于临床流行病学兴起，医学研究者开展了大量的临床研究，尤其是随机对照试验（randomized controlled trial，RCT）受到了广泛的重视，这些研究结果被用来作为临床决策的依据，逐渐形成了循证医学的雏形。1992 年，以 Gordon Guyatt 教授为首的循证医学工作组在美国医学会杂志（the Journal of the American Medical Association，JAMA）上发表《Evidence based medicine：A new approach to teaching the practice of medicine》一文，标志着循证医学正式诞生，它有别于传统医学以生理学为基础的因果关系归纳推理，而是强调检视临床研究中所获得的证据。1996 年 David Sackett 教授在英国医学杂志（British Medical Journal，BMJ）上首先将 EBM 定义为"慎重、准确和明智地应用当前所能获得的最好研究证据来确定病人的治疗措施"。EBM 的核心思想是医疗决策应在现有的、最好的临床研究证据基础上做出，同时结合个人的临床经验。2000 年，更新循证医学定义为"慎重、准确和明智地应用当前所能获得的最好研究证据，同时结合医生的个人专业技能和临床经验，并考虑病人的价值和愿望，将三者完美地结合制定出病人的治疗措施"。2014 年 Gordon Guyatt 教授在 Cochrane 年会上将定义修正为"临床实践需要结合临床医生个人经验，病人意愿，和来自于系统化评价和合成的研究证据"。不同的定义中始终强调证据的重要性，后期明确限定为来自于系统化评价和合成的研究证据。循证医学在从观念、思想到成型的过程中，证据起了极为关键的作用。从文字上看，循证医学意为"基于证据的医学"，中国港台地区将 evidence based medicine 翻译成"实证医学""证据医学"。

第一节 循证医学证据

循证医学证据有别于传统经验医学，围绕"证据及其应用"涉及生产、评价、推荐与应用等内容。循证医学系列证据分级、分类体系也是通过这几方面的逐渐演进而变得成熟。

一、来源

循证医学证据主要来源于：①高质量转化研究证据，如循证指南；②二次研究证据，如系统评价和 Meta 分析；③临床原始研究证据。20 世纪 70 年代，由于医疗需求不断扩大和医疗资源日益不足的矛盾，发达国家开始反思医疗资源的投入和产出问题，如何提高效率受到重视。1972 年，Archie Cochrane 教授在《疗效与效益：对健康服务的随想》一书中指出："由于资源终将有限，因此应该使用已被证明的、有明显效果的医疗保健措施"，强调应用临床随机对照试验的证据，希望在医疗服务中能做到既有疗效、又有效益。20 世纪 70 年代后期起，随着临床流行病学不断完善，临床研究方法学日益成熟，临床研究广泛地为欧美发达国家临床医生所接受，尤其是 RCT 在这些国家开始得到临床医生的广泛认可，并开展了大量多中心随机对照试验。许多大样本随机对照试验结果与之前的认识，无论是理论还是常规上均出现了差异，一些理论上认为应该有效的治疗方案实际上无效或弊大于利，反之亦然。这些临床研究的结果成为早期循证医学证据，RCT 也是最早被作为循证医学证据的生产技术。随着科学研究的进步，临床流行病学家逐渐认识到 RCT 也存在不足，临床医学的实践也并非局限于对疗效的评价，还涉及病因、诊断、预后、安全性等方面。针对各类临床问题非 RCT 的临床研究也可获得可信的循证医学证据，这些方法是经典的流行病学观察性研究方法，包括队列研究、病例对照研究，甚至是横断面研究、病例系列报告。近年来，临床流行病学家认为即使是疗效的证据，经典 RCT 侧重于回答效力（efficacy）问题，虽具有较好的内部有效性（真实性），但与在实际医疗卫生条件下（真实世界）干预措施所能达到的效果相差甚远，所以提倡应用真实世界的证据，那些经典研究方法，如观察性研究、结局研究、比较效果研究等方法受到了广泛的重视。同时为了使这些研究结果作为循证医学证据应用于临床实践，20 世纪 80 年代初，加拿大 McMaster 大学的 David Sackett 等教授建立一套系统的文献检索和评价体系来培训临床医师，并以"Readers Guides"为名将系列文章发表于 CMAJ 上，涵盖了严格评价、诊断、治疗、病因及预后。随后，1990 年起，JAMA 开辟"临床决策——从理论到实践"专栏，邀请全球著名流行病学家 David Eddy 撰写临床决策系列文章并展开讨论。1993—2000 年，Gordon Guyatt 教授团队陆续在 JAMA 上发表了 25 篇"Users' guides to the medical literature"系列文章。指导临床医生怎样正确地分析和评价医学文献；怎样将文献研究结果应用于临床实践；怎样寻找最好的临床证据。专家意见过去被认为可以作为医学证据，但是近几年，国际证据质量与推荐强度分级标准，首推"推荐分级的评价、制订与评估"（The Grading of Recommendations Assessment, Development and Evaluation, GRADE）系统，GRADE 系统取消了专家意见作为分级的说法，但提出了"good statement"的概念。

系统评价/Meta 分析是循证医学证据中最核心的标志。1987 年 Iain Charlmers 等收集了 1972 年以来 7 篇关于皮质类固醇短程疗法治疗先兆早产的随机对照试验，撰写系统评价，并进行了 Meta 分析。结果发现皮质类固醇可有效降低新生儿死于早产并发症的危险，早产儿死亡率下降 30%~50%。系统评价的结果改变临床实践，对现代医学发展产生了划时代的影响，被认为是临床医学发展史上的一个重要里程碑。目前系统评价已成为国际上非常流行的一种临床研究方法。随着通过系统评价生产循证医学证据的理念不断被接受，越来越多的临床研究人员参与进来。系统评价的技术也得到飞速的发展，新的技术不断被开发。从对疗效评价 RCT 的系统评价和 Meta 分析，到非 RCT 的系统评价和 Meta 分析；从对疗效评价的系统评价，到诊断试验，病因，预后等问题的系统评价。近年来，更是借助统计学发展，产生了诸多新的 Meta 分析方法，如 Meta 回归，个体病例数据（individual patient data，IPD），网状 Meta 分析，率的 Meta 分析，生存资料的 Meta 分析等。

二、特征

循证医学概念提出之初，医学界对循证医学证据的认识存有疑问，认为循证医学的提出否定了传统医学对经验的应用。不可否认，传统医学也强调应用证据，只是传统医学的证据主要基于传承和经验、基于生物学上的推理；而循证医学证据是针对临床研究进行科学的评估、归纳和总结，并接受临床实践检验。两者的区别从证据来源、证据收集方法、对证据评价的重视程度、证据应用等方面都有明显的差异。这些差异使得循证医学证据帮助医生、患者和社会对医学的不确定性有充分认识和理解，在临床决策和卫生政策制定中均有明显的优势。

（一）循证医学证据的融合性

早期循证医学所指的临床证据要求证据"来自高质量临床研究、与临床相关、可用于临床决策研究的证据"。后期，循证的范围得到较大的扩展，要求证据来源于：①高质量转化研究证据，如循证指南；②二次研究证据，如系统评价和 Meta 分析；③高质量临床原始研究证据。近年来，证据的范围进一步扩展，大数据在医学上的应用使得 RCT 的地位受到挑战，即会出现大数据时代的临床研究（big-data clinical trial，BCT）证据，而随着精准医学的发展，循证医学证据甚至还会打破临床研究来源的局限。所以，最近提出循证医学证据要求来自于经过系统化的评价和合成。

同时，循证医学证据涉及多个领域。早期的循证医学证据集中在疗效，紧接着循证医学问题延伸到病因、预防、诊断、预后、安全性、经济学分析等。随着循证医学逐渐从临床领域向卫生决策领域，甚至向循证科学延伸，其循证医学问题也随之扩展到医学的各个方面。

（二）循证医学证据的可信性

只有直接相关的、高质量的科学研究，才能提供准确可靠的决策信息。早期的循证医学证据强调原始研究证据的可信性，要求来自于高质量的临床研究，实际上是对随机对照试验结果的依赖。后来认为大样本、设计良好的队列研究、病例对照研究等观察性研究也有良好的可信性，强调了真实世界的研究结果，并发展了如比较效益研究（comparative effectiveness research，CER）的临床研究理念。真实世界研究是基于大数据的，因此，大数据在医学上的应用使得抽样的概念受到挑战，看到了穷举的希望。另外，基于高质量原始研究的系统评价/Meta 分析也能为医疗卫生决策提供最全面、最可靠、最权威的证据，也是开展循证实践最先考虑的证据来源。

（三）循证医学证据的时效性

循证医学证据还要求是现有最佳的研究证据，这就涉及两个问题，即"当前的"和"最佳的"特征。证据的"当前的"特征强调证据的时效性、动态性、被否定性。随着医学科学的迅速发展，临床研究、临床实践源源不断产生新证据，或填补证据的空白，或迅速地更正、替代原有的旧证据，不使用陈旧的证据。循证医学实践要求临床医生有效地获取最新的证据。

（四）循证医学证据的等级性

证据的"最佳的"特征涉及了对证据进行分类和分级的评价，这也是循证医学证据最突出的特征之一。在大数据时代，临床医生面对的是浩瀚的信息，让他们花费大量时间和精力去检索、评价和整合这些信息应用于临床是不现实的，即使做了也不太可能准确。这些原始信息只有通过专业人员采用科学方法加工后才能构成证据，用于指导临床实践。现实情况中证据质量良莠不齐，为了帮助临床医生有效地使用证据，专业人员在整合证据的过程中，需要有统一的证据分级标准和推荐意见，让临床医生对证据有充分的认识，避免偏倚，以减少误导和滥用。

证据由方法学家对其真实性、有效性进行分级，同时由临床专家评价其临床相关性。证据分级标准主要依据临床流行病学原理，对原始研究的试验设计、研究实施，研究结局及其效应大小等方面判断其证据的证明力。证据分级概念在 20 世纪 60 年代由美国社会学家 Campbell 和 Stanley 首次提出，认为随机对照研究的级别最高，提出了内部真实性和外部真实性的概念。1979 年，加拿大定期体检特别工作组（Canadian Task Force on the Periodic Health Examination，CTFPHE）首次对研究证据进行系统分级并给出推荐意见。对证据分级和推荐强度的理念逐渐为医学界所接受，但具体的概念并不统一。从 20 世纪 90 年代开始，不同的机构就致力于建立具有权威效力的证据分级标准，产生了证据的五级分类、九级分类等。这期间建立的多个对证据分级和推荐强度的推荐标准，方法学不一，标准各异，有时结果甚至彼此矛盾。直到 2004 年，GRADE 工作组推出证据分级和推荐意见标准，是目前应用最广泛的标准之一。2011 年牛津大学循证医学中心修订了之前的证据分级和推荐意见，继续保持其在循证医学证据分级中的一席之地。

三、评价

循证医学证据来自于临床研究，其目的是为了应用于临床实践，并指导临床实践，所以需要对循证医学证据进行评价。如何评价循证医学证据有不同的理解，传统上，医生对证据需要了解四个基本要素，即证据的内部真实性、临床重要性、临床适用性、时效性与更新速度。

内部真实性（internal validity）是指研究的测量值是否真实反映了真实值，即研究结果能否正确反映研究人群真实状况。研究测量值与真实值之间的偏离称为误差（error），误差包括随机误差和系统误差，偏倚就是由系统误差造成的。研究的真实性反映了研究的质量，而研究的设计方案，实施过程，资料分析和结果报告都有可能发生偏倚，可在不同程度上影响研究的真实性。影响内部真实性的主要因素有研究对象，研究的环境条件，干预措施等。临床重要性（clinical importance）是指其是否具有临床应用价值，是对研究结果临床意义的评判。它包括两个方面的内涵，首先要明确治疗措施的效果有多大，其次明确效应值的精确性如何。循证医学强调采用客观指标来评价研究结果的临床意义。临床研究问题不同，其评价指标也会不同。临床适用性（clinical applicability）的本质是外部真实性，是指研究结果与外推对象真实情况的符合程度，其目的是评价证据外延性。从循证实践来看，就是证据能否指导医生做出临床决策，研究证据的整体与所应用的环境特征是否一致，包括患者与获得证据的研究对象，能提供治疗的医疗条件，患者对干预措施的价值取向和意愿等。时效性指证据随着治疗措施在临床中使用时间延长、适用人群的扩大等，疗效或安全性不断发生改变，因此，应评价获得证据的时效性和更新速度。

四、应用

将循证医学证据应用于临床是一个复杂的过程。临床医学家可以将原始的临床研究证据进行评价、综合并形成循证医学证据，通过对证据质量进行分级与推荐，应用于临床实践指南、专家共识、医保目录、基本药物目录等所有医疗卫生决策中。

将循证医学证据应用于临床有多个证据质量与推荐强度分级标准，其中最被接受的是 GRADE 系统，它将证据分为强推荐和弱推荐两个层次，支持应用和反对应用两个方向。强推荐的含义是指几乎所有患者会采纳推荐方案；临床医生会对几乎所有患者推荐该方案；政策制定者一般会直接采纳该方案到政策制定中去。弱推荐的含义是：多数患者会采纳推荐方案，但仍有不少患者不采用；临床医生应充分考虑患者的特征，帮助每个患者做出体现他（她）价值观和意愿的决定；政策制定者应对这个方案进行实质性讨论，并需要征求众多利益相关者意见。

推荐强度是在充分权衡不同治疗方案利弊基础上的利弊平衡。其核心内容包括四项：①利弊平衡：利弊间的差别越大，越适合做出强推荐；差别越小，越适合做出弱推荐。②证据质量：证据质量越高，越适合做出强推荐，反之亦然。③偏好与价值观：患者之间的偏好与价值观差异越大，或不确定性越大，越适合做出弱推荐。④成本（资源配置）：干预措施的花费越高，越不适合做出强推荐。

但在临床实践中，情况远非如此理想，循证医学证据综合过程中更多的是将临床特征平均化处理，所以在应用过程中需要大量的证据还原，了解患者的临床特征，了解患者及其家属的价值观和意愿，才能充分有效地应用证据。

五、局限性

证据是循证医学有别于传统医学的关键特征，但循证医学对证据的强调也受到诸多质疑。循证证据产生从最初对随机对照研究临床试验的依赖，到接受观察性研究，到重视真实世界研究的历程中可以看到，循证医学对证据的强调追求内部真实性，追求效力（efficacy）的理念在临床实践中存在着一定的局限性。首先是临床试验在特定的人群，特定的环境设置下开展，有别于常规实践中的条件，其结果的外延性存在一定的挑战。越受严格限定的"证据"，其临床应用性也就越差。其次是由于临床试验通常会避免一些易受伤害的人群，如孕产妇、儿童、残疾人、老人等，其结果存在着人群的偏倚，人群的不公平。再次，大型的随机对照研究通常需要巨大的财力支持，财力雄厚的药企更有机会开展一些临床研究而获得循证医学证据，所以有人诟病循证医学容易被大药企"绑架"。相反，有一些临床实践，如非药物治疗、复杂干预、联合用药等临床研究，再如中医药学，有其独特的理论体系和评价标准，由于不能直接应用循证医学标准进行评判，造成对其认可的不公平。还有，循证医学的证据获得具有群体的特异性，更多的是反映群体的平均水平，当应用于个体患者时，证据本身存在着很大的局限性，所以循证医学定义中也强调了医生的经验，希望通过医生的经验去弥补不足。

第二节　循证中医药证据

循证中医药的证据来自于中医药临床研究，需要体现中医药临床实践的特点，要考虑证据如何与中医的辨证论治相结合。根据中医的辨证论治、同病异治、异病同治等特点进行临床研究，中医药的临床研究较西医更为复杂，需要不断完善现有的临床研究方法。

一、中医药临床研究特点

（一）中医、西医临床实践的差异

不同的历史文化背景造成了中西医学发展的不同轨迹，从而形成了两种不同体系。东方文化中的认知方法主要依靠经验和直觉，通常从整体上来认识和处理事物和问题，而不是通过局部来认识。阴阳五行、脏腑经络、气血津液、三焦六经、四气五味、升降浮沉、内伤七情、辨证论治等，构成了中医药理论的主要框架。中医学分析疾病是观察、归纳、推理、思辨的过程。

西方认为物质世界是由原子构成，具体事物以机械的方式形成。西医的发展也受西方文化影响，西医中的生物医学模式就是以这个观点为基础形成的，通过"实证＋推理"来认知疾病，认为疾病由生物、物理、化学等致病因子引起，使人体发生了病理的变化，可以通过与正常值的比较来明确划分病与非病的界限。在西医的发展过程中产生了器官病理学、组织病理学、细胞病理学、分子病理学等。西医学分析疾病是观察、实证、分析、归纳的过程。

如今，中医药学的基本概念和诊疗方法逐渐被应用到现代医学系统中来。中医理论中的"天人合一""阴阳平衡""辨证施治""异病同治"与现代医学中提出的环境与健康、表观遗传学、系统生物学、个体化治疗的概念非常接近。中医药的复方理论也与西医的综合治疗、联合治疗理念相类似。中医把人体看成整体，相对于疾病更关注患者。受中医理念的影响，近年来，国内西医也在倡导临床医学不但要关注疾病，更要关注"生了病的人"。

（二）中医药临床研究的特点

中医药临床研究需要考虑如何体现中医药临床实践的特点，如何反映中医药防治疾病所具有的真正疗效，如何制定可行有效的中医药防治措施和策略，以及如何探索中医药治疗疾病的作用环节与机制等。这些问题基本体现了中医药临床研究的基本特点。

1. 以"辨证论治"为精华　"辨证论治"集中体现了中医学对人体生理、病理规律的认识和临床治疗水平，是有别于现代医学诊疗体系的一大特点和优势。辨证是论治的前提，证候是疾病过程中某一阶段机体对内外致病因素做出的综合反映，在宏观上表现为特定的症状、体征的有机组合，是从整体观出发对疾病内在的概括。由于证候的判断是以症

状、舌象、脉象等一系列软指标或定性指标为依据，并在一定程度上依赖研究者的个人经验的，因此，证候研究的客观性成了亟待解决的难题。

2. 强调符合中医特色的科学假说 从科学假说的提出到理论的产生和方法的形成，都主要通过在人体上的医疗实践完成。因此，临床实践在整个中医药理论体系和治疗方法的构建与发展中具有不可估量的价值。这一点与西医学从动物实验到临床研究的过程有着显著的差异。直接的临床研究结论避免了结论外推过程中从动物到人的种属差异，但同时，由于研究因素不同于实验研究易于控制，可能增加人为的误差，也可能存在医学伦理的原因，有些从临床观察中提出的假说无法通过临床研究加以验证。

3. 重视传统研究方法的应用 传统的研究方法内容极其丰富，既有哲学方法，如归纳、演绎、推理、判断和概念化等，也有一般的科学研究方法，如观察法、比较法、类比法、调查法、试错法等。

总的来说，中医药传统的科研方法着重于宏观性，整体性和直观性，因而形成了宏观描述较多而精确量化较少、综合推理较多而具体分析较少，直观观察较多而实验研究较少的特点。将现代医学临床流行病学和循证医学等借鉴进来，合理传承中医科学传统研究方法，促进两者的有机结合，将对发挥中医药的自身优势有着十分重要的作用。

4. 重视整体因素对疾病的影响 中医重视人体的禀赋、体质、心理活动（七情）以及社会环境、自然环境对健康与疾病的影响。中医临床不仅以病为研究对象，更重要的是以患病的人作为对象，这就决定了个体化治疗成为中医学的重要医疗模式，同时也决定了中医对人的健康与疾病的认识，临床治疗学等具有多维的性质和丰富的内容。因而，对于人体的健康与疾病的衡量、治疗反应的评价上，不应只限于西医发病机制微观指标的改变，更应重视其人体自身整体功能的调节及对于环境的适应能力。这些方面反映了中医药临床研究的难度与复杂性，同时也给现有的临床科研方法学带来新的机遇与挑战。

（三）中医药临床研究面临的挑战

传承与创新促进中医药学术进步。既要跟上现代医学的快速发展步伐，同时要保持中医特色、突出优势，是中医药学术的传承创新发展面临的机遇和挑战。中医药之所以能够长期存在，在于其防治疾病的有效性，其独特的理论体系和治疗原理有别于西医通过病理生理机制的诠释。传统的中医临床评价多依赖中医专家和医师，在临证实践过程中强调个体化治疗，对个案病例或系列病例的经验总结，缺乏严格设计的临床研究，导致结论不可靠，结果不易重复，循证中医药的证据级别不高。中医药临床研究较西医更为复杂，中药制剂，尤其是复方制剂，存在着较大的变异性，不能提供诸如有效成分和毒性成分的含量、理化特性、生物学活性和作用靶点等明确的机制研究结果；中医辨证论治强调个体化治疗，导致临床实践中随意性增加，不易做到标准化，中医的特点反而成为循证中医药发展的难点，制约了中医疗法的迅速推广。

二、中医药临床研究方法

中医药的现代化必须借助循证医学的方法和思路，将分析与综合、微观与宏观辨证统一起来，以中医理论为指导，确定科研的选题、方案设计和研究方法，把试验结果与中医理论要素结合起来进行评价。前瞻性临床研究将对中医证候客观化的研究，方剂适应病症、疗效和评价指标体系的系统研究，针灸的疗效和方法学评价等各方面均起到重大的推动作用。

循证医学对中医药临床评价将在以下几个方面促进中医药的现代化进程：①促进中医药临床研究水平的不断提高，并最终与国际接轨；②制定循证的中医药临床评价指标体系，客观、科学地对中医药疗法的有效性和安全性做出评价；③通过在临床医疗实践中应用循证医学评价的证据，促进中医的临床实践，提高诊疗的效率；④借助相关国际组织，开展中医药国际协作研究，学习并引进先进的研究方法和组织管理机制。

（一）循证中医药临床研究的方法学

围绕中医药治疗疾病临床疗效和安全性评价，基于"药物临床试验质量管理规范（The Good Clinical Practice，GCP）"相关法规和操作规程，将临床流行病学、循证医学、生物统计学等方法学引入中医临床研究，建立符合中医临床实践特色的研究方法，是中医临床科研面临的关键问题，也是中医药现代化的重要内容。

1. 临床流行病学方法在中医药临床研究的应用 20 世纪 80 年代中后期，临床流行病学引入中医药临床研究。临床流行病学的核心可以概括为设计、测量和评价。研究对象是以个体病例为基础扩大到相应的患病群体，主要研究内容是与临床密切关联的病因学研究、诊断性试验评价、治疗性研究以及预后研究。通过良好的设计、严谨的测量和严格的评价获得真实、可靠的结果，为临床决策提供证据。中医临床研究领域引入临床流行病学研究方法后，结合中医学特点，将中医药临床研究水平提高到一个新的高度。特别是采用现况调查方法研究中医证候学，对复杂的中医指标进行定量化研究，对中医药临床疗法的有效性和安全性进行验证，提供了方法学依据，保证其结果的科学性、真实性和可靠性。中医药临床研究既体现中医药的特色和优势，也反过来丰富了临床流行病学方法学。

2. 循证医学方法在中医药研究中的应用 循证医学将最佳的医学证据，结合医生的经验和患者的价值观进行临床实践。其内涵中非常强调个体化医疗，即利用证据对个体病人进行诊治时，医生必须根据病人的具体情况和自己的临床经验，判断病人从治疗中获益的可能性及其大小，并根据病人的意愿，做出最适合该病人的决定。这种方法与中医传统的理念非常符合，所以从某种程度上看，中医开展循证医学有先天的优势。

循证医学强调证据以及利用证据进行实践，它有一套完整的形成证据的方法学和规范的循证实践步骤。循证中医药完全可以将这些成熟的方法应用于中医药临床研究中的各个领域，包括证据的临床研究、指南研究、中医理论体系研究等方面。在中医药实践的同时进行中医药临床研究评价，获得循证中医药证据，运用中医药理论进行思辨，开展循证中医药实践，反过来验证并发展中医理论体系。循证医学可以成为中医理论、实践相互转化的桥梁。

3. 药物流行病学在中医药领域的应用 安全性是任何医疗行为的必要条件。药品的安全性评价，尤其在药品上市后开展药物警戒活动，成为世界各国药品监管机构最重要的工作之一。长期以来中药被中国人认为是天然的，安全无害的，成为一个极端；而西方国家人们对中药不了解，认为其成分复杂，毒性不明，再加上近年来中药引起严重不良反应的报道，对中药极力否认又成了另一个极端。

药物流行病学作为临床药理学和流行病学的结合，探索真实世界中人群用药的效应。近年来，中医药界对中药安全性的重视促进药物流行病学在中医药领域的应用，中药上市后开展真实世界临床不良反应监测研究，参照国际上处方药医院集中监测，监测重要产品的不良反应，对中药的安全性进行全面准确的评价。

（二）循证中医药研究在方法学上存在的问题

中医药临床试验是 20 世纪 80 年代中后期才开始受到重视的，近年来中医药的临床研究呈增长趋势，但仍存在一些问题。这些问题包括：

1. 中医药理论体系的特殊性　循证医学证据的定量化研究是循证医学的一个明显优势，传统中医有些问题更习惯于定性化研究。定性化研究对临床异质性问题往往难以驾驭，中医药临床研究多为复杂干预，在方法学上难度更大。

PICO，即患者或人群（patient 或 population）、干预措施（intervention）对照组（comparison）、结局指标（outcome）的异质性：对研究对象的定义，中医药临床试验中的辨证分型异质性问题突出，对同一纳入标准，如气虚血瘀证，不同的研究者对各种中医辨证要素的选择有所不同，甚至差异很大，造成研究对象的异质性。对干预措施的定义，相同中药组方会有类似效果而被认为是同一干预措施，但中医实践中，中医药的干预远为复杂，中医药方讲究君臣佐使，中药复方可随证加减，中医药的干预存在异质性。另外中药疗效还受其他影响，如中药产地、种植方式、提取工艺、炮制方法等。对结果因素的定义，从中医的理论体系来说，中医评价强调人整体上的变化，集中于证的要素在治疗过程的改变。这类评价指标很多属于主观指标或者软指标，而不是靠长期随访所获得的终点"硬"指标（如病死率、致残率等）。这类主观的评价指标异质性大，目前没有客观的、先进的测量工具，可重复性低，不易被接受。

2. 中医药临床试验的方法学问题　循证中医药研究最主要的内容是中医药临床研究，尤其是中医药的临床试验。国内高质量的临床试验不多，中医药临床试验也不例外，几乎存在着临床试验所有的通病。中医药的临床试验在设计、实施、评价和报告中也存在一些问题，如随机分组方法的描述、随机分组的隐藏、盲法的使用、对照组设置、依从性及疗效指标的定义等方面。

（1）随机方法以及方案隐藏：中医药临床试验报告中存在对随机描述不正确的情况。随机对照试验对研究对象进行随机分组，其目的是为了使进入试验的各组在基线特征上保持一致，即组间可比性，以避免选择性偏倚，保证试验结果的真实可靠。随机分组后尚需对分配方案隐藏，同样避免选择性偏倚。

国内很多中医药临床试验报告中会提到"采用随机分组"，但对随机序列如何产生、分配方案的隐藏描述不详，让人对其是否随机总有一丝怀疑。很多试验对随机分配方案隐藏不够重视，有些研究人员破坏了随机分组的实施，夸大治疗效果。

另外，中医药临床试验中即使是严格按照纳入排除标准的研究对象，其临床特征的异质性也较大，会给组间可比性带来影响，这也体现了中医药临床试验的复杂性。

（2）临床试验的对照、安慰剂和盲法：中医药临床试验中对照的设置相对困难，这与中医的理论体系有关。中医强调辨证论治，理论上说，临床试验中辨证过程是可控的因素，应该具有规律性和可重复性，所以对每一个患者来说，在某一特定的时间点，其辨证状况是固定的。在同一个理论体系下，根据辨证结果给予的治疗应该也是一致的。这给对照的设置带来了技术上的困难，伦理上的障碍。另外，患者的证型也会改变，对照组的措施也要根据辨证做相应的调整，干预组也是如此。

安慰剂是临床试验中无法回避的问题，美国食品药品管理局（Food and Drug Administration，FDA）规定临床新药必须有与安慰剂对照的证据。有关安慰剂对照的伦理学问题，国际上一直存在着争议，同样存在于中医的临床试验中，而且，研究者对中医药安慰剂需要有更多的考虑。严格来说安慰剂要求没有有效的药物成分，但在物理感官上与试验药物相似，即在剂型、外观以及色、香、味等感官指标方面尽量一致。很多情况下，安慰剂的这些特征对中医药来说是一个挑战。比如某些中药的功效通过气味刺激而发生作用，如麝香的香味，通过气味刺激，艾灸的气味，有一定的治疗作用。对制作工艺不高的安慰剂，患者简单地采用"望、闻、嚼"等手段，就可以分辨阳性药物和安慰剂。

临床试验非常强调盲法，盲法要求参与试验的人员，包括申办方、临床监查员、医生、患者以及数据统计人员等各方面人员不知道临床试验随机分组方案，可以是单盲、双盲甚至更多。设盲可以避免实施偏倚（performance bias）和测量偏倚（detection bias）。有证据表明采用双盲法与未采用双盲法的临床试验比较，后者会夸大治疗效果约15%，尤其是对中医药临床试验中常用的主观性指标影响更大。对中医药临床试验来说，很多干预措施盲法比较难实现，有些是不可能做到，或者是不必要的。可以根据具体情况进行调节，不能死守双盲。比如对于针灸临床试验，有时还能应用假针灸组作为对照，对受试对象进行设盲；如评价的结局指标为客观指标时，可以不对患者进行设盲。

（3）临床试验的样本量：临床试验对样本量有要求，在研究设计阶段需要预先估计样本量。样本量的估计方法比较成熟，根据研究假设，设计类型和一些参数就确定符合统计学要求的样本量。现阶段，中医药临床试验报道中样本量估计还不是很规范，很多时候对样本量的估计是基于可行性，而不是统计学要求。另一方面，中医药临床试验有自身的特点，如上文中提到的受试对象复杂性，研究实施阶段辨证动态变化导致干预措施/对照的变化，以主观评判的结果变量为主要结果等，中医药临床试验的样本量估计确实更困难。还有中医药临床试验中两组疗效相差较小，临床试验时间长容易失访等也增加了样本量估计的难度。

（4）临床试验的意向性治疗分析：临床试验中存在着依从性问题，依从性是指在实施过程中按照试验设计方案执行的程度，即有无偏离原先的设计方案及偏离的程度。它在一定程度上反映研究的质量和方案的可行性。在分析依从性时，涉及另一个重要的概念，意向性治疗（intention to treat，ITT）分析。它是指参与研究的对象，随机分组后无论其如何完成研究，最终应纳入所分配的组中进行疗效的统计分析。根据ITT原则，相对应地在临床试验分析阶段，设定全分析集和符合方案分析集。在报道的中医药临床试验中，很多研究者往往忽视ITT问题，通常只将完成研究的对象进行最后的分析，相当于只做了符合方案分析集统计分析，导致最后的结论不可靠。因为随机分配是为了确保组间的可比性，这种可比性是指随机分组后的组间有所夸大，如果排除退出和失访病例，不依从临床设计方案者，剩下的所谓"资料完整"者是无法保证组间平衡的，也就失去了随机分组的意义。

三、循证中医药证据评价

（一）循证中医药证据概念

循证医学证据通常指以患者为对象、临床问题为导向的各种临床研究的结果和结论，包括试验性研究（随机对照试验）、观察性研究（队列研究、病例对照研究）、描述性研究（系列病例研究、病例报告）。早期循证医学证据定义中也包括专家观点或经验，但证据级别列为最低。循证医学证据要求以事实为依据，很多时候无需理论上的支持，相反，很多研究是根据观察到的现象去探索理论上的依据。循证中医药证据显然无法接受经典循证医学证据的概念，近年来有中医学者对循证中医药证据的概念进行了探索。循证中医药学的基本概念：借鉴循证医学的理论和方法，收集、评价、生产、转化中医药有效性、安全性和经济性证据，揭示中医药临床作用特点和规律，并指导临床指南、路径和卫生决策制定的一门应用学科。经过近 20 年的碰撞融合，符合中医药理论和实践特点的循证评价技术方法不断发展，循证中医药学逐步形成，成为循证医学学科和研究领域的重要分支。

（二）循证中医药证据与西医证据的差异

西方医学起源于古希腊。西方医学奠基人希波克拉底（公元前 460—公元前 370 年）略晚于我国古代伟大的哲学家和思想家、道家学派创始人老子（公元前 571—公元前 471 年）。《黄帝内经》是中国最早的医学典籍，是一本综合性的医书，在道家理论基础上，建立了中医学上的阴阳五行等学说。成书时间大概也是两千多年前，合理推论应该与希波克拉底在同一时代。同样是两千多年发展史，纵观西方医学是在一个不断更新和扬弃的过程中，与自然科学发展紧密结合，强调最新的、最先进知识和技术的重要性。因此，西医学的临床证据强调临床研究的重要性，特别是试验性研究，如大规模、多中心的随机对照试验，而轻视基于个人经验和意见。而中医学的发展史基本是遵循前人，中医的临床实践非常重视古代医家经验、经典著作的论述。《黄帝内经》中的各种学说至今仍是现代中医学研究中主要的理论依据，在指导临床实践和临床研究中起着巨大作用。因此，中医学的临床证据强调临床疗效的同时，还强调证据的合理性，即其理论基础。

现代中医药学开展了一系列临床研究来进行观察、归纳中医临床实践中的疗效规律，而重要的是还需进一步通过推理、思辨，使证据上升到理论高度。同时，中医学的临床证据也重视历代传承的古今医家经验。所以，古今医家经验应当成为循证中医临床实践指南的重要证据来源。

（三）证据体

证据体（body of evidence）的概念由证据推荐分级的评估、制订与评价 GRADE 系统提出，GRADE 手册（GRADE Handbook, https: //gdt.gradepro.org/app/handbook/handbook.html）中提及证据体是基于结局指标对多个研究结果的合成（如 Meta 分析）。另外 Cochrane 系统评价手册中也明确阐述了如何基于结局指标对证据体的应用。然而，本书所围绕的一个重要概念，也即目前中医药研究领域提出的证据体概念并非如此。是指针对某一临床问题，从多个角度不同来源构建一个连续的证据体系，形成有机整体。循证中医药证据体不但要包括来自不同研究类型的证据，还要包括来自经典古籍文献、验方等方面的证据，所以不能简单地照搬 GRADE 系统。早在 2007 年中医药研究领域有学者曾提出"基于证据体的临床研究证据分级参考建议"，考虑将古代医家的证据纳入了中医证据分级体系，接着也有学者强化了中医古代名家经验作为循证中医证据的地位，将"基于古今文献的中医专家共识""当代中医专家共识""专家意见"纳入循证中医证据分级体系，这些都是建立循证中医证据分级体系的很好探索。

第三节 循证中医药安全性证据

一、现状与存在的问题

（一）安全性证据评价现状

有关"安全性"的英文表述词有：safety，risk，harm，adverse effect，adverse drug reaction，adverse drug event，。概而言之，就是医疗实践中产生了非预期的医学事件（有害结果），即"伤害"。在 EBM 领域里，不难发现极少有 RCT 或 RCT 的系统评价专门用来评价安全性问题。大致原因如下：干预疗程不够长，难以发现不良反应（adverse drug reaction，ADR），或样本量太少，难以发现 ADR 有差异性研究结果。有关如何评价干预措施的"伤害"或安全性，一直以来也是让医学研究者特别关注的一个研究主题，所遇到的评价困难也很多，如一些罕见的难以发现的"伤害"并不能通过 RCT 来获得，反而是一些大样本、长期的观察性研究才是其证据来源。而一些特殊的身心伤害更是需要一些特别的其他研究设计才能获得证据。再比如吸烟和肺癌的因果关系是通过队列研究发现的，而 RCT 对于此类问题的研究就无法通过伦理审核。好的观察性研究结果同样可以成为一个比低质量 RCT 级别高的证据。经典的金字塔证据评价体系过于强调定量方法学研究，而实际应用中可以对具体的研究问题提供最佳答案的研究设计才是最可取的，例如针对患者选择意愿的研究，可以通过定性访谈研究获得最佳答案。

另外，安全性评价的结果也有诸多不确定性，一旦结论不恰当，就会直接导致对患者的伤害。而且有关干预的不良结果通常来自于所谓的"低级证据形式"，如病例报告，数据库回顾性分析，观察性研究等。这一现状使得研究者们在评价安全性证据时举足维艰。这也迫使研究者不得不重新思考评价安全性证据时理应区别于有效性证据的评价，而其评价标准和体系应当符合自身特点和规律。

美国研究者针对如何评价并获得安全性证据进行了相关研究。他们认为：RCT 是基于预先假设获得因果推断研究结果最有效的研究方法，但一定研究时段里的用药并不能真正揭示实际用药人群的安全性问题，因此有关安全性结局评价的证据往往级别不高，即使是产生于一些 RCT 的结果评价也可能因"机遇"而产生。如何获得高级别的有关安全性结局评价的证据？可以针对报告了安全性结局的 RCT 进行系统评价，同时也可以针对其他非 RCT 报告的研究设计进行系统评价。值得注意的是，在对比安全性结局的研究中不仅应关注统计学上差异性，还应该关注在同一个可信区间里的临床差异性，这样也可以获得有关安全性结局评价的有用信息，而不致遗漏。研究者们就当下热门用于安全性评价的注册登记研究提出了评价框架：结果是否真实？各种偏倚是导致干预措施看起来更安全还是会造成更大的伤害？如果看起来是干预措施造成的伤害，而实际却不是由于这些干预措施所导致的，该如何处理？美国 AHRQ 也在其《效果和比较效益方法学指南综述》（Methods Guide for Effectiveness and Comparative Effectiveness Reviews）一书中特别撰写了"对比不同干预措施时如何评价伤害"一章（2009 年），该章节也随后被发表在国际临床流行病学杂志上。

由于上市后药品 ADR（尤其严重 ADR）比较少见，属于小概率事件，RCT 常不足以有效发现这些 ADR（样本含量较小、观察时间较短、研究对象严格挑选等原因导致）。国内有学者提出安全性评价证据分级标准与有效性评价的证据分级标准存在差异，其最佳证据往往来自队列研究或病例对照研究，为此，拟定了一个仅供参考的有关药品安全性评价证据级别，并提到该评价标准的层次也只是相对的，当前的，并非永久不变。

（二）循证中医药安全性证据评价现状

在传统的大众印象中，相对于西药众多安全性问题，中药是安全可靠的。诚然，中药多为复方制剂，通过多成分相互作用，可起到增效减毒的功效，一般认为中药的总体安全性优于化学药品。而现实中，很多中药以传承的方式被认可，从未开展过系统的研究，对其安全性的认识相对不足。另外，中成药说明书存在安全性信息缺失或风险警示不足的问题，实际上也是因为相关安全性证据的缺乏导致。过去二十年里，随着 EBM 的应用和推广，中医药临床有效性研究已经从系统评价和 RCT 中获得了大量研究证据。然而，有关中药安全性研究的证据研究尚不多见。此外，对于目前中医药研究领域里大量涌现的系统评价，也有研究者报告其并没有给中医药临床实践带来太多有利影响，反而引发了一连串对于中医药开展 RCT 的反思。系统评价处于证据体系的高级别，多针对干预措施的有效性，少有针对安全性结局评价，这或许是因为在 RCT 等干预性研究中有关安全性结局的信息比较少报告，更或许是 RCT 并不是用来评价"伤害效应"的最佳设计。早在 2004 年英国约克大学的研究者就提出，在进行系统评价的时候，不仅应对评价干预措施疗效结局标准化，而且对于评价干预措施的"有害"结局时也应该系统标准化。研究者在进行评价"伤害"的系统评价时，应该首先确定好研究问题，比如评价长期效应，药物交互作用，某种对患者重要但不严重的伤害，不应局限于某种特殊的不良事件/反应。然而，如果研究的目的在于获得之前可疑的不良事件/反应，那么对于原始的监测数据的分析往往更加优于一个系统评价。换言之，有关 ADR 的证据，抛开传统的设计类型，往往来自于其他渠道的数据，如国家不良反应监测中心的自发呈报系统的数据也可以成为证据源。因此，一味追求以有效性评价为目的的金标准、高级别证据产生的模式，是否适宜于药品不良反应评价值得深思，同时就中药安全性研究使用何种研究方法与设计类型也是目前方法学专家争论的热点问题之一。虽然目前医学研究领域的标准已趋于成熟，并逐步统一，但在中医药研究领域特别是中医药安全性证据评价方面仍存在很大的挑战。因此，研究制定符合循证医学思想，满足中药安全性研究领域和实践需要的证据评价标准有着重要意义。

（三）中药安全性评价存在的问题

1. 毒性物质基础不易确定 经典西医的药品是化学药品，有明确的分子式及空间结构，所以药品的毒性基础是可以开展规范研究的。而中药成分复杂，多靶点作用是中药的优势，也造成了中药毒性物质基础不清，无法做到像化学药品一样明确，这给中医药安全性研究带来了巨大的困难。首先，中药药品名称常沿袭古籍记载，尤其是对本草类药品，由于记录误差，地区不同等原因，使得中药的同名异物、同物异名、一药多基原等情况普遍存在，结果其化学成分、药理作用及临床疗效、安全性也不尽相同。其次，更为复杂的是中药多为复方或联合用药，可能存在多种成分、多个药味的协同作用机制，在增效的同时也可放大其毒性风险信号，对其安全性的认识更为困难。再者，有些中药本身含有毒副作用的化学成分，可以是生物的次生代谢产物，如生物碱、萜类、醌类、苷类、内酯类等；矿物类药材含有汞、砷、铅等化合物；有些在体内代谢产生了有毒成分，如肾毒性成分马兜铃酸、肝毒性成分千里光碱等，都会影响中药的安全性。科技部在 1993 年底颁布了《药品非临床研究质量管理规定（试行）》（good laboratory practice，GLP），于 1994 年 1 月 1 日起试行，于 1999 年 10 月作为国家药品监督管理局第 14 号令颁布，并在 2002 年颁布的《药品注册管理办法》中明确规定，新药的安全性评价研究必须执行 GLP 管理规范。

2. 中药成分不够稳定　传统安全性评价是基于化学药品成分单一、质量一致性好的特性，可以通过不同批次产品的安全性研究来验证，结果相对可靠。而中药在产地、种植、加工、贮存、运输、销售等环节中的质量难以全面控制，造成批间变异大，风险可控性低，使最后药物的化学成分不尽相同，给中药安全性研究带来困难。其中中药加工工艺对中药的质量及其稳定性影响尤为重要，无论是《中药制剂质量及稳定性研究技术指导原则》，还是 2017 版《已上市中药生产工艺变更研究技术指导原则》中均强调中药加工工艺要以"质量源于设计"的思路和理念开展生产工艺变更研究，对可能影响中药质量的因素进行设计与控制。

3. 用药过程不易控制　中医讲究辨证施治，药物配伍要求君臣佐使，用药会随症加减，经常会有同病异治、异病同治的情况。天、地、人、时均要考虑。但现实中，中药不合理用药非常普遍。各种超适应证、超剂量、超疗程用药，不注意药物的禁忌人群、用药时机不当、用药方法不当，不合理联合用药等，极易引起药物不良反应。

二、措施与对策

（一）国家政策导向

由于缺乏中医药安全性证据，导致对中医药安全性问题存在认识偏差。一方面，有相当一部分人认为中药是天然的，安全无毒，将中药作为保健品长期大量服用的情况十分常见；另一方面，近年来出现的一些中药安全性问题过度宣传和误导，产生诸如"草药肾""柴胡肺"等。对中医药安全性证据的研究显得十分重要而迫切。近年来，国家层面上已开展行动，尤其是 2009 年国家食品药品监督管理局发布了《关于做好中药注射剂安全性再评价的工作通知》及相关的技术指导原则以后，中药安全性证据工作得到有序的开展，已取得了长足的进展，认识了一些中药毒性问题，也澄清了一些对中药的误解。主管部门通过多个重点立项研究，完成了中药安全性多个方面的基础和临床研究，如对重金属类中药（如汞、砷）和含重金属的中成药（如安宫牛黄丸）的用药安全；对含有"毒性成分"（如关木通中的马兜铃酸、附子中的乌头碱、千里光中的吡咯里西啶类生物碱等）中成药制剂，研究这些"毒性成分"与中药复方的关系，科学评价了中药炮制、复方配伍与减毒增效的作用；系统地研究了中药毒性的规律和特点、控毒减毒的理论和方法、针对中药毒性特点的安全性评价方法及毒性早期发现和预警体系等。同时，也根据多个示范性中药研究和临床用药指南，不断探索符合中药特点的安全性评价方法。

（二）探索中医药安全性证据研究方法

目前，关于中医药安全性证据研究方法包括不良反应主动监测、自发呈报系统数据被动监测、医院信息系统安全性数据分析、不良反应系统评价、基于个案报告的 ADR 文献计量学分析，以及基于生物样本的 ADR 机制研究。主动监测研究的基本策略是按照特定药物、特定事件、特定人群 / 场所开展调查，收集资料，发现通过被动监测可能报告或可能没有报告的不良事件，主动监测可以根据研究目的将三者进行选择或者组合。主动监测数据来源的方式转向系统、主动和连续性的收集，不依赖于医务工作者或患者能否识别以及是否报告。因此，理论上，主动监测能更早发现潜在的风险信号，并可以更全面地了解药品安全特性。

被动监测是指药品在上市后使用过程中，由医疗卫生专业人员、药品生产经营者、患者等所发现、获知或经历的可能与药品安全有关的信息，上述人员将相关信息进行采集、上报、反馈给药品监管机构、生产企业、医疗卫生专业人员或各种协会、学会等其他组织的过程。被动监测覆盖范围广、数据来源广泛，能对住院和门诊患者进行监测，包括上市后的所有药品，且不受时间限制，可作长期观察，具有较强的提示和预警作用；费用低，不需要昂贵的设备，耗资少，便于推广。参与人员多，不受时间、空间的限制，可以快速进行追踪，是 ADR 的主要信息源，有助于及早发现潜在的 ADR/ADE，从而形成假说，得到早期预警。

医院信息系统数据来源于真实世界，针对一段时间、一定范围内的医院信息系统数据进行药品安全性分析，分析结果更贴近于临床实际。由于医院信息系统数据内容较为丰富，因此，可以采用数理统计方法，从不同角度切入，进行药品对肝肾功能的影响、过敏反应影响因素等不同侧面的安全性分析，从而丰富中医药安全性评价内容。

不良反应系统评价是对已发表的观察性研究或干预性研究，围绕安全性结局指标，分别从不良反应发生特征、不良反应类型、发生不良反应距离用药时间、发生不良反应患者特征、发生不良反应患者用药特征等方面进行系统的梳理，以获得安全性信息综合评价。

基于 ADR 个案的文献计量学分析，将有关文献中报告 ADR 单个个案的报告进行系统收集，并进行归纳分析，该类综合分析可以获得较为详尽的有关药品不良反应发生的过程、处理和预后信息。

基于人体生物样本的 ADR 发生机制研究，对发生 ADR 的个体进行生物样本取样，并进行基因、组学、标志物、通路或临床药理学分析，可以对个体发生 ADR 的机制和具体原因进行探究。

数据挖掘是指借助于计算机技术和信息技术，从大数据中通过算法探索内在的规律的过程。数据挖掘通过统计、在线分析处理、情报检索、机器学习、专家系统和模式识别等诸多方法来实现上述目标。目前，数据挖掘已用于中药不良反应监测和中药安全性影响因素研究，包括药物因素、中药制剂、中药剂量与毒副作用、多因素关联等方面的研究。随着我国不良反应监测体系的日益完善，中药不良反应的数据不断增多，数据挖掘可以用于中药安全性评价的研究，可以综合考虑中药成分、炮制、配伍、制备及临床用药的复杂性特点，研究符合中药特点的风险信号技术，中药安全性风险因素及易感人群的高效筛选系统。

代谢组学则是对某一生物或细胞在一特定生理时期内所有低分子量代谢产物同时进行定性和定量分析的一门新学科。它是以组群指标分析为基础，以高通量检测和数据处理为手段，通过信息建模与系统整合，最终还原相关联的生物事件以揭示生物体的生理病理变化实质和机制。代谢组学技术为中药安全性研究提供了新的技术手段，广泛应用于中药中毒性物质的发现，以及毒性机制的探讨等。国内也将此技术应用于中药安全性评价的代谢组学的研究。相比传统毒理学评价方法，代谢组学技术的结果更加敏感，可反映出中、低剂量下的毒性效应。此外，代谢组学可从整体的角度探索中药的毒性机制，通过与经典的分子生物学手段相结合，全面系统理解中药毒性特征。

上市后中药安全性问题成为中医药发展的核心内容。中药上市后安全性评价证据研究是一个需要多学科参与，不断累积和不断更新的过程。在中医基础理论的指导下，运用循证医学的技术和方法进行全面研究，整合多方面的证据，充分考虑中药成分多样性、化学组成差异性、复方配伍复杂性及临床用药辨证施治特殊性等若干中医药特点，以获得最佳临床使用证据。通过科学评价中药安全性，采取必要的技术、方法和手段控制和早期发现、预防毒性的发生，做好中药毒性风险管理，做到科学、合理应用中药。

（三）建立中药安全性证据体评价框架

药品上市后安全性再评价的内涵不断扩大，从单纯关注药物不良反应，逐渐拓展到包括基于药物流行病学的药物监测、给药方案、临床药理学及药物经济学和基于证据评价的循证医学等内容。中药上市后安全性再评价研究内容主要包括对中药上市后不良事件自发报告信息的收集，主动监测中药上市后新的或严重的不良反应，个体和群体的中药上市后不良事件的评价和分析，获得中药上市后再评价证据信息，建立用药安全信息反馈的机制，建立获益—风险控制体系等。

本书团队在上市后中药临床安全性研究领域创新性提出构建"安全性证据体"的理念，针对该领域尚无证据分类分级的现状，借鉴循证医学有效性证据分类分级的成功经验，探索对该研究领域证据整合和分级。根据当前可得的证据，将前瞻性大样本长期的注册登记的医院集中监测研究视为最高级证据，将来自系统评价或 RCT 中报告的 ADR/ADE 视为第二级证据，医院管理信息系统（hospital information system，HIS）数据回顾性分析或来自国家自发不良反应系统（spontaneous reporting system，SRS）中的分析视为第三级证据，医院临床实际中 ADR 个案病例讨论报告和文献中 ADR 个案报告以及其他研究类型报告的 ADR/ADE 视为第四级证据，专家意见和共识以及政府部门颁布的相关规范和标准视为第五级证据。

有关上市后中药安全性证据评价体系的构建需要从点、线、面相结合构成"证据体"。从点的角度来看，五种不同来源的证据可以分级进行评价，依据方法学设计评价以及研究质量强度来判断警戒信息强度。从线的角度来看，凡是具备五种证据源中的两种及其以上者则根据证据源之间结果是否一致获得警戒信息强度进行评价。例如：当长期、大样本、前瞻性的注册登记医院集中监测研究结果和来自国家药品不良反应中心 SRS 数据分析结果一致时可列为最高级证据；当系统评价和大样本 RCT 中报告的 ADR/ADE 结果一致时列为次高级证据，而单独来自两者的 ADR/ADE 报告级别则低于两者结果一致时的级别；医院真实世界医疗数据回顾性队列分析结果和来自国家药品不良反应中心 SRS 数据分析结果一致时可列为中级证据，而单独来自两者的分析结果级别则低于两者结果一致时的级别；多个医院临床实际中 ADR 个案病例讨论报告和文献中 ADR 个案报告以及其他研究类型报告的 ADR/ADE 一致时，可视为较低级别证据，而单独来自各个报告结果级别则低于结果一致时的级别；专家意见和共识以及政府部门颁布的相关规范和标准则为低级别证据。从面的角度来看，五种证据源可以形成一体化证据源，即如果不具备高质量的临床研究时，只要多个源头的研究结果都具备一致性，则所形成的证据具有高度可信性，可以形成强的警戒信息。由于当前 EBM 领域有关药品安全性证据评价体系不能满足现实需求，本研究建议基于"证据体"，以点、线、面相结合的形式，进行灵活多元化的证据评价模式。从中药药物警戒研究角度出发，多维度、多层面发掘上市后中药安全性评价的证据，以全面指导临床实践。

（张博恒 廖 星）

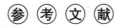

1. 陈竺.汇聚中西医学,构建现代医学体系——在首届中医科学大会上的主旨演讲.中国中医药报,2014-11-26(3).
2. 张登本,孙理军,张景明,等.论中西医学的差异与中医学的发展.浙江中医药大学学报,2007,31(2):141-147.
3. 施怀生,冯俊蝉.论中西医学体系中整体观念之异同.医学与哲学,1996,1(7):374-375.
4. 王洪琦.中西医学体系:差异大于同一.医学与哲学,1999,20(8):28-30.
5. 汪受传,陈争光,徐珊,等.建立循证中医临床实践指南证据分级体系的构想.世界科学技术—中医药现代化,2013,15(7):1488-1492.
6. 刘建平.传统医学证据体的构成及证据分级的建议.中国中西医结合杂志,2007,27(12):1061-1069.
7. 廖星,王桂倩,谢雁鸣.纵览循证医学证据质量评价标准.中国中医杂志,2015,40(13):2542-2547.
8. 宋海波,杜晓曦,任经天,等.不良反应监测对中药安全性评价的启示.中国中药杂志,2015,40(8):1620-1623.
9. 李硕,李敏,卫营芳,等.中药安全性评价的研究进展.中国现代中药,2014,16(2):172-176.
10. 叶祖光,张广平.中药安全性评价的发展、现状及其对策.中国实验方剂学杂志,2014,20(16):1-6.
11. 张俊华,李幼平,张伯礼.循证中医药学:理论与实践.中国中药杂志,2018,43(1):1-7.
12. 廖星,谢雁鸣.构建中药上市后安全性评价证据体的思考.世界中医药,2014,9(9):1141-1144.
13. 原思通.对"中药中毒病例攀升"问题的思考.中国中药杂志,2000,25(1):56.
14. Liao X,Robinson N.Methodological approaches to developing and establishing the body of evidence on post-marketing Chinese medicine safety.Chin J Integr Med,2013,19(7):494-497.

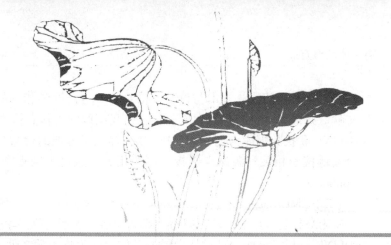

第二章

证据来源、分类、分级与推荐

证据是关于疾病病因、诊断、治疗和转归一般规律的科学发现。循证医学倡导的临床实践决策三要素中，首要考虑的就是证据，因此，如何得到科学准确可靠的证据尤为重要。了解证据的来源与分类，以及如何分级与推荐，对形成明智决策大有裨益。本章将阐述证据的来源、分类、分级与推荐。证据的来源分别从一级来源和二级来源证据分别阐述；证据的分类按照使用情况、研究方法特征、研究内容、因果关联强度分别叙述；证据的分级与推荐标准采用国际公认的 GRADE 原则。

第一节　证据的来源

一、原始研究证据来源

一级来源证据所提供的证据为原始研究证据。最为著名的收集一级来源证据的数据库为 MEDLINE、EMBASE（excerpta medica database）和 CENTRAL（cochrane central register of controlled trials，CENTRAL）等文摘型原始文献数据库。这些综合性的文献数据库的特点是收录文献的范围广泛，收录的文献数量巨大、质量良莠不齐。常见的一级来源证据主要有以下几个来源：

（一）MEDLINE

MEDLINE 是美国国立医学图书馆（national library of medicine，NLM）创建的综合性生物医学信息书目数据库，是当今世界最大和最权威的生物医学文献数据库之一。检索 MEDLINE 的常用途径有：PubMed 和 OvidSP 检索平台。PubMed 是 NLM 和美国国家生物技术信息中心联合开发的基于网络的信息检索平台，通过 PubMed 可以免费检索 MEDLINE，是国际公认、首选的生物医学文献免费检索系统，其中的 PubMed Central（PMC）提供免费全文下载。PubMed 收录了自 1950 年以来 37 种语言、5 200 多种杂志，涵盖了 80 多个国家发表的生物医学期刊，内容涉及生命科学、自然科学、社会科学、化学、药物、技术与设备、信息科学等与医学相关的众多学科，是世界生物医学文献资源最为重要的数据库之一，也是我国医学工作者检索 MEDLINE 最常用的途径。MEDLINE 联机数据库为周更新。PubMed 提供了方便的检索界面及检索方式，部分文献的全文链接及相关资源站点链接，更多相关信息可上网查阅（http：//www.ncbi.nlm.nih.gov/pubmed/）。

（二）EMBASE

EMBASE 是荷兰 EIsevier Science 编辑出版的大型生物医学及药学文献书目数据库，与 MEDLINE 一样，该库也是目前世界上最常用的生物医学文献库之一，涉及的主要学科领域有：生物学、药学、医学及心理学等。该数据库为月更新。EMBASE 收录的部分文献虽与 MEDLINE 重复，但收录了 1 800 多种未被 MEDLINE 收录的期刊。EMBASE 以其对药物研究文献的收录而著名，对于欧洲和亚洲文献的收录也比 MEDLINE 多。65% 以上的文献有英文摘要，报道文献的速度较快，与纸本原始期刊的时差小于 20 天。检索 EMBASE 的常用途径有：EMBASE.com 和 OvidSP 检索平台。

（三）CENTRAL

Cochrane 临床对照试验中心数据库是 Cochrane 图书馆的一个子数据库，收录了可纳入 Cochrane 系统评价的临床对照试验文献数据资源，每篇文献包括篇名和来源，多数是文章摘要，不包含全文。CENTRAL 收录的内容主要来源于 MEDLINE 和 EMBASE，但是它还有一部分由 Cochrane 中心负责查找并提交的人工检索文献。CENTRAL 数据库属于高质量的文摘型原始文献数据库。网址为：https：//www.cochranelibrary.com/central.

（四）常用的中文医学文献数据库

1. SinoMed（china biomedical literature service system）　SinoMed 是中国医学科学院医学信息研究所开发研制的面向生物医学领域的数据库检索系统。SinoMed 的全部题录均根据美国国立医学图书馆的《医学主题词表》（即 MeSH 词表）、中国中医研究院图书情报研究所的《中医药学主题词表》及《中国图书资料分类法》进行了主题和分类标引。其 Web 检索软件与美国国立医学图书馆的 PubMed 兼容，具有多种词表辅助检索功能，建有主题词表、分类表、期则表等。可以用中英文主题词检索，可进行主题词的扩展检索、预扩展检索、加权检索、主题词与副主题词的组配检索。可以进行分类号的扩展、概念复分及总论复分检索。可以通过文本词、著者、著者单位、刊名、年代、卷期、文献类型等 30 多个途径进行检索。可以进行截词检索、通配符检索，及进行各种逻辑组配。网址为：http：//www.sinomed.ac.cn/。

2. CNKI　中国知网，是中国知识基础设施（china national knowledge infrastructure，CNKI）系列数据库产品。收录自 1994 年以来 700 多种医药类专业期刊的医学全文文献，以及 2 300 多种非医药类期刊所提供的文献、280 多种专业报纸及与其相关的其他报纸、医学博硕士论文、中国重要的医药卫生会议论文以及部分医药卫生类工具书、教材等。CNKI 主要包括的数据库有：中国期刊全文数据库、中国期刊全文数据库（世纪期刊）、中国优秀博硕士学位论文全文数据库、中国重要会议论文全文数据库、中国重要报纸全文数据库、中国年鉴全文数据库、中国图书全文数据库，以及中国引文数据库。网址为：http：//www.cnki.net/。

3. 维普期刊资源整合服务平台　即 VIP 期刊资源整合服务平台，源于重庆维普资讯有限公司 1989 年创建的《中文科技期刊篇名数据库》，其全文和题录文摘版一一对应，解决了文摘版收录量巨大但索取原文繁琐的问题。全文版的推出受到国内广泛赞誉，同时成为国内各省市高校文献保障系统的重要组成部分。涵盖自然科学、工程技术、农业、医药卫生、经济、教育和图书情报等学科的 8 000 余种中文期刊数据资源。主要包括的数据库有：中文科技期刊数据库（全文版）、中文科技期刊数据库（文摘版）、中文科技期刊数据库（引文版），以及外文科技期刊数据库（文摘版）。网址为：http：//lib.cqvip.com/。

　　4. 万方　万方数据库是由万方数据公司开发的，涵盖期刊、会议纪要、论文、学术成果、学术会议论文的大型网络数据库。网址为：http：//www.wanfangdata.com.cn/。

（五）其他国家和地区的数据库

韩国：KoreaMed（http：//www.koreamed.org）

日本：CiNii（http：//ci.nii.ac.jp/）。

东南亚：IMSEAR（http：//imsear.hellis.org）

印度：IndMED（http：//indmed.nic.in）

欧洲：PASCAL（http：//www.ebscohost.com/academic/pascal）

非洲：AJOL（http：//www.ajol.info）

非洲：AIM（http：//www.indexmedicus.afro.who.int/cgi−bin/wxis.exe/iah/?IsisScript = iah/iah.xis & lang = I & base=AIM）

澳大利亚：AMI（http：//www.informit.com.au/products/indexes.aspx?id=AMI）

地中海东部地区：IMEMR（http：//applications.emro.who.int/library/Databases/wxis.exe/Library/Databases/iah/?IsisScript=iah/iah.xis & lang=I & base=imemr）

拉丁美洲和加勒比海地区：LILACS（http：//bases.bireme.br/cgi−bin/wxislind.exe/iah/online/?IsisScript=iah/iah.xis & base=LILACS & lang=i）

乌克兰和俄罗斯：Panteleimon（http：//www.panteleimon.org/maine.phps）

西太平洋地区：WPRIM（http：//www.wprim.org）

南美洲多国及西班牙、葡萄牙：SciELO（http：//www.scielo.org/php/index.php?lang=en）

二、二次研究证据来源

　　二级来源证据是对原始文献研究进行了处理的二次研究证据，与循证医学相关的二次研究证据可以在满足一定的质量标准，通过筛选、整理、评价后，与临床决策直接相关。二级来源证据可分为数据库、期刊和指南三种。

（一）数据库

　　1. Cochrane　Cochrane 图书馆（Cochrane Library，CL）是临床疗效研究证据的基本来源，也是目前临床疗效研究证据的最好来源。它的制作者是国际 Cochrane 协作网。国际 Cochrane 协作网是一个旨在制作、保存、传播和更新系统评价（systematic review，SR）的国际性、非盈利的民间学术团体。其制作的 SR 主要通过 CL 以光盘形式每年 4 期向全世界公开发行。主要由系统评价资料库（cochrane database of systematic review，CDSR）、疗效评价文摘库（database of abstracts of reviews of effectiveness，DARE）、Cochrane 临床对照试验中心数据库（CENTRAL）、方法学数据库（cochrane database of methodology reviews）等组成。Cochrane 系统评价的摘要可在互联网上免费查询，网址为 www.cochranelibrary.com。

2. EBMR（evidence based medicine reviews） EBMR 是由 OVID 科技公司制作与更新的付费数据库，以 Ovid 在线和光盘形式发表，是目前指导临床实践和研究的最好证据来源之一。EMBR 包括两个部分内容：最佳证据（best evidence，BE）数据库及 Cochrane 图书馆中的系统评价资料库，并与 MEDLINE 和 Ovid 收录的杂志全文相链接。BE 收录《美国医师学会杂志俱乐部》（ACP Journal Club）及英国《循证医学》两个杂志发表文章的全文，主要内容为从 100 余种著名临床杂志中依照文献科学性和临床实用性筛选、评价后所撰写的文摘，因此 EBMR 被认为是目前指导临床实践和研究的最好证据来源。网址为：http：//gateway.ovid.com。

3. 临床证据数据库 临床证据数据库由英国医学杂志（BMJ）出版，每 6 个月更新一次，以在线和文字形式发行，网络版可免费查询。针对具体的临床问题提供实用的证据或明确有无证据（系统评价、RCT、队列研究及其参考文献），是一个对临床实践有指导意义的数据库。网址为：http：//clinicalevidence.bmj.com/ceweb。

（二）期刊

1. ACP Journal Club 美国内科医师学会主办的双月刊。筛选和提供已出版的最佳原始研究文献和文献综述的详细文摘，并附以专家述评。主要为治疗、预防、诊断、病因、预后和卫生经济学等方面的重要进展。网址为：http：//www.acpjc.org。

2. Evidence Based Medicine 双月刊，由 BMJ 杂志和美国内科医生学院（American College of Physicians，ACP）联合主办。提供从 130 余种医学杂志中筛选出来的与临床实践密切相关、研究设计严格的医学文献的摘要，并附以专家述评。涉及全科、外科、儿科、产科和妇科方面的治疗、诊断、临床预测、病因、预后、效价比及研究质量方法学的研究进展，使医疗卫生工作者掌握治疗、预防、诊断、病因、预后和卫生经济学等方面的重要进展。网址为：http：//ebm.bmjjournals.com。

3. Bandolier Bandolier 是英国 Oxford HS R & D Directorate 于 1994 年创办的月刊，网络版始于 1995 年，可免费获取全文。Bandolier 登载使用循证医学方法制作的，为临床医生等提供诊治信息等的印刷型和电子版刊物，收集的信息包括以临床研究为基础制作的系统评价以及从二级杂志中选择的信息等，为医学专业人员或患者提供有关疾病，特别是治疗方面的科学依据。网址为：http：//www.medicine.ox.ac.uk/bandolier。

（三）指南

1. NGC 美国国立指南文库（National Guideline Clearinghouse，NGC）。NGC 是一个提供临床实践指南和相关证据的功能完善的数据库，由美国负责卫生保健研究质量的政府机构（Agency for Healthcare Research and Quality，AHPQ）与美国医学会（American Medical Association，AMA）等合作建立，始建于 1999 年 1 月。NGC 每周更新，更新的内容为新的或已修改的指南。目前包含来自全世界 200 多个指南制定机构提供的大约 1 000 个指南的结构式摘要。NGC 的检索分为基本检索和详细检索。此外 NGC 还提供对 2 个或 2 个以上的指南进行比较的功能。网址为：http：//www.guideline.gov。

2. NICE（http：//www.nice.org.uk） 英国国家卫生与临床优化研究所（National Institute for Health and Clinical Excellence）是为英国卫生服务体系开发技术指南并提供决策建议的国家级研究机构，它成立于 1999 年，前身是英国临床优化研究院（National Institute

for Clinical Excellence），2005 年与英国卫生发展中心（Health Development Agency）合并后更名为英国国家卫生与临床优化研究所。其开发的指南包括五类：医疗技术指南（medical technologies guidance）、诊断评价指南（diagnostics assessment guidance）、技术评估指南（technology appraisal guidance）、干预性操作指南（interventional procedure guidance）及高度专业的技术评估指南（highly specialist technologyevaluation guidance）。在该网站上不仅可以检索 NICE 制定的英国临床实践指南，也可对美国 NGC、新西兰指南库（New Zealand Guidelines Group）、澳大利亚医学临床实践指南库（Australian National Health and Medical Research Council：Clinical Practice Guidelines）进行一站式检索。网址为：http：//www.nice.org.uk。

3. SIGN　苏格兰院间指南协作网（Scottish Intercollegiate Guidelines Network，SIGN）1993 年成立于爱丁堡皇家医学院，其宗旨是帮助和支持国家循证临床实践指南的发展，促进有益于患者的多地区临床实践。SIGN 的工作由爱丁堡的专员提供支持，2005 年 1 月 SIGN 成为苏格兰国民保健服务（NHS quality improvement scotland）的一部分。目前 SIGN 已发布了 148 个临床实践指南，覆盖了临床大部分领域，大部分的 SIGN 临床实践指南与英国国家医疗服务体系优先领域的疾病相关，如癌症、心血管疾病和心理健康等。网址为：http：//sign.ac.uk/。

4. CMA Infobase（http：//www.cma.ca/）　加拿大医学会（Canadian Medical Association，CMA）临床实践指南文库（CMA Infobase）始建于 1995 年，由加拿大医学会编辑维护，目前收录了加拿大各地权威医疗保健机构发布的 1 200 多个临床实践指南，该数据库提供多种途径检索，可以选择关键词检索、开发指南的机构检索、近期发布的指南检索、卫生新闻专题检索，还可以进行基本检索和高级检索，在高级检索中可以对疾病的类型、疾病的目标人群、指南发布时间等进行限定。网址为：http：//www.cma.ca/。

第二节　证据的分类

在当今信息社会，医生们需要紧跟时代步伐，具有较高的诊疗水平，并要对医疗保健的质量和安全负责，为患者及社会节约医疗成本，需要胜任临床工作，随时掌握最佳的研究证据，了解如何恰当地使用证据。

医疗卫生研究中的证据不同于生活中的证据，也有异于法律中的证据。关于究竟什么是循证医学中的证据，目前国际尚未有一个标准的定义，表 2-1 列出了部分机构对卫生研究中证据的定义，只有两个是基于系统评价，不过当前大家普遍将随机对照试验和系统评价作为高级别证据。

证据分类的主要目的在于更好地使用证据，给医生和患者使用的证据不尽相同，给研究人员和决策者使用的证据也各有特色。因为不同人群对证据的需求不同，对同一证据的理解也不同，而分类的主要依据是各类证据应该互不交叠。由于当前尚无国内外公认、统一的分类方法，本节仍以临床研究证据为例，主要按证据的使用情况、研究方法特征、研究内容、因果关联强度等介绍分类方法。

表 2-1　部分机构对卫生研究中证据的定义

时间	国家	机构或个人	内容	定义方式	定义基础
1999	英国	UK Government Cabinet Office	①专家的知识；②发表的研究；③现有的统计资料；④相关人员的咨询意见；⑤以前的政策评价；⑥网络资源；⑦咨询结果；⑧多种政策方案的成本估算；⑨由经济学和统计学模型推算的结果。	外延定义	专家意见
2000	加拿大	David Sackett	以患者为研究对象的各种临床研究（包括防治措施、诊断、病因、预后、经济学研究与评价等）所得到的结果和结论。	内涵定义	专家意见
2000	英国	Joy Higgs	源于多个渠道能被验证和相信的知识。	内涵定义	专家意见
2002	加拿大	Erica Zarkovich	①作为科学的事实证据；②作为个人的基于环境的证据。	外延定义	专家意见
2004	英国	Rycroft-Malone Jo	①医学研究；②医生的临床经验；③来自患者、用户和保健人员；④当地的实际情况和环境。	外延定义	专家意见
2005	加拿大	Canadian Health Services Research Foundation	①证据是最接近事实本身的一种信息，其形式取决于具体情况；②高质量、方法恰当的研究结果是最佳证据；③由于研究常常不充分、自相矛盾或不可用，其他种类的信息就成为研究的必要补充或替代；④为决策提供依据的证据要兼顾严格精确和方便可得，但以前者更重要。	内涵定义	系统评价
2008	加拿大	Gordon Guyatt	任何经验性的观察都可以构成潜在的证据，无论其是否被系统或不系统的收集。	内涵定义	专家意见
2008	中国	陈耀龙等	①证据是经过系统评价后的信息；②可分为两类：基于研究的证据，基于非研究的证据。	内涵定义	系统评价

一、原始研究证据的分类

（一）按使用情况分类

立足使用者角度，可将证据分为政策制定者、研究人员、卫生保健提供者与普通用户四种类型，见表 2-2。

表2-2 从使用者角度的证据分类

	政策制定者	研究人员	卫生保健提供者	普通用户
代表人群	政府官员、机构负责人、团体领袖等	基础、临床、教学研究者等	临床医生、护士、医学技术人员等	普通民众，包括患病人群和健康人群
证据来源	文件资料为主（法律、法规、报告）	一次数据为主（原始研究、方法学研究等）	二次数据为主（指南、摘要、手册等）	大众媒体为主（电视、广播、网络、报纸）
证据特点	简明概括、条理清晰	详尽细致、全面系统	方便快捷、针对性强	形象生动、通俗易懂
证据要素	关注宏观层面，侧重国计民生，解决复杂重大问题	关注中观层面，侧重科学探索，解决研究问题	关注中观层面，侧重实际应用，解决专业问题	关注微观层面，侧重个人保健，解决自身问题

（二）按研究方法特征分类

按照研究方法特征对临床原始研究设计类型进行划分是较为传统的一种分类方法，见表2-3。此种分类方法的优点是概括性较全面，而不足是试验方案种类不够具体，无法体现临床研究的进展；此外，此方法学框架是针对病因研究发展起来的，临床医生在选择研究方法时往往无法找到最适合的设计类型。

表2-3 按研究方法特征分类

方法学分类		研究方法
观察性研究（observational study）	描述性	病例报告（case-report）
		病例分析（case-analysis）
		横断面研究（cross-sectional study）
	分析性	病例对照研究（case-control study）
		队列研究（cohort study）
实验性研究（experimental research）	临床试验（clinical trial）	
	现场试验（field trial）	
	社区试验（community trial）	

（三）按研究内容分类

临床原始研究内容较为广泛，包括疗效及安全性评价、疾病预后评价、诊断试验、病因研究、卫生经济学评价、决策分析等。每类研究内容所对应的方法学设计类型都有一定的不同点。按研究内容分类不仅考虑了不同方法学设计类型的因果论证强度，而且考虑了各种研究设计的可行性，更切合临床实际。其中主要的研究方法见表2-4。临床研究人员可以根据原始研究内容，结合开展临床研究的可行性，尽量选择因果论证强度较好的研究设计类型。

RCT可以确保已知和未知的混杂因素对各组的影响相同，被国际上公认为临床防治性研究方法的金标准，但是由于其经费昂贵、费时，并不适用于研究日常临床实践中所有问题，而高质量的观察性研究结果同样可以获得较高级别的证据。

表2-4　按研究内容分类的临床原始研究设计类型

研究内容	备选方案	因果论证强度	可行性
病因/危险因素	随机对照试验	++++	+
	队列研究	++++++	++++++
	病例对照研究	++	++++++
	描述性研究	±	+++++
诊断试验	横断面研究	++++	+++
	队列研究	++++	++
	随机对照试验	++++	+
	病例对照研究	+	+++
防治性研究	随机对照试验	++++	++
	交叉试验	++	++
	病例对照研究	+	+++
	前后对照试验	+	++
	描述性研究	±	++++
预后研究	队列研究	+++	++
	病例对照研究	+	+++
	描述性研究	±	++++
卫生经济学评价	随机对照试验	++++	++
	横断面研究	+	+++

（四）按因果关联强度分类

按因果关联强度分类是根据每种方案的设计特点和因果论证强度将研究设计方案分为实验性研究和观察性研究两类，见表2-5。实验性研究所得结果的论证强度高于观察性研究，实验性研究的各方案均为前瞻性，其研究因素（治疗或预防措施）多由研究人员设计施加。根据不同实验设计是否满足平行对照、随机化分组与重复的原则，又将其分为真实验研究和类实验研究（quasi-experimental study）。类实验研究的论证强度弱于真实验研究。研究人员在观察性研究中则由于无法通过随机化分组而限制了其因果论证强度，即使为前瞻性队列研究设计，其设计内容与实验性研究方案也有明显不同。此外，观察性研究还包括病例对照研究、现况调查和叙述性研究（病例分析）等。此种分类方法较为清晰，方法学设计类型可以随研究进展而不断更新，最重要的是易于被临床医生理解与掌握。

二、二次研究证据的分类

二次研究证据主要有三种类型，即系统评价/Meta分析、二次数据分析和补充研究。系统评价/Meta分析是针对一个具体的研究问题，对所有相关的原始研究数据进行合并分析，从而提高研究效应估计精确度的一种方法。

表 2-5 按因果联系强度分类的临床原始研究设计类型

强度排序	分类	方案	时间性
1	实验性研究	随机对照试验	前瞻性
2		交叉对照试验	前瞻性
3		前后对照研究	前瞻性
4		单病例随机对照试验	前瞻性
5		非随机对照试验	前瞻性
6		历史性对照试验	前瞻性
7		序贯试验	前瞻性
8	观察性研究	队列研究	前瞻性 / 回顾性
9		病例对照研究	回顾性
10		现况调查	横断面
11		叙述性研究（病例分析）	不确定
12		个案报告	不确定

通常系统评价 /Meta 分析可以按照研究内容和研究方法进行分类；按照研究内容分类，系统评价 /Meta 分析包括干预性系统评价（systematic review of intervention）、诊断试验系统评价（diagnostic test accuracy systematic review）、病因性系统评价（systematic review of etiology）、预后性系统评价（prognostic systematic review）；按照研究方法分类，系统评价 /Meta 分析包括单病例数据（individual patient data，IPD）Meta 分析、剂量—反应关系 MA 分析（dose-response meta-analysis，DRMA）、网状 Meta 分析（network meta-analysis，NMA）、非随机试验系统评价（systematic review of non-randomized study）和系统评价再评价（overviews of reviews，Overviews）。另外，按照研究关注有效性和安全性不同也可分为有效性系统评价和不良反应系统评价。在对安全性文献进行评价时，除基本的文献系统检索、评价和综合的步骤，还应该在检索时注意纳入已发表及未发表的个案研究，以及在资料提取时重点关注不良反应或事件的名称、例次、用药情况、合并用药、不良反应转归、因果关联等内容。

二次数据分析指对已有数据库的利用，进行深入挖掘和二次分析。二次数据分析旨在可以更加充分地利用已有数据库，挖掘出有意义、有价值的结果和结论，避免大量的资源浪费和重复劳动。例如，基于 10 家医院的医院信息系统（hospital information system，HIS）临床数据，通过清理、整合形成海量真实世界数据仓库。从数据仓库中提取中成药单品种数据，对上市后中成药的安全性做出评价。补充研究指针对研究对象的某一子集，增加一项或多项测量以回答另一个独立的研究问题，例如，利用研究骨质疏松性骨折的队列研究数据分析某药与肝肾损害风险的影响。

当研究人员或临床医生了解了循证医学证据的特征和分类后，首先应建立起查证用证的基本思路，即到相应的数据库中检索该主题的所有相关研究，如检索到符合该问题的系统评价，且已能够得出明确的答案，则可进一步分析该系统评价纳入的原始研究是否包含本土证据，如果是，则考虑直接应用该系统评价的结果，并重新构建研究问题，如果不是，则考虑是否需要开展研究生产本土证据；如果没有检索到符合该问题的系统评价，但有原始研究，则建议先就该问题制作一个系统评价 /Meta 分析，寻找解决方案；当系统评价尚不能形成明确的结果或者系统评价的结果基于非当地证据，则可利用相关的原始研究。此外，也可选择其他两种类型的二次研究，尤其是对于资源有限的初级研究人员，学会按证据等级高低和相关性大小灵活检索和利用证据，是提高临床决策效率与质量的优选捷径。

第三节　证据的分级与推荐

一、证据质量与推荐强度的定义

据估计，2010 年一年全世界大约发表了 27 000 个随机对照试验和 4 000 个系统评价，其他观察性研究、动物研究和体外研究的数量更为庞大，虽然临床实践中它们的使用程度要低于随机对照试验和系统评价，但也为决策者提供了不可或缺的证据来源。医务人员和决策者要有效地判断这些研究的好坏，遴选出高质量证据，并确定目前最好证据可信度的相对高低，将其转化为推荐意见进而促进循证实践，那么一套科学、系统和实用的证据分级工具必不可少。过去 40 年间超过 50 多个机构和组织就如何对证据质量和推荐强度进行分级展开了大量积极的探索与尝试，该领域也逐渐成为循证医学方法学中的一个热点和前沿问题。

证据质量（quality of evidence）衡量的是研究的内在真实性或可信性，即研究结果和结论能够正确预测真实情况的程度。推荐强度（strength of recommendation）是建议采用一项医学干预措施的推荐力度，其立足点是遵守推荐意见时利大于弊的把握度。在医学领域，"利"是指健康获益，如降低发病率、病死率和提高生活质量等，"弊"是指与"利"相反的结果，如增加发病率、病死率和降低生活质量等。

二、证据质量与推荐强度的发展

证据质量与推荐强度分级方法的发展主要经历了三个阶段，第一阶段单纯以研究设计为基础进行判断，以随机对照试验为最高质量证据，主要代表有加拿大定期体检特别工作组（Canadian Task Force on the Periodic Health Examination，CTFPHE）的标准（表 2-6）和美国纽约州立大学下州医学中心推出的"证据金字塔"（图 2-1），其优点在于简洁明了，可操作性强，可重复性强。但存在的主要问题在于分级依据过于简易和片面，结论可信度较低，仅用于防治领域。

第二阶段在研究设计的基础上额外考虑了精确性、一致性以及特殊的偏倚。以随机对照试验系统评价 /Meta 分析作为最高级别的证据，主要代表有英国牛津大学循证医学中心推出的标准（表 2-7）。该标准还建议，证据评估应按照不同的研究问题分别进行。常见研究问题包括治疗、预防、病因、危害、预后、诊断、经济学评价等七个方面。这样就使得证据质量的评估更具针对性和适应性，结论更加可靠。牛津大学的证据质量评估工具一度成为循证医学教学和循证临床实践中公认的经典标准，也是循证教科书和循证指南使用最为广泛的标准之一。但由于其级数太多（共 10 级），将证据质量和推荐强度直接对应（高质量证据对应强推荐，低质量证据对应弱推荐），且未充分考虑比较的间接性、发表偏倚和观察性研究的升级等问题，所以仍然存在理论和实践方面的问题。

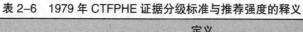

表 2-6 1979 年 CTFPHE 证据分级标准与推荐强度的释义

证据级别	定义
I	至少一项设计良好的随机对照试验
II-1	设计良好的队列或病例对照研究，尤其是来自多个中心或多个研究团队的研究
II-2	在时间、地点上可比的非平行对照研究
III	基于临床研究、描述性研究或专家委员会的报告，或权威专家的意见

推荐强度	定义
A	在定期体检中，对于考虑检查该疾病的推荐意见，有充分的证据支持
B	在定期体检中，对于考虑检查该疾病的推荐意见，有一定的证据支持
C	在定期体检中，对于考虑检查该疾病的推荐意见，缺乏证据支持
D	在定期体检中，对于不考虑检查该疾病的推荐意见，有一定的证据支持
E	在定期体检中，对于不考虑检查该疾病的推荐意见，有充分的证据支持

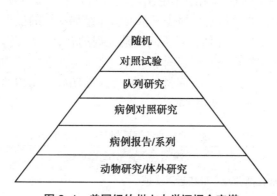

图 2-1 美国纽约州立大学证据金字塔

表 2-7 2001 年牛津大学循证医学中心证据分级与推荐意见强度分级标准
（以评估治疗效果证据为例）

推荐强度	证据级别	防治
A	1a	RCT 的系统评价
	1b	结果可信区间窄的 RCT
	1c	显示"全或无效应"的任何证据
B	2a	队列研究的系统评价
	2b	单个的队列研究（包括低质量的 RCT，如失访率 >20%）
	2c	基于患者结局的研究
	3a	病例对照研究的系统评价
	3b	单个病例对照研究
C	4	病例系列报告、低质量队列研究和低质量病例对照研究
D	5	专家意见（即无临床研究支持的仅依据基础研究或临床经验的推测）

第三阶段开始于 2000 年，针对当前证据质量与推荐强度分级存在的不足，包括来自世界卫生组织（world health organization，WHO）在内的 19 个国家和国际组织 60 多名循证医学专家、指南制定专家、医务工作者和期刊编辑等，共同创建了"推荐分级的评估、制定与评价"工作组，即 GRADE 工作组，网址为：http://gradeworkinggroup.org。该工作组旨在通力协作，遵循证据，制定出国际统一的证据质量和推荐强度分级系统。GRADE 系统于 2004 年正式推出，由于其方法科学、程序严密、过程透明等优点，目前已经被包括 WHO 和 Cochrane 协作网在内的 100 多个国际组织、协会和学会采纳，成为循证医学发展中的一个重要事件。

三、GRADE 系统的方法与原理

（一）GRADE 系统的原理

GRADE 将证据质量分为高、中、低、极低四个等级，推荐强度分为强、弱两个等级，详情见表 2-8。GRADE 方法相对之前的众多标准，其主要特点体现在以下几个方面：由一个具有广泛代表性的国际指南制定小组制定；明确界定了证据质量和推荐强度及其区别；明确指出对证据质量的评估是对报告了重要临床结局指标的证据体的评估，而非对一个系统评价或临床试验质量的评估；对不同级别证据的升级与降级有明确、统一的标准；从证据到推荐的过程全部公开透明；明确承认价值观和意愿在推荐中的作用；就推荐意见的强弱，分别从临床医生、患者、政策制定者角度做了明确、实用的诠释；适用于制作系统评价、卫生技术评估及医学实践指南。

表 2-8 GRADE 的证据质量与推荐强度分级

证据质量分级	具体描述
高（A）	非常有把握观察值接近真实值
中（B）	对观察值有中等把握：观察值可能接近真实值，但也可能与真实值差别很大
低（C）	对观察值的把握有限：观察值与真实值可能有很大差别
极低（D）	对观察值几乎没有把握：观察值与真实值可能有极大差别
推荐强度分级	具体描述
强（1）	明确显示干预措施利大于弊或弊大于利
弱（2）	利弊不确定或无论质量高低的证据均显示利弊相当

和此前的分级系统一样，GRADE 对证据质量的判断始于研究设计。一般情况下，没有严重缺陷的随机对照试验的证据起始质量为高（即 A 级），但有五个因素可降低其质量。没有突出优势的观察性研究的证据起始质量为低（即 C 级），但有三个因素可升高其质量（表 2-9）。

（二）GRADE 的使用注意事项

GRADE 指出其分级系统适用于三个研究领域：系统评价、卫生技术评估以及指南，但在各自领域的应用不完全相同。对于系统评价和卫生技术评估，GRADE 仅用于对证据质量分级，不给出推荐意见；对于指南，需在对证据质量分级的基础上形成推荐意见，并对其推荐强度进行分级。虽然 GRADE 没有明确指出 GRADE 在具体临床实践和卫生决

策中的适用性，其应用价值是不言而喻的，完全可以借鉴。但是，无论在哪个方面使用 GRADE，应特别注意以下几点。

表 2-9　影响证据质量的因素

可能降低随机对照试验证据质量的因素及其解释

偏倚风险	未正确随机分组；未进行分组方案的隐藏；未实施盲法（特别是当结局指标为主观性指标，其评估易受主观影响时）；研究对象失访过多，未进行意向性分析；选择性报告结果（尤其是仅报道观察到的阳性结果）；发现有疗效后研究提前终止。
不一致性	如不同研究间存在大相径庭的结果，又没有合理的解释原因，可能意味着其疗效在不同情况下确实存在差异。差异可能源于人群（如药物在重症患者中的疗效可能更显著）、干预措施（如较高药物剂量的效果更显著），或结局指标（如随时间推移疗效减小）的不同。当结果存在异质性而研究者未能意识到并给出合理解释时，需降低证据质量。
间接性	间接性可分两类：一是比较两种干预措施的疗效时，没有单独的研究直接比较二者的随机对照试验，但可能存在每种干预与安慰剂比较的多个随机对照试验，这些试验可用于进行二者之间疗效的间接比较，但提供的证据质量比单独的研究直接比较的随机对照试验要低。二是研究中所报告的人群、干预措施、对照措施、预期结局等与实际应用时存在重要差异。
不精确性	当研究纳入的患者和观察事件相对较少而导致可信区间较宽时，需降低其证据质量。
发表偏倚	如果很多研究（通常是小的、阴性结果的研究）未能公开，未纳入这些研究时，证据质量亦会减弱。极端的情况是当公开的证据仅局限于少数试验，而这些试验全部是企业赞助的，此时发表偏倚存在的可能性很大。

降级标准：以上五个因素中任意一个因素，可根据其存在问题的严重程度，将证据质量降 1 级（较为严重）或 2 级（非常严重）。证据质量最多可被降级为极低，但注意不应该重复降级，例如，如果分析发现不一致性是由于存在偏倚风险（如缺乏盲法或分配隐藏）所导致时，则在一致性这一因素上不再因此而降级。

可能提高观察性研究证据质量的因素及其解释

效应值很大	当方法学严谨的观察性研究显示疗效显著或非常显著且结果高度一致时，可提高其证据质量。
负偏倚	当影响观察性研究的偏倚不是夸大，而可能是低估效果时，可提高其证据质量。
有剂量—效应关系	当干预的剂量和产生的效应大小之间有明显关联时，即存在剂量—效应关系时，可提高其证据质量。

升级标准：以上三个因素中任意一个因素，可根据其大小或强度，将证据质量升 1 级（如 RR 值大于 2）或 2 级（如 RR 值大于 5）。证据质量最高可升级到高证据质量（A 级）。

1. GRADE 的证据质量分级不是对单个临床研究或系统评价的分级，而是针对报告了某个结局指标的证据体的质量分级。这种分级是建立在系统评价的基础上的。即使系统评价最终仅纳入了一个研究，但其中报告了不同的结局指标，证据质量分级仍然应针对不同结局指标分别进行。此时，降级的五个因素里面，不一致性不适用，因为只有一个研究，而其他四个降级因素均适用。

2. 对于随机对照试验和观察性研究，均可以进行降级，因为其研究设计均可能存在缺陷。对随机对照试验应重点考虑降级，且在一般情况下，不考虑升级，因为如果设计无缺陷，本身就是最高级别，无需升级，如果设计有缺陷，则应降级。对于观察性研究，在无降级因素存在的情况下，如果有符合条件的升级因素，则可考虑升级。

3. 对于精确性和不一致性这两个条目，在指南和系统评价中的含义和用法有所不同。在指南当中是否需要在这两个方面降级，取决于其是否能够明确支持或反对指南制定者给出一个一致的推荐意见。

4. 如果结局指标较多，首先应按它们对患者的重要性进行排序，最多纳入 7 个指标，并分为 3 个等级：至关重要指标，如死亡、严重的不良反应等；重要指标，如疼痛缓解、糖化血红蛋白降低等；一般指标，如轻度发热或胃肠道反应等。

5. 当一项干预措施可以同时影响多个结局时，关于该干预措施的总体证据质量则取决于至关重要结局的证据质量或者它们中证据质量较低的那个。例如，抗病毒药物治疗流感的有效性，病死率和重症监护室（intensive care unit，ICU）患者收治率均被列为至关重要的结局指标，但如果病死率的证据质量为高，ICU 患者收治率的证据质量为中等，则总的证据质量为中等而非高。主要原因是在考虑结局指标相对重要性的基础上，下结论应保守。如果一旦将该证据质量定为高，则意味着将 ICU 患者收治率这一关键结局从中等升级为高，夸大了干预的有效性，可能会给出不恰当的推荐意见。

尽管在 GRADE 方法中证据质量的升级和降级都有较为具体、明确的标准，但这并不能确保所有人对同一个证据分级的结果是完全一致的。GRADE 的优势在于提供了一个系统化、结构化和透明化的分级方法，但由于分级人员本身水平的差异以及证据体的复杂程度，对同一个证据体有可能得出不一样的分级结果。研究显示，经过培训的分级人员较未经过培训的，其分级结果更为趋同，两人以上的分级结果相对于一个人更为客观。

（三）GRADE 的问题与挑战

GRADE 具有国际化、系统化、规范化、公开透明、严密严谨等优点，但也存在明显的问题和挑战，主要集中在以下几个方面：

1. 证据质量分级的合理性　目前使用的初始分级因素（即研究设计类型）和进一步的升降因素的赋值都是人为规定的。例如，如果证据可以分为 4 级，抛开所有其他因素，一个高质量的随机对照试验与一个高质量的队列研究的证据质量的差别为什么是 2 个级别而不是 1 个级别？升降因素是否是等同的，即每一个因素都升或降一个级别？如果这是不合理的，我们应如何制定各因素的权重，例如发表偏倚和一致性到底哪个对证据质量的影响更大？又该如何制定因素内包含的条目的权重，例如偏倚风险中所包含的随机序列号的产生、分配方案的隐藏以及盲法，哪个更容易夸大疗效？目前没有足够的研究证据支持证据评级系统对这些因素升降赋值的建议。因此，即便是 GRADE 的分级系统，也是基于以往经验和 GRADE 工作组专家共识的基础之上，估计的证据质量与真实的可信性的差别仍是一个未知数。

另外，除 GRADE 目前纳入的五个降级因素和三个升级因素外，还存在其他已知和未知的影响证据可信性的因素。例如，队列研究中研究间的基线差异对于证据质量的影响如何？而且各升降级因素之间存在交叠和互相影响。例如，未对随机分组的方案进行分配隐藏，既是造成偏倚风险的重要因素，也可能是造成异质性的原因（方法学异质性），还可能会导致漏斗图的不对称。再比如，干预措施相同，但对照不同，则会造成间接性方面的降级，但同时也会影响到研究间的异质性，以及结果的精确性。如何处理同一因素造成的多重降级或升级的可能性 ?GRADE 已关注到了这些问题，但目前尚没有给出指导意见。

2. 推荐强度的主观性　主要反映在以下三个方面：① GRADE 尚未给出如何平衡证据质量、患者偏好、经济学、可实施性以及公平性之间的关系，从而提出有关干预利弊的具体指导意见。经济状况、可支付能力、患者的价值取向等证据以外的因素都会影响推荐的强度，而不同人群中这些因素可能千差万别，可能没有一个建议可以适用于所有的人群或患者，这将使 GRADE 的推荐意见受到一定的限制。② GRADE 尚未给出如何收集患者偏好、恰当考虑经济学及公平性的原理、方法和步骤。这将对 GRADE 的应用者在从证据到推荐这一环节造成实际操作的困难。③ GRADE 的推荐分级没有考虑权衡利弊的可操作性细节，从而给指南制定者实际应用带来困难。

3. 分级人员的影响　GRADE 方法对初学者较为复杂，对分级人员的要求较高，需具备扎实的临床流行病学、医学统计学、卫生经济学、循证医学、系统评价和临床指南等方面的理论基础和实践经验，不利于其快速推广应用。

4. 适用性　目前 GRADE 仅在干预性、诊断性、预后性系统评价和网状 Meta 分析中有明确的分级方法和步骤。但在病因学、中医药以及卫生管理等领域的分级方法还面临很大挑战，主要原因是这些领域本身的方法学还正在完善，其推荐意见的制定也更具复杂性。

5. 推广实施　很多机构和组织目前仍然在使用其之前的分级系统，部分还在不断研发新的分级系统，GRADE 如何与不同分级组织间进行有效沟通并达成共识，建立一个统一规范的分级体系，也是 GRADE 工作组面临的重要挑战。

研究的方法学质量是研究结果可信性的前提。GRADE 是国际上对证据质量和推荐强度进行分级的一整套方法与标准，可用于系统评价、卫生技术评估、实践指南，以及具体决策。GRADE 的证据分级是对证据体内有关某个结局指标的证据的可信性的评估，而不是对整个研究（如一个系统评价或一个随机对照试验）的证据质量的分级。GRADE 将证据质量分为高、中、低和极低四级，将推荐强度分为强和弱两个级别。影响证据质量的因素有五个，分别为研究的偏倚风险，研究间的不一致性，证据的间接性，结果的不精确性以及发表偏倚。随机对照试验证据起始质量为高，但由于以上因素的存在，质量可以降低。观察性研究起始质量为低，可由于以上五个原因降级，也可以由于以下三个原因升级，即效应值大，可能的偏倚减弱而非夸大疗效，以及存在剂量—效应关系。影响推荐强度的因素包括证据质量、利弊平衡、患者偏好与价值观以及经济学成本。在证据质量分级和做出治疗推荐的问题上，GRADE 系统透明、严谨的特点是一个很大的进步，也提出了很多新的见解。但是，GRADE 尚没有明确给出各种证据质量决定因素的相对权重，因此证据质量评级的原始主观性依然存在，而且把需要高度兼顾实际决策人群和环境的治疗推荐进行国际化的统一，是 GRADE 未来需要解决的艰巨任务。

四、GRADE 在循证中医药安全性证据研究中的应用

研究者在进行评价"Harm"的系统评价时，应该首先确定好研究问题，比如评价长期效应，药物交互作用，某种对患者重要的但不严重的伤害，不用仅仅局限于某种特殊的不良事件 / 反应。然而，如果研究的目的在于获得之前可疑的不良事件 / 反应，那么对于原始的监测数据的分析往往更加优于一个系统评价，即有关 ADR 的证据，往往来自于其

他渠道的数据,如国家自发呈报系统(spontaneous reporting system,SRS)数据也可以成为证据源。因此一味追求金标准、高级别证据产生的模式,是否适宜于中医药临床研究值得深思,同时就上市后中药安全性研究是否合适使用传统随机对照试验也是目前方法学专家思考和争论的热点问题。

当今医学时代,循证医学的迅猛发展,临床分级的逐渐成熟,标志着一个以证据为基础的新医学时代的到来。临床证据的分类分级和临床推荐意见强度系统的逐渐成熟,但其内容复杂,应用局限,标准各异,对指导全球范围内各级医疗机构的循证实践并非万能。近年来,社会对上市后中药安全性问题越来越关注,引起了国家政府和中医药界的高度重视,对于其临床安全使用的证据支持呼吁声也越来越高。研究者们越来越发现系统地收集和评价有关上市后中药安性的研究证据有着时间的紧迫性和时代重要意义。因此,为了能够系统、完整地对上市后中药相关的既有研究证据进行整合,运用循证医学的技术和方法进行全面研究,使应用者获得最佳临床使用证据,同时使得上市后中药的临床使用和研究信息在全世界范围里进行传播,非常必要。构建中药上市后安全性评价证据体研究是一个需要多方积极参与的长期动态过程,尤其要充分调动中药生产企业的积极主动性,使其充分认识和理解中药上市后安全性证据积累的重要性,资助有条件的临床医疗机构开展中药上市后的安全性再评价工作,获得最佳证据。同时,国家药品管理部门要加强管理和监督,从证据角度出发,制定和健全中药上市后再评价的政策、法规和技术标准将使决策更为明智和审慎。

(陈 薇 陈耀龙 王 琪)

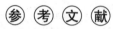

1. 李幼平. 循证医学.3 版. 北京:高等教育出版社,2013.
2. 陈耀龙,姚亮,Susan Norris,等. GRADE 在系统评价中应用的必要性及注意事项. 中国循证医学杂志,2013,13(12):1401-1404.
3. 陈耀龙,杨克虎,姚亮,等. GRADE 系统方法学进展. 中国循证儿科杂志,2013,8(1):64-65.
4. Gordon H Guyatt,Andrew D Oxman,Regina Kunz,et al.GRADE:在推荐分级中体现对资源利用的考虑. 中国循证医学杂志,2009,9(6):610-613.
5. 谭培勇,陈耀龙,李幼平. GRADE:从证据到推荐. 中国循证医学杂志,2009,9(3):257-259.
6. 陈柳,陈耀龙,李幼平. GRADE:什么是"证据质量"?为什么它对临床医生重要?. 中国循证医学杂志,2009,9(2):133-137.
7. 陈佩贤,陈耀龙,李幼平.GRADE:证据质量和推荐强度分级的共识. 中国循证医学杂志,2009,9(1):8-11.
8. 陈耀龙,李幼平,杜亮,等. 医学研究中证据分级和推荐强度的演进. 中国循证医学杂志,2008(2):127-133.

第三章

证据评价方法及其在安全性评价中的应用

证据质量是指真实效应值接近效应估计值的把握程度，主要是指研究方法学质量。单个研究的设计和实施质量影响研究结果的真实性。证据质量评价（assessment of quality）主要是评估单个研究在设计、实施和分析过程中，防止或减少偏倚或系统误差的情况，又称"方法学质量评价"，是证据评价的主要内容。本章将总体介绍证据评价的基本要素、证据评价内容和方法。详细展开介绍几种常见原始研究设计类型（如随机对照试验、非随机对照试验、队列研究和病例对照研究、横断面研究、病例报告与病例系列研究）证据评价内容和方法，以及定性研究、系统评价和 Meta 分析、临床实践指南和卫生技术评估的证据评价方法。

第一节　证据评价的基本要素、内容与工具

一、证据评价的基本要素

在循证医学实践过程中所获得的各种信息能否成为临床决策可遵循的证据，还需要进行科学的评价。只有经过严格评价证实为真实、可靠、适用、有临床价值的信息方可作为临床证据用于临床决策。在进行安全性证据评价的时候也要充分考虑纳入的研究证据的真实性和可靠性，利用循证医学证据评价的方法进行评价。

临床医学研究的目的是通过严谨的设计、测量和评价，探讨疾病的病因和危险因素、疾病的发生和发展、疾病的诊断、疾病的预后和防治，为临床决策提供科学的证据。临床研究的所有结论都应该以真实可靠的证据为基础。然而，由于各种生物、心理、社会因素的复杂作用，研究结果的真实性和可靠性不可避免地受到影响。为了获得真实可靠的临床研究结果，应该在研究的设计、实施和分析的每一环节中认识、控制和消除导致错误结论的各种误差。

证据评价的基本要素包括以下四个方面：①内部真实性（internal validity）；②临床重要性（clinical importance）；③适用性，即外部真实性（external validity, generalizability, applicability）；④时效性与更新速度，即随药物使用时间的延长、使用人群的扩大而不断发生改变。

研究证据要想应用到实际工作中，首要条件就是研究结果必须是真实的，即经过严谨的科研设计进行科学研究取得的研究结果是真实的；只有在研究结果真实的基础上我们才考虑其在临床应用的价值有多大；最后我们还要考虑其是否适合我们具体应用的患者或环境，即使再完美的研究证据，如果与我们具体要应用的患者条件不相符也不能盲目使用。

（一）证据的内部真实性

真实性又称为效度，是指研究收集的数据、分析结果和所得结论与客观实际的符合程度。在进行科学研究的整个过程中由于设计、资料的收集、整理和分析、结果报告的各个环节均可能由于各种因素的影响而产生误差，造成观察值与真实值不一致，产生误差（error），从而影响结果的真实性。误差是指对事物某一特征的度量值偏离真实值的部分，即测定值与真实值之差，包括随机误差（random error）和系统误差（systematic error）。系统误差是指测量结果与真值之间的偏差，其大小通常具有方向性或周期性，是按照一定规律变化的误差。可以通过实验设计和一些措施来控制或减少。随机误差是指测量结果和真值的偏差是随机产生，没有固定的方向性。其产生可能是由于生物体本身的变异、不可预知因素产生的误差，或者各种原因的测量误差。两种误差往往同时存在，不能孤立对待。

实际上大多数情况下我们无法预知真实值的情况，因此，我们根据误差的大小来评价研究结果的真实性。要使一项研究或测量产生真实的结果，就要控制和防止误差。消除系统误差的影响，就可以提高临床医学研究的真实性。真实性可以分为内部真实性和外部真实性。

内部真实性（internal validity），是指单个研究结果接近真值的程度，即研究结果与实际参与调查的研究对象真实情况的符合程度，它回答一个研究本身是否真实或有效。它强调研究结果没有系统误差，即没有非机遇产生的，偏离真实情况的错误，也就是说预期的研究结果与研究人群真值的差异是随机误差产生的。内部真实性反映了研究本身受各种偏倚因素如选择偏倚、实施偏倚、失访偏倚和测量偏倚的影响情况。通过限制研究对象的类型和研究的环境条件，提高其同质性可以有效提高内部真实性。比如 RCT 设计在选取研究对象的时候，要求使用金标准对患者进行诊断，要有严格的纳入排除标准，尽可能排除危重患者选择依从性较好的患者，在筛选研究对象的时候还要考虑符合伦理，入选研究对象要签署知情同意书，多种设计要求、严格的限制提高了入组研究对象的同质性，使其在干预前即基线的时候组间均衡性较好，降低了非研究因素对研究结果的影响，有效提高了研究结果的内部真实性。

内部真实性是临床研究的必要条件，研究结果的内部真实性越高，说明该项研究越有价值。

（二）证据的临床重要性

临床重要性（clinical importance）是指研究结果在临床应用的价值，可以通过客观指标来评价研究证据的临床意义。安全性证据的研究类型以观察性研究为主，如队列研究、病例对照研究、病例系列分析、病例报告等，而一些发生率高，常见的安全性结局事件也可以通过 RCT 或基于 RCT 的系统评价获得。不同研究设计其临床意义的评价指标有所不同。常用于评价安全性结局评价的指标包括：

1. 相对危险度（relative rate，RR）　是指暴露组的事件发生率与未暴露组事件发生的比值，是前瞻性研究，如队列研究、RCT 研究的常用指标。在安全性评价中可以反映药物与不良事件之间的关联强度。

表 3-1　A 药安全性评价的临床试验研究

分组情况	不良反应事件		合计
	发生	未发生	
A 药组	30	970	1 000
安慰剂组	3	997	1 000

A 药组的不良反应发生率 =30/1 000=3%，安慰剂组的不良反应发生率 =3/1 000=0.3%。相对危险度即为：RR=A 药组的不良反应发生率 / 安慰剂组的不良反应发生率 =3%/0.3%=10。说明接受 A 药物治疗者发生某不良反应的危险是使用安慰剂接受治疗者的 10 倍。RR 值越大，因果效应的强度越大（表 3-1）。

2. 比值比（odds ratio，OR）　在流行病学研究中，由于病例对照中无法计算发病率，而用比值比作为评价关联强度的指标。其意义是病例组中暴露于该因素者与未暴露者之间的比值与对照组中该项比值的比，故称为比值比。OR=ad/bc。例如，在回顾性病例对照研究中，发生 100 例不良反应事件的人群中，有 90 例使用了 B 药物；100 例未发生不良反应事件的人群中，10 例使用了 B 药，整理成下表（表 3-2）。

表 3-2　B 药安全性评价的病例对照研究

暴露情况	不良反应事件		合计 2
	发生	未发生	
B 药组	90	10	100
安慰剂组	10	90	100
合计	100	100	200

OR= ad/bc=（90×90）/（10×10）=81，说明出现不良反应的患者是因为服用了 B 药的可能性为未服用 B 药可能性的 81 倍。

因为 RR 的计算需要使用发病率，因此队列研究、随机对照试验等前瞻性研究均可使用 RR；但若是开展回顾性研究，如病例—对照研究，只能根据研究对象状态分组，无法直接计算暴露人群和非暴露人群的发病率，这种情况则需要使用 OR。当某种疾病或结局指标发生率较低时（罕见），其 RR 值和 OR 值的大小是近似的。一般对于这种罕见结局的测量，若无法实施队列研究，则可采用病例—对照研究中的 OR 值替代 RR 值。

3. 绝对危险增加率（absolute risk increase，ARI）　也称为归因危险度 AR，是指与非暴露组相比，暴露组事件发生率的增加。ARI= 暴露组事件发生率—非暴露组事件发生率。即试验组和对照组不良反应事件率的绝对差值，它反映事件发生归因于暴露因素的程度，表示暴露可使人群比未暴露时增加的超额发生事件的数量，如果暴露去除，则可使事件发生率减少多少（AR 的值）。

4. 相对危险增加率（relative risk increase，RRI） 也称为归因危险度百分比 AR%，病因分值（attributive fraction）。是暴露人群中全部发生的事件归因于暴露部分所占的百分比。RRI=（暴露组事件发生率 – 非暴露组事件发生率）/ 暴露组事件发生率。即与对照组相比，试验组不良反应事件增加的百分比。

5. 需治多少病例才发生 1 例不良反应（number needed to harm，NNH） 指与对照组比较，应用治疗措施多发生 1 例不良反应所需要治疗的病例数。NNH = 1/ARI。如上述使用 A 药的安全性评价的临床试验中，服用 A 药组的不良反应率为 3%，对照组的不良反应发生率 0.3%，ARI = 3%–0.3%= 2.7%，NNH = 1/2.7%= 37。说明使用 A 药治疗 37 例患者发生 1 例不良反应，其不良反应发生率较高，使用该药安全性较差。

除了上面介绍的表示效应强度点估计值的指标，还需要考虑区间估计，即按照一定的概率估计总体参数所在的范围，反映研究结果的精确性。通常使用 95% 可信区间（95%CI），表示效应强度的范围，可信区间越窄，研究结果的精确性越好。进而根据可信区间的上下限值判定研究结果是否有临床意义。

（三）证据的适用性

适用性，即外部真实性（external validity，generalizability，applicability），指研究结果是否可以应用于研究对象以外的其他人群，即研究结果与推论对象真实情况的符合程度，又称为普遍性（generalizability），反映研究结果的适用价值与推广应用的条件。主要与研究对象的特征、研究措施的实施和结果的选择标准密切相关。通过提高研究对象的异质性，如增加不同分期、进展程度、是否有合并症等增加不同特征的研究对象，提高其异质性使得研究对象的代表性范围扩大，可以有效提高外部真实性。比如在研究吸烟对肺癌的影响时，纳入不同年龄、不同性别、不同职业的研究对象进行研究，其结果也可以在更广泛的人群中进行推广应用。外部真实性反映研究结果外推到其他人群的能力大小，外部真实性越高，研究结果的推广范围越广泛，体现其普遍的推广意义。

（四）证据的时效性与更新速度

时效性，是指药物不良反应随药物使用时间的延长、使用人群的扩大而不断发生改变，应该评价获得的研究证据的时效性。一般情况下，药品上市前在进行药物安全性研究的设计时，研究对象多排除了特殊人群（如孕妇、老年和儿童），样本量有限，纳入研究病种有限，因此，药品说明书中尽管列出了一些不良反应，而在实际应用到更广泛人群时，可能会还会出现一些罕见不良反应、迟发型超敏反应或者发生在特殊人群中的不良反应。对于上市后新出现的安全性、有效性问题需要及时修改说明书，不断完善，但是说明书的更新存在一定的滞后期。药物学专业、期刊和数据库同样存在滞后期，在进行安全性证据评价的时候需要评价研究证据的时效性和更新速度。

二、证据评价的内容

（一）证据评价的具体内容

证据评价的内容包括信息源的可靠性、证据质量、临床价值和适用性等。只有经过严格评价证实为真实、可靠、适用、有临床价值的信息方可作为证据用于循证决策。证据评价的具体内容主要依据证据产生的各主要环节，包括：研究目的、研究设计、研究对象、观察或测量、结果分析、质量控制、结果表达、卫生经济学和研究结论。在进行证据评价的时候应该结合证据评价的基本要素，分别评价其真实性、可靠性和适用性。

（二）不同临床问题证据评价标准

针对不同的临床问题如病因、诊断、治疗、预后和不良反应的研究，其采用的原始研究的设计类型和实施方法不同，因此其评价标准与指标也不同。以下汇总了病因与不良反应研究证据的评价标准、诊断性研究证据的评价标准、治疗性研究证据的评价标准、预后研究证据的评价标准（表 3-3~ 表 3-6）。

三、证据质量评价工具

一项研究的质量同时包括方法学质量和研究报告质量，为了客观评价研究质量，指导循证决策，证据质量评价可以从两个方面同时进行评价，即方法学质量评价和研究报告质量评价。

表 3-3　病因和不良反应研究证据的评价标准

真实性评价原则

1. 病因与危险因素研究是否采用了论证强度高的研究设计方法？

2. 研究的两组间除暴露因素/干预措施不同，其他重要特征在组间是否具有可比性？

3. 在测量暴露因素/干预措施和结局指标时，对两组是否采用了客观一致的方法（是否客观或采用了盲法）？

4. 随访研究对象（病人）时间是否足够长，是否随访了所有纳入的研究对象？

5. 研究结果是否符合病因的因果推断标准？

（1）是否有明确的因果时序性？

（2）关联强度大小如何？是否存在剂量—反应关系？

（3）是否存在实验性研究证据结果？

（4）暴露因素与结局之间是否存在某种特异性关联？

（5）不同研究背景/研究者用不同的研究方法是否能获得重复性的结论？

（6）是否符合生物学规律，能从生物学发病机制上建立因果关联的合理性？

重要性评价原则

1. 暴露因素/干预措施与不良反应之间的关联强度如何？

2. 多发生 1 例不良反应所需要治疗的患者数（NNH）。

3. 暴露因素/干预措施与不良反应之间关联强度的精确度如何？

适用性评价原则

1. 你的病人与研究中的研究对象是否存在较大差异，导致研究结果不能应用？

2. 你的病人可能接触到的暴露因素和研究中的暴露因素是否有重要不同？

3. 是否应该停止接触该暴露因素（或停止治疗或处理），是否有备选的治疗措施？

4. 你的病人最关注什么？希望从治疗中获得哪些益处？

表 3-4 诊断性研究证据的评价标准

真实性评价原则

1. 研究对象是否包括临床试验中将使用该诊断试验的各种病人？

2. 是否将诊断试验与金标准进行独立、盲法和同步比较？

3. 是否每个被测者都做参照试验进行评价？

4. 诊断试验的结果是否影响金标准的使用？

重要性评价原则

1. 该真实的研究结果具有重要性吗？验前概率、似然比、灵敏度和特异度是多少？

2. 该真实的研究证据能否证明该试验具有准确区分患者和非患者的能力？

适用性评价原则

具有真实和重要性的诊断试验结果能否用于解决患者问题？

1. 该诊断试验在你所在医院是否可行、准确、精确且患者能支付费用？

2. 能否从临床上合理估计患者的验前概率？

3. 验后概率是否影响我们对患者的处理并有助于解决患者问题？

表 3-5 治疗性研究证据的评价标准

真实性评价原则

1. 研究对象是否进行了随机化分组？

2. 分配方案是否进行了隐藏？

3. 实验开始时试验组和对照组的基线可比性如何？

4. 研究对象的随访是否完整？随访时间是否足够？

5. 统计分析是否按照最初分组进行？

6. 对研究对象、研究执行者和资料分析者是否采用盲法？

7. 除试验措施外，不同组间接受的其他处理是否一致？

重要性评价原则

1. 治疗措施的效应大小如何？

2. 治疗措施效应值的精确性如何？

适用性评价原则

1. 自己患者的情况是否与研究中的患者相似？

2. 治疗措施在你的医院能否实施？

3. 治疗措施对患者的潜在利弊如何？

4. 患者对治疗措施的价值取向和意愿如何？

表 3-6　预后研究证据的评价标准

真实性评价原则

1. 研究对象是否有代表性？定义是否明确？是否以相同病程为起点开始随访？

2. 随访时间是否足够长，随访是否完整？

3. 对结果的评价标准是否客观，没有偏倚？

4. 是否校正了重要的预后因素？

重要性评价原则

1. 一段特定时间内，所研究结果发生的可能性有多大？

2. 对所研究结果发生的可能性的估计是否精确？

适用性评价原则

1. 研究结果中患者是否与你的患者相似？

2. 研究结果是否能改变对患者的治疗决策，有助于向患者解释？

方法学质量评价，主要是评估单个研究在设计、实施和分析过程中，防止或减少偏倚或系统误差的情况，是证据评价的主要内容。

研究报告质量是指研究者在撰写研究报告过程中是否能够清晰、客观、真实、详细地报告研究的整个过程，使读者能够通过报告了解该项研究的设计、实施和分析方法及其存在的偏倚；是否按照相应报告规范撰写，内容是否全面完整。

方法学质量高的研究，可重复性越好，其结果的真实性越好。报告质量高的研究，其方法学不一定设计合适，研究质量未必是最好的；而报告质量低的研究，也可能其方法学质量本身很好，可能是因为研究者撰写论文的能力和水平有限，在撰写论文时报告质量较低，不能充分体现出研究质量的真实情况而导致影响对研究质量的正确评估。

循证医学强调采用客观量化指标来评价研究结果的研究质量，很多学术机构已经研发了一些证据评价工具，分别适用于不同设计类型的研究证据，如横断面研究、病例对照研究、队列研究、诊断试验、随机对照试验和系统评价等不同科研设计类型的证据。因此，在选择和使用工具进行证据评价时要审慎对待，还需结合各种研究的重要性和适用性进行综合评价。

（一）方法学质量评价工具

1. 原始研究方法学质量评价工具　单个研究的设计和实施质量影响研究结果的真实性，因此，原始研究方法学质量评价主要是评价单个研究在设计、实施和分析过程中防止或减少偏倚和随机误差的程度，以作为纳入原始文献的阈值、解释不同文献结果差异的原因、进行系统评价敏感性分析和定量分析（Meta 分析）时给予文献不同权重值的依据。目前，很多专业机构和科研组织已经建立了完善的质量评价工具，以下将根据不同设计类型介绍常见评价工具。

（1）横断面研究质量评价工具

1）美国医疗保健研究与质量局（The Agency for Healthcare Research and Quality, AHRQ）横断面研究质量评价清单，包括 11 个质量条目，针对每个条目问题回答"是""否"和"不清楚"。

2）环境医学横断面研究严格评价的质量评价工具（a primer for evaluating the quality of studies on environmental health critical appraisal of cross-sectional studies），该工具于 2011 年由加拿大国家环境医疗卫生合作中心（National Collaborating Centre for Environmental Health，NCCEH）制作，评价内容涉及 3 大部分（标题页和前沿介绍、研究方法、结果和讨论），共涉及 11 个问题。

（2）病例对照研究质量评估工具

1）病例对照研究纽卡斯尔—渥太华质量评价量表（Newcastle-Ottawa Quality Assessment Scale，NOS），现已被 Cochrane 协作组织的非随机研究方法学组用于培训中并推荐使用。NOS 量表共包括选择、可比性和暴露 3 个项目，8 个条目，可在网站上下载使用，网址为：http：//www.ohri.ca/programs/clinical_epidemiology/oxford.asp。

2）严格评价技能项目（Critical Appraisal Skills Programme，CASP）病例对照研究质量评价清单，CASP 是由英国 NHS 公共卫生资源部门开发的包括病例对照、队列研究和 RCT 等 8 种类型的质量评价工具。CASP 病例对照研究质量评价清单包括 3 部分（研究结果是否真实、临床重要性及研究结果是否适合现实所需）11 个问题。可在网站上下载使用，网址为：http：//www.casp-uk.net/#！checklists/cb36。

3）苏格兰地区学院之间指南网络（Scottish Intercollegiate Guidelines Network，SIGN）病例对照研究质量评估清单，SIGN 制定了 7 个研究设计类型的质量评估量表，病例对照研究质量评估清单包括完成清单前考虑内容（先筛选）、内部真实性、研究总质量评估 3 个部分 16 个评价条目。可在网站上下载使用，网址为：http：//www.sign.ac.uk/methodology/checklists.html。

4）Downs-Black 病例对照研究质量评估清单，由英国伦敦大学卫生和热带医学学院公共卫生政策中心制定，该清单包括 5 个部分 27 个质量条目，给予每个条目定性的回答"是"或"否"，同时给予 1 和 0 的评分，总分为 30 分。网址为：http：//bjsm.bmj.com/content/suppl/2011/12/22/bjsports-2011-090428.DC1/bjsports-2011-090428_ds2.pdf。

（3）队列研究质量评估工具

1）队列研究纽卡斯尔—渥太华质量评价量表（Newcastle-Ottawa Quality Assessment Scale，NOS），共包括队列选择、可比性和结局 3 个项目，8 个条目。可在网站上下载使用，网址为 http：//www.ohri.ca/programs/clinical_epidemiology/oxford.asp。

2）严格评价技能项目（Critical Appraisal Skills Programme，CASP），队列研究质量评价清单，包括 3 部分（研究结果是否真实、研究结果是什么及研究结果有助于当前实践吗）12 个问题。可在网站上下载使用，网址为：http：//www.casp-uk.net/#！checklists/cb36。

3）苏格兰地区学院之间指南网络（Scottish Intercollegiate Guidelines Network，SIGN）队列研究质量评估清单，包括完成清单前考虑内容（先筛选）、内部真实性、研究总质量评估 3 个部分 20 个评价条目。可在网站上下载使用，网址为：http：//www.sign.ac.uk/methodology/checklists.html。

4）乔安娜·布里格斯研究所（Joanna Briggs Institute，JBI）队列研究质量评价清单，包括 9 个质量条目，回答包括 4 种结果"是""否""不清楚"或"未应用"，最后对该项研究做出"纳入"还是"剔除"的评价结果。可在网站上下载使用，网址为：http：//www.joannabriggs.org/research/critical-appraisal-tools.html。

5）英国国家卫生研究院评价与传播中心（NHS-CRD）队列研究质量评估标准，由设立于英国约克大学的英国国家保健服务（NHS）评价与传播中心（Centre for Reviews and Dissemination，CRD）制定的量表，共计 10 个质量评价条目。可在网站上下载使用，网址为：http：//www.york.ac.uk/crd/。

（4）个案报道与病例系列研究质量评估工具

1）乔安娜·布里格斯研究所（JBI）叙述性/病例系列研究质量评价清单，可在网站上下载使用，网址为：http：//www.joannabriggs.org/research/critical-appraisal-tools.html。

2）英国国立健康和临床优化研究所（National Institute for Clinical Excellence，NICE）病例系列研究质量评分包括 8 个质量评价条目，每个条目定性的回答"是"或"否"，同时给予 1 和 0 的评分，最后总计评分。可在网站上下载使用，网址为：https：//www.nice.org.uk/。

3）加拿大卫生经济研究所（Institute of Health Economics，IHE）制定的病例系列研究质量评价工具，包括 6 个研究领域，20 个评价条目。

（5）随机试验研究质量评估工具

1）Cochrane 偏倚风险评估工具：由 Cochrane 协作网推出的 Cochrane 偏倚风险评估工具（cochrane collaboration's tool for assessing risk of bias）简称 ROB1.0，主要是从 7 个领域对偏倚风险进行评价，对每条指标采用"低度偏倚""不清楚"和"高度偏倚"进行判定。可在网站上下载使用，网址为：http：//handbook.cochrane.org/chapter_8/table_8_5_a_the_cochrane_collaborations_tool_for_assessing.htm。RoB1.0 于 2008 年公布并在 2011 年更新，在 2016 年，Cochrane 方法学工作组对该工具再次进行了更新，在项目网站上发表了 RoB2.0。2018 年 9 月，Cochrane 官网公布了修正版 RoB2.0（https：//training.cochrane.org/version-6），该版本将会被纳入到 2019 年出版的第六版 Cochrane 手册中。

2）CASP 清单：CASP 清单（CASP Checklist）中用于评价 RCT 的清单包括 11 个条目，其中前 3 条是筛选问题，1~6 和 9 条均是用"是""否"及"不知道"判定，10 和 11 条是用"是"和"否"判定。可在网站上下载使用，网址为：http：//www.casp-uk.net/#！checklists/cb36。

3）乔安娜·布里格斯研究所随机对照试验质量评价清单：乔安娜·布里格斯研究所随机对照研究质量评价清单（JBI Critical Appraisal Checklist for Randomized Controlled Trials）共 13 个条目，均用"是""否""不清楚"和"不适用"判定。可在网站上下载使用，网址为：http：//www.joannabriggs.org/research/critical-appraisal-tools.html。

4）苏格兰学院间指南网络 SIGN 50 方法学清单：苏格兰院间指南网络提出 SIGN 50 方法学清单，用于评价 RCT 的质量。该标准的评价内容基本覆盖了 RCT 的各个方面，包含 RCT 的实施方法，重要性和适用性等方面。同时该标准还强调研究者在评价临床试验时要根据实际情况灵活运用标准．避免了其他标准程式化评价的缺点。可在网站上下载使用，网址为：http：//www.sign.ac.uk/guidelines/fulltexff50/ehecklist2.html。

5）Jadad 量表：Jadad 量表（Jadad Scale）从随机方案及其隐匿、盲法、退出与失访病例的原因及例数这 3 个方面进行评价，采用 0~5 分积分法，≤ 2 分认定为低质量研究，≥ 3 分认为质量较高。可在网站上下载使用，网址为：http：//www.anzjsurg.com/view/0/JadadScore.html。

6）Delphi 清单：Delphi 清单（Delphi List）用以评价 RCT 质量，共 8 个条目，其中第 1 条又包括 2 个部分，均采用"是""否"和"不知道"进行判定。可在网站上下载使用，网址为：http：//www.sciencedirect.com/science/article/pii/S0895435698001310。

7）Weintraub 清单：Weintraub 清单（Weintraub Checklist）主要用于药物疗效的 RCT 研究，共有 57 个条目，条目内容包括患者的招募、盲法、随机与失访、统计学分析、重要性、适用性评价和其他偏倚。可在网站上下载使用，网址为：http：//ssrc.tums. ue.idSystematieReview/Weintranb.asp。

（6）非随机试验研究质量评估工具

1）ACROBAT-NRSI 偏倚风险评估工具：Cochrane 协作网于 2014 年推出了非随机干预研究偏倚风险评估工具（cochrane risk of bias assessment tool：for non-randomized studies of interventions），简称 ACROBAT-NRSI。该评估工具从干预前、干预中和干预后分别进行偏倚风险评价，再汇总形成总偏倚风险。汇总偏倚评估原则为：所有部分为低偏倚风险则总偏倚风险为"低"，所有部分为低或中风险则总体偏倚风险为"中"，至少一个部分风险高但无任何部分为极高风险则总体偏倚风险为"高"，若至少一个部分风险极高则总体偏倚风险为"极高"，若风险高或极高不清楚或缺乏关键部分的相关信息则总体偏倚风险为"缺乏信息不能评估"。可在网站上下载使用，网址为：https：//sites.google.com/site/ riskofbiastool/。2016 年，英国布里斯托尔大学（University of Bristol）社会医学部制定了一种全新的非随机干预研究评价工具——ROBINS-I（Risk Of Bias In Non-randomized Studies-of Interventions）。网址为：https：//www.riskofbias.info/welcome/home）。

2）MINORS 条目：非随机对照试验方法学评价指标（methodological index for non-randomized studies，MINORS）特别适用于外科非随机对照干预性研究（non-randomized surgical studies）质量的评价。评价指标共 12 条，每一条分为 0~2 分。前 8 条针对无对照组的研究，最高分为 16 分；后 4 条与前 8 条一起针对有对照组的研究，最高分共 24 分。0 分表示未报道；1 分表示报道了但信息不充分；2 分表示报道了且提供了充分的信息。可在网站上下载使用，网址为：http：//onlinelibrary.wiley.com/doi/10.1046/j.1445-2197.2003.02748.x/abstract。

3）Reisch 评价工具：Reisch 评价工具主要是针对临床药物治疗质量的评价，因此很多条目具有明显的临床药物特殊性。其归纳了 12 个类别共 57 个条目，其中包括设计、样本量、随机化和对照组的相关内容。清单的主要作用是评价研究的设计和绩效而不是数据的分析。该工具的每个条目都是以确定的问题形式出现，回答方式包括"是""否""不知道或不清楚"或"没有合适的答案"。

4）乔安娜·布里格斯研究所类随机对照研究质量评价清单（checklist for quasi-experimental studies）：共 9 个条目，均用"是""否""不清楚"和"不适用"判定。可在网站上下载使用，网址为：http：//www.joannabriggs.org/research/critical-appraisal-tools.html。

（7）伤害证据质量评估工具

1）Cochrane 不良反应偏倚风险评估：Cochrane 不良反应偏倚风险评估分别针对临床试验，病例对照研究和队列研究及个案报道的不良反应进行质量评估。可在网站下载使用，网址为：http：//handbook.cochrane.org/。

2）Chou 与 Helfand 伤害证据质量评分：该工具包括 8 个质量评分，其中 4 个直接与

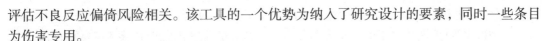

评估不良反应偏倚风险相关。该工具的一个优势为纳入了研究设计的要素，同时一些条目为伤害专用。

3）加拿大麦克马斯特大学伤害证据质量评估与报告清单（McHarm）该工具专门用于评估伤害性证据质量，并适用于干预性研究（包括随访与非随机研究）。McHarm 工具假定一些研究实施偏倚独一无二，属于伤害证据收集，因此应当与获益结局分开评估，并考虑对每个条目进行评分。

2. 系统评价和 Meta 分析的方法学质量评价工具　1997 年 Trisha 等在 BMJ 杂志上发表论文，针对系统评价和 Meta 分析的研究如何进行质量评价提出了 5 条标准：系统评价是否解决了重要的临床问题？是否进行了全面系统地文献检索，选择的数据库是否合适，潜在重要数据是否能够检索全面？是否对纳入的研究根据所富裕的权重进行了质量评估？是否按照系统评价的制作流程完成研究结果？对定量分析的结果是否进行了合理的解释？

目前用于系统评价的质量评估量表有 20 多种，Cochrane 公共卫生组健康促进与公共卫生干预系统评价指南推荐使用严格评价技能项目（Critical Appraisal Skills Programme, CASP）系统评价质量评价清单和 McMaster 大学系统评价研究质量评分表。CASP 系统评价质量评价清单共包括 3 部分（研究结果真实吗？研究结果是什么？结果有助于当前实践吗？）10 个问题进行评价。Mcmaster 大学系统评价研究质量评分表包括 10 个条目，每个条目给出评分（1 或 0）共 10 分，根据评分结果将研究质量分为弱（0~4 分）、中（5~7 分）和强（8~10 分），可以针对定量和定性研究的系统评价的进行质量评价。

目前用于系统评价 /Meta 分析的方法学质量评价的工具量表推荐使用 AMSTAR 质量工具（a measurement tool to assess systematic reviews），包括 11 个条目，每个条目均采用"是（yes）""否（no）""不知道（can't answer）"和"不适用（not applicable）"进行判定。此外，苏格兰学院见指南网络在 AMSTAR 的基础上改良制作的 SIGN 系统评价方法学质量评估清单（http://www.sign.ac.uk/methodology/checklists.html），包括 3 部分（初筛、内部真实性、总体质量），共 14 个条目。2017 年，由原研发小组专家成员联合非随机干预研究领域专家、医学统计学家、工具评价制定方法学家，在综合相关评论性文章、网站反馈意见和自身实践经验的基础上，对 AMSTAR 进行修订和更新，并在 2017 年 9 月推出 AMSTAR 2，其英文版可从 https://amstar.ca/ 上免费获取。AMSTAR 2 的适应范围包括基于随机对照研究（RCT）或非随机干预研究（NRSI）或两者都有的系统评价。

3. 指南研究与评价工具　2003 年临床指南研究与评价国际工作组发布了指南研究与评价工具 AGREE，2009 年由 AGREE Next Steps 协会对 AGREE 工具进行了修订推出了 AGREE Ⅱ。该工具适用于卫生保健提供者、指南制定者和卫生决策者及相关教育工作者，包括 6 个领域共 23 个条目和 2 个总体评估条目组成，详见 AGREE Ⅱ用户手册及 AGREE 官网（http://www.agreetrust.org）及本章第八节。

（二）研究报告质量评价工具

1. 原始研究报告质量评价工具　针对不同研究设计类型，研究者已经发表了一些研究报告质量评价条目清单用于评价研究报告质量。EQUATOR 官方网站（http://www.equator-network.org/）上收集了约 409 个研究报告（截止到 2019 年 2 月 19 日）。常用的报告质量评价工具见表 3-7，本章后续节中将针对不同研究设计类型详细介绍几种常用研究报告质量评价条目清单，包括报告随机平行对照试验的条目清单（CONSORT 声明）；报告非随机对照试验的条目清单（TREND 声明）；报告实效性临床试验的条目清单（CONSORT 声明扩展版之 PRCT 报告规范）；报告随机对照试验中危害/不良事件的条目清单（CONSORT 的补充声明）；报告观察性研究的条目清单（STROBE 声明）；报告案例研究的条目清单（CARE 共识）；报告常规医疗数据研究的条目清单（STROBE 扩展版之RECORD 声明）；报告疗效比较研究的条目清单。

2. 系统评价和 Meta 分析的研究报告质量评价工具

（1）PRISMA 声 明：PRISMA（Preferred Reporting Items for Systematic Reviews and Meta-Analysis）声明该标准的制定对于改进和提高系统评价和荟萃分析的报告质量将起到重要作用。PRISMA 的官方网站上（http://www.prisma-statement.org）可以下载到 PRISMA 详细的报告条目，PRISMA 声明由一个 27 个条目清单和一个四阶段的信息收集流程图组成。清单包括 7 个方面的内容：①标题；②结构式摘要；③引言（基本原理和目的）；④研究方法（方案与注册、纳入与排除标准、信息来源、检索策略、筛选研究、数据收集过程、数据项、单个研究偏倚的风险、结局指标、结果合成、不同研究之间的偏倚风险、附加分析）；⑤结果（研究选择、研究特征、研究中的偏倚风险、单个研究的结果、结果合成、不同研究之间的偏倚风险、附加分析）；⑥讨论（证据小结、局限性、结论）；⑦项目资助情况。

表 3-7 原始研究常见报告规范

报告规范	发表文章名	官方网站	发表期刊
观察性研究			
强化观察性流行病学研究报告（STROBE）	Strengthening the reporting of observational studies in epidemiology（STROBE）statement：guidelines for reporting observational studies	http://www.strobe-statement.org/index.php?Id = strobe-home	Int J Surg, 2014.12（12）：1495-9.
STROBE-ME 分子流行病学报告规范	Strengthening the Reporting of Observational studies in Epidemiology：Molecular Epidemiology STROBE-ME	http://www.strobe-statement.org/index.php?Id = strobe-home	J Epidemiol Community Health, 2012.66（9）：844-54.
STROME-ID 传染病分子流行病学报告规范	Strengthening the Reporting of Molecular Epidemiology for Infectious Diseases（STROME-ID）：an extension of the STROBE statement	http://www.strobe-statement.org/index.php?Id = strobe-home	Lancet Infect Dis, 2014.14（4）：341-52.
RECORD 声明使用常规医疗数据的观察性研究报告规范	The REporting of studies Conducted using Observational Routinely-collected health Data（RECORD）Statement.	http://www.record-statement.org/	PLoS Med.2015；12（10）：e1001885.
诊断研究报告规范（STARD）	The STARD statement for reporting studies of diagnostic accuracy：explanation and elaboration.The Standards for Reporting of Diagnostic Accuracy Group	http://www.stard-statement.org/	Croat Med J, 2003.44（5）：639-50.

续表

报告规范	发表文章名	官方网站	发表期刊
实验性研究 **随机对照试验**			
随机对照研究报告规范（CONSORT）	CONSORT 2010 statement：Updated guidelines for reporting parallel group randomised trials	http：//www.consort-statement.org/consort-2010	J Pharmacol Pharmacother，2010.1（2）：100-7.
整群试验报告规范（CONSORT for Cluster Trials）	CONSORT statement：extension to cluster randomised trials	http：//www.consort-statement.org/consort	BMJ，2004，328：702-708.
伤害随机对照研究报告规范（CONSORT for Harms）	Better reporting of harms in randomized trials：an extension of the CONSORT statement	http：//www.consort-statement.org/extensions?Content WidgetId=561	Ugeskr Laeger，2005.167（14）：1520-2.
非劣效和等效性试验报告规范（CONSORT for Non-inferiority and equivalence trials）	Reporting of noninferiority and equivalence randomized trials：an extension of the CONSORT statement	http：//www.consort-statement.org/	JAMA，2006，295：1152-1160.
中医药随机对照研究报告规范（CONSORT for Herbal medicinal interventions）	Reporting randomized，controlled trials of herbal interventions：an elaborated CONSORT statement	http：//www.consort-statement.org/extensions?Content WidgetId=557	Ann Intern Med，2006，144：364-267.
中医药临床随机对照试验报告规范（CONSORT for TCM）	中医药临床随机对照试验报告规范（征求意见稿）	http：//www.consort-statement.org/	中国循证医学杂志2007，7：601-605.
针刺试验报告规范（STRICTA）	Towards better standards of reporting controlled trials of acupuncture：the STRICTA statement	http：//www.ftcm.org.uk/articles.htm	Acupuncture in Medicine，2002，20：22-25.
非随机试验			
非随机研究报告规范	Improving the reporting quality of nonrandomized evaluations of behavioral and public health interventions：the TREND statement.	http：//www.cdc.gov/trendstatement/	Am J Public Health，2004.94（3）：361-6.
定性研究			
定性研究报告规范（COREQ）	Consolidated criteria for reporting qualitative research（COREQ）：a 32-item checklist for interviews and focus groups	http：//www.equator-network.org/reporting-guidelines/coreq/	Int J Qual Health Care，2007.19（6）：349-57.

续表

报告规范	发表文章名	官方网站	发表期刊
卫生技术评估			
国际卫生技术评估机构协作网（INAHTA）HTA 报告清单	Toward transparency in health technology assessment：a checklist for HTA reports.	http：//www.inahta.org/hta-tools-resources/briefs/#checklist	Int J Technol Assess Health Care.2003 Winter；19（1）：1-7.
临床病历报告标准	http：//www.forumtools.biz/JHA_Journal/upload/CAREchecklist-Eng-20160131.pdf	http：//www.care-statement.org/index.html	/
其他			
癌症预测标记物研究（REMARK）	Reporting recommendations for tumor Marker prognostic studies（REMARK）	www.cancerdiagnosis.nci.nih.gov/assessment/progress/remark.html	Br J Cancer，2005，93：387-391.

　　PRISMA 声明虽主要针对的是随机对照试验系统评价和 Meta 分析，也适合作为其他类型研究系统评价报告的基础规范，尤其是对干预措施进行评价的研究。

　　（2）PRISMA 系列报告规范：PRISMA 还发表了一系列相关报告清单。PRISMA-Abstracts：Beller 等于 2013 年发表了系统评价 /Meta 分析摘要的优先报告条目 PRISMA-Abstracts，旨在规范摘要的报告；PRISMA-protocol：Moher 等于 2015 年发表了 PRISMA-protocol，规范了系统评价 /Meta 分析研究方案的报告；PRISMA-Equity：Welch Vivian 等编制了 PRISMA-Equity，为报告关于健康公平性系统评价的透明报告提供了依据；PRISMA-IPD：2015 年 JAMA 杂志上发表了，即单病例数据系统评价 /Meta 分析析的优先报告条目，在标准的 PRISMA 声明的基础上补充了 IPD 的获取、核查、合成以及如何处理没有提供 IPD 的研究；PRISMA-NMA：为了完善网状 Meta 分析的研究报告，Hutton 等人于 2015 年发表了 PRISMA-NMA，用以指导和改善网状 Meta 分析的撰写和报告；PRISMA 伤害清单（PRISMA harms checklist）：对于任何健康干预，我们都需要准确知晓其益处和伤害。在系统评价中，往往混有一些未报道伤害或伤害报道不全面的研究，从而影响我们对证据评价的真实性。PRISMA 伤害清单一共包括 27 个条目，在报道不良事件时，能够确定一套最小化的评价项目，无论伤害作为主要结果还是次要结果，均能提高系统评价中伤害的报道，最终提高益处和伤害评价的均衡性。PRISMA 伤害清单的具体条目分析见本书第七章第三节。

　　（3）MOOSE 报告规范：1997 年美国疾病预防控制中心组织专家小组制定了观察性研究的系统评价和 Meta 分析（meta-analysis of observational studies in epidemiology，MOOSE）的报告规范，该规范包含七大部分内容（研究背景、文献检索策略、研究方法、研究结果、讨论和研究结论），共 35 个条目。主要指导撰写纳入的原始研究是观察性研究设计类型，包括队列研究、病例对照研究、横断面研究进行的系统评价和 Meta 分析的研究报告。

第二节　随机对照试验

一、概述

（一）概念

随机对照试验（randomized controlled trial，RCT）是按照充分的随机化方法，使每位研究对象（患者）有同等机会被分入试验组或对照组，试验组实施治疗措施（intervention），对照组给予对照措施或仅给予安慰剂（placebo），在相同条件下，经一段时间随访观察后，采用客观效应评价指标，通过比较两组的效应差别，对试验组治疗效果进行评价。随机化的意义在于使可能影响疾病转归的基线信息在不同研究组间的分布达到均衡、可比，从而控制选择偏倚和混杂偏倚对研究结果的影响。RCT 的基本原则是随机、对照和盲法，其研究实施的流程见图 3–1。

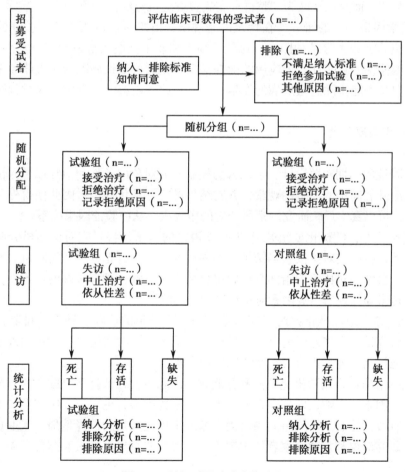

图 3–1　随机对照试验实施流程

（二）RCT 的用途

1. 临床治疗性或预防性研究　临床治疗性或预防性研究是应用 RCT 最多的研究类型，

包括以下几种情况：①探讨某一新药或新的治疗措施与安慰剂对照的结果差异，以评价试验药物或治疗措施的有效性及安全性，多见于新药的Ⅱ期、Ⅲ期临床试验。②探讨某一新药或新的治疗措施与传统治疗方法的结果差异，以判定新的疗法能否提高疾病的治疗或预防效果，或减少治疗/预防措施导致的不良反应。此种情况应用的前提是目前不能肯定新疗法比旧疗法或传统疗法的治疗效果好。随着医学科技水平的提高，新的药品和新的疗法不断涌现，这些都会在一定程度上影响疾病的预后和病程长短。针对疾病预后开展临床试验可克服凭临床经验判断的局限性，了解疾病预后因素，帮助临床医生做出合理的治疗决策。③用于大样本、多中心的随机对照试验。虽然小样本的 RCT 研究结果提示某种疗法对某种疾病可能有益或者提示存在不良反应，但还不能肯定这种疗法的确实结果，这就需要进行多中心、大样本的 RCT 研究。

2. 预防和群体干预性研究　RCT 还可应用于疾病的群体预防和干预性研究，是群体研究方法中的一种科学性很强的实验性研究。如评价低钠盐对高血压患者降压效果的试验研究，就可以采用随机对照的方法，与临床随机对照试验不同的是，其随机分配的对象常常不是患者个体，而是以社区为"整群"实施整群随机分配。

3. 病因学因果关系的研究　在特定的条件下，RCT 也可以用于病因验证的研究，可通过在干预组施加或去除某种因素，比较干预组和非干预组人群发病或死亡水平的差异，从而证实病因假说的真实性。但应用的前提是拟研究的可能致病因素对人体尚无确切的危险性证据，但又不能排除它与疾病的发生有关。在此类内容的研究中，要时刻注意伦理学问题。

（三）优点与局限性

1. 优点

（1）前瞻性的同期对照设计：可以人为控制研究对象的条件和治疗或暴露情况，对试验组和对照组开展同步的前瞻性观察，并对结果进行标准化评价；因此使得外部因素对结果影响较小，可以真实反映研究因素所产生的净效应，从而验证因果关系。

（2）可比性好：随机化分组是 RCT 必须遵守的原则，将研究对象随机分配，特别是在某些情况下，将研究对象按影响结果的某些重要因素进行先分层、后随机分配进入试验组和对照组，会使各对比组的组间基线状况保持相对一致，具有很好的可比性，从而控制已知、尤其是未知的预后影响因素对疾病转归的影响。

（3）诊断和实施标准化：对研究对象采用严格一致的诊断、纳入和排除标准，有利于读者验证研究结果和确定研究结果的推广应用范围。同时实施过程采用明确的标准化方法，能有效地控制各种干扰因素，使结果更趋真实。

（4）控制偏倚：采用随机化分配和分配方案的隐藏，在选择和分配研究对象时可以较好地防止人为因素的影响，即使存在不为人知的干扰因素，也可将其维持在各对比组间的相对平衡，有效地控制了不同组间预后因素基线不可比导致的选择偏倚。采取盲法评价疗效，避免了研究对象和疗效观察者的主观因素所致的非特异性疗效和测量误差，可有效控制信息偏倚。

（5）统计分析简单易懂：由于 RCT 严格遵循随机化分组、同期对照与盲法实施或测量，因此 RCT 的统计分析相对于观察性研究而言较简单，只要样本量足够、失访率较低，那么最终结果只需要直接估计不同治疗或预防干预的效应差即可，而不需要考虑混杂因素的控制。

2. 局限性

（1）成本高：由于 RCT 需要严格的设计，且实施条件限制多，因此时间、人力和财力的耗费较大。RCT 从按照严格的纳入排除标准筛选研究对象开始，到基线收集数据、测量、随访、结局评价以及统计设计，每一步都需要有严格质量控制，尤其是采用安慰剂对照时，其研究成本相当巨大。

（2）外部真实性受限：RCT 常因纳入 / 排除标准过于严格，旨在使入选对象具有良好的同质性，限制可能的病例脱落，从而提高研究效率与内部真实性；但是，内部真实性的提高往往会导致其研究结果的代表性和外部真实性受限。从而为临床决策的制定带来很多限制，如一般临床试验不纳入儿童和 70 岁以上老年人；那么，试验治疗是否可应用于这一部分人，是需要审慎决策的。

（3）医学伦理问题：在 RCT 中，如果不恰当地应用安慰剂、选用的对照措施不当，或者让研究对象暴露于某种有害或致病的危险因素，再或者研究对象没有充分的知情同意，都会出现医学伦理问题。

（四）随机对照试验的衍生类型

1. 整群随机对照试验　整群随机对照试验（cluster randomized controlled trial）不同于一般的 RCT，通常情况下，大多 RCT 以患者个体为随机分配单位，而整群随机对照试验是在某些特殊情况下，以多个个体组成的小群体作为分配单位，进行随机分组。整群随机对照试验在设计上与一般 RCT 一样，不同之处在于因随机分配的单位不同，样本含量和结果分析方法有所差异，所需样本含量较大。

2. 单病例随机对照试验　单病例随机对照试验（number of one randomized controlled trial，N-of-1 trial）是应用 RCT 的原理，随机安排治疗药物和对照药物，需要至少进行两轮以上应用于单个病例的自身交叉对照试验，受试者既是试验者也是其自身的对照者，在试验过程中受试者交替接受试验药与对照药，采用随机的方法来确定是先接受试验药物还是对照药物，来评价多种药物的有效性及安全性，以筛选出最适宜的药物。单病例随机对照试验的目的是观察个体病例对多种治疗以及干预措施的反应，以帮助患者进行药物选择及在临床上有针对性地帮助个体病例制定最佳治疗决策。

单病例随机对照试验主要适用于非自限性疾病及病情较为稳定且需较长期服药的慢性疾病，例如冠心病、哮喘、类风湿关节炎等；也适用于一些少见病、特殊病的治疗试验（不易满足样本量要求），如血友病患儿；在临床上，主要用于医生或患者对某治疗措施的疗效及安全性尚存疑虑或者对药物不同剂量的效用不够清楚时；也可以用于一些长期服用多种药物，且对药物的有效性及安全性均不清楚的患者。对于所选用的试验药物要求具有起效快、半衰期短、停止使用后药效消失快的特点，以减少残余效应（carryover effect）对结果的影响。

3. 交叉对照试验　交叉试验（cross-over design）是指试验组和对照组在整个试验过程中通过前后两个阶段互相交叉的方式完成，即分别先后接受两种不同试验措施的处理，最后评价试验结果的一种临床试验性研究。其主要用于临床干预措施的研究和评价，是 RCT 的一种特殊类型。它兼有 RCT 和自身前后对照试验的优点，属于一级设计方案。

在试验开始前，符合纳入标准的试验对象经过一定时间观察后，剔除不合格、依从性差者，再将符合纳入标准的研究对象通过随机的方法分为试验组和对照组，分别接受第一阶段试验，如试验组首先接受方案 A，而对照组接受方案 B，经过一定时间试验观测，并获得相应的结果之后，按设计要求经过洗脱期（washout period）然后进入第二阶段的交叉试验，即试验组换为方案 B，而对照组换为方案 A。按照第一阶段相同的指标，观测第二阶段的治疗反应。当试验结束时，将其结果与第一阶段的结果进行综合分析和评价。

在交叉试验设计时，一定要注意前后两个试验阶段药物洗脱期的时间设置，通常以药物的 5 个半衰期为宜，不宜过短或过长，否则易受偏倚干扰的影响。交叉试验主要适用于慢性疾病的疗效观察，因此，病情必须稳定，病程不能太短，且反应出现时间不能太晚，效应持续时间不能太长便成为必要条件，否则不能保证试验的顺利完成。

4. 序贯试验 序贯试验（sequential trial）是在研究之前不规定样本量，而是随着试验进展情况而定的。其试验设计是对现有样本按研究次序以单个病例或试验对象展开试验及分析，随后的试验由上一步试验的结果决定。分析的结果一旦达到所规定的标准，即可停止试验并做出结论。

序贯试验设计的主要优点是省时、省力、省样本，克服了组间比较的盲目性，与其他研究方案的样本量要求相比，这种方法平均可节省 30%~50% 的试验对象；其次这种方法比较符合临床实际情况，因为患者就医或入院是陆续而来的，特别是在需要迅速做出判断的单因素研究中，序贯试验常可很快解决问题；序贯试验的统计分析方法也较为简便。序贯试验设计的主要缺点是仅适用于单指标的试验，如果拟观察某一疗法的长期疗效或是进行多因素的研究，则序贯设计难以满足要求，除非将几个因素化作一个综合指标或是将整个试验分解成几个序贯试验进行。

二、质量评价

（一）方法学质量评价

目前研究人员多数采用 Cochrane 协作网研发的随机对照试验偏倚风险工具 ROB1.0 从随机序列生成、分配隐藏、受试者及研究人员的盲法、结局评估者的盲法、结果数据不完整、选择性报告结果及其他问题等 7 方面评价 RCT 的偏倚风险（包括选择性偏倚、实施偏倚、测量偏倚、随访偏倚、报告偏倚等）。

工具的每一维度在"偏倚风险"表中至少包含了一个条目。每一个条目中，工具的第一部分是给出研究报告中对该条目的具体描述，为第二部分偏倚风险的判断提供依据；工具的第二部分是对该条目偏倚风险的判断结果，需要判断为"低风险""高风险""风险不清楚"三种情况之一。随机序列生成、分配隐藏和选择性报告结果这三个维度在工具中应该是每个研究一个条目。对受试者和研究人员实施盲法、结果评估者实施盲法和结局数据不完整，可能有两个或多个条目，因为需分别评估不同结局指标或同一结局指标不同时的情况。系统评价员应该试着将不同结局指标分组以减少条目数，例如，对结果测量实施盲法评估可分为"客观"或"主观"两类结局指标；对结果数据不完整的评估可分为"6 个月随访"或"12 个月随访"两类。同样的结局指标分组可用于系统评价的每个纳入研究。偏倚来源的最后一个方面"偏倚的其他来源"建议采用多个预先设定的条目用于评估其他来源的偏倚，这些评价员自拟的条目可将所有纳入研究视为一个整体评估，也可以对单个研究或分组的结局指标进行评估。

汇总偏倚评估原则为：所有部分为低偏倚风险则总偏倚风险为"低"，所有部分为低或中风险则总体偏倚风险为"中"，至少一个部分风险高但无任何部分为极高风险则总体偏倚风险为"高"，若至少一个部分风险极高则总体偏倚风险为"极高"，若风险高或极高不清楚或缺乏关键部分的相关信息则总体偏倚风险为"缺乏信息不能评估"。具体内容见表 3-8。

表 3-8　Cochrane 协作网偏倚风险评估工具

领域	判断依据	评估者的判断
选择性偏倚		
随机序列生成	详细描述随机分配序列产生的方法，以便评估不同分配组是否具有可比性	由于产生随机分配方案的方法不正确导致的选择性偏倚（干预措施分配偏倚）
分配隐藏	详细描述隐藏随机分配方案的方法，确定干预措施的分配方法在分组前、期间是否被预知	由于随机分配方案隐藏不完善导致的选择性偏倚（干预措施分配偏倚）
实施偏倚		
对受试者、试验人员实施盲法（需对各项主要结局或结局的种类分别评估）	描述所有对受试者和试验人员施盲的方法。提供所有与盲法是否有效相关的信息	由于研究中干预措施的分配情况被受试者及试验人员知晓导致的实施偏倚
测量偏倚		
对结局评估员施盲（需对各项主要结局或结局的种类分别评估）	描述所有对结局评估员施盲的方法。提供所有与盲法是否有效相关的信息	由于干预措施的分配情况被结局评估员知晓导致的测量偏倚
随访偏倚		
结果数据不完整（需对各项主要结局或结局的种类分别评估）	描述每个主要结局指标结果数据的完整性，包括失访、排除分析的数据。明确是否报告失访和排除分析数据的情况，每个干预组的人数（与分配入组时的人数比较），是否报告失访与排除的原因，以及系统评价员再纳入分析的数据	由于不完整结果数据的数量、种类及处理导致的随访偏倚
报告偏倚		
选择性报告结果	阐明评价员如何检查可能发生的选择性结果报告，发现了什么	由于选择性报告结果导致的报告偏倚
其他偏倚		
偏倚的其他来源	工具中没提到的与偏倚有重要关联的情况，如果评价中有预先设定的问题或条目，需一一回答	其他引起偏倚风险的因素

（二）报告规范

1. 概述　随机对照试验中，最常见的设计类型是随机平行对照试验。多年以来，许多随机平行对照试验一直存在未获得充分、完整的报告的问题，并且实证研究发现这种报告不足可能与偏倚有关。1995 年，为了改进随机平行对照试验报告的质量，一个由临床试验学者、统计学家、流行病学家和生物医学编辑组成的国际小组制定了 CONSORT（Consolidated Standards of Reporting Trials）声明，即临床试验报告的统一标准。1999 年和 2010 年，基于新的方法学证据和累积的经验，CONSORT 小组先后两次组织会议更新了清单（表 3-9）、流程图和解释文件，更新后的清单由 25 个条目组成。针对每个条目，解释文件提供了纳入清单的理由、方法学背景和已发表的报告实例。

CONSORT 声明已经获得了越来越多的支持与认可。迄今为止，已有超过 400 种国际学术期刊（包括 Lancet、British Medical Journal、The Journal of American Medical Association 和 Annals of Internal Medicine 等）明确支持 CONSORT 声明。国际医学杂志编辑委员会、科学编辑委员会、世界医学编辑协会等生物医学期刊编辑组织亦对 CONSORT 声明提供了官方的支持。

2. 清单内容

表 3-9 报告随机平行对照试验的条目清单（CONSORT 声明）

内容	序号	条目内容
标题与摘要	1a	在题目中体现随机化试验
	1b	结构化摘要，包括试验设计、方法、结果和结论
引言		
背景和目标	2a	科学背景与试验理由解释
	2b	研究目标或假设
方法		
试验设计	3a	试验设计（如平行组、交叉设计），包括分配比
	3b	试验开始后方法上的重要改变（如研究对象入选标准的改变）及原因
研究对象	4a	研究对象的入选标准
	4b	数据收集的机构和地点
干预	5	各组干预的详细内容，包括何时、如何实施
结局	6a	明确定义主要和次要结局指标，包括何时、如何评价
	6b	试验开始后结局的改变及原因
样本量	7a	样本量如何确定
	7b	对期中分析和终止试验的条件进行解释（如适用）
随机化		
序列产生	8a	产生随机分配序列的方法
	8b	随机化类型；任何限定情况（如区组和区组大小）
分配隐藏	9	实施随机序列的方法（如连续编码的容器），阐明隐藏分配序列的措施
实施	10	谁产生分配序列，谁纳入研究对象，谁分配研究对象
盲法	11a	如果实施，对谁实施了盲法（如研究对象、干预提供者、评价结局者），如何实施的
	11b	组间干预的相似性

续表

内容	序号	条目内容
统计方法	12a	比较组间主要结局与次要结局的统计方法
	12b	其他分析方法，如亚组分析和调整分析
结果		
研究对象的流动 （推荐流程图）	13a	各组接受随机分配、接受干预和进入分析的研究对象数量
	13b	各组随机化之后发生的失访、排除，以及原因
研究对象的征集	14a	征集研究对象和随访的日期范围
	14b	研究终止或中止的原因
基线数据	15	反映各组基线人口学特征和临床特征的表格
分析数量	16	各组纳入分析的研究对象数量，是否按照最初分组进行分析
结局和估计	17a	对每个主要和次要结局，报告各组结果、效应估计和精度（如95%可信区间）
	17b	对二分类结局，报告绝对效应和相对效应
辅助分析	18	报告其他分析（包括亚组分析和调整分析）结果，区分预先设定的分析和探索性分析
危害	19	所有重要危害或未预期到的效应
讨论		
局限性	20	试验局限性；关注偏倚的来源；不精确程度；多重分析问题
可推广性	21	试验结果的可推广性（外部有效性）
结果解释	22	权衡利弊并考虑其他相关证据，对结果进行解释
其他信息		
注册	23	注册机构名称与注册号
研究方案	24	哪儿可以获得完整的研究方案
资助	25	资助来源和其他支持，资助者的作用

3. 应用建议　CONSORT声明不仅可以协助作者撰写随机平行对照试验报告，还有助于编辑和同行审议专家完善审稿流程，以及指导读者对发表文献进行严格评价。广泛传播与采用CONSORT声明有助于实现更全面、完整的随机平行对照试验报告。研究显示，采纳CONSORT声明确实改进了随机对照试验报告的质量。尽管CONSORT声明仅仅关注试验报告，并不提供针对试验设计、实施和分析的建议，却能间接影响研究的方法学质量。这是因为CONSORT声明使得研究不足亦获得了透明地报告，从而减少了质量有缺陷的研究发表的机会，促使研究者从一开始就更加重视研究设计和实施的方法学质量。不过，需要强调的是，CONSORT声明并不适合用于随机平行对照试验质量的评价，也不适合使用清单构建任何质量评分。我们建议，随机平行对照试验研究者在撰写研究报告时采纳和遵循CONSORT声明，从而提高随机对照试验报告的质量，最终有益于临床治疗和医疗保健干预的评价与实施。有关CONSORT声明的更多内容，读者可以到其网站（http：//www.

consort-statement.org）上进一步阅读。

三、在安全性评价中的应用及实例

对中医治疗而言，RCT 大多以单一的中医方剂或药物治疗不同的辨证分型，既不符合辨证论治的原则，也严重影响了临床疗效评价，甚至与治疗原则存在伦理冲突，影响对治疗结果的评估。RCT 主要通过短期治疗了解疗效或安全性，随访的目的主要是观察复发率和短期副作用。有研究者在 2006 年中医药临床研究方法学论著中指出在以下情况下不适合采用 RCT 进行临床研究：①不必要：当治疗的疗效显著而不需考虑混杂因素时，如骨折固定术或胰岛素治疗糖尿病高血糖昏迷等；②不合适：如结局罕见或很久才能发生而需长期随访的情况；③不可能：如患者对治疗有明确的选择倾向时；④不充分：进行随机对照试验的立论依据不够充分，试验结果缺乏可推广应用性时。因此，极少有随机对照试验专门用来评价安全性问题，多数会作为次要结局进行报告。

例如，为观察中医药治疗幽门螺杆菌（HP）感染性胃炎的临床疗效，某研究者将所在医院 2009 年 1 月至 2011 年 12 月收治的 83 例幽门螺杆菌感染性胃炎患者为研究对象，将患者随机分为两组，对照组 41 例，使用西药治疗；治疗组 42 例，使用中医药治疗。两组患者均于疗程结束后 4 周复查胃镜及 HP，记录治疗前后症状变化、不良反应、病变愈合及 HP 根除情况。结果：治疗组与对照组 HP 根除率分别是 90.48% 和 73.17%。治疗组与对照组不良反应率分别为 14.29%、34.15%。结论指出中医药在幽门螺杆菌感染性胃炎的治疗中具有 HP 根除率较高，不良反应率低等优势，有较好疗效。

第三节 非随机对照试验

一、概述

1923 年出现了随机对照试验（randomized controlled trial，RCT）的概念，日后成为临床试验设计中评价疗效的金标准。Byar 等归纳出 RCT 的三大优点：①消除偏倚；②平衡混杂因素；③提高统计学检验的有效性。鉴于随机对照试验方法的科学性，它不仅适用于西医干预措施的疗效评价，同样也适用于中医药干预措施的疗效评价，因此受到越来越多的中医临床医生和科研工作者的重视。但我们也应该认识到，因为临床试验以人为研究对象，很多时候由于客观原因及伦理道德因素，无法进行随机对照的临床试验，尤其在中医药领域，存在以下局限性：①来自 RCT 群体的结果不一定适用于该群体的每一个体，如患同样疾病的不同证型的个体对同一治疗的反应不同；②群体的结论推广应用到其他群体中不一定适用；③群体结论无效（统计学上不具有显著性差异的结论）时，可能其中有的个体有效；④RCT 难以做到对干预药物的剂量进行调整。调查同样发现，国内期刊发表的中医 RCT 的数量和所占临床研究的比例逐渐上升，但这些绝对数量不能成为其优势，因为多数 RCT 的质量不高。如一项对糖尿病中医药治疗性文献的系统评价指出，目前已经有越来越多的中医/中西医结合治疗性研究采取 RCT，但在样本同质性、随机化实施、病例筛选记录、退出与失访病例报告、结局指标选择、结论推导等重要环节方面存在着很多问题，RCT 的可信度及其质量确实堪忧。究其原因，除了设计过程不够严格，部分是由于研究者在设计时未充分考虑到 RCT 的实施难度和自身条件，以及未在实施过程进行严格的质控。而许多中医临床工作者因 RCT 的诸多优点过于迷信 RCT，在设计方案和结论推导时未充分认识到 RCT 也有其局限性，导致 RCT 方案难以执行、结论推导欠准确或结果应用价值不高。

国内学者对近 20 年来我国期刊杂志上发表的临床试验进行文献评价的结果表明，尽管 RCT 发表的数量逐年增长，但临床试验仍以非随机研究为主，尤其是中医药临床研究领域仍以非随机化研究报告为主。

在此部分，我们仅从狭义的层面介绍非随机对照试验（non-randomized controlled trial），主要包括非随机同期对照研究、自身前后对照研究、历史对照研究等。

（一）非随机同期对照研究（non-randomized concurrent controlled trial）

1. 定义 研究对象接受何种治疗由主管研究的医师决定，或根据患者或患者家属是否愿意接受某种治疗而分组，两组同时进行随访。

2. 研究设计 非随机同期对照研究是前瞻性的研究，常用于比较临床不同干预措施的效果。该试验在研究对象的分组分配上，由于人为的因素，往往会造成试验和对照两组之间在试验前处于不同的基线状态，缺乏可比性。在研究过程中也难以采用盲法评价试验结果，造成许多已知和未知的偏倚，影响观测结果的真实性。但在临床实际工作中，有些情况下不适宜开展随机对照试验，例如外科手术治疗、急重症患者抢救或贵重药物的选用等。因此，只能根据具体情况将患者分入试验组或对照组。其研究结果的论证强度虽远不及随机对照试验，但是，在尚无随机对照试验结果或不能获得随机对照试验结果的时候，还是应该予以重视，尤其是样本量大的非随机同期对照试验研究。然而，在分析和评价研究结果的价值及意义时，应持审慎的科学态度。见图 3-2。

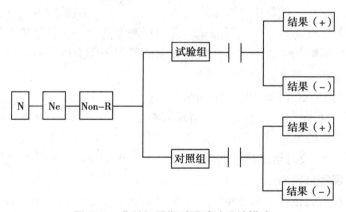

图 3-2 非随机同期对照试验设计模式

3. 特点 设计模式与结果分析基本同 RCT，纳入对象分组时不采用随机分配方法，如采用半随机分配法（按入院顺序住院号、研究对象的生日的奇偶数交替分配）分配到对照组或试验组。研究方案的可行性好，不存在严重的伦理问题，易为临床医生和患者所接受，依从性较好。但由于选择性偏倚和测量性偏倚的影响，使结果的真实性下降，结论的论证强度减弱。

（二）自身前后对照研究（before-after study in the same patient）

1. 定义　在同一研究对象中应用试验和对照的方法，如比较用药前后体内某些指标的变化情况。

2. 设计模式　自身前后对照试验是以个体自身为对照，它可以避免个体差异对结果的影响。在研究过程中，试验和对照两种措施的先后安排可以是随机的，也可以是非随机的，但最佳决策是采用随机方法选择试验措施或对照措施作为第一阶段的试验。如方案 A 随机地选人参与第一阶段研究试验，那么，受试者先接受方案 A 的干预试验，当完成试验观察后，则停止用药并总结前阶段的试验结果。然后进入洗脱期，洗脱期结束后，更换为方案 B，开始第二阶段的试验研究。同样按照第一阶段方案 A 的结局指标观察相应的结果，完成后则将前、后两阶段的结果进行分析和比较（图 3-3）。

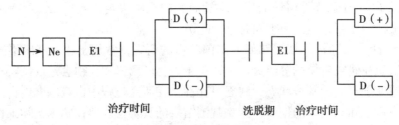

治疗时间　　　　　　　　　　洗脱期　治疗时间

图 3-3　自身前后对照试验设计模式

3. 特点　相同人群不同时期进行不同干预措施的前后对比，需经过一定的洗脱期，才能进行第二种干预措施，可以避免个体差异对结果的影响。每例受试者以自身为对照，可以消除个体差异，减少样本量，节约时间和成本，研究过程中，每例受试者均有接受试验和对照两种措施的机会，具有公平性，减少了志愿者偏倚和研究人员意愿偏倚，可以实现干预措施的标准化，试验中可以采用盲法，并且可以用随机的方法安排前后的干预措施，提高结果的可信度。自身前后对照试验分前后两个阶段，所以很难保证两阶段的起始点完全一致，可能影响两个阶段的可比性，试验的应用范围有限，只适用于慢性复发性疾病，洗脱期过长可能影响患者的及时治疗。

（三）历史对照研究（historical control study）

1. 定义　又称非同期对照研究，是将现时给予干预措施的一组患者的临床结果和既往未给予该干预措施的另一组同种疾病患者的结果进行比较，以评价该干预措施的疗效。

2. 设计模式　将现时给予试验药物治疗的一组患者的临床结果和既往未给予该药治疗的另一组同种疾病患者的结果进行比较，以评价该药的疗效。作为历史对照的患者或是没有进行治疗，或是只接受了常规治疗。历史对照研究很难防止由于患者人口分布、诊断标准、支持治疗的情况随时间变化而产生的偏倚。例如，某疾病的早期发现和早期诊断会使病情较轻以及尚处于病程早期的患者被纳入，这种患者与那些病情较重或处于病程较晚期的患者进行历史对照，容易夸大治疗的效果。

3. 特点　通过回顾获取病例资料，进行比较，应注意比较资料之间是否具有可比性，能够在两个试验组之间平衡已知影响预后因素的差异，从而有效评价治疗效果。这种平衡包括根据预后因素给患者配对，易出现假阳性结果，病程早期的患者被纳入，这种患者与那些病情较重或处于病程较晚期的患者进行历史对照，容易夸大治疗使病情稳定或阻止病程发展的作用。

二、质量评价

（一）方法学质量评价

目前，评价观察性研究方法学质量的工具目前有多种，而 Newcastle-Ottawa 工具和 Downs-Black 工具是其中应用最广泛的两种。虽然两者都具有完善的方法学条目清单，但是每一个条目同时涉及内部有效性和外部有效性，并且缺乏综合性的手册，这就意味着不同的用户使用该工具时会有不同的理解，造成相同研究的质量评价结果差异过大，从而导致非随机干预研究的方法学质量评价结果不尽如人意。

2016 年，英国布里斯托尔大学（University of Bristol）制定的 ROBINS-I 工具（risk of bias in non-randomized studies-of interventions），网址为：https：//www.riskofbias.info/welcome/home。针对单个研究使用该工具进行评价包括六个步骤：①指定目标随机试验；②指定待评价结果和结局；③初步考虑混杂因素和干扰；④回答标志性问题；⑤判断各领域偏倚风险；⑥判断研究整体偏倚风险。该工具将偏倚分为 7 个领域：①混杂偏倚；②选择受试者偏倚；③干预分类偏倚；④意向干预偏离偏倚；⑤丢失数据偏倚；⑥结局测量偏倚；⑦选择性报告偏倚。以干预状态将 7 个偏倚领域划分成 3 部分，即：干预前、干预时和干预后（表 3-10）。

表 3-10　ROBINS-I 工具包含的偏倚领域

领域	解释
干预前	与随机试验偏倚风险评估存在重要差异
混杂偏倚	混杂分为两种：基线混杂：当某些预测在基线时（干预前）便可预测受试者要接受的何种干预措施，就会产生基线混杂；时变混杂：当受试者在基线后（干预后），受某些预测因素影响，在各干预间转换时，就会产生时变混杂。基线和时变混杂可借助变量进行测量，从而采取恰当的分析方法进行控制。
选择受试者偏倚	一些符合条件的受试者，部分受试者随访初始时间段，以及某些结局事件等，此类与干预和结局相关因素被排除时，就会出现选择受试者偏倚。
干预时	与随机试验偏倚风险评估存在重要差异
干预分类偏倚	由于对干预状态的错误分类引起的偏倚，分为两种：均衡化错分类：各干预组错误分类的出现与结局无关，但会导致干预效果的预期值趋于无效；非均衡化错分类：各干预组错误分类的出现与结局相关，组间不均衡。
干预后	与随机试验偏倚风险评估存在重叠
意向干预偏离偏倚	当试验组与对照组之间在临床护理方面存在系统性的差异时，就会产生意向干预的偏离，意向干预偏离偏倚也被称为实施偏倚。偏离分为两种情况：常规临床护理预期内的偏离（例如药物中毒而停药）；预期外的偏离：由于了解分组情况，并期望组间出现差异，而主观性区别对待受试者。干扰、沾染、依从性较低等均可引起意向干预的偏离。对意向干预偏离偏倚的评估取决于所关注的结果类型（是意向性分析结果还是符合方案集分析的结果）。

续表

领域	解释
丢失数据偏倚	由于最初纳入和随访的受试者后期随访的缺失产生的偏倚；由于排除干预状态或其他变量（如混杂）信息丢失的受试者而产生的偏倚。
结局测量偏倚	由于结局测量中出现均衡性误差或非均衡性误差而产生的偏倚。均衡性误差是指其出现于接受的干预无关（例如测量血糖相对真实值偏高或偏低，各组出现率类似）；非均衡性误差引起的偏倚，通常称为检测偏倚，其出现于当结局评价人员知晓分组情况（各受试者干预状态），或使用不同的方法评估各组结局以及出现与干预－结局相关（混杂）的测量误差时会引起此种偏倚。
选择性报告偏倚	选择性报告分为三种：选择性报告结局的多次测量值；选择性报告多种分析的结果；选择性报告大队列中的不同亚组。

此后，需要针对 7 个偏倚领域的 33 个标志性问题，按顺序做出：是（Y）、可能是（PY）、否（N）、可能否（PN）、无信息（NI）的回答，通过回答标志性问题，判断偏倚风险，结果分 5 个级别：低偏倚风险、中等偏倚风险、高偏倚风险、极高偏倚风险、无信息。最后根据各偏倚领域的偏倚风险程度，确定研究的偏倚风险，同样分为低偏倚风险、中等偏倚风险、高偏倚风险、极高偏倚风险、无信息 5 个级别。

国内有学者应用 ROBINS-I 评价了 53 篇中药治疗男性不育的非随机试验，结果发现总体偏倚风险均高，其中 20 个研究总体偏倚风险为"极高"，3 个偏倚部分（混杂偏倚、结局测量偏倚、选择性报告偏倚）的偏倚风险较高。同时研究发现 ROBINS-I 虽可用于评估中药治疗男性不育非随机研究偏倚风险，但会因中医药学科特点而存在一定限制，应纳入具有中医学科背景的相关临床专家参与中医药非随机临床研究的偏倚风险评价工作。

（二）报告规范

2003 年 7 月，美国疾病控制与预防中心（Centers for Disease Control and Prevention，CDC）免疫获得性缺陷综合征（Human Immunodeficiency Virus，HIV）/ 艾滋病（Acquired Immune Deficiency Syndrome，AIDS）综合防治研究（Prevention Research Synthesis，PRS）小组在亚特兰大召开了 CDC 下属期刊编辑会议，与会者达成共识，认为更清晰和标准的研究评价报告不应只包括随机设计，还要扩展到非随机对照设计，由此提出非随机对照设计报告规范（Transparent Reporting of Evaluations with Nonrandomized Designs，TREND，http://www.cdc.gov/trendstatement/）。

TREND 报告规范强调，非随机对照试验的研究报告要详细报告研究的假设（理论基础）、干预措施和组间比较的条件，研究设计以及为调整可能的偏倚所采用的方法。应用 TREND 需要注意：① TREND 写作清单与 RCT 的报告规范 CONSORT 写作清单是基本一致的，有些条目针对行为干预研究或者公共卫生干预研究进行了补充和调整；② TREND 写作清单只适用于采用非随机试验设计的关于干预效果评价的研究，而非所有的非随机试验研究；③ TREND 写作清单不适合作为评价非随机试验研究论文是否被发表的标准，而是旨在改进和提高该类研究报告的质量。详细内容见表 3-11。

表 3-11 TREND 写作清单

内容与主题	条目	描述
标题与摘要		
标题与摘要	1	说明研究对象单位如何分配到各干预组；采用结构式摘要；描述目标人群与研究样本人群的基本信息
前言		
背景	2	科学背景与原理的解释；设计行为干预研究的理论基础
方法		
研究对象	3	对研究对象进行描述；研究对象征集和抽样时研究对象的纳入标准；征集研究对象的方法，如采用随机抽样则描述抽样方法；征集研究对象、数据收集的单位和场所
干预措施	4	对各干预组及对照组的干预措施进行详细描述
研究目的	5	描述具体的研究目的与研究假设
结局	6	明确定义主要和次要结局指标；详细描述数据收集的方法和为提高测量质量所采取的方法；描述有关方法学有效性的信息，如有关心理学和生物学测量
样本量	7	样本量如何确定；如果可能，描述中期分析以及终止分析的指征
分配方法	8	分配单位，如可以按个体、组或者社区分组；分配方法，包括描述区组、分层和最小化；为减少因非随机化而导致的偏倚所采取的措施，如配比
盲法	9	研究对象、干预实施者和结局评估人员是否被"盲"试验分组；如果是，描述盲法如何实现和评估
分析单位	10	描述用于评估干预效果的最小分析单位（如个体、组或社区）；如果分析单位与分配单位不同，描述采用何种方法调整，如分配单位为组，分析单位为个体，可采用多水平模型分析控制组内个体的相关性
统计分析方法	11	描述比较组间主要结局变量所采用的统计方法，包括处理非独立数据的复杂统计方法；描述其他用于亚组分析和调整混杂变量的分析方法；必要时，描述处理缺失数据的方法；说明采用的统计软件或程序
结果		
研究对象流程	12	研究各阶段（登记、分组、干预措施分配、实施干预、随访和分析）研究对象的数目变化（建议使用研究对象流程图）
征集研究对象	13	研究对象征集开始、结束日期，随访开始与结束时间
基线数据	14	描述各组研究对象在基线时的人口学信息和临床特征；说明与特定疾病预防研究有关的每个状况的基线特征；描述失访者与在访者基线特征的总体比较，或按某个研究特征分层比较；描述研究人群与研究目标人群的基线特征比较

续表

内容与主题	条目	描述
基线均衡性	15	不同研究组间基线的均衡性分析结果，以及用于控制组间基线差异的方法
分析的数字	16	描述纳入各分析组的研究对象总数（分母），尤其是当针对不同结局变量研究对象数目有变化时，必要时研究结果用绝对数表示；说明是否采用了意向性治疗分析（ITT）策略，如未采用，描述分析中如何处理失访者
结局和效应估计	17	首先描述各组主要和次要结局变量水平，同时给出干预效应大小的点估计和区间估计；同时报告无效和隐性结果；报告其他事先设计并通过分配干预措施所要检验的因果关系的分析结果
辅助分析	18	总结报告其他亚组分析和调整分析，指出哪些为事先设计的，哪些是探索性的
不良反应事件	19	总结描述各组重要不良事件和非预期效应的水平，并说明分析方法和效应大小，并给出区间估计
讨论		
解释	20	在考虑研究假设、可能的偏倚、测量的误差、多重比较分析和局限性不足后，对研究结果进行合理的解释；结果的讨论应考虑干预措施发挥效应的机制（因果通路），以及其他可能的机制和解释；讨论实施干预的有利因素和不利因素，以及保真性；讨论研究在计划性和政策研究方面的意义
外推性	21	在考虑研究人群、干预措施的特点、随访时间长短、激励性、顺应性、研究实施的场所和机构的特殊性等因素的基础上，讨论研究结果的外推性（外部有效性）
证据总体	22	结合现有证据和理论，对结果进行全面的解释

三、在安全性评价中的应用及实例

在循证医学领域里，极少有 RCT 或 RCT 的系统评价专门用来评价安全性问题，主要是因为：RCT 无法有针对性地报告 ADE/ADR，或者是干预疗程不够长无法发现 ADE/ADR，或样本量太少而不能发现 ADE/ADR 有差异性研究结果。因此，非随机对照试验在安全性评价中有着重要的作用。安全性评价包括临床前安全性研究和临床安全性研究，前者主要为毒理学研究；后者包括上市前的新药临床研究和上市后的安全性评价。

（一）非随机同期对照研究

非随机同期对照研究在观察性研究里面，虽然没有采用随机分组，但因为有同期对照，所以仍然能够在一定程度上得到两组干预措施安全性方面的差异。比如，一项 2005年的前瞻性非随机同期对照试验纳入了 123 例浅表性膀胱癌术后患者，根据其患者及其家属意愿分为两组，两组的病理和临床情况无显著性差异，结果发现在安全性方面，冬凌草液热疗组和丝裂霉素膀胱内多次灌注组发生膀胱炎、血尿、膀胱挛缩、尿道狭窄分别为

28.3%、5.0%、1.7%、1.7% 和 25.4%、4.8%、0%、0%，差异无统计学意义。另一项 2006 年的研究通过非随机、同期对照的方法比较了丹参多酚酸盐和丹参酮Ⅱa磺酸钠注射液，共纳入 88 例患者，随访时间为两周，其中安全性结局指标包括治疗前后生命体征的变化，实验室检查指标的变化及异常值（血常规、尿常规、便常规、肝肾功能、血电解质、血糖），不良事件及与药物的相关性评价。结果发现丹参多酚酸盐不良事件发生率略高于丹参酮Ⅱa磺酸钠注射液，主要表现在丹参多酚酸盐组 2 例患者谷丙转氨酶轻度升高（但无临床意义），1 例患者血清肌酐升高（未停药），2 例患者分别因出现注射部位皮肤潮红瘙痒、注射过程中自觉心悸面红热不适而停药；而丹参酮Ⅱa磺酸钠注射液组的 2 例患者静脉滴注过程中出现头晕、头胀，但症状较轻未停药。

（二）自身前后对照研究

对于慢性稳定或复发性疾病，如高血压和高血脂等，可采用自身前后对照研究。由于同一组病例或同一个体先后作为治疗组和对照组而接受治疗，可确切判断每例患者对研究因素和安慰剂的反应，具有良好的可比性，结果的可靠性亦远高于不同病例组的前后对照研究，且所需病例数较少。比如，一项随访 6 个月的研究，通过前瞻性自身前后对照的方法探究了参灵草口服液治疗慢性无症状乙肝病毒携带者（AsC）的有效性和安全性，共纳入 64 例患者，其中安全性评价主要观察了肝功能指标（包括血清谷丙转氨酶、谷草转氨酶、总胆红素等 11 项指标），结果发现一些指标在用药期间有所波动，改变有统计学差异，但均在正常范围之内。同时未观察到乙型肝炎症状及体征，也没有明显的不良反应。

另一项也是探究参灵草口服液治疗对慢性无症状乙肝病毒携带者的自身前后对照研究发现，不同时间点（入组前、口服 2 月、4 月、6 月）口服参灵草前、后不同时间点 CD4 和 T 细胞计数随时间延长呈逐渐上升的趋势，HIV-RNA 载量未出现规律性变化。总有效率处于稳定状态，显效人数有增加的趋势。因此参灵草口服液有助于提高无症状 HIV 感染者的免疫力。同时在治疗前后不同时间点检测血常规指标 28 项及血生化指标 47 项，结果所有指标均在人体正常值范围内，提示参灵草口服液较安全。

（三）历史对照研究

对于中医药治疗急性、危重或复杂疾病，如流感、重症肺炎、乙脑等。可采用历史对照研究设计，研究者必须拥有该病种既往完整的治疗资料。而历史对照研究可以平衡两个试验组之间已知影响预后因素，从而有效评价治疗效果，这种平衡包括根据预后因素给患者配对。例如，一项研究为采用开放、非随机、历史对照设计探究腹腔循环热灌注化疗对恶性肿瘤合并腹水的疗效及安全性，在设计过程中要求随访较全，基线资料与试验组尽量匹配，选取患者时充分考虑了可能影响疗效的相关因素，如年龄、性别、病种、疾病分期、腹水，从而更好地平衡与试验组之间的混杂因素。非随机对照试验可较好弥补随机对照试验在临床实践应用的局限性，尤其是在安全性评价中发挥重要作用，可为中医药临床实践提供较好的安全性证据。

第四节　队列研究与病例对照研究

现代流行病学研究方法一般将临床研究按照设计类型分为两大类：观察法和实验法。其中，观察性方法根据是否有事先设立的对照组又可进一步分为描述性研究和分析性研究两种类型，每一类又包括多种研究设计及其衍生设计（图3-4），这些设计方法的原理和特点各不相同，在中医药上市后安全性研究中应用日益广泛，本节主要介绍队列研究、病例对照研究及其衍生设计，横断面研究、病例报告以及病例系列研究放在下一节。

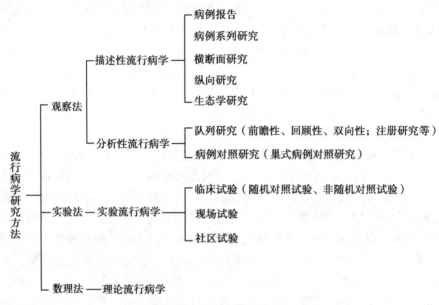

图 3-4　流行病学研究方法

一、队列研究

（一）概述

1. 定义　队列研究（cohort study）也叫定群研究，有人称之为前瞻性研究（prospective study）。队列研究是分析流行病学的研究方法之一，与病例对照研究一样，也是用来检验病因假设的，但是二者有所不同。队列研究可以直接观察到人群暴露于某种因素的情况及其结局，从而确定该因素与结局之间的关系。在验证病因假说上，是一种介于病例对照与人群试验之间的一种研究方法。

队列研究在开始的时候，结局尚未出现，从可疑的暴露因素入手，观察此后一段时期内这个因素是否引出结局，是从因到果的观察。而病例对照研究的起点是从已发病的患者入手，调查过去可疑的致病因素，是从果推因的研究。从时间顺序上看，队列研究能肯定果来自因。所以，一般认为，在检验病因假设时，队列研究比病例对照研究更有说服力。

2. 特点　队列研究有如下特点：①属于观察法：暴露因素不是人为给予的，而是客观存在；②设立对照组：同病例对照研究一样，队列研究中要设立对照组用于比较，这是分析性流行病学的共同特征之一；③由"因"及"果"：在探求暴露因素与疾病的先后关系上，先确知其因，再纵向前瞻观察而究其果；④能确证暴露因素与疾病的因果联系：由于观察者能切实知道暴露的作用和疾病的发生，且疾病是发生在确切数目的人群中，所以能准确计算出发病率，即人群发病的危险度。

3. 队列研究的工作程序　队列研究的工作程序如下：①在描述流行病学研究或病例对照研究的基础上，根据研究目的，查阅文献，写出研究设计；②根据设计，选择研究人群，确定暴露组和非暴露组；③随访观察，收集研究所需的资料，尤其要准确记录每个研究对象的暴露与结局情况（发病、死亡和健康等）；④比较暴露组与非暴露组发病率或死亡率的差异，计算暴露因素与结果的关联强度及其他分析指标，从而检验病因假设。

4. 类型　队列研究可以是前瞻性的（prospective），也可以是回顾性的（retrospective），或者二者的结合构成双向性（ambispective）队列。三种队列研究方法示意图，如下图（图 3-5）。

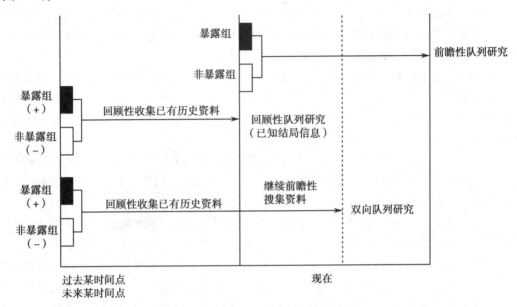

图 3-5　三类队列研究方法的示意图

前瞻性队列通常是根据研究对象目前是否用药分为两组，随访观察一段时间获得某健康结局的发生情况并加以比较。例如有研究者于 2007 年 9 月至 2010 年 1 月间，开展一项探索大剂量清热化瘀中药对乙肝相关性急慢性肝衰竭生存影响的前瞻性研究。该研究选择同期内某医院感染科病房中符合纳入标准的乙肝相关性急慢性肝衰竭患者作为研究对象，全部病例均接受"经典的西医综合治疗"方案，以是否自愿接受中医药辨证治疗分为治疗组或暴露组（66 人）及对照组或非暴露组（32 人）且两组疗程均为 12 周。评价治疗结束时患者的生存率及随访治疗期间第 4、8 和 12 周患者的总胆红素（TBiL）、白蛋白（ALB）、丙氨酸氨基转移酶（ALT）等疗效指标，经分析得下表（表 3-12）的结果，由此可见，大剂量清热化瘀中药可显著改善乙肝相关性急慢性肝衰竭热毒瘀结证患者的肝功能和凝血功能等，减少并发症，提高疗效，降低病死率。

表 3-12　大剂量清热化瘀中药对乙肝相关性肝衰竭生存影响的前瞻性队列研究结果

	生存	死亡	合计	RR
治疗组	45	21	66	0.54
对照组	13	19	32	
合计	58	40	98	

对于不常见的药物暴露或罕见、迟发的不良反应，因其需要长时间、大样本的观察人群才能获得结局资料，前瞻性方法不适用。此外，如果已经高度怀疑某种药物可能有害，为了研究目的还使用前瞻性队列研究，就违背了伦理学原则。回顾性队列研究是根据已掌握的历史记录确定研究对象是否服药，并从历史资料中获得不良结局的发生情况，这样一来，服药与不良结局虽然跨越时期较长，但资料搜集与分析却可在较短时期内完成，而且没有伦理学问题，因此比较适用于 ADR 研究。例如有研究者收集可手术的女性乳腺癌患者 165 例，以是否接受槐耳颗粒干预作为暴露因素进行分组，回顾性比较两组间的复发率及生存情况并就预后影响因素进行 Logistic 回归分析，得出结论：槐耳颗粒可降低早期乳腺癌复发转移及延长早期乳腺癌患者无复发生存时间。

需要注意的是回顾性队列研究服药与不良结局的历史资料必须完整、可靠。随着药物上市后监测的完善和大型数据库链接的实现，"计算机化"的队列会在 ADR 研究中发挥日益重要的作用。即使这样，大多数研究通常也需要通过调查补充一些数据库中没有的信息资料，并对来自各种数据库的信息的真实性加以评价。

5. 优缺点 队列研究的优点是：①可以直接计算发病（或死亡）率，直接计算相对危险度和特异危险度。②从时间顺序上看，从因到果，所得结论比较可信。③可以测定一种因素与多个疾病之间的关联。

队列研究的缺点是：①结果的出现往往需要较长时间的随访观察，而且长时间的随访过程中可能会引入新的混杂因素，这是一个缺点。但是，如果有完整的记录资料，可以利用回顾性队列方法将时间缩短。②研究比较耗费人力、物力和时间，如果得不出预期结果，则损失较大。况且一般只能研究一个因素，不适宜多因素疾病。③队列研究是在人类自然状态下进行观察，暴露因素或治疗措施自然存在于人群中，研究者无法主动控制，混杂因素的影响很难避免，可在不同程度上影响结果的真实性，因此，其确定因果关系的论证强度要弱于随机对照临床试验。④不适宜罕见病的研究，否则需要极大的样本量。

（二）质量评价

1. 方法学质量评价 纽卡斯尔—渥太华量表（the Newcastle-Ottawa Scale，NOS）适用于评价病例对照研究和队列研究。它通过三大部分共 8 个条目的方法评价队列研究和病例对照研究，见下表（表 3-13）。具体包括研究人群选择（selection）、可比性（comparability）、暴露（exposure）评价或结果（outcome）评价。NOS 对文献质量的评价采用了星级系统的半量化原则，满分为 9 颗星。

2. 报告规范性评价

（1）概述：观察性研究在调查疾病病因、医疗干预的益处和危害方面具有重要的作用，主要设计类型包括病例对照研究、队列研究和横断面研究。如果观察性流行病学研究的报告不完整、不充分，就会妨碍对研究结果的严格评价与合理解释。为了更好地推动观察性流行病学研究的报告，2004 年 9 月由流行病学者、方法学专家、医学统计学专家和杂志编辑组成的工作组，在英国布里斯托尔召开了第一次国际会议，分别提出了针对队列研究、病例对照研究和横断面研究的统一的报告清单，即 STROBE 声明（strengthening the reporting of observational studies in epidemiology）。当前，STROBE 声明已经被越来越多的生物医学期刊认可。国际医学期刊编辑委员会已经将 STROBE 声明列入到生物医学期刊投稿统一要求中，已有 112 种期刊将 STROBE 声明列入到作者须知当中。

表 3-13　纽卡斯尔—渥太华量表（队列研究的评价）

三大方面	8 个条目	星级判断依据
队列的选择	暴露队列的代表性	
		很好的代表性*
		较好的代表性*
		代表性差，如选择志愿者、护士等
		未描述队列的来源
	非暴露队列的选择	
		与暴露队列来自同一人群，如同一社区*
		与暴露队列来自不同的人群
		未描述来源
	暴露的确定	
		严格确定的记录（如外科的记录）*
		结构式问卷调查*
		自己的记录
		未描述
	研究开始时没有研究对象已经发生研究的疾病	
		是*
		否
可比性	暴露队列和非暴露队列的可比性（设计和分析阶段）	
		根据最重要的因素选择和分析对照*
		根据其他的重要因素（例如第二重要因素）选择和分析对照*（可以理解为是否对重要的混杂因素进行了校正）
结果	结果的测定方法	
		独立的、盲法测定或评估*
		根据可靠地记录*
		自己的记录
		未描述
	对于所研究的疾病，随访时间是否足够长？	
		是的*
		否（时间太短，多数未发生所研究的疾病）
	随访的完整性	
		随访完整，对所有的研究对象均随访到*
		随访率 >80%（评价者自己可以确定一个合适的随访率），少数失访，失访小并对失访者进行了描述分析*
		随访率 <80%，对失访者没有进行描述
		未描述

注：可比性最高可给予两颗星，而其他项最高一颗星。* 达到此标准即得 1 分。

（2）清单内容：STROBE 声明的清单由 22 项条目组成，这些条目涉及观察性研究报告的题目与摘要、背景介绍、方法、结果、讨论和其他信息。22 项条目中，有 18 项是三种研究设计共用的，另外 4 项则在不同研究设计上存在差异。为了帮助读者更好地理解和应用 STROBE 清单，STROBE 项目工作组对清单中的 22 项条目进行了逐一的解释和说明（表 3-14）。

（3）应用建议：已发表的观察性研究常常存在某些重要信息的缺失或报告不清楚。例如，对已发表的观察性流行病学研究进行的调查发现，选择混杂变量的依据常常未能报告；精神病学领域的病例对照研究很少报告选择病例和对照的方法；对脑卒中领域的队列研究进行的调查发现，49 篇报告中有 17 篇未报告研究对象的合格标准。

表 3-14　报告观察性研究的条目清单（STROBE 声明）

条目		报告建议
题目和摘要	1	（a）在题目或摘要中使用常用术语体现研究设计的类型
		（b）在摘要中对所做工作和获得的结果进行总结
介绍		
背景 / 原理	2	解释研究的科学背景和原理
目标	3	阐明研究目标，包括任何预先确定的假设
方法		
研究设计	4	尽早报告研究设计的重要内容
机构	5	描述数据收集的机构、地点和时间范围，包括征集研究对象、暴露、随访和数据收集的时间范围
研究对象	6	（a）病例对照研究——描述研究对象合格标准，确定病例和选择对照的来源与方法，选择病例和对照的原理
		（b）病例对照研究——对于匹配研究，报告匹配标准和每个病例匹配的对照数
变量	7	明确定义所有结局、暴露、预测因子、潜在混杂因素和效应修正因子。尽可能给出诊断标准
数据来源 /测量	8*	对每个变量，描述数据来源和详细的测量方法。如果存在两组或以上，描述组间测量方法的可比性
偏倚	9	描述关注潜在偏倚的措施
样本量	10	描述样本量是如何确定的
计量变量	11	解释计量变量如何分析。描述如何分组以及原因
统计方法	12	（a）描述所有统计方法，包括控制混杂的方法
		（b）描述比较亚组和交互作用的方法
		（c）描述缺失数据如何处理
		（d）病例对照研究——如何分析匹配设计
		（e）描述敏感性分析的方法

续表

条目		报告建议
结果		
研究对象	13*	（a）报告各阶段研究对象数量，如可能合格的人数、参加合格性检查的人数、被证实合格的人数、纳入研究的人数、完成随访的人数和纳入分析的人数
		（b）描述各阶段退出研究的原因
		（c）推荐使用流程图
描述性资料	14*	（a）描述研究对象的特征（如人口学、临床和社会特征）、关于暴露和潜在混杂因素的信息
		（b）报告各变量上存在缺失数据的人数
结局资料	15*	病例对照研究——报告各暴露类别的人数或综合指标
主要结果	16	（a）报告未调整结果、调整混杂后结果及精度（如95%可信区间）。阐明对哪些混杂因素进行了调整，以及选择这些混杂因素的原因
		（b）对连续变量进行分组时，报告分组界值
		（c）把相对危险度估计转化为绝对危险
其他分析	17	报告其他分析，如亚组分析和敏感性分析
讨论		
主要结果	18	概括与研究目标有关的主要结果
局限性	19	结合潜在偏倚或精度，讨论研究局限性。讨论可能偏倚的方向和大小
解释	20	结合研究目标、局限性、多重分析、相似研究的结果和其他相关证据，对结果进行谨慎解释
可推广性	21	讨论研究结果的可推广性（外部有效性）
其他信息		
资助	22	给出当前研究的资助来源和资助者的角色，如果可能，给出当前文章所基于的原始研究的资助情况

＊在病例对照研究里分别给出病例组和对照组的相应信息；在队列研究和横断面研究里分别给出暴露组和未暴露组的相应信息。

　　制定 STROBE 声明的唯一目的是促进更好地报告观察性研究，而非用于指导观察性研究的设计或实施，也不能用于评价观察性研究的方法学质量。然而，随着作者和编辑对 STROBE 声明的采纳，混杂、偏倚和外部有效性等问题将更加透明，从而起到改善研究方法学的作用。有关 STROBE 声明的更多内容，读者可以到其网站（http：//www.strobe-statement.org/）上进一步阅读。

　　（三）在安全性评价中的应用及实例

　　队列研究主要应用于探索疾病病因，研究干预或与干预相关的不良作用以及探索疾病预后。队列研究由于是时间顺序的研究，尤其是前瞻性队列研究十分适用于检验危险因素与疾病结局的因果关系。在Ⅳ期临床试验的安全性评价中前瞻性队列研究无疑是确定服用新药与产生不良反应结局因果联系的最佳设计。由于国家食品药品监督管理局规定Ⅳ期临床试验的观察病例数必须在 2 000 例以上，如果采用 RCT 则存在着很大的伦理学问题，而队列研究不需要进行人为干预，属于观察性研究，不存在 RCT 中的伦理阻碍，这也为Ⅳ期临床的安全性评价奠定了伦理方面的基础。由于队列研究与安全性评价有着很多相似的特点，而安全性评价大多数是在新药Ⅳ期临床试验中进行的，所以设计良好的队列研究将在新药开发的Ⅳ期临床试验中日益得到广泛应用。

以《注射用丹参多酚酸盐上市后再评价的真实世界研究》为例简要介绍前瞻性队列研究的应用。该研究有 36 家医院参与，在美国 ClinicalTrials.gov 上的注册号为 NCT01872520，以注射用丹参多酚酸盐上市后安全性评价为主要目的，通过集中观察，采用前瞻性队列观察的方法，纳入使用注射用丹参多酚酸盐的患者。得到注射用丹参多酚酸盐在临床上的一般使用情况，发现药物的不良反应（包括十分常见、常见、偶见、罕见不良反应），据此进行风险效益评价和风险管理。该研究以药品安全性为目标，评估已知和新出现的药品安全性问题，可探索随机对照试验中的很多盲区，可明确药品在实际使用过程中的风险点。

二、病例对照研究

（一）概述

1. 概念　病例对照研究是指在疾病发生之后，以现在患有该病的患者为一组（病例组），以未患该病但其他条件与患者相同的人为另一组（对照组），通过询问、体检化验或复查病史，搜集既往各种可疑致病因素的暴露史，测量并比较两组对各种因素的暴露比例，经统计学检验若判为有意义，则可认为因素与疾病间存在着统计学关联，在估计各种偏倚对研究结果的影响之后，再借助病因推断技术，推断出危险因素，从而达到探索和检验病因假说的目的。病例对照研究设计的模式见图 3-6。

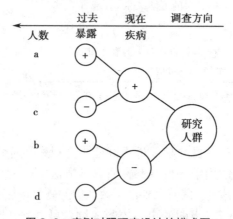

图 3-6　病例对照研究设计的模式图

例如，为了检验慢性肾小管间质性肾病（CTN）是否与曾经服用过甘露消毒丸有关，林凡等调查 19 名 CTN 患者，同时以 633 名健康人为对照，调查其甘露消毒丸服用情况，结果见表 3-15。

表 3-15 病例组与对照组甘露消毒丸用药史比较

甘露消毒丸用药史	病例组	对照组
有	9 (a)	15 (b)
无	10 (c)	618 (d)
合计	19 (a+c)	633 (b+d)

如果病例组的暴露比例 a/(a+c)显著地大于对照组的暴露比例 b/(b+d),本例即是如此(通过比较 9/19 与 15/613,得出 $P<0.05$),可以认为甘露消毒丸用药史与 CTN 发病在统计学上有关联,进一步再进行因果关系的推断,本例中,推测 CTN 发病与该药中的关木通含有马兜铃酸有关联。

再如某研究利用健康体检者资料,对 44 名无明显器质性疾病的血瘀患者进行 1∶2 配比病例对照研究,以探讨吸烟对血瘀的病因学作用。血瘀证病例组中有 37 例吸烟,非血瘀证对照组中有 38 例吸烟。研究发现,吸烟半年以上且每日吸烟 5 支以上是无器质性疾病的体检者发生血瘀的危险因素(OR=6.96,95%CI:2.80~17.30)。

2. 特点 病例对照研究有几个基本特点,部分特点可由研究设计结构式图体现。特点如下:①属于观察性研究方法研究者不给研究对象以任何干预,研究对象分成病例组和对照组并不是随机化分配,而是按有无被研究的疾病或临床事件分组,因此病例组与对照组是自然已经形成的,并不是研究者能主观控制的,研究者只是客观地收集对象的暴露情况。这是分析流行病学方法的共有特征。②设立对照有专门设立的对照组,由未患所研究疾病的人组成,供病例组比较用。③观察方向由"果"及"因"研究之始,是先有结果,所调查的研究因素包括危险因素、预后因素及诊疗措施是由研究者从现在对过去的回顾而获得,即已知对象患某病或不患某病,再追溯其可能与疾病有关的原因。其调查方向是纵向的、回顾性的。④不能证实暴露与疾病的因果关系,本方法受到回顾性观察方法的限制,不能观察到由"因"到"果"的发展过程,即从因果关系的角度看,是先有了疾病再去调查暴露情况,分析暴露和疾病的联系,因此系由果推因的研究,只能推测判断暴露与疾病是否有关联。

3. 用途 病例对照研究的应用范围很广,可应用于病因/危险因素的研究、预后/预后因素的研究及防治效果的研究等,但最主要是应用于病因/危险因素的研究。具体用途按探索病因的前提条件不同分为两种:①广泛地探索疾病的可疑危险因素如探讨某个地区人群 CTN 发病的危险因素,可以全面收集多种因素逐一探索哪一种因素为可能致 CTN 的因素。在 CTN 高发地区探讨 CTN 发病因素的研究中,可广泛从机体内外诸因素中筛选可疑危险因素,如 CTN 既往史、药物史,家族遗传史、职业史、外出打工史、个人患病史、饮食史、吸烟饮酒史、体力活动情况、体质指数、家庭人口、住房、居住地、经济状况等。②深入检验某个或某几个病因假说经过描述性研究或探索性的病例对照研究,初步形成病因假说后,可以利用精心设计的病例对照研究加以检验。譬如经过探索,发现甘露消毒丸服药史与 CTN 的发生关系极大。于是着重调查研究对象服用甘露消毒丸的时间长短、服药频率和用药量等详细情况以检验甘露消毒丸服药史与 CTN 有关的假说。

4. 种类 按研究目的分类:①探索性病例对照研究这与病例对照研究的用途 1 相对

应。它没有预先形成明确的某种假设，而是广泛地搜寻可能的危险因子，以便进一步形成假设供以后检验，它往往是病例对照研究的起步工作。在研究设计上，它不对病例和对照作特别的限制，只需随机抽取一定数量的两类研究人群的样本即可满足需要。②检验性病例对照研究这与病例对照研究的用途 2 相对应，它提出一个或几个明确的病因假说，通过对比调查，以检验其成立或不成立。它在研究设计上需要对病例或对照组做出较多的规定或限制。

5. 病例对照研究的衍生类型　病例对照研究与队列研究作为流行病学研究的主要方法，各有其优势与不足，而且这些优势与不足相互补充，因此，在实践过程中产生了一些新的研究类型，结合使用这两种方法，扬长避短。

（1）巢式病例对照研究：巢式病例对照研究（nested case-control study）又称套叠式病例对照研究、嵌入式病例对照研究或队列内病例对照研究（case-control study nested in a cohort），是将传统的病例对照研究和队列研究的一些要素进行组合后形成的一种新的研究方法，也就是在对一个事先确定好的队列进行随访观察的基础上，再应用病例对照研究（主要是匹配病例对照研究）的设计思路进行研究分析，目前该方法正被广泛地应用于医学科研中。

有研究者采用巢式病例对照研究方法探讨中医药治疗糖尿病肾病的疗效及评价该应用的可行性。首先，选取 2008 年 6 月至 2010 年 6 月在北京中医药大学附属东方医院、中国中医科学院西苑医院、中日友好医院就诊的 366 例糖尿病肾病Ⅲ、Ⅳ期患者作为观察队列，随访 24 个月，记录其一般情况和病情变化情况，包括发病过程、病情、治疗过程、治疗方法等。其次，随访期间出现终点结局（包括疾病分期的进展、肌酐水平翻倍、病例进入透析或死亡）者纳入病例组，共纳入 8 例，以 1∶4 匹配 32 名对照，方法为：对每一名发生终点结局的糖尿病肾病病例，选择 4 名与其年龄≤2 岁、性别、民族相同和入组时分期相同的糖尿病肾病未发生进展（病情无变化或好转）的研究对象作为对照。病例组和对照组确定后，分别抽取两组有关资料进行检查、整理，最后按病例对照研究的分析方法进行资料的统计分析和推论。

与传统的病例对照研究相比，巢式病例对照研究具有以下特点：①巢式病例对照研究中的病例与对照来自于同一人群，降低了对照的选择偏倚且可比性好。②相关暴露信息和资料是在疾病诊断前收集的，进行病因推断时能明确暴露与疾病的时间先后顺序，而且回忆偏倚小。③统计效率和检验效率高于病例对照研究，同时可以了解疾病发生的频率。

巢式病例对照研究主要用于实验室检测复杂或费用较高、生物标本在研究开始时已经采集和保存、后期调查内容在研究期间保持不变的情况，常常用在职业流行病学研究中。按队列确定的时间，可将巢式病例对照研究分为前瞻性巢式病例对照研究和回顾性巢式病例对照研究；按照对照选择方法的不同，可将巢式病例对照研究分为匹配巢式病例对照研究和不匹配巢式病例对照研究。

（2）病例队列研究：病例队列研究（case-cohort study），又称病例参比式研究，其基本设计方法是在队列研究开始时，采用随机的方法从研究队列中抽取一个有代表性的样本作为对照组，观察结束时，队列中出现所研究疾病的全部病例作为病例组，与上述随机抽取的对照组进行比较，探讨影响疾病发生、发展、预后等的可能因素。例如，Mark SD 等人研究血清硒水平与上消化道癌症关联性时，以林县 4 个乡镇的 29 584 人作为研究队列，在研究开始时先采用分层整群随机的方法，从 29 584 人的全队列中抽取有代表性的 1 062 人作为对照组，然后对全队列进行 6 年的随访，以随访期间发生各种上消化道癌症的 1 179 例患者作为病例组，通过对病例组和对照组进行比较分析，探讨血清硒水平与上消化道癌症关联性。

病例队列研究的主要特点有：①对照是在病例发生之前就已经选定的，不与病例进行配比。②对照组中的成员如果发生疾病，在资料分析时，这部分患者既作为对照组，又同时作为病例组。因此对于相同数量的病例，病例队列研究需要比病例对照研究更多的对照才能获得同样的统计效率。③设计效率高。病例对照研究可以同时研究几种疾病，不同的疾病有不同的病例组，但对照组都是同一组随机样本。在一般情况下，能运用巢式病例对照设计进行的研究，也能用病例队列设计来对其研究。但病例队列研究更适合于精确性好但所需费用较高的分子流行病学研究。

（3）病例交叉设计：病例交叉设计（case-crossover design）是 1991 年 Maclure 提出的一种设计方法，以研究某些突发事件与随访发生的某些结果之间的可能关系，其设计思想是：通过比较相同研究对象在急性事件发生前一段时间的暴露情况与未发生事件的某段时间内的暴露情况，分析该暴露因素与该急性事件之间的关系。如果暴露与该急性事件有关，那么在事件发生前一段时间内的暴露频率应该高于更早时间内的暴露频率。例如，研究口服何首乌与肝损害之间的关系，如果二者之间是相关的，则应该可以观察到在肝损害发生前几天或几周内应有口服何首乌增多的现象，或者口服何首乌增加后一段时间内肝损害发病增多。

病例交叉设计的研究对象包含病例和对照两个部分，但两部分的信息均来自于同一个体。其中，"病例部分"被定义为危险期，是疾病或事件发生前的一段时间；"对照部分"为对照期，该期是指危险期外特定的一段时间。病例交叉设计就是对个体危险期和对照期内的暴露情况进行比较。病例交叉设计可以被视为配对的病例对照研究设计，因为该设计中每个研究对象都有其危险期和对照期的暴露信息，即这些病例就是自己的对照，相当于 1∶1 配比。此外，病例交叉设计中所有暴露信息均是通过回顾而得到的。

病例交叉设计适合于研究短暂效应的暴露。如果暴露的效应是长期的，则过去的暴露可能是最近疾病发作的原因，这种情况下不适合采用病例交叉设计。

（4）单纯病例研究：单纯病例研究（case only study），也称病例—病例研究，是近年来被广泛应用于疾病病因研究中评价基因与环境交互作用的一种方法。单纯病例研究的基本原理：确定某一患病人群作为研究对象，追溯每一成员环境暴露资料，并收集患者的一般情况、混杂因素及其他相关资料，采集患者的生物标本，采用分子生物学技术检测基因型，然后以具有某一基因型的患者作为病例组，以不具有该基因型的患者作为对照组，调整其他协变量（如年龄、性别、种族、职业等）后，根据基因型与环境暴露情况，按病例对照研究的方式处理资料。

单纯病例研究应用的前提条件是在正常人群中基因型与环境暴露各自独立发生，且所研究疾病为罕见病。如 Porta 等以 185 例胰腺癌患者研究对象，收集相关资料，并采用分子生物学技术检测 K-ras 基因突变情况，然后以 K-ras 基因发生突变者为病例组，未发生突变者为对照组，分析饮用咖啡与 K-ras 基因突变对胰腺癌发病风险的影响。

6. 病例对照研究的注意事项

（1）偏倚问题及其控制方法

1）选择偏倚及其控制：这是由于选择研究对象的方法有问题或缺点，导致入选者与未入选者的某些特征有系统差别而产生的误差。由于病例对照研究中常常未能随机抽样，故易产生选择偏倚。特别在医院选择病例与对照时更易产生偏倚。医院收治患者有不同的选择，同时，患者到哪个医院也有选择，不同病种也有不同的入院条件，这使研究的病例或对照不能代表有关人群。由于不同的进入率，使病例组与对照组缺乏可比性。由于诊断标准不明确，或标准不够详细，使病例组内构成不一致。例如肝癌可能是原发性或继发性，可以是肝细胞肝癌或肝内胆管癌，其病因是不同的，标准不同，则引起选择偏倚。而且选择偏倚一旦发生就无法消除，只有在设计阶段加强科学设计，在选择对象时，尽可能采取随机抽样原则，才能对选择偏倚进行控制，并注意研究对象的代表性。如果在医院选择病例，则尽可能多选几所医院进行。

2）信息偏倚及其控制：在调查时对两组的暴露史采取了不同的标准或收集手段可引起信息偏倚。例如调查妇女 X 线暴露史，在病例组详细查阅病历或其他记录，而调查对照时则多依据对照口头提供资料，这种所获得的信息可比性较差，从而产生偏倚。观察者在调查或测量时收集的资料在两组间准确性不一致或者被调查者提供不准确的信息都会产生信息偏倚，例如吸烟者说他不吸烟等。控制信息偏倚就是要在研究的不同阶段控制和消除影响信息准确性的各种因素，如进行检查或调查时尽可能采取盲法；调查的变量尽可能采取客观性强的指标；对无应答的对象，要设法补救并在分析时对无应答的影响做出特别分析。

3）混杂偏倚及其控制：是由于混杂因子所造成的偏倚。混杂因子是指既和研究的疾病有联系（即这个因子必须是一个危险因子）又和研究的暴露有联系的因子。年龄、性别和许多疾病与许多暴露都有联系，所以是最常见的混杂因子。例如，在研究甘露消毒丸与 CTN 的关系中，职业是一混杂因素，因为职业与甘露消毒丸服用有联系，职业在病例组与对照组的分布不相同，而且职业可能是 CTN 的危险因素。如果不注意职业，则职业因素会混杂或歪曲甘露消毒丸对 CTN 的影响。对混杂因子的作用，在研究设计阶段可采用限制和匹配的方法进行控制。在分析阶段可采用分层分析方法，标准化处理或应用多因素分析方法进行处理。此外，分析资料时要讨论偏倚的产生及存在的大小，如存在明显的偏倚，下结论应慎重。

（2）病例对照研究结果的解释：病例对照研究资料经统计学推断后、若病例和对照之间在某因素暴露比例上有明显差异，我们就称暴露因素和疾病之间存在着统计上的关联。这种关联可以是因果性质的，也可以不是。因此，对结果的解释，有下列三种可能：①机会的作用：利用统计学上的显著性检验及 OR 值的置信区间可以说明抽样误差或机会影响研究因素和疾病关联的大小。但需注意的是，如果结果无显著性差异，不能轻易地肯定该因素与疾病之间不存在关联，因为这可能由于因素对疾病的作用较小，而样本含量没能达到分析所要求的精度和把握水平而造成的。此时，应扩大样本量，再进行研究。②偏倚的作用：病例对照研究中最重要的偏倚是抽样时的选择偏倚和资料收集中的回忆偏倚。结果解释时要详细探讨发生偏倚的可能性、样本的代表性和资料的可比性。如进行的是以医院为基础的病例对照研究，就要详细探讨本次研究的病例和对照是如何选择的，病例的选择是否是多医院选择，病例的诊断标准是否一致，对照是否是多科室随机选择。在调查时，是否注意保证研究对象有较高的应答率，避免失访。调查因素的设计是否客观、合理，调查员工作态度如何，被调查者的回答情况如何等。另外，对混杂因子造成的混杂偏倚也应有充分的估计和判断。要说明当混杂因子的作用得到控制之后，相对危险度或比值比发生何种程度的变化或不发生变化；如果发生变化，那么这种变化就是混杂作用大小的一个指标。混杂作用被控制后，依然存在的联系，可以解释为研究因素与疾病之间的特异性联系。对混杂作用的处理是数据分析的一部分。③因果联系：流行病学研究其目的之一是确定一些可能会引起疾病或能预防疾病的因素，其最终目标是通过对这些因素的干预而改变疾病的发生频率或严重程度，或阻止疾病率的升高。从这个意义上来说，若某因素的水平改变以后疾病频率或特征亦随之变化，则我们可以把这一因素称为是一个病因因素。这一定义包括两个要素：其一是时间顺序是因在前，果在后；其二是若对这个要素进行干预或其本身发生改变，发病率也会发生改变。后面的实验性流行病学研究可以证实因素之间是否存在这种关系，而病例对照研究仅能借助于逻辑推理即病因推断技术判断是否存在因果联系，它对因果关系仅限于是一种判断而不是因果联系的证明。

7. 病例对照研究的优缺点

（1）病例对照研究设计方案的优点：病例对照研究设计方案的优点如下：①病例对照研究所需的样本量比队列研究少得多，为此特别适宜于少见疾病的研究，有时也是唯一可行的研究方法，如恶性肿瘤的病因和危险因素研究，病例对照研究设计是最常用的方法，因为如采用队列研究常需要很大样本，有时甚至不可能做到。②由于调查暴露情况是采用回顾方式，因此适用于长潜伏期疾病的研究，如化学因素致癌作用常需 10~20 年，如设计前瞻性研究则需要观察 10~20 年才能下结论，造成科研周期过长，影响科研成果的及时发表，而病例对照研究可以迅速出成果。并且队列研究有时要对病例营造一个暴露环境是不可能的，而病例对照研究不存在这个问题。③病例对照研究允许同时调查多种因素和研究疾病的关系，并可以使用病史记录作为数据的来源。④采用病例对照研究设计方案可以省人力、省时间、省经费，科研周期短，可较快得到结果，容易出成果。

（2）病例对照研究设计方案的缺点：病例对照研究设计方案的缺点如下：①病例对照研究选择合理对照十分困难，对照组的选择系由研究者自行选择，病例常不能代表全部病例，对照常也不能代表其对象人群，难免产生偏倚。②暴露水平和暴露率的测量是在患疾病之后回顾而获得，其可靠程度往往不等，因此特别容易受到回忆性偏倚的影响，尤其是设计不规范的病例对照研究更易受到各种偏倚的影响，从而影响研究结果的正确性。③论证强度不及队列研究和试验性研究，因此当病例对照研究得出的结论有争议时，应进一步设计队列研究加以证实。④病例对照研究不能计算发病率，也不能证实某因素与某疾病的因果关系，只能计算近似的相对危险度，用优势比来估计。

（二）质量评价

1. 方法学质量评价 同队列研究，推荐使用 NOS 量表（0~4 分为低质量研究，5~9 分为高质量研究）。具体评价方法如下表 3-16。

2. 报告规范性评价 同队列研究，推荐使用 STROBE。

表 3-16 纽卡斯尔—渥太华量表（病例对照研究的评价）

三大方面	8 个条目	星级判断依据
病例组与对照组的选择		
	病例的定义和诊断是否恰当？	
		A 是的，疾病的定义和诊断是正确、独立和有效的（＊）
		B 是的，例如根据病例记录或者医生自己的记录
		C 没有描述
	病例的代表性	
		A 是连续病例，或者病例有很好的代表性（＊）
		B 存在选择性偏倚或者没有阐明
	对照的选择	
		A 社区对照（＊）
		B 医院对照
		C 没有描述
	对照的定义	
		A 没有需要研究的疾病史（＊）
		B 没有描述
可比性		
	病例和对照的可比性（设计和分析阶段）	
		A 根据重要的因素来选择和分析对照的（＊）
		B 根据其他重要的因素来选择和分析对照的（＊）
暴露		
	暴露的调查和评估方法	
		A 可靠地记录
		B 盲法（不知谁是病例组和对照组的面谈）（＊）
		C 非盲法的面谈
		D 自我记录后者仅病例记录
		E 没有描述
	病例对照的调查方法是否相同	
		A 是（＊）
		B 否
	无应答率	
		A 相同（＊）
		B 不同

注：可比性最高可给予两颗星，而其他项最高一颗星。＊达到此标准即得 1 分。

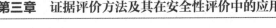

（三）在安全性评价中的应用及实例

1. 适用情况　病例对照研究属于因果关联推论的一种分析性研究，是探索患有某种疾病（或发生某种结局）的病例组与未患该疾病（或未发生某种结局）的对照组之间对危险因素（或治疗）的暴露情况，通过询问或复查病例档案等方式，获得既往暴露因素与疾病结局之间相关性的研究。如果两组在研究因素之间存在差异，则推论该危险因素（或治疗）与疾病结局有相关性。病例对照研究的证据级别在循证医学里属于三级证据，优于无对照的病例系列和个案报告。病例对照研究可以应用于药物或其他疗法的疗效评价、病因或其他危险因素的研究、药物不良反应观察、疾病的早期诊断。

2. 病例对照研究对中医药安全性评价的意义　由于病例对照研究可以同时对多个暴露因素进行调查，故适合于复杂病因和复杂干预的研究。病例对照研究对于中医药的研究有两个方面的意义：其一，研究中医药整体作为一个暴露因素与疾病不良事件的关系；其二，探讨中医药各个组成要素分别作为独立暴露因素与疾病不良事件之间的关系，可为队列研究和临床试验提供理论依据。例如，要了解中医药对于肿瘤患者预后的影响，可以把中医药治疗作为暴露因素，肿瘤的生存或复发转移作为结局进行回顾性的病例对照研究，初步得出中医药治疗与肿瘤生存或复发转移之间的相关性。

3. 举例　为探讨儿童使用双黄连注射剂发生不良反应的危险因素。将某三级甲等医院 2001 年 1 月至 2002 年 12 月使用双黄连注射剂住院患儿列为调查对象，其中出现不良反应的 39 例患儿纳入病例组，采用 1 : 2 匹配病例对照，对照组为相匹配的 78 例患儿。选取既往史、过敏史、合并抗菌药、合并用药总数、出现时间、用药总天数、溶媒、滴速、剂量、生产批次等 9 项候选危险因素进行调查分析，用 SPSS13.0 统计软件，采用配对单因素和多因素条件 Logstic 回归分析，筛选出危险因素。结果单因素条件 Logstic 回归分析将用药总天数筛选为不良反应出现的"保护因素"，OR 值为 0.097，$P<0.05$。合并用药总数筛选为不良反应出现的危险因素，OR 值为 2.449，$P<0.05$；多因素条件 Logstic 回归分析显示，用药总天数是双黄连不良反应出现的"保护因素"，OR 值为 0.089，$P<0.05$。合并用药总数是双黄连不良反应出现的危险因素，OR 值为 2.678（95%CI：1.199~5.979）。说明合并用药总数是儿童使用双黄连注射剂发生不良反应的危险因素。

第五节　横断面研究

一、概述

（一）定义

横断面研究，亦称为现况研究。是指在一个特定的时间点或期间内对一个特定人群某种疾病或健康状况进行的调查研究，在部分文献中它被称为现况调查。现况研究收集的资料不是被调查人群过去的历史记录，也不是多次随访的结果，而是调查当时的客观情况，这也是它得名现况研究的缘由。从时间序列角度讲，现况研究是特定时间对特定事件的调查研究，所收集的资料反映该时间断面的状态，因而被称为横断面研究（cross-sectional study）或横断面调查（cross-sectional survey）。现况研究在描述疾病或健康状况的水平时主要用的是患病率指标，因此它还被称为患病率调查。

（二）特点及其应用范围

横断面研究是描述性研究最主要的方法，它直接体现描述性研究的方法学特征和应用范围。可用于：①了解特定疾病或健康状况在特定时间、地区及人群中的分布特征。②了解特定人群及其环境中的某些因素与特定疾病或健康状况的分布，通过分析比较，探索它们之间的联系，以获得有关病因的启示，并逐步建立病因假设。③通过对一个社区疾病与健康状况的调查，发现该社区的主要卫生问题，为卫生行政部门制定防治措施，合理配置卫生资源提供决策依据。④早期发现病例并使其能够得到及早治疗。⑤在实施一项防治措施前后进行横断面研究，以考核防治措施的效果。

（三）种类

现况研究根据获取样本的方式分为普查（overall survey）和抽样调查（sampling survey）两类。

1. 普查

（1）概念：普查是指对研究所确定的调查范围内的全部观察对象（总体）进行的调查。在流行病学研究中，普查通常是在一个特定时间点或期间内对全部观察对象某种疾病或健康状况进行的调查。

（2）目的：早期发现疾病并使其得到及早治疗，如高血压普查、乳腺癌普查等。了解疾病的分布，例如血吸虫病普查、疟疾普查等。了解人群的一般健康水平，例如儿童发育状况普查。建立某些生理指标正常值，例如人体的血脂、发铅、血红蛋白正常值等。

（3）开展条件：开展普查时一般应具备如下一些条件：有足够的人力，物资和设备。所普查的疾病的患病率不太低。所使用的检测方法操作简便，易于接受，且具有较高的敏感度和特异度。

（4）优缺点：优点是：①由于是调查某一人群的所有成员，所以在确定调查对象上相对容易。②可以获得观察对象多种疾病或健康状况的全貌。缺点是：①参加调查的人员多，调查技术和检测方法的标准难以统一，影响调查的质量。②普查对象多，调查期限短，难以避免遗漏情况发生。③普查不适用于患病率较低以及检测技术较复杂的疾病。

2. 抽样调查

（1）概念：抽样调查是指从研究所确定的全部观察对象（总体）中抽取一定数量的观察对象组成样本，根据样本信息推断总体特征的一种调查方法。在抽样调查中，通常采取随机抽样（random sampling）的方法选取样本，使样本信息对总体具有较好的代表性。随机抽样的原则是每个观察对象被抽到的机会一致。样本对总体的代表性不仅仅与随机抽样有关，它还受到样本大小和抽样方法等因素的影响。

抽样调查是以小窥大，以少概全的调查方法，是各种调查研究中应用最普遍的一种。抽样调查较普查有更多的优点。

（2）抽样调查的优缺点：优点是：①抽样调查可节省时间、人力和资源。②抽样调查容易做到深入、仔细和准确。缺点是：①抽样调查的设计、实施以及资料的分析都较复杂。②重复及遗漏不易被发现。

（3）抽样方法：在流行病学调查中，抽样方法主要有单纯随机抽样、系统抽样、分层抽样和整群抽样，具体请参考相关流行病学书籍。

二、质量评价

（一）方法学质量评价

美国卫生保健质量和研究机构（Agency for Healthcare Research and Quality，AHRQ）对观察性研究的质量评价标准进行了推荐，对于横断面研究，推荐采用 NOS 量表作为质量评价标准，包括 11 个条目，分别用"是""否"及"不清楚"作答：

（1）是否明确了资料的来源（调查，文献回顾）？

（2）是否列出了暴露组和非暴露组（病例和对照）的纳入及排除标准或参考以往的出版物？

（3）是否给出了鉴别患者的时间阶段？

（4）如果不是人群来源的话，研究对象是否连续？

（5）评价者的主观因素是否掩盖了研究对象其他方面情况？

（6）描述了任何为保证质量而进行的评估（如对主要结局指标的检测 / 再检测）；

（7）解释了排除分析的任何患者的理由；

（8）描述了如何评价和（或）控制混杂因素的措施；

（9）如果可能，解释了分析中是如何处理丢失数据的；

（10）总结了患者的应答率及数据收集的完整性；

（11）如果有随访，查明预期的患者不完整数据所占的百分比或随访结果。

（二）报告规范

同队列研究和病例对照研究，推荐使用 STROBE 报告规范，见前文。

三、在安全性评价中的应用及实例

（一）适用情况

病因研究是一个循序渐进的过程，对一个不明原因的疾病来说，从病因的一无所知到明确病因，需要经过一系列的研究。一般来说，首先通过描述性研究探索疾病的危险因素，运用逻辑推理提出病因假设；然后根据假设指出进一步的研究方向，选用病例对照研究或队列研究方法检验病因假设；有时要借助于实验性研究进一步验证假设；最后进行病因研究的循证评价。由此可见，横断面研究处于病因学研究的起始环节，主要通过详细描述疾病或其预后不良事件的三间分布（时间分布、地区分布、人群分布）情况，为后续研究提供参考依据。

（二）举例

2008 年 3 月，我国某省陆续报道多例婴幼儿泌尿系统结石病例，随后多个省份相继发现类似病例，在短时间内出现大量结石患儿，可能的原因是什么？为了探讨疾病的病因，北京大学附属第一医院相关研究团队通过多中心的横断面调查，发现此类患儿多食用三鹿牌婴幼儿配方奶粉，进一步分析显示奶粉中含有大剂量三聚氰胺，与泌尿系结石发生有相关性。同时据原卫生部报道，截至 2008 年 9 月 17 日 8 时，全国医疗机构共接诊、筛查曾食用过三鹿牌婴幼儿配方奶粉的婴幼儿数万名，临床确诊婴幼儿泌尿系统结石患儿六千余名（回顾性调查发现 4 例死亡）。9 月国家质量监督检验检疫总局通报全国婴幼儿奶粉三聚氰胺含量专项检查结果显示，有多家企业生产的配方奶粉中检出了含量不同的三聚氰胺，其中石家庄三鹿牌婴幼儿配方奶粉中含量最高，最高含量达 2563mg/kg，其他抽检奶粉中三聚氰胺含量在 0.09~619mg/kg 之间。调查揭示这是人为在牛奶中添加三聚氰胺所致，是一起不法分子制造的食品安全事件。该事件亦重创中国制造商品信誉，多个国家禁止了中国乳制品进口。9 月底，中国国家质检总局表示，该事件已得到有效控制。

再例如，某研究组对注射用丹参多酚酸冻干粉的临床应用的安全性进行扩大人群范围的上市后安全性再评价，采用横断面调查的方法，收集分析 2012 年 7 月至 2013 年 7 月期间北京中医药大学东直门医院等 63 家医院的 3 430 例患者的用药情况、患者信息及发生的不良反应。结果显示发生不良反应 16 例 29 例次，发生率为 0.466%，其中重度不良反应为 0 例，中度不良反应为 10 例次（占全部 ADR 的 34.48%），轻度不良反应为 19 例次（占全部 ADR 的 65.52%）。说明注射用丹参多酚酸冻干粉临床应用不良反应发生率低，安全性较高；临床实践的规范性对临床用药安全存在影响，应加强中药注射剂临床应用的监督、培训与指导。

第六节　病例报告与病例系列研究

在疾病研究的初期，病例报告或病例分析可以快速地提供直接证据，通过描述疾病的三间分布情况，为确定病因和疾病诊断提供重要线索。

一、概述

（一）概念

病例报告（case report）是临床上有关单个病例或几个病例的详尽报告，通过对新发疾病、罕见或少见疾病、人们不熟悉的疾病或某些常见疾病的异常表现进行详细描述与记录，以引起医学界的注意。病例报告的内容包括患者的临床症状、体征、诊断、治疗与预后以及患者的人口学特征。

当可以获得 10 个以上的病例时，可以进行病例系列研究（case series）。病例系列是无对照的观察性研究，涉及对多个患者同一种干预、疾病或结局的描述，主要用于以下 3 方面：①报告药物治疗的潜在危害和不良反应；②描述一种新出现的疾病或罕见病的临床表现、诊治措施，新的手术方法、护理方法或其他保健措施；③观察某药物或疗法的效果。相比于其他研究类型，病例系列由于未随机分组和设置对照，可能受到多种潜在偏倚的影响。按照牛津证据分级系统等系统，病例系列在证据等级中处于低级别。但在某些情况下（如涉及伦理学问题），对照试验（RCT、队列研究或病例对照）可能不适用或尚未开展，病例系列可能是唯一可得的研究证据。

病例报告和病例系列研究属于医学研究中的观察性研究，因为缺乏对照，在研究设计上不像队列研究、病例对照研究等有严格的要求，人们往往对病例报告及病例系列研究不够重视。其实，病例报告是临床医学和流行病学的一个重要连接点，往往为医学科研工作者建立疾病（异常表现）与可能风险因素的因果（关联）假说提供重要依据与线索。1985 年，美国医师协会评价过去 150 年间发表在 JAMA 上的研究，找出 51 项在推动医学科学进步与改变临床实践中有重要意义的研究，其中有 5 篇是病例报告。

（二）在流行病学方法中的定位

顾名思义，病例报告和病例系列研究仅仅对临床发生的事件进行观察与记录。因为缺乏对照，病例报告或病例系列研究的研究结果仅能代表所报道的病例，对于病因学研究而言，一般情况下只能提供进一步研究的线索，而不能为因果关系的论证提供可靠证据。

但是，对符合"全或无（all or none）"规律的病例报告而言，无论在疗效评估领域还是预后研究领域，病例报告可提供真实可靠的证据。"全"指在临床使用某项治疗之前，所有患者均死亡，而使用后，有部分患者存活下来；"无"指在没有使用某项治疗之前，部分患者发生死亡，而使用后，没有患者再发生死亡。如：陈中伟院士 1963 年成功完成世界上首例离断肢体再植术后，在《中华外科杂志》上发表了题为《前臂创伤性完全截肢的再植》的病例报告，为离断肢体的治疗提供了最佳临床证据的同时，成为我国显微外科技术居国际领先地位的标志。

（三）在中医药安全性循证评价中的意义

1. 发现新疾病　在临床实践中，病例报告为临床医生和医学科研工作者提供了大量贴近临床实际、生动、直接的第一手临床资料。如果临床医生有敏锐的科研意识，善于思考，在临床实践中发现异常病例时，可以第一时间报告，让同行了解。病例报告可以非常敏感地反映诊疗过程中的新发现，从而为医学提供了许多新的观点，推动着医学不断发展与进步。

例如，何首乌原是中医的一味重要补益药物，具有解毒消痈、润肠通便、补肝肾、益精血、乌须发的功效，然而，自 20 世纪末期开始，国内外不断出现多起服用生何首乌、制何首乌、含何首乌的复方或中成药引发肝损伤的报道，学界相继发表一系列病例报告。相关的报告中，患者均有在一定时间内反复服用何首乌或含何首乌制剂而重复引发肝损伤的情况，多数患者在停药后病情好转。大家意识到何首乌可能是导致肝损伤的原因，何首乌的安全性问题就此引发高度关注，一系列关于何首乌的主要化学成分、毒性、病因学的基础研究和流行病学研究就此展开，并验证了何首乌具有肝毒性这一假设。英国、澳大利亚等国相关部门因此加强了对含何首乌的药物的监管，并要求该类药物必须标明服用后可能导致肝损伤。

2. 建立因果假设　作为描述少见、罕见或异常临床事件的最直接方式，病例报告是收集与记录疾病的临床特征、分布频率、危险因素、治疗与预后等第一手临床资料的研究手段。病例报告常常为临床研究者形成研究假设提供丰富的数据资源，尽管病例报告本身不能验证这些假设，但可以引发一系列深入研究。此外，病例报告常常以单个患者或一组患者作为研究对象，在同一时点观察、记录疾病与危险因素的相关数据，并进行简单总结，因此其研究结果常常受到质疑，但不可否认的是，病例报告在详尽地描述单个病例或一组病例的临床和实验室研究结果时，如果方法学可靠，可以为病因机制和治疗方法的研究提供重要帮助。如 1954 年，德国的 Chemie Grünenthal 公司合成药品反应停（thalidomide），1957 年作为非处方药在德国上市，同年在欧洲上市，到 1962 年，在 46 个国家均有销售。1958 年到 1962 年间，短肢畸形（海豹儿）胎儿的娩出率忽然升高，引起了很多临床医生的重视，相继发表了一系列病例报告。正是根据有关反应停在怀孕早期可能会产生有害影响的病例报道，让大家意识到反应停可能是导致短肢畸形儿发病频率增加的原因。后来，人们通过生态学的研究、病例对照研究、队列研究等方法验证了这一假设。因此，在一般人群中，当患病率极低的疾病随着某种暴露（危险因素）的出现而显著增加时，系列的临床罕见病例的报告将为暴露（危险因素）与疾病之间因果关系的建立提供有价值的研究线索。

3. 积累进一步研究的原始数据　随着互联网技术的发展，我们获得信息渠道更加多样化，我们可以设计对病例报告进行系统检索，并通过对病例报告的综合分析进行二次研究。如：我们在评价药物上市后的安全性时，可以基于不良反应的病例报告或病例系列研究结果进行 Meta 分析。例如，有研究者采用系统评价研究雷公藤用药者生殖毒性的发生率，以 "tripterygium wilfordiihook.f" "toxicity" "reproductive" "side effect" "adverse" "safety" 和 "tolerability" 为关键词检索，筛选后纳入国内外 56 篇文献，经 Meta 分析显示总生殖毒性发生率为 17.9%（95% CI：14.1%~22.5%），儿童和成人发生率分别为 24.4%（95% CI：13.3%~40.3%）和 15.7%（95% CI：11.9%~20.4%）；其中 24 个有对照的研究显示，用药组生殖毒性风险是对照组的 5.1 倍（95% CI：3.2~8.2）；结果提示雷公藤用药者生殖毒性的发生率较高，应重视对生殖毒性的防治。

此外，病例报告往往是低年资临床医生开展临床科研的第一步，在医学研究与医学教育中都有着重要的地位。除了《新英格兰医学杂志》（New England Journal of Medicine）《柳叶刀》（LANCET）、《美国医学会杂志》（Journal of American Medical Association）等国际范围内重要的临床医学学术期刊坚持刊登病例报告外，还有专门的病例报告学术期刊，如《医学病例报告杂志》（Journal of Medical Case Reports）、《英国医学杂志病例报告》（BMJ Case Reports）等。这些专业期刊同样也是同行评议期刊，为了促进医学同行之间对病例报告的发表与分享，许多有影响的学术期刊还提供了供病例报告发表与公开获得的网络资源。

（四）病例报告常用的收集方法

病例报告常用的收集方法有三种：回顾性病例报告（retrospective case report），前瞻性病例报告（prospective case report）与时间序列（time series case report）病例报告。

1. 回顾性病例报告　回顾性病例报告是最常用的方法，指病例报告是在给予患者临床干预之后，回顾性地收集包括诊断、治疗在内的数据，而不是在患者就诊之前就设计好的研究。事实上，如果我们在日常临床工作中应用了真实、可靠的数据测量方法，保证病例资料中的信息的真实性与可靠性，就可以很好地基于已有的病例资料完成病例报告。临床医生最容易犯的错误是，尽管在临床管理病例时用了最好的方法，但因为缺乏预先的设计，导致没有用规范、标准的方法测量各种数据，从而会降低病例报告的可信程度。

2. 前瞻性病例报告　相对于回顾性病例报告，前瞻性病例报告指研究者在收集病例前已预先完成了研究计划。如一个针灸医生常常接诊退行性膝关节炎病例，研究经自己改良的针灸方法是否可以改善目前的疗效，可以先检索文献，使自己的治疗方法更趋于标准化，并掌握评价退行性膝关节炎疗效的指标。在此基础上，可以完成一个病例报告的设计，等患者接受治疗时，可以根据研究计划对研究结果进行准确测量。

3. 时间序列的病例报告　时间序列报告也属于前瞻性报告，指在不同的时间点，如治疗前，治疗过程中与治疗后对结果进行多次测量。通过多次测量，可以掌握疾病的发展与转归的一般趋势，克服回顾性病例报告与前瞻性病例报告仅能做前后比较的局限性。

（五）病例报告的平台

报告罕见病例，以增加原始文献的积累。2012 年，美国国家卫生研究院（National Institution of Health，NIH）推出了一项试点计划，建立全球罕见病病例登记系统和数据库（Global Rare Diseases Patient Registry and Data Repository，GRDR）。此数据库将提供一个共享平台，为流行病学工作者提供研究罕见病的数据，为临床医生开展新的临床试验提供足够的病例，同时将启动疾病自然史的研究，为大家了解罕见病，研发新的治疗措施提供基本素材。此项目将基于网络平台，向全球范围内征集罕见病例的相关数据。

（六）注意事项

1. 报告一种新的或改良的治疗方法需谨慎　报告一种新的或改良的治疗方法是临床病例报告中的常见内容，临床医生常常针对难治性疾病，结合自己的临床经验撰写病例报告，与同行交流自己发现的新治疗方法或改良的治疗方法。但需要注意的是：除非符合"全或无"规律，病例报告仅能为同行提供一种思考，而不能作为疗效评价的证据。

2. 知情同意与伦理　虽然病例报告不涉及为了研究而特定设计的干预，但病例报告研究仍要求遵循自愿参与研究的原则，考虑到涉及患者个人资料保密问题，如使用患者图片时，为保证患者的医疗待遇与权益不受影响，我们还是应遵循医学研究中的伦理学原则，做好知情同意。

3. 病例报告与病例系列研究的偏倚　病例报告与病例系列研究作为一种观察性研究，同样有选择偏倚、测量偏倚，此外，还存在发表偏倚。

（1）选择偏倚：在回顾性病例报告中，可能由于部分病例的记录不完整、导致这部分病例不能纳入分析，从而产生选择偏倚。另一方面，在介绍新的治疗方法的病例报告中，研究者收集到的病例往往是疗效较好的患者，而疗效差或者不能耐受的患者已自行脱落，因此产生选择偏倚，使疗效被高估。

（2）测量偏倚：由于病例报告常常针对"异常"现象，对异常现象的测量如缺乏统一的，可被同行认可的标准时，常常会发生测量偏倚，影响结果的真实与可靠性。

（3）发表偏倚：因缺乏强有力的方法学支持，病例报告存在严重发表偏倚（publication bias），即阴性结果的治疗可能根本不会被撰写成报告投稿及发表。Oliveira 等对巴西 28 种牙科期刊在 1994—2003 年间发表的 435 篇病例报告进行评价，发现：发表的病例报告存在阳性结果偏倚，从而影响了读者的临床决策。

二、质量评价

（一）病例报告规范 CARE 共识

病例报告研究的质量评价多数也会推荐直接使用其报告规范 CARE 共识。在实际科研工作中并不是强制使用，但此规范可以帮助大家在撰写病例报告时有意识地收集规范中提到的相关信息，以保证病例报告与病例系列研究的质量。

病例报告是对新发疾病、稀有或罕见疾病、或某些常见疾病的不常见表现进行详细描述与记录。一篇好的病例报告会为临床医生和医学科研工作者提供贴近临床实际、生动、直接的第一手临床资料，往往还能引发新的研究热点，开辟一个新的研究领域，是临床医学和流行病学的一个重要连接点。

广义的病例报告（case report）包括两种类型：一类是单个案例报告，或称个案报告

（report of single case）；另一类是病例系列（case series），也称病例分析。病例报告常被用于临床医生对某一疾病的临床特征进行详尽描述与记录，并提出研究假设的主要手段，但由于其方法学上的缺陷使该类研究存在一些难以回避的局限性，如：①不能对暴露与疾病之间的因果关系进行定量评估；②个体化的诊疗特征维度很多，结果可推广性较低；③不设立对照，结果解释时无法排除非研究因素的混杂效应；④个案报告存在严重发表偏倚，阴性结果通常不被发表，从而影响临床决策。因此，制定一个专门适用于个案报告的报告规范的需求变得非常迫切，其对于声明这类证据的重要性、特殊性以及提高该类研究报告质量有重要意义。

2013 年由来自美国、英国、加拿大和德国等国家的大学、医院、科研机构和医学期刊等多个领域共 27 位研究人员组成 CARE 工作组，经过多次会议讨论达成 CARE 共识（case report），并产生了一个包含 13 个条目的清单，即个案报告的报告规范。CARE 共识于2013 年 9 月被多家期刊首次同步刊发，是国际医学期刊编辑委员会（ICMJE, International Committee of Medical Journal Editors, ICMJE）和 Equator 协作组（Enhancing the Quality and Transparency of Health Research, Equator Network）认可推荐的报告规范。2016 年 1 月，CARE 小组发布了 2016 CARE 信息清单更新版。更新版在内容方面进行了不少修改，也增补了一些全新的内容，尤其是凸显了临床诊疗中的医学伦理学。

（二）清单内容

CARE 共识包含 13 个条目：标题、关键字、摘要、简介、患者信息、临床发现、时间表、诊断评估、治疗干预、随访和结果、讨论、患者观点和知情同意书等，见表 3-17。

表 3-17 2016 CARE 清单

项目	编号	内容
文题	1	词语"病例报告"应与本报告中最受关注的内容同时列于文题中
关键词	2	4~7 个关键词——包括关键词"病例报告"
摘要	3a	背景：本病例报告为已有的医学文献增添了什么新的内容？
	3b	病例小结：主诉、诊断、干预、结局
	3c	结论：从本病例中主要"获取"了什么经验？
引言	4	当前的医疗标准以及本病例的贡献——列出参考文献（1~2 段文字）
时间表	5	将本病例报告中的信息按时间轴列成表或图
患者信息	6a	对病例的人口统计学信息以及其他患者和当事人的信息予以隐私保护
	6b	主诉——促使患者本次就诊的主要症状
	6c	相关既往史，包括既往的干预措施和结局
体格检查	7	相关的体检发现
诊断评估	8a	评估内容，包括调查、实验室检查、影像学检查等
	8b	诊断推理，包括考虑到的其他诊断以及存在的困难
	8c	考虑提供与评估、诊断和干预相关的图或表
	8d	提供预后特征（如适用）

续表

项目	编号	内容
干预	9a	干预类型，例如推荐的生活方式、治疗、药物疗法、手术等
	9b	干预管理，例如剂量、强度、持续时间
	9c	记录干预的变化，以及相应的解释说明
	9d	其他同时实施的干预
随访和结局	10a	临床医师的评估（如合适的话，增加患者或当事人对结局的评价）
	10b	重要的随访诊断评估结果
	10c	对干预依从性和耐受性进行评估，包括不良反应
讨论	11a	对作者在处理本病例时的优势和局限性进行讨论
	11b	详细指出如何将本病例报告告知临床实践或临床实践指南（clinical practice guideline，CPG）
	11c	基于本病例报告，如何提出一个可检验的假设？
	11d	结论及其理论依据
患者观点	12	患者或当事人对此次医疗过程的评价（如适用）
知情同意书	13	绝大多数期刊要求提供病例报告中的患者的知情同意书
其他信息	14	致谢部分；竞争性利益；如有需要，提供伦理审查委员会的证明

（三）病例系列研究方法学质量评价工具

2012 年加拿大卫生经济研究所（IHE）制定了病例系列较为系统全面的质量评价工具。该工具的制定共分为 4 步。第一步对现有病例系列质量评价工具进行文献综述，搜集条目并按研究问题、研究人群、干预措施、结局指标测量、统计学分析和结果 6 个领域进行分析。第二步确定初始条目及遴选参与确定条目的专家。第三步应用德尔菲法形成最终条目清单。终版清单完成后，由 2 名评价进行预评价，专家组根据预评价结果完善解释说明文件。

（四）IHE 病例系列方法学质量评价清单

IHE 病例系列方法学质量评价清单包含 7 个领域，20 个条目，见表 3-18。

表 3-18　IHE 病例系列方法学质量评价清单

内容		说明
领域 1：研究目的		
条目 1	是否清晰地说明了研究的假设、目的、目标？	是：清晰地给出了研究的假设、目的、目标； 不清楚：研究的假设、目的、目标模糊或描述不清楚； 否：未给出研究的假设、目的、目标
领域 2：研究人群		
条目 2	是否描述了患者特点？[1]	是：描述了患者的人口学特征和病因相关的基线特征； 部分报告：只给出了患者例数； 未报告：无相关特点

内容	说明
条目 3 是否在多个中心收集病例?	是:在一个以上的中心收集病例; 不清楚:未说明患者来源; 否:患者来自于单中心
条目 4 研究纳入和排除标准是否明确且合理?[1]	是:给出了纳入和排除标准; 部分报告:只给出了纳入或排除标准中的一个; 否:纳入和排除标准均未给出
条目 5 患者的纳入是否连续?	是:明确说明连续纳入了患者,或说明纳入了所有符合标准的患者; 不清楚:纳入患者的方法不清楚,或无相关信息说明; 否:没有证据显示为连续病例,因资源等问题使连续纳入受限
条目 6 患者的病情是否一致?[1]	是:明确阐述纳入患者病情的一致性,包括临床状况、发病时间,干预之前的暴露、疾病严重程度、合并疾病或并发症情况; 不清楚:未说明纳入患者的病情是否一致; 否:患者病情不一致,其发病时间等特点差异很大
领域 3:干预与联合干预	
条目 7 是否清楚描述了主要的干预措施?[1]	是:主要的干预措施描述清楚(如剂量、实施频率、疗程、持续或临时干预、技术参数或设备特点); 部分报告:只提到了干预名称 否:没有描述相关干预情况
条目 8 是否明确描述了联合干预措施?	是:患者接受了联合干预; 不清楚:可能有联合干预,但是未给出相关信息; 否:明确说明没有联合干预,或从文中看出没有联合干预
领域 4:结局测量	
条目 9 是否事先确定研究要测量的结局?[1]	是:在背景或方法部分给出了所有相关结局指标的标准(如可测量的改善或效果、症状缓解、功能改善等); 部分报告:只在背景或方法中简单给出了部分相关结局; 否:结局测量首次出现是在结果、讨论或结论部分
条目 10 是否应用合理的客观和(或)主观方法测量了相关结局指标?[1]	是:方法学中描述所有相关结局指标均用合理的方法进行测量; 不清楚:不清楚结局指标是如何测量的; 否:测量结局指标的方法不合适
条目 11 干预前后是否均测量了结局指标?	是:干预前后均测量了相关结局指标; 不清楚:不清楚何时测量的结局指标; 否:仅在干预后测量了结局指标

内容	说明
领域 5：统计分析	
条目 12　是否应用了合理的统计学检验来评价相关结局指标？¹⁾ [1)]	是：方法学中详细描述了统计学检验且应用恰当（如对正态分布人群采用参数检验，非正态分布人群用非参数检验），或虽没有用统计学检验但说明了原因； 不清楚：方法学中未描述统计学检验或无统计分析信息； 否：统计学检验应用不合理
领域 6：结果与结论	
条目 13　是否报告了随访时间？	是：清楚描述了随访时间，提供了均数、标准差或中位数、范围的数据； 不清楚：随访时间描述不清晰； 否：未描述随访时间
条目 14　是否报告了失访情况？	是：明确报告了失访的例数或比例，或明确报告了所有纳入患者的结果，或通过纳入人数和实际分析人数可以获得失访人数； 不清楚：失访患者的信息不清晰，或失访报告不一致（如描述的信息和表格数据不一致）； 否：没有报告失访例数或比例
条目 15　是否在相关结局指标的数据分析中提供了随机变量估计？	是：研究报告了所有结局指标的随机变量的估计（如标准误、标准差、正态分布数据的可信区间、非正态分布数据的范围和四分位间距） 部分报告：随机变量的呈现不清楚（如报告了分布情况，但未说明标准误或标准差）； 否：没有报告结局指标随机变量的估计
条目 16　是否报告了干预相关的不良事件？¹⁾ [1)]	是：给出了研究或特定时间段内出现的干预相关的不良事件，或明确无不良事件发生； 部分报告：从报告中可推断出只给出了部分而非全部潜在的不良事件； 否：没有关于是否发生不良事件的信息
条目 17　研究的结果是否支持其结论？	是：研究结论（包括患者、干预和结局指标）基于研究的结果和讨论得出； 部分报告：研究结论（包括患者、干预和结局指标）并非完全基于研究的结果和讨论得出； 否：研究结论不是基于研究的结果和讨论得出
领域 7：利益冲突和资金来源	
条目 18　是否说明了研究的利益冲突和支持来源？	是：报告了利益冲突和资金（或其他）来源，或明确说明无利益冲突或无支持来源； 部分报告：只给出了利益冲突或支持来源一个方面的信息； 否：利益冲突和支持来源均未报告

续表

内容	说明
新增条目	
条目 19　该研究是否为前瞻性研究？[2]	是：明确说明为前瞻性研究； 不清楚：未提及研究设计或描述不清楚； 否：明确说明为回顾性研究
条目 20　是否对结局评价人员施盲？[2]	是：结局评价人员不知道干预情况； 不清楚：未报告结局评价人员是否知道干预情况； 否：明确说明或明显可判断结局评价人员知道干预情况

注 1）评价员在应用前应确定哪些方面是重要的，如有必要则咨询专家；2）预评价后新提出的条目

（五）应用建议

CARE 共识的制定具有很强的科学性、规范性，并且适当地强调了个案报告的特殊性，因此非常值得推荐该类研究的报告应严格遵循 CARE 共识。但是高质量的报告和高质量的研究并非等同。遵循该规范完成的病例报告可以称之为高质量的研究报告，但要保证高质量地开展个案研究，还要注意其方法学特殊性，在规范的报告之前，应首先保证规范的研究，建立逻辑清晰的生物学假说，其次是尽可能详尽地描述个案的多方面特征，便于后续个案再现时进行共性对比和假说验证，最终提高该类研究的临床应用价值。另外，在写作病例报告时，必须明确以下几个要点。首先，对于患者诊疗经过的描述，强调遵循时间轴进行，必须标出每一步诊疗操作的具体时间点，可以采用图表形式进行清晰展示；其次，在描述患者的诊疗经过时，同时说明采取每一步诊疗操作的理由及其结果；第三，明确指出，与既往文献资料报道的病例相比，本次报告的病例有何特殊性或创新点，能够为临床实践带来哪些新的启发，以及今后如何应用于临床实践、促进临床实践水平的提升；最后，在整个诊疗过程中，应充分保护患者及其相关人员的隐私，尊重他们的知情权，要符合医学伦理学原则。

IHE 病例系列质量评价工具为客观评价和恰当使用病例系列的研究结果提供了重要依据。考虑到对条目的符合情况进行打分可能具有一定的误导性，IHE 病例系列方法学质量评价清单不建议使用打分法，而是将每个条目都给出相应选项。专家组提出满足 14 条（70%）以上即算可接受的质量的建议。但该条目还存在以下局限：①德尔菲法专家组成员仅有 5 人，且全部来自高收入国家。一般质量评价工具的专家组由 10~20 人组成，应来自高收入和中低收入国家，并合理考虑地域分布。②该工具针对病例系列的方法学质量，也可用于病例报告的质量评价，然而开发人员并未说明是否或应该如何用这些条目来评价病例报告。③该工具虽然从原始的 30 个条目最终确定为 20 个条目，但对于病例系列而言，条目数仍然过多，针对 RCT 的方法学质量评价工具仅 6 个条目，而且部分条目（条目 3、5、12、15、18 和新增条目 1）并不完全适合病例系列或对病例系列研究并不是很重要，例如：提到一些条目需要评价员考虑（或咨询专家确定）其是否重要，进而给出更合理的评价结果；又如大多数病例系列是对曾经暴露于某种相同干预（预防）措施的一批患者进行临床结果描述和评价，这样对于前瞻性的要求并不恰当。④虽然每个条目都有对应的判断选项，但是对于总体质量还缺乏一个可参考的标准。

三、在安全性评价中的应用及实例

人们常常误认为病例报告是孤立的，偶然发生的，缺乏细节的病例描述，是经不起科学评估的。事实上，它是基于临床医学和临床流行病学研究技巧的深入观察和认真的演绎推理之上的，撰写精妙的病例报告仍不失为人们认识疾病、建立暴露—疾病之间因果关联的最直接手段。

（一）适用情况与应用现状

病例报告与病例系列研究虽然能为临床研究提供最初的研究数据，但其方法学的局限性，制约了研究结果的内部效度与外部效度。体现在：①病例报告不能对暴露（危险因素）与疾病之间的因果关系进行定量评估，因为病例报告仅能在一个时点上描述疾病的临床表现，在获取"因果"信息时没有时间跨度，从而限制了作为因果关系研究方式的价值。此外，在研究复杂病因疾病时，病例报告的作用就非常有限。②病例报告的结果可推广性较低，病例报告是个体化的诊疗情况报告，特征维度很多，严格地讲，在现实中几乎不可能找到情况完全一致的其他病例。医生在临床中参考应用病例报告结果时，必须考虑其所诊治的患者和报告中病例背景的一致度问题。③病例报告常常没有设立对照，导致我们在对研究结果进行解释时无法排除非研究因素产生的混杂效应，以及"因果"之间的前后关系。比如，有几个病例分析均报道对腰痛患者进行核磁检查，发现大多数腰痛患者均有腰椎间盘突出，因此得出腰椎间盘突出是发生腰痛的原因这一假设，但后来有研究者在无腰痛的人群中进行核磁检查，发现很多人也有腰椎间盘突出症状，从而推翻了腰椎间盘突出是发生腰痛的原因这一假设。

（二）实例

有研究者探讨某中药注射剂不良事件发生的规律及其影响因素。采用文献计量学的研究方法，全面收集该中药注射剂的不良事件个案及典型病例报道，参考其销售数据和医院信息系统数据，分析性别、年龄、过敏史、原发病、给药方法、剂量、合并用药、溶媒、不良事件发生时间等的规律。结果显示该中药注射剂不良事件个案报道在 14 岁以下的患者占 60.61%，而 HIS 数据中 14 岁以下用药的人次占 88.72%；原发病为呼吸系统感染和发热的不良事件占 81.81%；合并使用维生素 C 注射液的不良事件个案占 1/3；输液开始后 30 分钟内发生的不良事件占总数的 89.29%；2 例死亡病例都有药物过敏史。研究表明儿童用药风险没有超过平均水平，对该中药注射剂合并使用维生素 C 注射液的安全性，应开展进一步的研究；建议该中药注射剂静脉滴注开始 30 分钟内加以关注；建议对其他药物过敏者应禁用该中药注射剂。

第七节　系 统 评 价

一、概述

循证医学强调利用最佳研究证据进行临床和医疗卫生决策，这就要求对已经发表的大量临床疗效评价研究的证据进行综合，而开展这项工作的主要方法之一就是系统评价（systematic review）。目前，系统评价的结果被认为是临床诊治决策和医疗卫生政策的可靠证据。

系统评价，又叫系统综述，是指就一个特定的题目（病种或疗法），收集所有能够收集到的试验（包括所有语种），整合起来进行全面和客观的分析，从而得出这种疗法究竟是否有效的综合结论，是一种在原始研究基础上的二次研究。有的系统评价中运用了统计学定量分析方法——Meta 分析来整合原始研究的结果，因此，过去又把使用这种统计学方法的系统评价称为 Meta 分析。

根据所纳入的原始研究设计的种类，系统评价可分为随机对照临床试验的系统评价（只包括一种原始研究设计）、非随机研究的系统评价（可包括一种或多种原始研究设计）以及随机和非随机研究均包括的系统评价（包括两种以上原始研究设计）。目前最被广泛接受和应用的是随机对照临床试验的系统评价。随机对照临床试验的系统评价适用于评估药物 / 疗法的疗效，随机对照临床试验被认为是评估干预措施的"金标准"，而基于此"金标准"的试验结果综合被认为能够为医疗决策提供最完善、最可靠、最权威的证据。非随机研究的系统评价则适用于研究疾病的病因或危险因素和预后、诊断准确性，以及药物不良反应和毒副作用。但由于非随机研究在方法学上有不足之处，因此，要防止和评价可能出现的偏倚，以及由偏倚造成的结论的错误。所以采用非随机研究的系统评价对纳入试验的质量必须进行严格评价，做出结论需慎重。

二、质量评价

系统评价同传统综述一样，也是一种综述，都属于回顾性、观察性的研究和评价，因此，均可存在偏倚和随机误差。一篇综述的质量常常取决于收集到文献的全面程度和质量，以及用于综合资料的方法，减少其可能存在的偏倚和错误的程度。低质量的系统评价可能得出错误的结论，起误导作用。因此，当看到一篇相关的系统评价的文章时，如同阅读随机对照试验一样，同样需要应用一定的原则对系统评价的质量进行评价，才能作为自己决策的科学证据。

2007 年，来自荷兰 VU 大学医学研究中心和加拿大渥太华大学的临床流行病学专家们在英国医学委员会期刊《医学研究方法学》上发表了名为 "Development of AMSTAR：A Measurement Tool to Assess Systematic Reviews" 的专论，标志着 AMSTAR 的正式形成。AMSTAR 是用于评价系统评价 /Meta 分析的方法学质量的一种工具量表，共 11 个条目，每个条目均采用 "是" "否" "不知道" 和 "不适用" 进行判定。正如前文第三章第一节第三部分提及，2017 年，AMSTAR 已更新为 AMSTAR2，其英文版可从 https：//amstar.ca/ 上免费获取。AMSTAR 2 的适应范围包括基于随机对照研究（RCTs）或非随机干预研究（NRSI）或两者都有的系统评价，具体评价内容见（表 3-19）。AMSTAR 2 研究团队遴选出影响系统评价制作及其结果效度关键的 7 个条目，分别为条目 2、4、7、9、11、13 和 15。需要注意的是，关键条目的选取可以根据特定的情况进行调整。

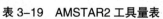

表 3-19　AMSTAR2 工具量表

条目	描述及评价标准		评价选项
1	研究问题和纳入标准是否包括了 PICO 部分？		
	"是"：	备选（推荐）：	□是 □否
	□人群 □干预措施 □对照组 □结局指标	□随访期限	
2	是否声明在系统评价实施前确定了系统评价的研究方法？对于与研究方案不一致处是否进行说明？		
	"部分是"：作者声明其有成文的计划书或指导文件，包括以下内容：	"是"：在"部分是"的基础上，计划书应已注册，同时还应详细说明以下几项：	□是 □部分是 □否
	□研究问题 □检索策略 □纳入 / 排除标准 □偏倚风险评估	□如果适合 meta 分析 / 合并，则有相应的方案； □且异质性原因分析的方案； □说明与研究方案不一致的理由	
3	系统评价作者在纳入文献时是否说明纳入研究的类型？		
	"是"，应满足以下一项：		□是 □否
	□说明仅纳入 RCTs 的理由 □或说明仅纳入 NRSI 的理由 □或说明纳入 RCTs 和 NRSI 的理由		
4	系统评价作者是否采用了全面的检索策略？		
	"部分是"，应满足以下各项：	"是"，还应包括以下各项：	□是 □部分是 □否
	□至少检索 2 个与研究问题相关的数据库 □提供关键词和 / 或检索策略 □说明文献发表的限制情况，如语言限制	□检索纳入研究的参考文献或 / 书目 □检索试验 / 研究注册库 □纳入 / 咨询相关领域合适的专家 □检索相关灰色文献 □在完成系统评价的前 24 个月内实施检索	
5	是否采用双人重复式文献选择？		
	"是"，满足以下一项即可：		□是 □否
	□至少应有两名评价员独立筛选文献，并对纳入的文献达成共识 □或两名评价者选取同一文献样本，且取得良好的一致性（kappa 值 ≥ 80%），余下可由一名评价员完成		

续表

条目	描述及评价标准		评价选项
6 是否采用双人重复式数据提取?			
	"是",满足以下任意一项:		☐是 ☐否
	☐至少应有两名评价者对纳入研究的数据提取达成共识 ☐或两名评价者选取同一文献样本,且取得良好的一致性(kappa值≥80%),余下可由一名评价员完成		
7 系统评价作者是否提供了排除文献清单并说明其原因?			
	"部分是":	"是",还需满足以下条件:	☐是 ☐部分是 ☐否
	☐提供了全部潜在有关研究的清单。这些研究被全文阅读,但从系统评价中被排除	☐说明从系统评价中每篇文献被排除的原因	
8 系统评价作者是否详细地描述了纳入的研究?			
	"部分是",需满足以下各项:	"是",还需满足以下条件:	☐是 ☐部分是 ☐否
	☐描述研究人群 ☐描述干预措施 ☐描述对照措施 ☐描述结局指标 ☐描述研究类型	☐详细描述研究人群 ☐详细描述干预措施(包括相关药物的剂量) ☐详细描述对照措施(包括相关药物的剂量) ☐描述研究的场所 ☐随访期限	
9 系统评价作者是否采用合适工具评估每个纳入研究的偏倚风险?			
RCTs:			
	"部分是",需评估以下偏倚风险:	"是",还必须评估:	
	☐未进行分配隐藏,且 ☐评价结局指标时,未对患者和评价者进行施盲(对客观指标则不必要,如全因死亡率)	☐分配序列不是真随机,且 ☐从多种测量指标中选择性报告结果,或只报告其中指定的结局指标	
NRSI:			
	"部分是",需评估以下偏倚风险:	"是",还必须评估:	☐是 ☐部分是 ☐否 ☐仅纳入RCTs
	☐混杂偏倚,且 ☐选择偏倚	☐用于确定暴露和结局指标的方法,且 ☐从多种测量指标中选择性报告结果,或只报告其中指定的结局指标	

条目	描述及评价标准		评价选项
10	系统评价作者是否报告纳入各个研究的资助来源?		
	"是": □必须报告各个纳入研究的资助来源情况 备注:评价员查找了相关信息,但纳入研究的原作者未报告资助来源也为合格		□是 □否
11	作 meta 分析时,系统评价作者是否采用了合适的统计方法合并研究结果?		
RCTs:			
	"是": □作 meta 分析时,说明合并数据的理由 □且采用合适的加权方法合并研究结果;当存在异质性时予以调整 □且对异质性的原因进行分析		□是 □否 □未进行 meta 分析
NRSI:			
	"是": □作 meta 分析时,说明了合并数据的理由 □且采用合适的加权方法合并研究结果;当存在异质性时予以调整 □且将混杂因素调整后再合并 NRSI 的效应估计,并非合并原始数据;当调整效应估计未被提供时,需说明原始数据合并的理由 □且当纳入 RCTs 和 NRSI 时,需分别报告 RCTs 合并效应估计和 NRSI 合并效应估计		□是 □否 □未进行 meta 分析
12	作 meta 分析时,系统评价作者是否评估了每个纳入研究的偏倚风险对 meta 分析结果或其他证据综合结果潜在的影响?		
	"是": □仅纳入偏倚风险低的 RCTs □或当合并效应估计是基于不同等级偏倚风险的 RCTs 和 / 或 NRSI 研究时,应分析偏倚风险对总效应估计可能产生的影响		□是 □否 □未进行 meta 分析

续表

条目	描述及评价标准		评价选项
13	系统评价作者解释或讨论每个研究结果时是否考虑纳入研究的偏倚风险?		
	"是":		□是 □否
	□仅纳入偏倚风险低的 RCTs □或 RCTs 存在中度或重度偏倚风险或纳入非随机研究时,讨论偏倚风险对研究结果可能产生的影响		
14	系统评价作者是否对研究结果的任何异质性进行合理的解释和讨论?		
	"是":		□是 □否
	□研究结果不存在有统计学意义的异质性 □或存在异质性时,分析其来源并讨论其对研究结果的影响		
15	如果系统评价作者进行定量合并,是否对发表偏倚(小样本研究偏倚)进行充分的调查,并讨论其对结果可能的影响?		
	"是":		□是 □否 □未进行 meta 分析
	□采用图表检验或统计学检验评估发表偏倚,并讨论发表偏倚存在的可能性及其影响的严重程度		
16	系统评价作者是否报告了所有潜在利益冲突的来源,包括所接受的任何用于制作系统评价的资助?		
	"是":		□是 □否
	□报告不存在任何利益冲突,或描述资助的来源以及如何处理潜在的利益冲突		

基于上述这个表格,系统评价质量可分为四个等级:高级为无或仅 1 个非关键条目不符合:针对研究问题,系统评价基于可获取研究的结果提供了准确而全面的总结;中级为超过 1 个非关键条目不符合 *:基于可获取研究的结果,系统评价可能提供了准确的总结;低级为 1 个关键条目不符合并且伴或不伴非关键条目不符合:基于可获取研究的结果,系统评价可能不会提供准确而全面的总结;极低级为超过 1 个关键条目不符合,伴或不伴非关键条目不符合:基于可获取研究的结果,系统评价不可能提供准确而全面的总结。当多个非关键条目不符合时,会降低对系统评价的信心,可从中等降级至低等质量。

此外,可用于系统评价质量评价的还有加拿大 MacMaster 大学的 Andrew D Oxman 和 Gordon H Guyatt 于 1991 年研制的 OQAQ 量表(Oxman-Guyatt Overview Quality Assessment

Questionnaire）。OQAQ 量表涉及 9 个方面共 10 个条目。前 9 个条目可以评为充分（报告并正确使用）和不充分（没有报告或不正确），最后一个条目是对整个文献质量进行打分，评价者根据前面 9 个问题的情况给 1~7 分。OQAQ 量表不涉及发表质量和研究的重要性，主要针对系统评价中容易产生偏倚的几个关键环节，即是否进行了全面的文献检索；如何减少在文献选择、数据提取和质量评价过程中偏倚的产生；对原始研究的质量评价是否采取恰当的评价工具和方法；研究数据合并是否恰当；研究结论是否客观。

英国牛津循证医学中心文献严格评价项目制作 CASP 清单，也是目前比较常用的工具之一。用于评价系统评价的清单包括 10 个条目。与其他清单不同的是，CASP 清单还考虑了研究的外部适用性。

三、在安全性研究中的应用及实例

由于干预措施 / 药品种类繁多，且不同研究报告的不良反应的发生率不一致，因此，通过单独的临床研究或大型调查来获取药品安全性 / 不良反应的总体情况非常困难。很多研究者认为，可以利用系统评价对已有文献进行二次分析，从而把握干预措施 / 药品不良反应的发生情况。

但是，与传统系统评价相比，不良反应系统评价的数量和质量目前发展相对缓慢。多年以来，医学研究领域里系统评价和 Meta 分析的应用，很大程度上都是以评价干预措施的有效性为主要目的。虽然系统评价中报告的结局指标分为有效性结局指标和安全性结局指标评价，Cochrane handbook 也明确要求在主要结局中除了良性结局，还必须包括不良结局（如不良反应），但是，对于安全性结局的报告仍然不充分。其次，大多数原始研究，如 RCT，并不能有效地发现和报告不良反应。因为这些研究所关注的主要指标是疗效，几乎不会把不良反应作为其主要研究结局，因此通常缺乏检测不同组之间不良反应差异的把握度，而且，多数临床研究通常在很短的时间周期完成，样本量也相对较小，因此发现不了那些罕见的，或需长期观察方能发现的不良反应。最后，很多安全性结局指标，由于散见于各个原始研究中，其异质性大，系统评价研究者往往并不能对其进行定量合成分析（Meta 分析）。因此，系统评价的方法用于安全性评价时，还存在很多方法学问题。针对安全性评价的系统评价的制作应与疗效评价的系统评价相区别，从研究问题的定义、证据的获取、资料分析及评价方面，应该有其自身的特点和要求，详见第五章第二节内容。

如果不能客观公正地评价一项干预措施的风险和受益，以及规范地报告干预措施所带来的利弊，会误导临床实践。目前，国际上也开始关注系统评价对于安全性结局的报告规范。2016 年初，来自加拿大 Alberta 大学的学者 Sunita Vohra 及其 PRISMA harms 团队在 BMJ 杂志上发布了有关如何规范报告安全性结局评价系统评价的报告规范清单，即"PRISMA harms checklist：improving harms reporting in systematic reviews"。PRISMA harms 清单为针对安全性结局事件的系统评价报告提供了最低限度的条目参考。清单内容详见第七章第三节。实例详见第五章第二节。

第八节 临床实践指南

一、指南的定义、分类和意义

20 世纪 80 年代，为提高医疗质量、确保医疗保健的连续性、降低医疗成本，在全球范围内开展了临床实践指南（clinical practice guideline，CPG）指导医疗实践的运动。1990年，美国医学科学院（Institute of Medicine，IOM）对实践指南（以下简称"指南"）进行了定义：是针对特定的临床情况，系统制定出帮助医务人员和患者做出恰当处理的指导性建议（推荐意见）。2011 年，随着循证医学的发展及其对指南的影响，美国医学科学院组织国际专家对指南的定义进行了 20 年来的首次更新，即指南是基于系统评价的证据和平衡了不同干预措施的利弊，在此基础上形成的能够为患者提供最佳保健服务的推荐意见。从广义上讲，此处的指南不仅仅针对临床问题，也针对公共卫生和卫生系统问题，而且随着人类对疾病诊疗技术的提高和对卫生保健认识的加深，一部指南可能会涵盖临床、公共卫生和卫生系统三大领域。指南最初的使用人群主要围绕临床医生，现在已经逐渐扩展为政策制定者、管理者和患者。

指南按照所解决的卫生保健问题，可以分为三大类，即临床指南、公共卫生指南和卫生系统指南。根据篇幅和制作周期又可分为快速建议指南（1~3 个月）、标准指南（9~12 个月）、完整指南（2~3 年）以及汇编指南（对现有推荐意见的整合与汇总）。另外还可根据是否原创分为原创指南和改编版指南，对于中低收入国家，改编高收入国家或国际组织的指南是短时间内高效率制定本国指南的重要途径。仅就临床指南而言，又可以根据所关注疾病的不同阶段，分为预防、诊断、治疗和预后等类型。

指南的恰当实施可以达到以下目的：①改善临床结局，提高医疗质量；②进行以患者为中心、尊重患者价值观的临床决策；③减少临床实践中的不恰当差异，确保患者安全；④促进医疗资源的合理配置；⑤科学合理研究结果，使用临床决策清晰、透明。总之，指南对于提高医务人员的医疗水平、规范医疗行为、提高服务质量、科学配置医药资源和保障患者的权益等起着重要作用。

二、指南制定的方法与流程

（一）国际指南制定的原则与标准

2011 年，美国医学科学院在更新了指南的定义后，同时发布了指南制定应当遵循的六大原则：①指南应基于当前可得证据的系统评价；②指南制定小组应该由多学科专家组成，小组成员应纳入与指南有关的利益团体或机构的代表；③指南应恰当考虑不同的亚组患者，以及患者的偏好；④指南制定过程应该清晰透明，最大限度地减少偏倚与利益冲突；⑤指南应详述干预措施和健康结局之前的关系，以及对证据质量和推荐强度进行分级；⑥当有新的研究证据出现时，应及时对指南内容进行更新。2012 年，国际指南协作网（Guidelines International Network，GIN）提出一部高质量的临床实践指南应遵循以下 11 条标准，见表 3-20。IOM 和 GIN 发布的指南制定原则与标准，已经成为国际上指南制定者的重要参考，同时为指南的研究者判断指南质量、使用者应用指南提供了重要依据。

表 3-20　GIN 高质量和可信指南的 11 条标准

内容	描述
指南制定小组的组成	指南制定专家组应包括多种专业的利益相关者，比如卫生专业人员、方法学家、特定主题的专家、患者。
决策制定过程	指南应该描述专家组成员达成共识的过程，在可行的情况下还应说明资助的情况。该过程应在指南制定之初确定。
利益冲突	指南应该包括指南制定小组成员的经济和非经济利益冲突声明，也应该描述如何记录和解决这些利益冲突的过程。
指南范围	指南应该详细说明其目的和范围。
方法	指南应该明确详细地描述指南的制定方法。
证据评价	指南制定者应该用系统的证据评价方法来确定和评价指南主题相关的证据。
指南推荐意见	应该清晰阐明指南推荐意见，且推荐意见要基于疗效和安全性的科学证据，若可能，也要考虑关于成本的证据。
证据和推荐意见分级	指南应该用分级系统来对证据质量和可靠性以及推荐意见的强度分级。
同行评审和利益相关者咨询	指南发表之前应该由外部的利益相关者进行评审。
指南过期和更新	指南应该包含过期时间和（或）描述指南小组将用于更新推荐意见的流程。
经济支持和资助机构	指南应该说明用于证据评价和指南推荐意见形成的经济支持。

（二）国际指南制定的步骤与方法

全球目前有 30 多个组织和机构发布了各自的指南制定手册（即，指南的指南），比如英国国家卫生与临床优化研究所（National Institute for Health and Clinical Excellence，NICE）指南制定方法与流程与世界卫生组织（World Health Organization，WHO）指南制定手册等已经更新过多个版本（WHO 指南制定流程见下图）。尽管每部手册都各有特点，但都基本包含了以下几个方面：①指南领域与范围的确定；②指南制定小组的形成；③利益冲突的声明与管理；④指南关键问题的提出；⑤证据的检索、评价与分级；⑥推荐意见的形成；⑦指南的外审与批准；⑧指南在小范围内的预实施；⑨指南的规范化报告与发表；⑩指南的更新。2014 年，加拿大麦克马斯特大学研究人员发起联合 19 个单位的 24 名专家，共同制定了包含 18 个主题、146 个条目的指南 2.0 清单，见表 3-21。由于其系统全面、简洁明了、易于操作，是除指南制定手册外，指南制定者们参考的另一重要来源（图 3-7）。

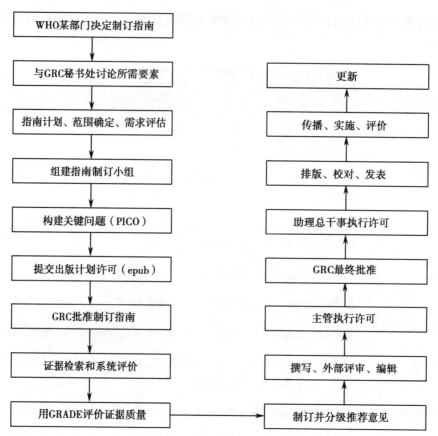

图 3-7 世界卫生组织指南制定流程图（2014 年版）

表 3-21 指南制定清单中的主题

主题	描述
1. 组织、预算、规划和培训	制定一个通用而详细的计划，包括什么是可行的，如何实现以及制定和使用指南需要哪些资源。该计划应适用于具体阶段，且用非正式的通俗易懂术语进行描述。
2. 设置优先领域	指利益相关者确定优先领域，并对其进行平衡和分级。设置优先领域可确保将资源和精力投入到那些常见领域（例如，慢性阻塞性肺疾病、糖尿病、心血管疾病、癌症、预防），卫生保健推荐意见将会在这些领域为人群、辖区或国家提供最大利益。设置优先领域的方法在应对现有可能的困难时，还需要有利于未来计划。
3. 指南小组成员	确定指南制定及其他步骤的参与者及其资质、人员规模、遴选方法。
4. 组建指南小组	确定需要遵循的步骤，参与者的讨论方式，以及决策方法。
5. 确定目标人群和遴选主题	包括描述指南用户或潜在用户，并定义指南涵盖的主题（例如，对慢性阻塞性肺疾病的诊断）。
6. 用户与利益相关者参与	描述那些不一定成为专家组成员但会受指南影响的相关人群或小组（例如，目标人群或用户）是如何参与的。

续表

主题	描述
7. 考虑利益冲突	主要是定义并管理个人利益关系和专业职责间的潜在矛盾，这些矛盾会让人怀疑其行为或决策是否受到了利益驱动，如经济、学术研究、临床收入或社会地位。利益冲突包括可能影响组织或个体不受束缚解决科学问题能力的经济、知识产权或其他关系。
8. 形成问题	主要是通过 PICO（患者/问题、干预措施、对照、结局）框架定义推荐意见需要解决的重要问题，包括具体的人群、干预措施（含诊断检查和策略）以及与决策相关的结局（例如，是否应该使用 A 检查，或者 B、C、D 或 E 疗法是否可用于慢性阻塞性肺疾病）。
9. 考虑结局指标和干预措施的重要性，价值观、偏好和效用	在制定指南的过程中，整合那些受推荐意见影响的人对可能结果的评价。这包括患者、照护者及卫生保健提供者的认知、态度、期望、道德和伦理价值观，以及信仰；患者的生活和健康目标；对干预和疾病的以往经验；症状经验（如气短、疼痛、呼吸困难、体重减轻）；对利弊结局的偏好和重视程度；病情或干预对生活质量、健康或满意度的影响，以及实施干预措施、干预本身及患者可能经历的其他环境间的相互作用；对备选方案的偏好；对沟通的内容与方式、信息以及决策与保健参与的偏好。这些与经济学文献中提及的"效用"相关。干预本身可被认为是推荐意见的结果（如用药或进行手术治疗的负担）和与之相关的重要程度或价值。
10. 确定纳入的证据类型并检索证据	主要是基于证据类型（如，方法学质量严谨的研究或非正式收集的数据）、研究设计、人群特点、干预和对照来设定纳入排除标准，并决定将如何查找和获取证据。该步骤还包括（但不局限于）有关价值观与偏好、当地数据和资源的证据。
11. 综合证据并考虑其他信息	主要以综合的方式（例如，表格或简述）呈现证据，以促进制定和理解推荐意见。它还包括确定并考虑所研究问题的其他相关信息。
12. 评价证据体的质量、优势或确定性	应用结构化方法透明地评价已有研究（单个研究和证据体），以评估对已有证据的信心。这些证据可能涵盖（但不限于）疾病的基线风险或负担、结局指标和干预措施的重要性、价值观、偏好、效用、资源利用（成本）、效果评估和诊断测试的精确性等方面。
13. 制定推荐意见并确定推荐强度	制定推荐意见包括应用结构化分析框架和透明系统的过程来综合推荐意见的影响因素。确定推荐意见强度就是判断指南专家组对实施推荐意见将会利大于弊有多少信心。
14. 对推荐意见和实施、可行性、公平性的注意事项的撰写	是指选择促进理解和实施推荐意见的语句和组成。措辞要与对实施、可行性和公平性的注意事项（即指南专家组如何考虑使用推荐意见及其对所描述因素的影响）相关联。
15. 报告与同行评审	报告是指如何发布指南（如印刷版和在线版）。同行评审是指在指南文件发表之前对其进行评审，以及指南制定小组之外的利益相关者如何对其进行内部和外部评审（如发现错误）。
16. 传播与实施	主要是让相关小组认识并促进指南应用的策略（例如出版物和移动应用程序等工具）。
17. 评价与应用	是指可进行以下判断的正式和非正式策略：指南评估既是过程，也是结果；对指南的应用、采纳，或两者同时进行评估；评价指南的影响及指南是否可以改善患者或公众的健康或其他结果。
18. 更新	是指因为影响推荐意见的证据或其他因素的变化，指南需要何时以及如何更新。

（三）我国指南制定的步骤与方法

为了在我国制定合格的指南提供适合国情、操作可及的开发工具和方法，中华医学会有关专科分会经过两年的调查研究和复习国内外有关发表的文献，于 2016 年发表了《制定 / 修订〈临床诊疗指南〉的指南》（以下简称"《指南的指南》"），提出制定 / 修订我国《临床诊疗指南》的基本方法和程序规则。

《指南的指南》适用于指南制定 / 修订的领导者、指南的管理参加者、指南的评审者、所有关注指南制定 / 修订者，要求指南制定 / 修订过程必须采纳国际和国内循证指南制定 / 修订的方法，确保制定 / 修订的指南避免偏倚，符合高质量临床诊疗的需求。其主要的制定 / 修订指南的程序和方法为：

1. 启动与规划　指南制定 / 修订前应充分了解同领域有无其他指南的制定 / 修订者、可利用资源，以及已有证据的质量。若同领域有相同或相近指南，指南制定 / 修订组织者应对已有资源进行评估。评估意见应着重于已有指南的质量和适用性。指南制定 / 修订规划需报中华医学会备案，对于已有的质量较高、适用性好的指南，学会应组织改写；若国内无同类指南，或指南质量较差，可以启动指南制定 / 修订程序。规划阶段应明确指南制定 / 修订的目的、资金来源、使用者、受益者及时间安排等问题。

2. 实施计划的制定与审核　指南制定 / 修订工作应由中华医学会专设机构进行管理，并组织专家对指南的制定或更新进行审核，包括指南制定 / 修订的必要性、资金来源、可行性、参与人员、时间进度安排等内容；若通过审核，负责人应组织成立指南的制定 / 修订小组。

3. 成立指南制定 / 修订小组　小组一般应由具备临床医学、循证医学、卫生经济学、流行病学、文献学、统计学等专业技能的成员组成。还应根据具体指南的相应内容增设本领域或其他领域的其他人员，如县级医院代表或患者代表。小组成员除专业分工外，在指南制定 / 修订的责任分为首席专家、小组组长、小组成员。指南制定 / 修订小组成立后，需在工作开展之前，就循证指南制定 / 修订的流程及管理原则、意见征询反馈的流程、指南发布的注意事项、指南推广和指南实施后结局（效果）评价等方面，对工作小组全体成员进行专题培训。

4. 利益声明与处理　在指南发表的内容中，必须声明指南制定 / 修订的经费来源。对参加指南制定 / 修订小组的每一个成员，均应对该指南中所涉及的药物、器械等商业机构有关的问题做出利益声明。全体受邀并切实参与到指南制定 / 修订过程的人员都必须填写利益声明表，且必须同意在指南中发表。声明的利益一般包括与指南制定 / 修订过程有关的各类交通费、食宿费及讲课费的来源；有相关商业机构的股份或债券；有咨询、雇佣关系的费用。

5. 构建临床问题　临床问题应针对推荐的干预措施有效性，以及潜在干预措施的不良后果、社会认可度或成本效益信息等，为推荐意见的形成提供基础。临床问题的构建一般应用 PICO 方式，即适用人群（patient）、干预措施（intervention）、对照（comparison）和结局（outcome）。此外，需要由指南制定 / 修订小组负责组织临床专家和患者制作结局清单，对结局指标进行分级和排序，并确定优先解决亟需制作系统评价回答的问题。

6. 证据的检索、综合和评价　对指南推荐的干预相关的问题进行系统评价，为推荐意见提供当前可得的最佳证据。若检索到新近发表（2 年内）的高质量系统评价，可考虑直接参考使用。若无相关的系统评价，或已有系统评价质量不高，或已有系统评价非近期发表，或系统评价结果适用性低，应更新系统评价或者重新制作新的系统评价。对系统检索出来的论文和综合证据需要进行质量评价，评价工具包括牛津循证医学中心临床证据水平分级和推荐级别及 GRADE 标准等。

7. 形成推荐建议　对证据进行评价并讨论其与临床问题的符合程度后，将证据转化成推荐建议。推荐建议均应有证据支撑，相应的证据来源文献应列入参考文献。除了对证据质量和利弊权衡以外，患者价值观、干预的成本和可及的资源等都是影响推荐强度的重要因素。对于在临床上广泛运用的病例报道和未经系统研究验证的专家观点，可选用专家共识的方法形成推荐意见，但必须标明来源于"专家共识"。

8. 指南的形成和意见征询　指南需要进行同行评审，评审人员应为指南制定/修订小组以外的独立成员，包括临床、方法学等多方面的专家以及患者代表，评审内容包括系统评价的方案及纳入的研究，证据概要表的草稿和推荐意见等。按照小结、主体和附录三部分撰写指南，应对小结和指南主体中的每项推荐意见的证据质量进行详细说明，可在附录部分报告结果总结表和证据描述表等内容。在正式发布指南前，应组织一定规模的临床试用，发放征询意见稿，通过各种渠道收集试用反馈信息并汇总。

在制定/修订指南的同时，应起草《编制说明》，其内容应包括：①工作简况：包括任务来源、经费来源、协作单位、主要工作过程、主要起草人及其所做工作等。②指南制定/修订原则：文献检索策略、信息资源、检索内容及检索结果；文献纳入、排除标准，论文质量评价表；专家共识会议法的实施过程；通过信函形式及指南发布平台收集的意见征询及其处理过程和依据；指南试行的结果。

9. 指南通过、发布与传播　指南发布前需经报备进行审核，指南的通过需要"分会"召开常委会表决通过。首先建议在中华医学会统一的指南发布平台进行推广，其余发布途径包括互联网在线出版、期刊出版和其他方式（如新闻发布会、发通讯稿和会议发布等）。

10. 指南的更新与修订　指南的更新与证据的更新和临床需要有关。一般来说，指南的更新时间为 2~5 年。指南更新应优先处理有争议的领域或出现新证据的领域。指南修订是指根据学科的发展情况对指南的内容进行增减，包括框架、推荐意见等。

三、指南的改编与评价

指南改编是在临床实践中执行证据的一种途径，用于发展当地的方案，提供能够与当地外部证据相匹配的流程。通过针对最终使用者的需求促进当地采用证据，是行动导向的、有利于证据实施的具体有用的措施。目前我国许多临床专业常常改编国际上已经发布的指南，用于我国的患者。改编时，需要规范指南改编的流程，使之具有科学性和实用性。国际上，如何改编指南已经有了相关的标准，如 ADAPTE 国际指南改编协作组（http：//www.g-i-n.net/working-groups/adaptation/）提供了改编指南的模板，该流程制定了一个方便、有效率、高质量的可以在实践中执行的改编指南，特别针对有经验和资源丰富的专家组。而加拿大的 CAN-IMPLEMENT（http：//www.nursingcenter.com/evidencebasedpracticenetwork/canimplement.aspx？ id=1917711）提供的对象是在指南改编方面缺少经验的，特别是工作在当地医疗点的人员，为他们提供更深度的程序和方法。他们需要简化易懂的方法学支持，将复杂的步骤简化为可以执行的步骤。它将促进最佳证据基础上的推荐意见能与当地需要、环境实施计划结合起来。

　　指南有助于规范医疗服务，提高医疗服务质量，控制医疗费用，但若指南制定方法不当则可能产生不可靠的、甚至错误的推荐意见而引起误导，指南也就失去了意义。因此，对指南进行评价，由此判定指南是否值得推荐使用，同时还可作为更新指南的辅助资料。

　　来自加拿大、英国等 13 个国家的研究人员成立了临床指南研究与评价国际工作组，于 2003 年发布了指南研究与评价工具——AGREE（Appraisal of Guidelines for Research & Evaluation，http://www.agreetrust.org），评价包括临床实践指南制定方法、最终推荐意见的组成及影响临床实践指南的因素等 3 个方面。为了进一步提高 AGREE 工具的可靠性和有效性，使其更好地满足用户的需求，AGREE 工作组对第一版的工具进行了修订，推出 AGREE Ⅱ（http://www.agreetrust.org/agree-ii/），仍然包括 6 大领域和 23 个条目，但其更加具体和明确。与 AGREE 相比，AGREE Ⅱ 的每一个条目和两个全面评价条目以 7 分来评价，新的用户手册对如何使用评分表去评价每个条目提供了指导，并包括 3 个附加部分以进一步帮助评价者进行评价；新的用户手册说明书明确定义了条目下术语的概念并提供了例子（表 3-22）。

　　AGREE Ⅱ 可用于评价地区、国家、国际组织等发行的临床实践指南，包括新制定的临床实践指南原版和更新版，并适用于任何疾病领域的临床实践指南，包括健康促进、公共卫生、疾病的筛查、诊断、治疗等。

　　使用 AGREE Ⅱ 的人群包括：①卫生工作者：在实际运用临床指南的推荐意见前对其做出评价；②指南制定者：使他们可以遵循一种结构清晰且严格的制定方法，并可作为一个自我评价的工具以确保指南的完整或通过评价其他机构制定的指南判断指南在特定情况下的潜在适用性；③政策制定者：帮助他们决定哪个临床指南能被推荐用于临床实践或有助于政策的制定；④教育工作者：帮助卫生工作者提高评价技能，以及传授临床指南制定和报告的关键技术。

表 3-22　AGREE Ⅱ 条目

领域	条目
领域一	范围与目的
条目 1	明确阐述了指南的总目的
条目 2	明确阐述了指南所涵盖的卫生问题
条目 3	明确阐述了指南所要应用的人群
该领域考察指南在阐述其总目的，所涵盖的卫生问题和应用的目标人群是否清楚明确。	
领域二	参与的人员
条目 4	指南制定组包括所有相关专业的人员
条目 5	考虑到目标人群（患者、公众等）的观点和选择
条目 6	指南的适用者已经明确规定
该领域考察指南制定过程中，主要参与人员的构成，以及指南的使用者。指南制定工作组应包含所有相关的专业人士，如医务人员、文献信息专家、卫生统计学家、指南方法学家等；同时参与人员中还应包括目标人群的代表，如患者和公众等。	

续表

领域	条目
领域三	制定的严谨性
条目 7	用系统的方法检索证据
条目 8	清楚地描述选择证据的标准
条目 9	清楚地描述了大量证据的优势和不足
条目 10	详细描述了形成推荐意见的方法
条目 11	在形成推荐意见时考虑了对健康的益处、副作用以及风险
条目 12	推荐意见和支持证据之间有明确的联系
条目 13	指南在发表前经过专家的外部评审
条目 14	提供指南更新的步骤

该领域考察指南制定过程中各环节的严谨性，包括检索证据、遴选证据、形成推荐意见，以及是否考虑了对健康的风险和副作用，另外还有推荐意见和证据的关系，指南的外审及其更新方法和流程。

领域	条目
领域四	表达的明晰性
条目 15	推荐意见明确不含糊
条目 16	明确列出针对某一情况或卫生问题不同的选择
条目 17	主要的推荐意见清晰易辨

该领域考察指南在最后形成推荐意见时，其表达是否准确明晰。推荐意见不应该含糊其辞，模棱两可，而且应根据具体状况给出不同的推荐。

领域	条目
领域五	应用性
条目 18	指南中描述了指南应用时的优势和劣势
条目 19	指南为如何将推荐意见应用于实践提供了建议和（或）配套工具
条目 20	指南考虑了应用推荐意见时潜在的资源投入问题
条目 21	指南提供了监测和（或）审计的标准

该领域考察指南在实施过程中的适用性与可行性。指南应描述其实施过程中可能的有利和不利因素、成本资源的投入问题、监测或评价指标，同时应给推荐意见的顺利实施提供相应的建议和配套的工具。

领域	条目
领域六	独立性
条目 22	赞助单位的观点不影响指南的内容
条目 23	指南记录并强调了制定小组成员的利益冲突

该领域考察指南在其制定过程中是否客观独立。独立性包括资助和支持单位的观点不影响指南的实质性内容，指南应要求制定小组成员声明利益冲突，独立性程度反映了指南的可信度。

在使用 AGREE Ⅱ 时，应注意以下事项：①使用 AGREE Ⅱ 之前，评价员应该仔细阅读所有的临床指南文件，同时，在评价前尽可能明确有关临床指南制定过程的所有信息，这些信息可能与临床指南的推荐意见存在于同一文件中，也可能被总结在一篇独立的技术报告、方法学手册或临床指南制定者的政策声明中。②推荐每个临床指南最好由经培训后 4 名评价员（至少 2 名）来评价，以增加评价的信度。③对 6 个领域（范围和目的、参与人员、制定的严谨性、表达的清晰性、应用性和编辑独立性）的 23 个条目均采用 7 分制评分，其中，完全不符合（1 分）表示尚未提及 AGREE II 条目相关的信息或缺乏相关概念；完全符合（7 分）表示当报告的内容全面详细并且符合使用手册中明确指出的所有"标准"和"其他标准"；2~6 分表示对 AGREE II 条目的报告不完全符合"标准"和"其他标准"。分数的高低取决于报告的完整度。符合的"标准"和"其他标准"越多，得分就越高。④在评价临床指南时，有时会出现 AGREE II 中的某些条目并不适用于所评价的指南。如涵盖范围小的临床指南就可能不包括条目 16 中所提到的"针对某一情况或卫生问题的所有选择"，而在 AGREE II 的评分表中并不包含"不适用"，此时，可以让评价员直接跳过该条目，也可以给该条目打 1 分（即不包含相关信息）并提供如此打分的依据。如果选择跳过该条目，需对领域得分计算方法做出相应的调整。不推荐在评价过程中剔除某一条目。⑤计算各领域得分：每个领域的得分，是先将该领域中各条目得分相加，再将其标化为该领域最高可能得分的百分比。如 4 位评价员对领域一（范围和目的）的评价分数见表 3-23。

表 3-23　领域一得分的计算方法示例

评价员	条目 1	条目 2	条目 3	总分
评价员 1	5	6	6	17
评价员 2	6	6	7	19
评价员 3	2	4	3	9
评价员 4	3	3	2	8
总分	16	19	18	53

最大可能分值 =7（完全符合）×3（条目数）×4（评价者）=84；

最小可能分值 =1（完全不符合）×3（条目数）×4（评价者）=12；

领域一的标准化百分比为：（获得的分值 - 最小可能分值）/（最大可能分值 - 获得的分值）×100% =（53-12）/（84-12）×100% =57%。

四、指南的实施和传播

20 世纪 80 年代，为提高医疗质量、确保医疗保健的连续性、降低医疗成本，在全球范围内开展了临床实践指南指导医疗实践的运动。从广义上讲，此处的指南不仅仅针对临床问题，也针对公共卫生和卫生系统问题，而且随着人类对疾病诊疗技术的提高和对卫生保健认识的加深，一部指南可能会涵盖临床、公共卫生和卫生系统三大领域。

（一）指南的传播

1. 指南传播原则　在传播临床实践指南时，要考虑如下原则：①适用性原则：根据临床实践指南受众目标人群特点，选择恰当的传播方式达到预期传播目标；②可及性原则：通过不同渠道传播临床实践指南受众目标人群可接触到的地方，尽可能在一定时间内保持一致；③经济性原则：在满足临床实践指南传播内容和传播效果的前提下，尽可能选择最经济的传播方式和渠道。

2. 指南传播方式　主要包括：①在线出版。通常，指南制定机构会将指南全文及附件以电子版的形式公布在官方网站或者学术机构，便于使用者在线浏览或下载，同时可考虑在网上通过不同的形式呈现，至少可以制作一个可在网上发布的 PDF 文件，以便下载浏览。根据临床实践指南的长度和目标人群，还需考虑提供电子版和印刷版的超文本标记语言（HTML）全文以及附加材料。②翻译。有些国际相关机构发行的临床实践指南面向全球受众，如 WHO 临床实践指南，有必要提供一种或多种语言的指南翻译版本，特别是阿拉伯语、中文、英语、法语、俄语和西班牙语六种官方语言。为了确保专业内容翻译的准确性，应委托相关专家检查翻译，同时为减少翻译支出，可以只翻译指南的总结或推荐意见部分，应该注意的是，推荐意见表达的意思或其强度在翻译前后不能改变。③期刊指南可联系相关期刊发表指南全文或摘要，主要呈现推荐意见，还可附加指南制定过程。同时可考虑发表支持推荐意见的系统评价，与读者分享。④其他传播方式：包括通过电视、广播、社交与人际网络、新闻发布会或通讯稿、学术会议以及传播指南和支持决策的手机应用程序等。

3. 临床实践指南传播效果评价　评价临床实践指南传播效果可以考虑过程评价和效果评价，其中过程评价可以从以下几个方面考虑：①内容和形式是否适当；②提供是否及时；③传播的临床实践指南内容是否与真实信息出现偏差；④临床实践指南内容是否得到受众目标人群的正确理解；⑤受众目标人群是否对临床实践指南的内容、形式、传播的方式满意；⑥传播的临床实践指南内容的覆盖面是否达到预期。而效果评价可从以下几个方面考虑：①当前传播的临床实践指南内容及传播效果是否能够满足受众目标人群 / 媒介对其的需求；②传播的临床实践指南内容能否提高受众目标人群临床治疗水平；③传播的临床实践指南内容是否对受众目标人群的态度和行为产生影响。

（二）指南的实施

临床实践指南可能与指南实施地区人群的基线特征和医疗卫生资源的分布存在差异，因此，在实施临床实践指南的时候，在考虑影响指南实施因素和对指南真实性、重要性和实用性评价基础上，还需考察该临床实践指南是否适用于自己的患者，根据患者的具体临床情况，将当前所获临床实践指南与临床技能和经验相结合，考虑成本—效益比及当地卫生资源的实际情况，并充分尊重患者及其亲属的价值取向和意愿，综合以上因素做出临床决策。

1. 影响临床实践指南实施因素　Francke AL 等人采用系统评价的方法分析了影响临床实践指南实施因素，主要包括临床实践指南自身因素、临床实践指南实施策略因素、临床实践指南实施者专业因素、患者因素和临床实践指南实施环境因素 5 个方面。

（1）临床实践指南自身因素。主要包括：①临床实践指南是否容易被理解；②临床实践指南是否容易被实施；③临床实践指南是否不需要特定的资源就有机会被使用；④临床实践指南是否复杂；⑤临床实践指南是否考虑到临床指南实施地点情况可能会影响指南的实施效果；⑥临床实践指南是否以高质量证据为基础；⑦临床实践指南制定者是否有最终用户参与；⑧临床实践指南从发布到实施的时间；⑨临床实践指南的形式和主题是否会影响临床医生坚持临床实践指南的使用；⑩临床实践指南的适用性如何等。

（2）临床实践指南实施策略因素。主要包括：①涉及 2 个或更多干预方案；②在某一医疗环境中临床实践指南推荐相对有效性的结论不足在另一医疗环境中得出同样的结论；③缺乏或无影响的关于临床实践指南讲座；④被动接收临床实践指南相关信息不足以改变临床行为；⑤对临床实践指南的教育宣传（教育材料、教育会议和提醒）；⑥计算机系统的辅助；⑦在实施临床实践指南前对实践情况系统分析等。

（3）临床实践指南实施者专业因素。主要包括：①临床实践指南实施者不知道相关指南、缺乏某一个特定指南、不熟悉指南推荐意见；②临床医生惯性思维方式和做法；③临床医生的年龄及其所在国家对临床医生的要求；④临床医生自身知识储备、保守态度和临床经验；⑤临床医生对临床实践指南的预期等。

（4）患者因素。主要包括：①患者抵抗；②患者共患病和并发症；③患者依从性；④患者受教育程度及其与临床医生的互动；⑤医疗保险情况和门诊随访情况等。

（5）临床实践指南实施环境因素。主要包括：①医疗机构有限的人员资源；②工作地点（如农村地区）；③临床医生高负荷工作（如工作 24 小时或值夜班）和工作压力；④临床医生与同事的互动及其态度；⑤医疗机构管理者是否支持；⑥医院人员流动和变化情况；⑦通过相关机构认证的医疗机构；⑧医疗机构整个系统低效运行。

2. 评价临床实践指南基本原则　对临床实践指南的评价主要分为真实性评价、重要性评价和适用性评价三个方面。

（1）临床实践指南真实性评价：①针对临床问题是否清晰，包括目标人群、干预方案、患者的重要结局；②制定者是否来自不同的学科，如相关不同学科临床专家、临床工作人员和方法学家等；③指南是否以当前最佳证据为基础，以确保临床实践指南的推荐意见为当前最佳；④指南是否采用严格的方法（如 GRADE）评价证据质量并对证据进行分级；⑤指南是否对每一条推荐意见的支持证据标记了证据级别和出处，以便了解推荐强度和真实性，并可追溯它们的来源；⑥是否清楚地阐述了形成推荐意见的方法，形成推荐意见时是否考虑了对健康的益处、不良反应和可能的风险。

（2）临床实践指南重要性评价：即评价研究合并后的新的研究结果的重要程度。通过系统评价 /Meta 分析、决策分析、成本效益分析后，临床医生通常要知晓不同干预措施对患者的每一个重要和（或）关键临床结局的利弊差异如何，备选干预措施的把握度有多大，能否节约成本等。

（3）临床实践指南适用性评价：①是否回答了临床需要解决的重要问题；②患者的临床情况是否与指南目标人群相似；③指南的时效性如何；④应用指南的花费是否与本地区（或医院）的医疗条件及患者的经济状况匹配；⑤指南实施过程中可能遇到的障碍是否太大以至于无法实施；⑥患者及其亲属的偏好和价值观如何等。

3. 评价临床实践指南的实施——GLIA 工具　Shiffman RN 等研究人员开发了指南的可实施性评估（GuideLine Implementability Appraisal，GLIA，http：//nutmeg.med.yale.edu/glia/login.htm；jsessionid=E9D36DC3254EFE8AED75264AF649C5CC）工具，主要用于临床实践指南实施过程中障碍的评价，该评价工具包括 10 个维度 31 个评价条目，具体评价条目详见表 3-24。

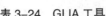

表 3-24　GLIA 工具

维度	评价标准
指南概况	（1）指南的制定组织和工作人员确信制定指南的目的是否基于指南的使用？
	（2）指南是否清晰规定了目标人群？
	（3）指南文件是否提供了可能的传播和实施指南的策略？
	（4）指南是否提供了使用指南的支持工具，如一个概要文件、一个快速的参考指南、教育工具、患者宣传手册、网上资源或计算机软件等？
	（5）如果指南的推荐意见被认为很重要，指南是否通过特定形式呈现？
	（6）是否按照一定的顺序呈现推荐意见？
	（7）指南内部一致性如何？如（文本）推荐意见与流程图、总结和患者教育材料之间不出现矛盾。
可判定性	（8）指南的预期目标人群是否一贯地确定推荐意见满足每个条件？
	（9）推荐建议是否考虑了所有合理的条件？即全面性如何？
	（10）如果有多个推荐意见，推荐意见之间的逻辑关系（AND 和 OR）清楚吗？
可执行性	（11）是否清晰地描述了如何实施推荐意见？
	（12）指南是否提供了有足够的细节或参考（关于如何做）使预期目标人群正确实施推荐意见和给他们提供最基本的知识和技能？
呈现（格式）	（13）指南推荐意见是否容易被找到？如一个方框中或加粗、标下划线、用流程图 / 运算式等。
	（14）指南推荐意见是否简洁明了？
结果可测量性	（15）能否从指南提取的标准测量该推荐意见的遵守情况？
	（16）能否从指南提取的标准测量该推荐意见的实施情况？
有效性	（17）是否清晰描述了给出推荐意见的理由？
	（18）是否清晰描述了证据质量支持推荐意见？
灵活性	（19）推荐意见是否需要（或允许）指定特定的患者及临床和非临床实践特征？
	（20）指南推荐意见是否考虑药物治疗重合和共患病情况？
	（21）是否清晰描述了指南制定者考虑了推荐意见的强度？
	（22）指南是否考虑患者意愿？如何考虑？
护理过程中的作用	（23）指南推荐意见的实施是否是在没有实质性增加供应商时间、人员和设备的情况下进行？
	（24）指南推荐意见的实施是否需要供应商的全面协助？如购买和安装昂贵的设备使推荐意见在临床得以实施。
新颖性	（25）指南的使用者是否在没有获得新的知识和技能基础上实施推荐意见？
	（26）指南推荐意见是否考虑了指南使用者态度和偏好？
	（27）指南推荐意见与患者期望是否一致？

维度	评价标准
可计算性	（28）在医院电子信息系统中基于推荐意见的所有患者所需数据是否可获得？
	（29）指南的推荐意见是否适合医院电子信息系统？
	（30）指南推荐的临床行为是否适合医院电子信息系统？
	（31）指南的某一推荐意见下的临床行为能否在医院电子信息系统下实施？如开处方、医疗订单、转诊、创建电子邮件通知或显示一个对话。

五、面临的机遇与挑战

（一）中国指南面临的挑战

中国近 20 年来发表了超过 400 部指南，这些指南不仅涵盖了临床预防、诊疗和预后的各个方面，同时也涉及公共卫生与卫生政策，指南的实施为中国卫生保健质量的提高起到了重要的促进作用，但同时也应注意到，中国的指南制定和实施也存在以下重要挑战：①缺乏像 NICE 这样专门的指南制定机构，也缺乏类似 WHO 指南评审委员会的监督部门；②缺乏高质量的原始研究证据，而中文发表的系统评价质量也良莠不齐；③缺乏专门的经费支持，大部分指南资金来源于制药公司，缺乏有效的利益冲突管理；④指南更新周期长，更新的方法和步骤不清晰，部分指南自发表后从未更新过；⑤指南的实施存在独特的挑战，尤其是在传播方式和途径，以及如何监测和评价实施效果方面。

（二）中国指南面临的机遇

存在挑战的同时，我们也面临以下重要机遇：①近 10 年来，我国多个大学、医院成立了循证医学中心，以及 Cochrane 协作网和 GRADE 工作组分别于 1999 年与 2011 年成立了分中心，能够为制定指南生产循证医学证据，以及提供方法学专家。②中华医学会、中国医师协会、中国中西医结合学会等学术组织正在起草或已经完成了规范指南制定的相关文件与方案；人民卫生出版社也委托我国指南制定专家出版了《循证临床指南的制定与实施》教材；这些标准与教材的发布，能够为我国的指南制定者提供重要的参考。③一批严格按照国际标准的中国原创指南的制定和发表，不仅为我国循证指南的制定提供了范例，也预示着我国开始向国际输出高质量的临床指南。④我国学者对指南及其方法学的研究保持与国际同步。早在 2003 年，我国学者就出版了《临床指南实用手册》，成为国际较早制定和发布指南手册的国家。由我国学者主导，全球 12 个国家和地区的指南制定专家参与的指南报告规范项目，目前也已经完成研发过程，并在《内科学年鉴》上正式发表。

（三）提高中国指南制定的策略与建议

1. 在政府、协会学会层面倡导循证实践指南的制定与实施 政府主管部门不仅应该制定相关政策、提供专项基金支持循证指南的制定，而且应该加大对临床研究和系统评价的投入与支持，进而从制定方法和证据来源两个层面提高指南的质量。专业学会与协会是指南制定的最主要发起者和实施者，应积极倡导循证实践指南的理念，在其学术会议、继续教育培训项目中加入指南制定方法学的相关内容，在学术期刊和专著中发表系列方法学论文，以及在指南、官方声明和共识文件中系统应用当前可得的最佳研究证据。

2. 加强指南的研究与合作 美国指南文库（National Guideline Clearinghouse，NGC）截至目前已经收录了超过 2 000 部高质量循证指南，Medline 数据库以及其他中外文学术数据库每年发表的临床实践指南也在快速增长。及时对国内外发表的高质量指南进行分析、评价和总结，不仅有利于提升我国指南研究的实力，也同时为指南制定提供了更为全面系统的依据与指导。另一方面，国内指南制定者应该加大与国外指南制定者的合作，以及与国外指南研究组织的合作，如 WHO、GIN、GRADE 工作组、AGREE 工作组、NGC、NICE、SIGN 等，就指南的选题、证据的检索与评价、证据分级、形成推荐意见的方法、更新的方法以及报告规范进行深度研究。

3. 注重指南的注册与评审 2008 年，WHO 临床试验注册平台正式运行，成为临床研究发展史上的里程碑事件，到目前为止已经有超过 22 万个临床试验通过这一平台进行注册；2011 年，英国项目启动，标志着全球系统评价注册拉开了序幕。短短 4 年多时间已经有 8 000 多个系统评价在 PROSPERO（http：//www.crd.york.ac.uk/PROSPERO/）注册。2014 年启动的国际实践指南注册平台（http：//www.guidelines-registry.cn），是继临床试验、系统评价之后，专门针对指南的注册机构，其宗旨为促进指南制定过程更加科学、透明；促进相关指南制定组织通过该平台加强彼此之间的合作，避免不同学科对相同疾病或相关疾病领域指南的重复制定；以及促进不同指南制定者之间共享信息与证据，促进指南的传播与实施。目前在该平台注册的指南已经涵盖了临床医学、公共卫生与卫生政策、中医和中西医结合等不同领域。另一方面，应该由国家卫生健康委员会委托专门的机构对我国的指南进行定期评审，成立类似于 WHO 指南评审委员会和日本 MINDS 委员会的机构，加强对指南质量的控制，确保指南提供的推荐意见科学、可信和能够得到及时更新。

正如 IOM 在 2011 年发布的权威报告《临床实践指南：我们能够信任》中指出的：临床实践指南，确实能够规范临床诊疗行为，提高医疗保健质量，促进患者健康，但这一切是建立在指南的科学设计、严格制定和规范报告的基础上，是建立在高质量的循证医学证据基础上，是建立在充分考虑了患者偏好和价值观的基础上。虽然中国的指南距离 IOM 提出的标准，还有很长的路要走，但在最近几年中国的卫生政策制定者、管理者、临床医务人员和循证医学方法学家的共同努力下，已经向前迈出了坚实的步伐，我们相信未来中国不仅能够制定出既符合国际标准，又能够切实指导实践的高质量指南，同时也会在指南研究和实施方面取得令人瞩目的突破和成果。

六、在安全性评价中的应用及实例

目前国际上有关药物安全性评价的指南，大多是来自药监部门的指导性文件，如 1988 年由英国制药工业协会、英国医学会、药品安全委员会与皇家通科医师学院组成的联合委员会制定的药物上市后监测指南 "Guidelines on postmarketing surveillance"、2004 年发布的 WHO 药物警戒体系草药安全性监测指南、2009 年 ICH 发布的支持药品人类临床试验和上市许可的非临床安全性评价指导原则等。2014 年 NICE 指南 "药物过敏：诊治临床实践指南" 当属有关药物安全性临床实践指南的典范之作。该指南完全按照临床实践指南最新定义，即基于系统评价的证据，围绕 "药物过敏" 这一主题，通过使用 GRADE 系统进行了证据评价和推荐强度的形成，对于如何诊断药物过敏反应和处理过敏反应提出了具有实践指导意义的推荐意见。

国内有关药物安全性评价的一份指南是近年来由中国药理学会治疗药物监测专业委员会组织研发的《中国万古霉素治疗药物监测指南》。该指南的范围为万古霉素治疗药物监测，终端使用者为临床医师、临床药师和护师，目标应用人群为使用万古霉素治疗的患者。针对"需要进行万古霉素治疗药物监测人群"所要形成的推荐意见，该指南组建了由临床药学、药理学、临床医学、护理学、医学检验学和方法学等多学科专家构成的指南指导委员会和指南制定小组。这是我国首部基于 GRADE 系统的治疗药物监测指南，其方法严格按照 WHO 指南制定的原则和要求执行，并且是国内第一部被收录入美国 NGC 指南文库的指南。

医疗干预措施安全性主题相关的临床实践指南的研制，不同于既往有关疾病临床实践指南的主题，但是其具体的研制过程应该是统一遵循国际规范和标准的，并无特殊之处。

第九节　卫生技术评估

一、概述

卫生技术评估（health technology assessment，HTA）的概念形成于 1976 年，源于美国，后传播到欧洲，是为卫生决策机构提供决策依据的重要技术手段。目前该技术已遍及全世界，并越来越受到人们的重视。HTA 是指对卫生技术的技术特性、安全性、有效性、经济学特性和社会适应性进行全面系统的评价，为决策者制定卫生技术管理提供依据，同时对卫生技术的开发、应用、推广与淘汰实行政策干预，从而合理配置卫生资源，有效提高卫生资源的利用质量和效率。

不同的评估机构对一项卫生技术评估的范畴、选择的评估方法和评估的细致程度存在着较大差别，但多数卫生技术评估遵循着以下步骤：①确定评价标题；②确定评估的具体问题；③确定评价机构或地点；④收集现有的资料；⑤收集新的研究数据；⑥评价证据；⑦合成证据；⑧得出结论及提出建仪；⑨传播结果和建议；⑩测量评价结果的影响。但要说明的是，并非所有的评估报告均要完成每一个具体步骤；许多评价报告利用的是现有的研究资料，而不进行原始研究；一些卫生技术评估不涉及结果的传播和监测评估结果产生的影响。

二、报告质量清单

HTA 的报告清单是由国际卫生技术评估机构协作网（International Network of Agencies for Health Technology Assessment，INAHTA）制定的用于 HTA 报告的清单（表 3-25），该清单不但可以评价 HTA 报告的质量，还可以作为撰写 HTA 的依据。清单分为基本信息、实施 HTA 原因、如何实施 HTA 三个部分，具体阐释如下。INAHTA 网址为：http: //www. inahta.org/。

（一）基本信息部分

1. 是否提供了具体的联系方式，以便读者更进一步获取信息　主要包括通讯作者及其联系地址。

2. 是否报告了本 HTA 的撰写人员的选择方式及其扮演的角色　清楚地描述参与 HTA 撰写人员及其扮演的角色，撰写人员主要包括作者、委员会成员和提供技术和管理支持的人员。

3. 是否提供了相关利益冲突的声明　利益冲突的声明是指谁负责撰写 HTA 和与相关机构提供的资金在 HTA 中的作用。

4. 是否报告了本 HTA 接受了外部审查　外部审查可以提高 HTA 的质量和可靠性，外部审查主要包括审查人员的姓名和机构名称。

5. 是否提供了非专业人员能理解的简短的摘要　简短的摘要对 HTA 来说非常重要，由于政策制定者和非技术人员可能只会阅读摘要。摘要尽可能覆盖 HTA 的目的和范围、采用的主要方法、主要的结果和明确的结论，最好不要超过 2 页。

（二）实施 HTA 的原因

1. 提供的参考是否能解决卫生系统政策问题　描述开展 HTA 的合理性，以便发现影响 HTA 的潜在因素，如卫生系统政策、优先级、社会和政治影响。

2. 提供的参考是否能解决可能涉及的研究问题　清晰地定义研究问题非常重要，构建良好的研究问题应该包括：研究、评价技术潜在的研究对象、感兴趣的技术或干预、比较（或相关医疗服务和技术）的技术或干预，结果。

3. 是否确定了评估的范围　明确定义 HTA 评估的范围，同时描述哪些不在评估的范围内。

4. 是否对被评价的 HTA 问题进行了简短的描述　为了方便普通读者，对 HTA 的问题进行简短描述很有必要。

（三）如何实施 HTA

1. 是否详细地描述了所使用的资料和数据源　①应提供文献检索的细节，应包括关键词、检索式、使用的数据库名称、时间范围和任何语言限制；②应提供使用原始数据的细节和其他的信息来源；③应提供成本相关数据的来源，特别是成本的组成；④提供纳入和排除标准，同时描述何人进行筛选和处理相关文献和数据；⑤同时对参考文献和书目文献进行筛选和纳入；⑥提供纳入列表，同时提供排除文献的原因。

2. 是否对选择的数据和信息进行了评估和分析　①提供数据的提取方法，特别是数据的准确性和一致性；②提供纳入研究质量评价方法的描述，这部分是 HTA 的主要组成部分；③详细描述数据合成方法，如定性研究和定量研究；④对评估结果是否进行了清晰的呈现，如证据表格。

（四）影响评估的结果和结论

1. 是否对 HTA 的结果进行了讨论　评估被解决的问题与获得的结果之间的关系；应该对结果有一个明确的解释；评论缺失或不确定的信息，并分析可靠性；HTA 观点和结论的基础。

2. 是否提供了明确的结论　报告应该得出明确的结论，且结论基于证据。

3. 是否对给今后的研究方向、评估和传播给出了建议　包括讨论当前的研究 / 信息空白，为未来的研究方向、评估和传播提供研究方法。

表 3–25　INAHTA 的 HTA 的报告清单

框架	条目	是	部分报告	否
基本信息部分	1. 是否提供了具体的联系方式，以便读者更进一步获取信息？			
	2. 是否报告了本 HTA 的撰写人员的选择方式及其扮演的角色？			
	3. 是否提供了相关利益冲突的声明？			
	4. 是否报告了本 HTA 接受了外部审查？			
	5. 是否提供了非专业人员能理解的简短的摘要？			
实施 HTA 的原因	6. 提供的参考是否能解决卫生系统政策问题？			
	7. 提供的参考是否能解决可能涉及的研究问题？			
	8. 是否确定了评估的范围？			
	9. 是否对被评价的 HTA 问题进行了简短的描述？			
如何实施 HTA	10. 是否详细的描述了所使用的资料和数据源？ 检索策略 数据库名称 检索时间范围 语言限制 主要数据源 其他信息源 纳入研究完整列表 排除研究列表 纳入标准 排除标准			
	11. 是否对选择的数据和信息进行了评估和分析？ 数据的提取方法的描述 纳入研究质量评价方法的描述 合成数据方法的描述 评估结果是否进行了清晰的呈现，如证据表格			
相关内容（并非所有 HTA 都呈现）	是否考虑了法医的影响？ 是否提供了经济学分析？ 是否考虑了伦理学影响？ 是否考虑了社会影响？ 是否从利益相关者、患者、消费者的角度考虑？			
影响评估的结果和结论	12. 是否对 HTA 的结果进行讨论？			
	13. 是否提供了明确的结论？			
	14. 是否对今后的研究方向、评估和传播给出了建议？			

英文版见：http://www.inahta.org/wp–content/uploads/2014/04/INAHTA_HTA_Checklist_English.pdf

三、在安全性评价中的应用及实例

目前，检索到一篇来自意大利学者在 2012 年第五届欧洲公共卫生会议上的会议论文，即预防针刺伤害装置提高医护人员安全操作的卫生技术评估。该研究采用 HTA 研制程序来评价针刺伤害预防装置，通过系统收集文献和国内外专家，以评价该装置对医院、患者、操作过程中的效果和性能。

另外从 Cochrane 图书馆检索到一篇 HTA，即来自 2015 年英国 NHS 有关急救服务中患者安全的 HTA 报告。该研究围绕"在使用救护车设施时病人安全性"主题开展。在研究开始前，通过三个问题来界定这份 HTA 报告的范围，即：使用救护车服务时，有关患者安全的国内外证据基础是什么？通过研究新问题或在 NHS 环境下套用国际研究成果，用以明确那些可能增加价值研究的证据基础中存在的鸿沟是什么？未来相关这个主题的政策和研究优先考虑的出发点是什么？通过全面收集相关证据资料以及德尔菲法的专家咨询，最终得出目前有关医院救护车服务方面的证据不足，需要未来开展这方面的研究，而且应该以患者需求为导向，而不是一味追求急救过程和行为。另外该报告指出有关患者安全方面的认识，被调查者的态度非常不一致，而这种不一致在没有术语规范化的情况下更加突出。因此该报告提出，未来救护车方面的安全性应该重点关注患者安全需求，而不是操作过程方面，另外，应该开发新的工作模式包括充分的培训和临床风险的监测。

目前，国内有关 HAT 的研制尚处于初级阶段，也无有关医疗安全性主题的 HTA 发布。

（张　玲　孙　凤　陈耀龙　王　琪　陈　薇　田金徽）

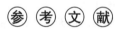

1. Levine M, Walter G, Lee H, et al. Users' guides to the medical literature, IV how to use an article about harm. JAMA, 1994, 271：1615-1619.

2. Straus SE, Richardson WS, Glaszion P, et al. Evidence-based medicine：how to practice and teach EBM. 3rd Ed. London：Churchill Livingstone, 2005：178-197.

3. B.J.Shea, J.M.Grimshaw, G.A.Wells, et al. Development of AMSTAR：a measurement tool to assess the methodological quality of systematic reviews. BMC Med Res Methodol, 2007, 15：10.

4. Moher D, Liberati A, Tetzlaff J, et al. Preferred reporting items for systematic reviews and meta-analyses：the PRISMA statement, 2009, 339：b2535.

5. Stroup D F, Berlin J A, Morton S C, et al. Meta-analysis of observational studies in epidemiology：a proposal for reporting. Meta-analysis of observational studies in epidemiology（MOOSE）group. JAMA, 2000, 283（15）：2008-2012.

6. 王小琴, 陈耀龙, 渠清源, 等. 病例系列研究方法学质量评价工具解读。中国循证儿科杂志, 2015, 10（5）：381-385.

7. 曾宪涛, 包翠萍, 曹世义, 等. Meta 分析系列之三：随机对照试验的质量评价工具. 中国循证心血管医学杂志, 2012, 4（3）：183-185.

8. 曾宪涛, 庄丽萍, 杨宗国, 等. Meta 分析系列之七：非随机实验性研究、诊断性试验及动物实验的质量评价工具. 中国循证心血管医学杂志, 2012, 4（6）：496-499.

9. 张方圆, 沈傲梅, 曾宪涛, 等. 系统评价方法学质量评价工具 AMSTAR 2 解读. 中国循证心血管医学杂志, 2018, 10（1）：14-18.

10. K.Slim，E.Nini，D.Forestier，et al.，Methodological index for non-randomized studies（minors）：development and validation of a new instrument.ANZ J Surg，2003，73（9）：712-716.

11. Sharon E.Straus.Evidence-Based Medicine：How to practice and teach it 4e.Elsevier Ltd.2011.

12. 张天嵩，钟文昭，李博．实用循证医学方法学．第2版．长沙：中南大学出版社，2014.

13. Moher D，Liberati A，Tetzlaff J，Altman DG，The PRISMA Group（2009）Preferred Reporting Items for Systematic Reviews and Meta-Analyses：The PRISMA Statement.PLoS Med，6（7）：e1000097.

14. Moher D，Shamseer L，Clarke M，et al.Preferred Reporting Items for Systematic Review and Meta-Analysis Protocols（PRISMA-P）2015 statement.Syst Rev，2015，4（1）：1.

15. Stewart LA，Clarke M，Rovers M，et al.PRISMA-IPD Development Group.Preferred Reporting Items for Systematic Review and Meta-Analyses of individual participant data：the PRISMA-IPD Statement.JAMA，2015，313（16）：1657-1665.

16. Hutton B，Salanti G，Caldwell DM，et al.The PRISMA Extension Statement for Reporting of Systematic Reviews Incorporating Network Meta-analyses of Health Care Interventions：Checklist and Explanations.Ann Intern Med，2015，162（11）：777-784.

17. L.Zorzela，Y.K.Loke，J.P.Ioannidis，et al.，PRISMA harms checklist：improving harms reporting in systematic reviews.BMJ，2016，352：i157.

18. Stroup DF，Berlin JA，Morton SC，et al.Meta-analysis of observational studies in epidemiology：a proposal for reporting.Meta-analysis Of Observational Studies in Epidemiology（MOOSE）group.JAMA，2000，283（15）：2008-12.Review.

19. 徐培元，赵高贤，常连胜，等．冬凌草液热疗预防浅表性膀胱癌术后复发的非随机同期对照研究．中国中西医结合杂志，2005，25（12）：1115-1117.

20. 王侠，李晓庆，吴焕林．丹参多酚酸盐治疗心绞痛的非随机、同期对照临床研究．实用医学杂志，2010，26（1）：111-113.

21. 赵海平，陈和利，刘红宁，等．参灵草口服液干预64例慢性无症状乙肝病毒携带者效果的自身前后对照研究．中国循证医学杂志，2015，（2）：125-129.

22. 陈晓凡，朱卫丰，陈和利，等．参灵草口服液治疗无症状HIV感染者疗效的自身前后对照研究．中国循证医学杂志，2014，（11）：1299-1303.

23. 闫向勇，刘文超，燕忠生，等．腹腔循环热灌注化疗对恶性肿瘤合并腹水的疗效及安全性—开放、非随机、历史对照研究．现代肿瘤医学，2014，22（11）：2707-2709.

24. C Begg，M Cho，S Eastwood，et al.Improving the quality of reporting of randomized controlled trials.The CONSORT statement.JAMA，1996，276（8）：637-9.

25. D Moher，KF Schulz，DG Altman，et al.The CONSORT statement：revised recommendations for improving the quality of reports of parallel-group randomised trials，2001，357（9263）：1191-1194.

26. D Moher，S Hopewell，KF Schulz，et al.CONSORT 2010 explanation and elaboration：updated guidelines for reporting parallel group randomised trials.BMJ，2010，340：c869.

27. KF Schulz，DG Altman，D Moher，et al.CONSORT 2010 statement：updated guidelines for reporting parallel group randomized trials.Ann Intern Med，2010，152（11）：726-32.

28. 刘建平．循证中医药临床研究方法学．北京：人民卫生出版社，2006.

29. 顾焱，陆少武，S Lu．中医药治疗幽门螺杆菌感染性胃炎随机对照临床研究．实用中医内科杂志，2012，（17）：28-29.

30. 扈晓宇，张扬，陈果，等．大剂量清热化瘀中药对乙型肝炎相关性慢加急性肝衰竭生存影响的前瞻性队列研究．中西医结合学报，2012，10（2）：176-185.

31. 关若丹，郑远，陈前军．槐耳颗粒防治可手术乳腺癌短期复发转移的回顾性队列研究．广东医学，2011，32（11）：1490-1492.

32. E von Elm，DG Altman，M Egger，et al.The Strengthening the Reporting of Observational Studies in

Epidemiology(STROBE)statement:guidelines for reporting observational studies.J Clin Epidemiol,2008,61(4):344-349.

33. JP Vandenbroucke,E von Elm,DG Altman,et al.Strengthening the Reporting of Observational Studies in Epidemiology(STROBE):explanation and elaboration.PLoS Med,2007,4(10):e297.

34. 詹思延.第三讲:如何报告观察性流行病学研究——国际报告规范 STROBE 解读.中国循证儿科杂志,2010,5(3):223-227.

35. 韩梅,罗辉,刘建平,等.队列研究在药品不良反应中的应用.中国药物警戒,2010,(12):722-725.

36. 林凡,许菲菲,郑荣远,等.甘露消毒丸与慢性肾小管间质肾病相关性的病例对照研究.药物流行病学杂志,2006,15(6):344-347.

37. 袁敬柏,王在意,张京春,等.吸烟与血瘀相关性的病例对照研究.中国中医基础医学杂志,2004,10(8):60.

38. 刘兆兰,李青,牟钰洁,等.巢式病例对照研究在中医药治疗糖尿病肾病疗效评价中的应用探讨.中西医结合学报,2012,10(9):991-996.

39. 于河,李赞华,刘建平.观察性研究在中医临床研究中的应用(2)——病例对照研究设计与报告.中医杂志,2008,(7):598-601.

40. 陈颖,毛宗福,任经天,等.双黄连注射剂儿童不良反应病例对照研究.药物流行病学杂志,2007,(3):158-160.

41. 高颖,周莉,尹平,等.3 430 例观察注射用丹参多酚酸冻干粉上市后临床应用安全性.中风与神经疾病杂志,2015,(5):427-429.

42. M Brundage,J Blazeby,D Revicki,et al.Patient-reported outcomes in randomized clinical trials:development of ISOQOL reporting standards.Qual Life Res,2013,22(6):1161-1175.

43. 彭晓霞,秦海强,崔树起,等.病例报告的临床价值、科研意义与撰写规范.中国卒中杂志,2009,4(3):259-264.

44. 黄文华.国际临床病例报告撰写要求的最新进展——2016 年 CARE 清单及国际著名医学期刊病例报告投稿要求.肿瘤,2016(12):1402-1406.

45. 王小琴,陈耀龙,渠清源,等.病例系列研究方法学质量评价工具解读.中国循证儿科杂志,2015,10(5):381-385.

46. 孙凤,杨兴华,马冬梅,等.雷公藤用药者生殖毒性发生率的 Meta 分析.中国药物警戒,2014,11:94-99,103.

47. JJ Gagnier,G Kienle,DG Altman,et al.The CARE guidelines:consensus-based clinical case reporting guideline development.BMJ Case Rep 2013,2013:bcr2013201554.

48. 王志飞,谢雁鸣.喜炎平注射液文献不良事件个案报道.中国中药杂志,2012,37(18):2792-2795.

49. 杨薇,谢雁鸣,庄严.基于 HIS"真实世界"数据仓库探索上市后中成药安全性评价方法.中国中药杂志,2011,36(20):2779-2782.

50. Guidelines on postmarketing surveillance.Br Med J 1988,296:399-40.

51. World Health Organization.WHO Guidelines on Safety Monitoring of Herbal Medicines in Pharmacovigilance Systems.[EB/OL].http://120.52.51.13/apps.who.int/medicinedocs/documents/s7148e/s7148e.pdf,2004-01-01/2019-02-20.

52. European Medicines Agency.ICH Topic M 3(R2)Non-Clinical Safety Studies for the Conduct of Human Clinical Trials and Marketing Authorization for Pharmaceuticals.[EB/OL].https://www.ema.europa.eu/documents/scientific-guideline/ich-m-3-r2-non-clinical-safety-studies-conduct-human-clinical-trials-marketing-authorization_en.pdf,2008-07-01/2019-02-20.

53. Nicolotti N,De Carli G,La Torre G,et al.Health Technology Assessment of needlestick-prevention devices to enhance safety of health care workers.Conference:5th European Public Health Conference All Inclusive Public Health 8-10 November 2012,At Portomaso,St.Julian's,Malta.

54. Fisher JD, Freeman K, Clarke A, Spurgeon P, et al. Patient safety inambulance services：a scoping review. Health Serv Deliv Res, 2015, 3 (21)：XI −88.

55. 翟所迪, 贺蓓, 王睿, 等 .《中国万古霉素治疗药物监测指南》解读 . 中国临床药理学杂志, 2016, 32 (17)：1633−1636.

56. 陈耀龙, 陈恳, 叶志康, 等 . 中国万古霉素治疗药物监测指南的制定 . 中国循证医学杂志, 2015, 15 (2)：236−239.

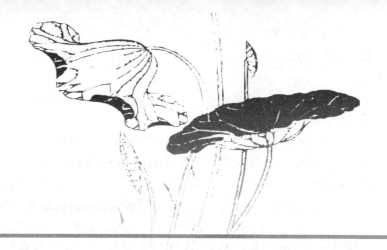

第四章

循证中医药安全性证据的检索

在利用中医药证据进行实践前，要进行中医药证据的检索。证据检索可以了解和掌握某一研究方向的证据现状、深度，筛选对自己当前有价值的信息；只有充分掌握了有关信息，才能在中医药安全性研究活动中避免重复、少走弯路。由此可见，中医药安全证据的检索知识和技能已成为中医药安全性证据研究和实践不可缺少的组成部分。

第一节　证据检索方法与步骤

一、检索基础

（一）检索相关术语

为了满足中医药证据检索的需要，检索者必须掌握检索相关的技术和检索途径，以便更好地实施中医药证据检索。

1. 布尔逻辑运算符　中医药证据检索可能涉及简单的一个主题概念，或一个主题概念的某一侧面，也可涉及若干个概念组成的复合主题，或一个主题概念的若干个侧面。这些概念或其侧面，无疑都需要以一定的词汇或符号来表达，信息检索系统借助于布尔逻辑运算符来处理较为复杂的词间（或符号间）语义关系。

（1）"逻辑与"：表达式为 A AND B 或 A*B，检索结果中必须出现所有的检索词，可缩小检索范围，提高查准率。若检索黄芩苷抗炎作用的文献，可以利用"黄芩苷 AND 抗炎"进行检索。

（2）"逻辑或"：表达式为 A OR B 或 A+B，检索结果中至少出现其中某一个检索词，可扩大检索范围，提高查全率。若检索地黄的相关文献，可以利用"鲜地黄 OR 生地黄 OR 鲜生地 OR 干地黄 OR 干生地 OR 熟地黄 OR 熟地 OR 地黄 OR 生地"进行检索。

（3）"逻辑非"：表达式为 A NOT B，检索结果中不出现含有某一检索词的文献，通过从某一检索范围中去除某一部分文献的方式达到缩小检索范围，提高查准率的目的。若检索人参的文献但不想检出的结果含有西洋参，可以利用"人参 NOT 西洋参"进行检索。

一个检索式可以同时使用多个布尔逻辑运算符构成复杂的检索策略。不同布尔逻辑运算符的组合，其运算次序为（）> NOT > AND > OR，也可用括号改变运算次序，地黄 OR 生地 AND 高血压的检索结果与（地黄 OR 生地）AND 高血压的检索结果完全不同。

2. 位置算符 / 邻近符　运用布尔逻辑运算符进行检索，由于对各个检索词之间的位置关系不能予以限制和确定，有时会产生误检，这就需要采用位置算符以弥补这一缺陷。不同数据库使用的位置算符 / 邻近符可能不同，常见的位置算符 / 邻近符主要有：

（1）"WITH"表示连接的两词相邻，且两词的前后顺序不固定，如 lung WITH cancer 可以检索出 lung cancer。

（2）"NEAR"表示连接的两词之间可以有 n 个以内的单词出现，且两词的前后顺序不固定，如 cancer NEAR/2 lung 可以检索出 lung cancer 和 cancer of the lung。

（3）"Next"表示连接的两词之间可以有 n 个以内的单词出现，且两词的前后顺序固定，如 lung Next/2 cancer 可以检索出 lung cancer，但并不能检索出 cancer of the lung。

3. 截词检索　英文单词的构成法有一个普遍的共同特征，由词干与不同的前缀或后缀组合可派生出一系列的新词汇。这些新词由于具有相同的词干，因而其基本含义相同或相似，只是词性及语法意义有所差异。而这一语言特点，在以语言表达概念为基本特征的信息检索活动中，就可能因词汇书写形式的变化而出现漏检。为此，数据库检索系统提供一种在词汇的某一位置截断的方式以解决词汇的单复数、相同词干的词尾变化和英美拼写差异等问题，用于检索与这一词汇片段相匹配的所有相关记录，以保证较高的查全率。

截词检索可检索词根相同词尾不同的检索词，常用于检索词的单复数、词尾变化但词根相同的词、同一词的拼法变异等。不同数据库使用的截词符可能不同，常见的截词算符有星号（*）、问号（？）、美元符号（$）、百分号（%）和井字号（#），"*"和"%"表示任意数量的字符，"？"和"#"表示任意一个字符，"$"表示零或一个字符。如以 child* 作为检索提问，可以检索出含有 child、children、childhood 等词的文献，也可用于中文检索，如"急性 * 肝炎"，可检出"急性中毒性肝炎""急性黄疸型肝炎"等。

4. 限定检索　限定检索是指检索人员指定检索某一或几个字段以使检索结果更为准确，减少误检。限定检索会采用缩写形式的字段标识符（如 TI 表示 Title，AB 表示 Abstract 等），如中国生物医学文献服务系统（SinoMed）的"针刺"［中文标题］、EMBASE 的"breast cancer：ti，ab"和 PubMed 的"breast cancer［Title/Abstract］"。

5. 扩展检索　扩展检索是同时对多个相关检索词实施逻辑"或"检索的技术，即当检索人员输入一个检索词后，系统不仅能检出该检索词的文献，还能检出与该检索词同属于一个概念的同义词或下位词的文献，如 SinoMed、EMBASE 和 Medline 等数据库中主题词的扩展检索。

6. 加权检索　检索时不仅查找检索词，还需考虑并估计检索词的权重，权重之和超出阈值的记录才能在数据库中被检出。在 SinoMed、EMBASE 和 Medline 等数据库中表现为仅检索主要概念主题词，而在中国知网中表现为词频检索。

7. 精确检索和模糊检索　精确检索是指检出结果与输入的检索词组完全一致的匹配

检索技术，在许多数据库中用引号来表示，如检索"breast cancer"。

模糊检索允许检出结果与输入的检索词组之间存在一定的差异，如输入 breast cancer，可检索出 cancer of breast 和 cancer of the breast 等，只要包含 breast 和 cancer 两个词的文献均能检索出来，并不要求 breast 和 cancer 一定按输入顺序相邻。

8. 智能检索　自动实现检索词、检索词对应主题词及该主题词所含下位词的同步检索。如 SinoMed 的智能检索和 PubMed 的"自动词语匹配检索"。在 PubMed 中输入 breast cancer，数据库将以"breast neoplasms"［MeSH Terms］OR（"breast"［All Fields］AND"neoplasms"［All Fields］）OR"breast neoplasms"［All Fields］OR（"breast"［All Fields］AND"cancer"［All Fields］）OR"breast cancer"［All Fields］"为检索式执行检索。在 SinoMed 中输入乳腺癌，数据库将以（"乳腺癌"［常用字段］OR"乳腺肿瘤"［常用字段］OR"乳腺癌症"［常用字段］OR"乳腺瘤"［常用字段］OR"乳腺肿瘤"［主题词］）为检索式执行检索。

（二）不同检索方式

1. 主题词检索　主题词是经过优选和规范化处理的词汇，由主题词表控制。主题词检索是根据文献的主题内容，通过规范化的名词、词组或术语（主题词）查找文献信息，其检索标识是主题词。如乳腺癌的主题词是"乳腺肿瘤"；冠状动脉心脏病的主题词是"冠心病"。目前，支持主题词检索的数据库有 SinoMed、EMBASE、Cochrane Library 和 Medline 等。

2. 关键词检索　从文献篇名、正文或文摘中抽出来的能表达文献主要内容的单词或词组查找文献的检索途径。关键词与主题词不同，因未经规范化处理，检索时必须同时考虑到与检索词相关的同义词、近义词等，否则，容易造成漏检。如检索"乳腺癌"时需要考虑"乳腺肿瘤"和"乳癌"等。

3. 题名检索　利用题名（篇名、标题）等作为检索入口检索文献的途径，是信息检索最常用的途径。

4. 缺省检索　是指自动在检索系统预先设定的多个字段中同时进行检索。如中国知网和万方数据知识服务平台的主题字段由篇名／题名、关键词和摘要 3 个检索项组成，而 SinoMed 的常用字段由中文标题、摘要、关键词和主题词 4 个检索项组成。

5. 著者检索　根据文献上署名的著者、作者、编者的姓名查找文献的检索途径。也是目前常用的一种检索途径，当要查找某人发表的论文，而且又知道其姓名的准确书写形式（包括中文的同音字、英文的拼法等）时，利用著者检索是最快捷、准确的方式。

6. 引文检索　利用引文（即论文末尾所附参考文献）这一特征作为检索入口查找文献的途径，如 SinoMed 和 Web of Science 等。

7. 智能检索　自动实现检索词、检索词对应主题词及该主题词所含下位词的同步检索。如 SinoMed 的智能检索。PubMed 的"自动词语匹配检索"属于智能检索。

8. 相关信息反馈检索　是将与已检结果存在某种程度相关的信息检索出来的检索技术，多由检索系统自动进行检索。如 Google 的"类似网页"、PubMed 的"Similar articles"，SinoMed 的"主题相关"，维普资讯网、中国知网和万方数据知识服务平台学术期刊的"相似文献"。

二、检索步骤

中医药证据检索的步骤，因检索课题、检索人员的不同，以及使用检索系统的不同而不尽一致。但一般来讲，均遵循如下工作程序：

（一）将临床问题转化为 PICOS 模式

首先要分析、确定需要检索的课题涉及的主要概念，这些概念的内涵和外延如何，这些概念之间的联系或关系是什么。在此基础上，明确检索的内容、目的、要求，从而确定检索的学科范围、文献类型、回溯的年限等。

当检索人员面对一个具有临床意义的问题，但不知道怎样去检索相关研究时，首先应将临床问题的信息需求进行分析和整理，将初始的临床问题转变为可以回答的临床问题，通常这类临床问题可分解为 PICOS5 个部分，对于干预性的临床问题，P 表示 Patient/Population（患者或人群），I 表示 Intervention（干预措施），C 表示 Comparison（对照措施），O 表示 Outcome（结果），S 表示 Study（研究类型）。在实施检索时，同时满足 PICOS 的很少。

（二）选择检索资源

为全面查找所有相关临床研究，凡是可能收录了与研究问题相关的检索资源均应考虑在内，不限定语种和时间。检索信息源主要包括：

1. 综合性文献数据库资源　如 PubMed/MEDLINE、EMBASE、Cochrane Library、Web of Science、BIOSIS Previews、SciFinder Web 和 SinoMed 等，具体检索方法参见本章相关内容，图 4-1 以随机对照试验为例显示了上述数据库的关系，其中 Cochrane Library 中的随机对照试验除了来自 EMBASE 和 MEDLINE 之外，还有手工检索获得的随机对照试验，EMBASE.com 可以同时检索 EMBASE 和 MEDLINE，而 PubMed 可同时检索 MEDLINE，In Process Citations 和 Publisher Supplied Citations，BIOSIS Previews 和 Web of Science 也提供上述数据库未收录的随机对照试验。

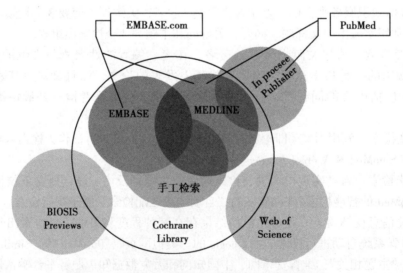

图 4-1　主要外文数据库收录随机对照试验关系图

2. 与研究课题相关的专题数据库 如 Alt HealthWatch 替代及补充医学数据库（http：//web.a.ebscohost.com）、护理和补充替代医学：AMED（Allied and Complementary Medicine）http：//www.bl.uk/collections/health/amed.html）、Micromedex Healthcare Series 数据库等。

3. 在研研究检索 对于临床研究来说，可以检索世界卫生组织国际临床试验注册平台（http：//www.who.int/trialsearch）及其主要的一级注册机构，合作注册中心和其他临床试验注册平台。

对于系统评价来说可以检索国际系统评价注册平台（International Prospective Register of Systematic Review，PROSPERO）（http：//www.crd.york.ac.uk/prospero），了解目前是否有发表和正在进行的系统评价/Meta 分析。

4. 会议论文检索

（1）中国知网会议论文数据库（http：//www.cnki.net）：重点收录 1999 年以来，中国科协系统及国家二级以上的学会、协会、高校、科研院所、政府机关举办的重要会议以及在国内召开的国际会议上发表的文献。其中，国际会议文献占全部文献的 20% 以上，全国性会议文献超过总量的 70%，部分重点会议文献回溯至 1953 年。

（2）万方数据会议信息（http：//www.wanfangdata.com.cn）：收录 1998 年以来的由国际及国家级学会、协会、研究会组织召开的各种学术会议论文，每年涉及上千个重要的学术会议，是目前国内收集学科最全、数量最多的会议文献资源之一。

（3）中国医学学术会议论文数据库：收录 1994 年以来中华医学会所属专业学会、各地区分会和全军等单位组织召开的医学学术会议论文集中的文献题录和摘要。

（4）国家科技图书文献中心中外文会议论文数据库（http：//www.nstl.gov.cn）：中文会议论文数据库主要收录了 1985 年以来我国国家级学会、协会、研究会以及各省、部委等组织召开的全国性学术会议论文。而外文会议论文数据库主要收录了 1985 年以来世界各主要学会和协会、出版机构出版的学术会议论文，部分文献有少量回溯。每年增加论文约 20 万篇。

（5）Papers First 与 Proceedings First（http：//www.oclc.org/firstsearch）是 OCLC FirstSearch 两个会议文献数据库，Papers First 包括在世界范围的会议、联合会、博览会、专题会、专业会、学术报告会上发表论文的索引，覆盖了从 1993 年 10 月至今由大英图书馆资料提供中心收到的已出版论文，每两周更新一次。Proceedings First 是 Papers First 的相关库，包括在世界各地举行的学术会议上发表的论文的目录表。

（6）其他会议论文数据库：① CPCI（Conference Proceeding Citation Index）（http：//www.isiknowledge.com）；② NTIS（The National Technical Information Service）（http：//www.ntis.gov）； ③ EAGLE（the European Association for Grey Literature Exploitation）（http：//opensigle.inist.fr）；④ PsycEXTRA（http：//www.apa.org/psycextra）。

5. 学位论文检索

（1）万方数据学位论文数据库（http：//www.wanfangdata.com.cn）：收录了我国自然科学和社会科学各领域的硕士、博士研究生及博士后论文。

（2）中国知网学位论文数据库（http：//www.cnki.net）：是中国知网（CNKI）系列数据库之一，收集了全国 404 家培养单位的博士学位论文和 621 家硕士培养单位从 1984 年至今的硕士学位论文。

（3）CALIS 高校学位论文数据库（http：//www.calis.edu.cn）：以清华大学图书馆为首建立的包括清华大学、北京大学等上百所高校 CALIS 成员馆 1995 年至今的博硕士学位论文信息。

（4）国家科技图书文献中心学位论文数据库（http：//www.nstl.gov.cn）：主要收录了1984 年至今我国高等院校、研究生院及研究院所发布的硕士、博士和博士后的 240 万余篇论文。还收录了国外不同专业的 30 余万篇学位论文，学科范围涉及自然科学各专业领域。

（5）ProQuest Digital Dissertations（PQDD）（http：//wwwlib.umi.com/dissertations）：由美国 ProQuest 公司研制开发，收录了欧美上千所大学文、理、工、农、医等领域自 1861年以来的 320 万篇博士、硕士学位论文摘要或题录，其中 170 余万篇有纸质和缩微格式的全文，是世界上最大的、使用最广泛的学位论文数据库，是学术研究中十分重要的信息资源。

（6）Networked Digital Library of Theses and Dissertations（NDLTD）（http：//www.ndltd.org）：1991 年由美国弗吉尼亚科技大学发起，目前已有 215 个成员单位，包括 187 所大学，是一个国际性博硕士学位论文共享检索平台。

（7）其他学位论文数据库：① Index to Theses in Great Britain and Irelando（http：//www.theses.com）；② DissOnline（http：//www.dissonline.de）。

6. 搜索引擎

（1）Google Scholar（Google 学术搜索）（http：//scholar.google.com）

（2）Microsoft Academic Search（微软学术搜索）（http：//academic.research.microsoft.com）

（3）Online Journals Search Engine（在线期刊搜索引擎）（http：//www.ojose.com）

（4）Medical Matrix（http：//www.medmatrix.org）

（5）Medscape（http：//www.medscape.com）

（6）HON（http：//www.hon.ch）

（7）百度学术（http：//xueshu.baidu.com）

7. 手工检索　手工检索是对数据库和在研研究检索的补充。主要包括：①通常不被电子数据库收录（数据库收录时间以外）期刊，手检期刊的种类和数量视电子数据库纳入期刊数量而定，如中文期刊的手检，由于中国知网、中国生物医学文献数据库、维普资讯网及万方数据知识服务平台的使用，几乎囊括了所有种类的中文期刊，需要手检的期刊种类已经很少了。对于选中进行手检的期刊，需要注明检索的起始时间。②纳入研究、综述、系统评价 /Meta 分析所附参考文献。③未被电子化的会议论文汇编。

8. 其他

（1）相关网站：①国际或国家一级的医学研究机构和对国际或全国性学会 / 协会网站进行检索，如 WHO，International Society of Nephrology 和 Transplant Society of Australia and New Zealand 等；②相关的政府 / 部门网站，如国家食品药品监督管理总局和药品不良反应监测网等。

（2）主要的在线书目，如 UBC Library catalog 和 BC Ministry of Health Library 等。

（3）与研究主题相关的研究者、相关领域的专家或医药企业联系以获取有关研究。

以上所列检索资源并不是固定不变，由于检索资源的不断变化以及检索资源的可获得性等原因，检索者根据检索课题的要求，选择最能满足检索要求的检索资源，即在检索主要信息资源的基础上，检索其他相关专业和类型的数据库及信息资源。

（三）收集检索词

数据库选择好后，还应针对已分解的临床问题选择恰当的检索词。列出一组与临床问题有关的词，这些词应包括关键词和主题词。由于研究内容在数据库中的检索用词又常标引得不够完善，没有列入主题词表，在这种情况下用主题词检索就很难令人满意。关键词检索与主题词检索的结果差别较大，检索结果不仅受检索方式、检索策略的影响，也与各数据库主题标引的质量和收录范围有直接关系。为提高检索质量和检索效率，应熟悉数据库的主题词表，了解相关主题词在词表中的收录情况。在选择检索词时，既要重视对主题词的选择，充分利用主题词检索系统的优点（如主题词的树状结构，主题词和副主题词的组配，对主题词扩展或不扩展检索等），但也不能忽视关键词检索方式的应用，见图4-2。

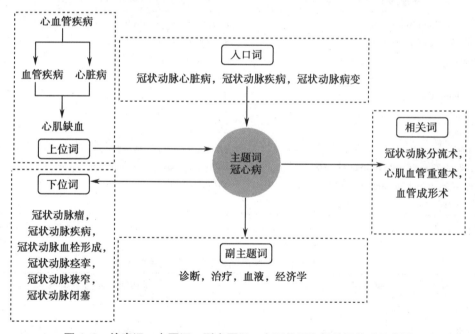

图4-2 检索词、主题词、副主题词、上下位词和相关词关系示意图

确定检索词要考虑满足两个要求：一是课题检索要求；二是检索系统输入词的要求。

通常选择 PICOS 中的 P 与 I 或二者之一作为检索词，若检索结果太多再考虑 S 和 C，PICS 同时出现在检索策略中的情况很少。首选 P 还是 I 要看问题的重心在 P 还是 I，其次选择随机对照试验相关检索词，下面两表分别为 PubMed 和 OVID 中随机对照试验的检索策略，其他数据库的检索策略可根据具体数据库调整（表4-1~表4-3）。

表 4-1　PubMed 随机对照试验的检索策略

高敏感度（2008 版）	兼顾敏感度和特异度（2008 版）
#1 randomized controlled trial［pt］	#1 randomized controlled trial［pt］
#2 controlled clinical trial［pt］	#2 controlled clinical trial［pt］
#3 randomized［tiab］	#3 randomized［tiab］
#4 placebo［tiab］	#4 placebo［tiab］
#5 drug therapy［sh］	#5 clinical trials as topic［mesh：noexp］
#6 randomly［tiab］	#6 randomly［tiab］
#7 trial［tiab］	#7 trial［ti］
#8 groups［tiab］	#8#1 OR#2 OR#3 OR#4 OR#5 OR#6 OR#7
#9#1 OR#2 OR#3 OR#4 OR#5 OR#6 OR#7 OR#8	#9 animals［mh］NOT humans［mh］
#10 animals［mh］NOT humans［mh］	#10#8 NOT#9
#11#9 NOT#10	

说明：［pt］=Publication Type term；［tiab］=title or abstract；［sh］=subheading；［mh］=Medical Subject Heading（MeSH）term（'exploded'）；［mesh：noexp=Medical Subject Heading（MeSH）term（not 'exploded'）；［ti］= title

表 4-2　OVID 随机对照试验的检索策略

高敏感度（2008 版）	兼顾敏感度和特异度（2008 版）
#1 randomized controlled trial.pt.	#1 randomized controlled trial.pt.
#2 controlled clinical trial.pt.	#2 controlled clinical trial.pt.
#3 randomized.ab.	#3 randomized.ab.
#4 placebo.ab.	#4 placebo.ab.
#5 drug therapy.fs.	#5 clinical trials as topic.sh.
#6 randomly.ab.	#6 randomly.ab.
#7 trial.ab.	#7 trial.ti.
#8 groups［tiab］	#8#1 or#2 or#3 or#4 or#5 or#6 or#7
#9#1 or#2 or#3 or#4 or#5 or#6 or#7 or#8	#9 exp animals/not humans.sh.
#10 exp animals/not humans.sh.	#10#8 not#9
#11#9 not#10	

说明：.pt.=Publication Type term；.ab.= abstract；.ti.=title.；.sh.=Medical Subject Heading（MeSH）term；.fs.= 'floating' subheading

表 4-3　其他主要数据库随机对照试验的检索策略

数据库名	随机对照试验检索策略
Web of Science/BIOSIS Previews	主题：random*
中国生物医学文献数据库	"随机"［全字段：智能］OR "随机对照试验（主题）"［不加权：扩展］OR "随机对照试验"［不加权：扩展］
中国学术期刊网络出版总库	"随机"：主题 OR 全文
数字化期刊全文数据库	"随机"：全部

说明：表中"主题""全文""全部"和"全字段：智能"为检索入口。

1. 选词原则　①选择规范词：选择检索词时，一般应优先选择主题词作为基本检索词，但为了检索的专指性也选用关键词配合检索。②注意选用国外惯用的技术术语：查阅外文文献时，一些技术概念的英文词若在词表查不到，可先阅读国外的有关文献，再选择正确的检索词。③一般不选用动词和形容词；不使用禁用词；尽量少用或不用不能表达课题实质的高频词。④为保证查全率，同义词尽量选全：需考虑同一概念的几种表达方式，如肾衰有 Kidney Insufficiency，Renal Insufficiency，Kidney Failure，Renal Failure 等；同一名词的单、复数、动词、动名词、过去分词等形式，如护理有 nurse，nurses，nursing 和 nursery 等，词根相同时，可用截词符解决。

2. 选词方法　①检索已经发表、未发表和正在进行的 Meta 分析 / 系统评价；②利用 PubMed 主题检索界面 Entry Terms 下面的检索词；③利用 EMBASE.com 主题检索界面 Synonyms 下面的同义词；④利用中文科技期刊全文数据库的查看同义词功能；⑤利用药典和药物数据库查找药物商品名及其他近义词；⑥选择一个较为核心的组面的主要检索词进行预检索，并仔细浏览初步的检索结果，尤其是特别符合需要的记录，从中选择更多、更合适的检索词补充到检索式中，然后，再浏览命中的文献记录，再从中选择检索词补充到检索式中。如此反复操作。该方法具有直接、生动、灵活的特点，检索词选择的有效性和针对性大大提高，但检索过程较长，相对费时。

3. 选词应注意的问题　①要考虑上位概念词与下位概念词，如癌症，不仅要选 Neoplasms，也应选各种癌症，如 Abdominal Neoplasms，Anal Gland Neoplasms，Bone Neoplasms，Breast Neoplasms，Digestive System Neoplasms，Endocrine Gland Neoplasms，Eye Neoplasms，Head and Neck Neoplasms，Hematologic Neoplasms，Nervous System Neoplasms，Pelvic Neoplasms，Skin Neoplasms，Soft Tissue Neoplasms，Splenic Neoplasms，Thoracic Neoplasms，Urogenital Neoplasms 等，反之，如某一种具体癌症干预则应检索具体癌症名称。②化学物质用其名称也要用其元素符号，如氮，Nitrogen 和 N。③植物和动物名，其英文和拉丁名均要选用。④对于一大类药物检索，不但要考虑类名，还需考虑具体药物名称及其主题词，如检索开窍剂：开窍剂的主题检索策略为："暑症片"［不加权：扩展］OR "十香返生丸"［不加权：扩展］OR "痧药"［不加权：扩展］　OR "七珍丸"［不加权：扩展］OR "牛黄镇惊丸"［不加权：扩展］OR "牛黄千金散"［不加权：扩展］OR "牛黄保婴丸"［不加权：扩展］OR "牛黄抱龙丸"［不加权：扩展］OR "局方至宝散"［不加权：扩展］OR "琥珀抱龙丸"［不加权：扩展］OR "猴枣散"［不加权：扩展］OR "红灵散"［不加权：扩展］OR "冠心苏合丸"［不加权：扩展］OR "避瘟散"［不加权：扩展］OR "败酱片"［不加权：扩展］OR "八味沉香散"［不加权：扩展］OR "紫雪丹"［不加权：扩展］OR "医痫丸"［不加权：扩展］OR "盐蛇散"［不加权：扩展］OR "小儿惊风散"［不加权：扩展］OR "通关散"［不加权：扩展］OR "苏合香丸"［不加权：扩展］OR "紫金锭"［不加权：扩展］OR "至宝丹"［不加权：扩展］OR "牛黄清心丸"［不加权：扩展］OR "安宫牛黄丸"［不加权：扩展］。

4. 利用关键词进行检索应注意的问题

（1）必须选择足够的同义词，因为关键词检索最容易产生漏检。同义词指检索意义上的同义词，包括语言学意义上的同义词、近义词、甚至反义词等，不同拼写形式，全称与简称、缩写、略语，以及学名与商品名、习惯名等。

（2）若选用简称、缩写、略语等作为关键词，在检索时需要考虑加入其他的主题词或分类代码，以避免产生各种误检。

（3）如果需要选用多个关键词，还必须考虑各检索词之间的位置关系。

（4）尽量避免选用可能导致误检的多义词，若非得如此，最好与其他的相关词一起组配使用。

（四）制订检索策略，实施检索

根据检索课题的已知条件和检索要求，以及所选定的信息检索系统所提供的检索功能，确定适宜的检索途径，如主题途径或关键词途径等。

检索途径确定后，编写检索策略表达式，即将选择确定的作为检索标识的主题词、关键词以及各种符号等，用各种检索算符（如布尔逻辑运算符、截词符等）组合，形成既可为计算机识别又能体现检索要求的提问表达式。

若关注敏感性可扩大检索范围，提高相关文献被检出的比例，提高查全率；若关注特异性则可缩小检索范围，排除非相关文献被检出的比例，提高查准率。检索者可根据检索目的进行选择。而检索策略的制定原则是敏感性要高，通过提高敏感性，达到提高检出率，降低漏检率的目的。

制定针对疾病和干预措施的检索策略的一般步骤如下：

1. 针对某疾病的检索词（主题词／关键词）及其同义词和别名，还要考虑到不同语言可能有不同的后缀或前缀。将所有检索词编号，以"OR"连接，意为只要其中任一个检索词相符就命中。

2. 针对干预措施可能涉及的检索词也用"OR"连接。

3. 将涉及疾病和干预措施的两组检索词用"AND"连接。

4. 如果检索结果较多时，可考虑加入研究设计（随机对照试验检索或系统评价／Meta分析）策略，与疾病和干预措施进行逻辑"AND"运算。

构建检索策略的质量，直接影响到检索效果或结果，是检索成败与否的最关键环节。从系统论的角度来看，检索策略的编制是对多领域知识和多种技能全面、系统地综合运用。如涉及专业背景知识的主题分析、涉及检索语言知识的概念与语言转换、涉及信息检索原理与系统性能的多种检索技术，以及涉及逻辑思维规则的各种组配形式等。其中任何一个环节的微小失误或不当，都会产生东边微风西边雨的蝴蝶效应，而影响到检索质量。所以，这一环节是检索者信息素养、检索能力、知识水平的最集中体现。

（五）评估和导出检索结果

对检索结果进行评价主要是看检索结果是否在预期的范围之内。首先将检索结果导出，并导入文献管理软件（如 EndNote、Reference Manager 等），然后对检索结果进行评价，具体评价步骤：浏览检出记录的标题和摘要，评价该记录是否符合事先制定好的纳入和排除标准，纳入符合要求的文献。对潜在的有可能符合纳入标准的记录以及不能确定是否需要纳入和排除的记录，应阅读全文，以进一步判断或评估。若检索结果不能满足需要，有必要对已检索过的数据库进行再次检索或另检索其他数据库。由于不同的数据库收录范围不同，检索术语、主题词表及检索功能存在差异，因此，需在检索过程中仔细选择检索词、并且不断修改和完善检索策略，调整检索策略的敏感性或特异性，以便制定出能满足检索需求的高质量检索策略。

第二节 安全性证据检索常用信息资源

一、综合型数据库

（一）公开发表的临床研究

1. The Cochrane Library（http：//www.thecochranelibrary.com）

（1）简介：The Cochrane Library 是 Cochrane 协作网的主要产品，由 Wiley InterScience 公司出版发行，是一个提供高质量证据的数据库，也是临床研究证据的主要来源，主要内容包括：① Cochrane 系统评价库（Cochrane Database of Systematic Review，CDSR）；②疗效评价文摘库（The Database of Abstracts of Reviews of Effects，DARE）；③ Cochrane 临床对照试验中心注册库（Cochrane Central Register of Controlled Trials，CENTRAL）；④ Cochrane 协作网方法学文献注册数据库（The Cochrane Methodology Register）；⑤卫生技术评估数据库（Health Technology Assessment Database，HTA）；⑥英国国家卫生服务部卫生经济评价数据库（NHS Economic Evaluation Database，NHS EED）；⑦ Cochrane 协作网的其他相关信息。

（2）检索方法：提供简单检索、高级检索、主题检索和组配检索等检索方法，应该掌握主题检索、高级检索和组配检索方法。

1）高级检索：点击主页左上角"Advanced Search"进入高级检索界面，选择检索字段（全文、题目、作者、文摘、关键词、表格、出版物类型、出处和 DOI 等），输入检索词，点击"Go"执行检索，在检索结果界面点击"Add to Search Manager"将本次检索添加到检索历史中，方便组配检索。也可根据检索词的数量增加和减少检索行，点击检索项前的"+"和"-"，分别增加和减少一检索行。在高级检索界面可实现对检索条件进行选择和限定，进一步提高查准率。

2）主题检索：点击高级检索界面"Medical Terms（MeSH）"进入主题检索界面，在"Enter MeSH term"检索框内输入检索词，在检索词输入框后选择副主题词（需要时），点击"Look up"可查看输入检索词的主题词及其定义和树状结构，若想要移到 MeSH 树状结构的上位词，则只需点选位于树状结构上层的上位词即可。选好要查询的主题词后，选择"Explode all trees"选项会自动扩大检索结果。有些主题词不只一个树状结构，可选择是否包括所有的树状结构，或者只选择所需的树状词汇进行检索。点击"Add to Search Manager"将执行的主题检索添加到检索历史中，以便组配检索。

3）组配检索：在高级检索界面点击"Search Manager"进入检索组配界面，可显示已进行检索的检索策略和结果。在检索框内，可使用逻辑运算符将多个检索结果的检索序号组合在一起进行二次检索。

4）检索输出：在检索结果界面同时列出 The Cochrane Library 中不同数据库的检索结果，点击某数据库名即可显示该数据库的检索结果。点击每篇题目"Record"可浏览详细信息。欲输出检索结果到文献管理软件时（如 EndNote），勾选检索结果旁边的小方格，点击"Export Selected Citations"即可输出选择的文献，若想输出全部文献时，点击"Select All"和"Export All Results"即可输出全部文献。

2. PubMed（http：//www.pubmed.gov）

（1）简介：PubMed 由美国国家医学图书馆（National Library of Medicine，NLM）、国家生物技术信息中心（National Center for Biotechnology Information，NCBI）及国家卫生研究院（National Institutes of Health，NIH）开发，由 MEDLINE、In Process Citations 和 Publisher Supplied Citations 三部分组成。

（2）检索机制与规则

1）词汇自动转换功能（ ）：在检索提问框中键入检索词，系统将按 MeSH 转换表（MeSH translation table）、刊名转换表（ ）、短语表（ist）和著者索引（ ）的顺序对检索词进行转换后再检索。要查验检索词的转换情况，可点击 Details。

2）截词检索功能：使用"*"进行截词检索。如键入 bacter*，系统会找到哪些词根是 bacter 的单词（如 bacteria，bacterium，bacteriophage 等），并对其分别进行检索。如果这类词少于 600 个，会逐词检索，若超过 600 个，PubMed 将显示如下警告信息："Wildcard search for 'term*' used only the first 600 variations.Lengthen the root word to search for all endings"。截词功能只限于单词，对词组无效。使用截词功能时，PubMed 系统会自动关闭词汇转换功能。

3）强制检索功能：PubMed 的强制检索功能使用双引号（""）来执行。强制检索功能主要用于短语检索。如在检索提问框中输入"Single cell"，系统会将其作为一个不可分割的词组在数据库的全部字段中进行检索。使用强制检索，PubMed 系统会自动关闭词汇转换功能。

（3）检索方法：PubMed 主要检索方法有：基本检索（search），主题词检索（MeSH database），刊名检索（journals database），单引文匹配检索（single citation matcher），批引文匹配检索（batch citation matcher），高级检索（advance search），专业询问（special queries）和临床查询（clinical queries）等。这里只介绍高级检索和主题词检索。

1）高级检索（Advance）：在 PubMed 主页，点击"Advanced"进入 PubMed 高级检索界面，该界面提供了 Search Builder、Builder 和 History 三种功能。①Search Builder：点击"Search Builder"下方的"Edit"，可在 Search Builder 输入框中直接编写检索表达式，然后点击下方的"Search"进行检索。一般情况下，Search Builder 与 Builder 是联合使用的。②Builder：在 All Fields（全部字段）下拉列表中选择检索字段，在检索框输入检索词后，可从输入框右侧的"Show index list"（系统提供的与所输检索词相关的索引表）中选择具体的索引词或词组，并自动进入检索词输入框，此时系统会自动加双引号""进行精确短语检索。若检索词为多个，可通过布尔逻辑运算符 AND、OR、NOT 进行逻辑运算。检索表达式会自动添加到"Search Builder"输入框，点击其下方的"Search"执行检索。如检索标题或摘要中含有 hepatitis 或 hypertension 的文献时，先在第一个检索项的 ALL Fields 下拉列表中选择 Title/Abstract 字段，检索输入框中输入检索词 hepatitis，以同样的方式在第二个检索项中选择 Title/Abstract 字段，输入 hypertension，两个检索项由左侧的运算符 OR 进行逻辑或的运算。可根据检索词的数量增加和减少检索行，点击检索词输入框后的"+"和"-"，分别增加和减少一检索行。③History：检索历史主要用于查看检索策略，也可用于查看检索结果记录数量。显示内容包括检索号、检索式、检索结果数量和检索时间。要查看检索到的记录，直接点击检索结果数即可。在该状态下，可以通过点击检索序号，选择逻辑运算符，实现检索式的逻辑运算。点击 "Download history" 可下载检索式，点击 "Clear history" 可清除检索史。

2）主题词检索（MeSH database）：主题检索是指通过 MeSH 提供的词汇进行的检索，MeSH 检索可以帮助检索者查询该词表的主题词，并供检索者在检索文献时选择和使用。通过 MeSH 检索，可以从款目词引见到 MeSH 词，可看到 MeSH 词的定义和历史注释。点击具体的主题词进入主题词细览页面，还可组配副主题词，选择上位词或下位词检索，同时也可进行加权或非扩展等检索选择。

①单个主题词检索：点击主页 "MeSH Database"，在检索框内输入检索词，点击 "Search"，返回页面中第一个词一般即为该词的主题词，其下有该词的定义。若仅对该主题词所涉及文献进行检索，可直接在该词前的复选框中打 "√"，然后点击右侧的 PubMed Search Builder 下方的 "Add to search builder"，这时，检索框中即出现检索式："Leukemia" ［Mesh］，点击 "Search PubMed" 执行检索。

②多主题词检索：以检索 measles outbreaks 为例说明涉及两个以上主题词结合检索的实现方法。首先点击 "MeSH Database"，在检索框输入 measles，返回页面确认该词为主题词，在该词前的复选框中打 "√"，然后点击右侧的 PubMed Search Builder 下方的 "Add to search builder"，根据该词和与其结合检索的另一主题词的逻辑关系选择 AND，OR 或 NOT，此处选择 AND。然后按照同样的步骤输入第二个主题词 outbreaks，其主题词形式为 Disease Outbreaks，选择 AND 后，点击 "Add to search builder" 返回包含检索式 "Measles" ［Mesh］ AND "Disease Outbreaks" ［Mesh］ 的检索确认框，此时可进一步修改，若确认无误，则点击 "Search PubMed" 执行检索。

③主题词 / 副主题词组配检索：以查找 leukemia 的治疗（therapy）方面的文献为例来说明主题词与副主题词的组配检索的实现方式。首先点击 "MeSH Database"，在检索框中输入 leukemia，返回页面后，直接点击该主题词的链接，进入该主题词的副主题词组配界面，在 therapy 前方框内打 "√"，点击 "Add to search builder" 后即在检索框中显示检索式："Leukemia/therapy" ［Mesh］，点击 "Search PubMed" 执行检索。

在副主题词的组配界面中，还可通过选择 "Restrict to MeSH Major Topic" 限定为加权检索，即找到以输入的主题词或主题词 / 副主题词为主要论点的文献；通过选择 Do not included MeSH terms found below this term in the MeSH hierarchy 终止 PubMed 默认的扩展功能，扩展是指将主题词及其下位词的文献一同检出。此外，还可以根据该页面下方显示的树状结构表进一步选择更为确切的主题词进行检索。

3）限制检索：PubMed 限制检索是对原有检索结果的进一步限定，缩小检索范围和精确检索结果。限制条件选择位于检索结果页面的左侧，通过一系列过滤条件来实现此功能。使用限定检索后，检索新课题时需点击最终检索结果页左侧栏上方或检索结果数下方的 "Clear all"，清除检索条件，否则已限定的内容会继续保留。

当点击限定检索区域上方或下方的 Show additional filters，会显示更多的过滤器种类（文献类型（article types）、文本类型（text availability）、PubMed 读者评论（PubMed commons）、出版日期（publication dates）、研究对象（species）、语种（languages）、性别（sex）、主题（subject）、期刊类别（journal categories）、年龄（ages）和检索字段（search fields），选中所需过滤器种类，点击 "Show" 按钮即可。

4）组配检索：在检索历史界面，通过布尔逻辑运算符实现对多个检索结果的组合检索。

（4）检索结果输出：在检索结果界面，首先，在"Send to"下拉菜单中选择"File"，在弹出的对话框中，在Format处选择格式，如MEDLINE，其次，点击"Creat File"按钮后会在默认文件夹内自动保存成文件名为"pubmed_result.txt"的文件，最后点击"下载"按钮即可。

3. EMBASE.com（http://www.embase.com）

（1）简介：EMBASE.com由Elsevier公司推出，是针对生物医学和药理学领域信息、基于网络的数据检索服务，囊括了70多个国家/地区出版的7 000多种期刊，可同时检索EMBASE和MEDLINE，覆盖各种疾病和药物信息，在资源收录方面尤其涵盖了大量欧洲和亚洲医学刊物。

（2）检索规则

1）逻辑运算符：NOT、AND和OR；

2）使用自然语言检索，可用单词或词组进行检索，检索词组时需加单（双）引号。词序无关，且检索不分大小写。如'heart infarction'为词组检索，而heart infarction按heart AND infarction进行检索；

3）截词符：包括*和?，如sul*ur=sulfur，sulphur，sulf? nyl=sulfonyl，sulfinyl；

4）邻近符：（*n）表示两个检索词之间可间隔数词。如'acetylation*5 histones'可检出'acetylation of various kinds of Xenopus histones'。

（3）检索方法：提供检索和浏览两种方式，其中检索方式提供快速检索（quick search）、高级检索（advanced search）、药物检索（drug search）、疾病检索（disease search）和论文检索（article search）等，浏览方式提供主题词检索（emtree）、浏览期刊（journals）和作者检索（authors）等，这里重点介绍高级检索和主题词检索。

1）高级检索（advanced）：在主页"Search"下拉菜单选择"Advanced"进入高级检索界面，在检索框输入检索词（单词、短语和检索式），点击"Search"完成检索。高级检索界面提供以下检索限制项：① "Embase mapping options"（检索式修饰）：Map to preferred term in Emtree（匹配主题词检索）；Also search as free text in all fields（可作为关键词在全部字段中进行检索）；Explode using narrower Emtree terms（可扩展检索包括被检索词及其所有下位词）；Search as broadly as possible（尽可能广泛的检索）；Limit to terms indexed in article as 'major focus'（限制检索词为主要概念主题词）。② "Date limits"（日期限定）。③ "Field ladels"（字段限定）。④ "Source"（数据来源：MEDLINE，EMBASE）。⑤ "Quick limits"（快捷限定）。⑥ "Evidence Based Medicine"（循证医学）。⑦ "Publication types"（出版物类型）。⑧ "Article languages"（语种）。⑨ "Gender"（性别）。⑩ "Age groups"（年龄）。⑪ "Animal Study Types"（动物研究类型）等。

2）主题词检索（emtree）：在主页"Browse"下拉菜单选择"Emtree"进入主题词检索界面。Find Term：显示输入检索词的记录，将检索词与其他查询词通过布尔逻辑运算符进行组配检索；点击具体的主题词，显示该主题词在树状结构中的位置及其同义词；Browse by Facet：点击"Browse by Facet"选项后，显示出主题词词典的14个组成部分，再点击任意所需浏览的术语，将进一步显示该术语的下位类，可层层点击浏览。

3）组配检索：在检索历史界面，可使用布尔逻辑运算符将多个检索结果的检索序号组合在一起进行检索。

4）检索结果输出：检索结果保存：在检索结果界面，首先，在"Select number of items"下拉菜单选择输出数量（最多10 000条），其次，点击"Export"按钮，在弹出导出格式对话框界面的Export Format处选择"RIS format（Reference Manager，ProCite，EndNote）"，第三，点击"Export"按钮，在弹出准备保存的对话框界面点击"Download"按钮会在默认文件夹内自动保存成文件名为"record.ris"的文件，最后点击"下载"按钮即可。

注意：EMBASE.com最多允许导出10 000条文献。那10 000条以后怎么办呢？可以通过翻页实现选择10 000条后的题录，也可以通过限制年代，让检索结果小于等于10 000。

4. Web of Science

（1）简介：Web of Science收录了12 000多种世界权威的、高影响力的学术期刊，学科范围涵盖了自然科学、工程技术、生物医学、社会科学、艺术与人文等领域。通过Web of Science可检索Science Citation Index Expanded（SCIE，科学引文索引扩展版）、Social Sciences Citation Index（SSCI，社会科学引文索引）和Arts & Humanities Citation Index（A & HCI，艺术人文引文索引）三大引文数据库和化学数据库以及会议录引文索引—科学版（Conference Proceedings Citation Index–Science，CPCI–S）和会议录引文索引–社会科学与人文科学版（Conference Proceedings Citation Index–Social Science & Humanities，CPCI–SSH）。

（2）检索规则

1）输入检索词的英文字母不区分大小写：可使用大写、小写或混合大小写进行检索。如AIDS、Aids以及aids检索结果相同。

2）布尔逻辑运算：检索运算符（AND、OR、NOT）不区分大小写。在"主题"字段中可使用AND，但在"出版物名称"或"来源出版物"字段中不能使用。

3）位置运算：NEAR/x，表示由该运算符连接的检索词之间相隔指定数量的单词的记录，该规则也适用于单词处于不同字段的情况，但在"出版年"字段中不能使用；SAME：主要用于地址字段检索中，使用SAME可查找该运算符所分隔的检索词出现在同一地址中的记录。

4）通配符：所有可使用单词和短语的检索字段均可使用通配符。星号（*）表示任何字符组，包括空字符；问号（？）表示任意一个字符，对于检索最后一个字符不确定的作者姓氏非常有用；美元符号（$）表示零或一个字符，对于查找同一单词的英国拼写和美国拼写非常有用。

5）短语检索：加引号可进行精确短语检索，这一功能仅适用于"主题"和"标题"字段检索。如果输入以连字号、句号或逗号分隔的两个单词，词语也将视为精确短语。

6）运算符的优先顺序：（）>NEAR/x>SAME>NOT>AND>OR，可利用圆括号来提高运算优先级。

（3）检索方法：Web of Science主页上列有多种检索方法供选择：基本检索，作者检索，被引参考文献检索，化学结构检索和高级检索等。这里只介绍基本检索和高级检索。

1）基本检索：进入Web of Science数据库即可进入基本检索界面，提供15个可供检索的字段，在该界面可进行单一检索，也可进行组合检索。检索步骤：①输入检索词或检索式；②选择检索字段：点击 ▼ 展开下拉列表，选择检索字段名。当检索条件有多个时，可以根据检索条件点击"+ 添加另一字段"增加检索行；③点击 AND ▼ 展开下拉列表，选择逻辑运算符；④限制检索时段；⑤点击 检索 进行检索。

2）高级检索：点击 Web of Science 数据库检索界面"高级检索"，进入高级检索界面。高级检索提供更灵活的组合查询条件，使文献的检索定位更加准确。检索步骤：①在检索框直接输入由布尔逻辑运算符、检索字段简称和检索词构成的检索表达式；②限制检索语种、文献类型和时间跨度等；③点击"检索"即可。还可对检索结果进行二次检索。在检索结果界面"精炼检索结果"下面的输入框中输入检索词，点击 🔍 完成检索。

（4）检索结果输出：在检索结果界面的"保存至 EndNote Online"下拉菜单选择"保存至 EndNote"，在弹出"保存至 EndNote 界面"记录数处输入输出记录范围（最多一次输出 500），记录内容处选择"作者、标题、来源出版物、摘要"，点击"发送"按钮进入"将记录发送至 EndNote"界面，再次点击"发送"按钮后会在默认文件夹内自动保存成文件名为"savedrecs.ciw"的文件，最后点击"下载"按钮即可。

5. BIOSIS Previews　BIOSIS Previews（BP）数据库由原美国生物学文摘生命科学信息服务社（Biosciences Information Service of Biological Abstracts，BIOSIS）（现隶属于 Thomson Scientific）编辑出版的文摘、索引型数据库，是世界上规模较大、影响较深的著名生命科学信息检索工具之一。由《生物学文摘》（biological abstracts，BA）和《生物学文摘 / 报告、述评、会议资料》（biological abstracts/report，reviews and meetings，BA/RRM）组合而成，收集了 1969 年以来世界上 100 多个国家和地区的 6 000 多种生命科学方面的期刊和 1 650 多个国际会议、综述、书籍和来自美国专利商标局的专利信息。内容涉及生命科学的所有领域，主要包括传统领域（分子生物学、植物学、生态与环境科学、医学、药理学、兽医学、动物学），跨学科领域（农业、生物化学、生物医学、生物技术、试验临床、兽医药学、遗传学、营养学、公共卫生学）和相关领域（仪器、试验方法等）。数据每周更新，最早回溯至 1926 年。通过 Web of Knowledge 检索平台检索 BP 数据库，其检索规则和方法与 Web of Science 相同，这里不再赘述。

6. 中国生物医学文献服务系统（http：//www.sinomed.ac.cn/）

（1）简介：中国生物医学文献服务系统（SinoMed），由中国医学科学院医学信息研究所 / 图书馆开发，整合了中国生物医学文献数据库（CBM）、西文生物医学文献数据库（WBM）、协和医大博硕学位论文数据库等多种资源，是集检索、开放获取、个性化定题服务、全文传递服务于一体的生物医学中外文整合文献服务。其中中国生物医学文献数据库（CBM）收录 1978 年以来的 1 800 多种中国期刊以及汇编资料、会议论文的文献题录，覆盖了基础医学、临床医学、预防医学、药学、中医学及中药学等生物医学的各个领域。

（2）检索方法：提供基本检索、主题检索、检索式组配检索、限定检索、定题检索、分类检索、期刊检索、作者检索和索引检索等，这里主要介绍基本检索和主题检索。

1）基本检索：为 CBM 的默认模式。选择检索入口，输入检索词或检索式，若检索词中带有括号、连字符等符号时，用半角引号标识检索词，如"N–［8–（2–羟苯基）氨基］辛酸钠和 1，25–（OH）2D3"；检索词本身可使用通配符，检索词之间还可使用逻辑运算符；可选择是否进行智能检索。在已有检索结果的范围内进行二次检索时，输入新检索词，选中"二次检索"前面的复选框，点击"检索"即可。

2）主题检索：点击"主题检索"，在"检索入口"后的下拉菜单选择中文主题词或英文主题词，输入检索词（可选用主题词的同义词、相关词、上位词、下位词），点击"查找"，显示含该检索词的主题词轮排表。在主题词轮排表中，浏览选择主题词，在主题词注释表中了解主题词注释信息和树形结构，选择是否扩展检索、加权检索以及副主题词和副主题词扩展检索选项，点击"主题检索"即可。

3）组配检索：点击"检索历史"进入检索史界面，可显示已进行检索的检索策略和检索结果。在检索框内，使用布尔逻辑运算符将多个检索结果的检索序号组合在一起进行检索。

（3）检索结果输出：在检索结果界面，显示格式处选择显示格式，如"文摘"，输出范围处输入预输出记录范围（最多一次输出 500），点击"保存"按钮即可。

7. 中国学术期刊网络出版总库（http://www.cnki.net）

（1）简介：中国学术期刊网络出版总库（china academic journal network publishing database，简称 CAJD），是目前世界上最大的连续动态更新的中国学术期刊全文数据库，收录了 1994 年至今（部分刊物回溯至创刊）国内出版的 8 000 多种学术期刊，分为 10 个专辑（基础科学、工程科技Ⅰ、工程科技Ⅱ、农业科技、医药卫生科技、哲学与人文科学、社会科学Ⅰ、社会科学Ⅱ、信息科技、经济与管理科学），10 个专辑进一步分为 168 个专题和近 3 600 个子栏目。

（2）检索方法：提供检索、高级检索、专业检索、作者发文检索、科研基金检索、句子检索和来源期刊检索，这里只介绍高级检索和专业检索。

1）高级检索：点击主页"高级检索"进入 CAJD 高级检索界面，检索步骤：①选择检索字段：系统提供的检索字段有主题、篇名、关键词、作者、单位、刊名、ISSN、CN、期、基金、摘要、全文、参考文献和中图分类号。②输入检索词：在相应检索框内输入检索词，并选择该检索词的匹配方式（精确或模糊）。当检索条件有多个时，可以根据检索条件点击"+"和"–"增加和减少检索行，最多可以增加到 7 行。③合理选择检索条件之间的逻辑关系（并且、或者和不含）进行组合检索。它们的优先级相同，即按先后顺序进行组合。④添加完所有检索条件后，点击"检索"执行检索。

2）专业检索：专业检索使用布尔逻辑运算符和关键词构造检索式进行检索，用于图书情报专业人员查新、信息分析等工作。点击主页"专业检索"进入专业检索界面。检索步骤：①选择检索范围；②填写检索条件；③点击"检索"进行检索。

3）检索结果输出：在检索结果界面，首先，选择题录后，点击导出/参考文献按钮进入文献管理中心—导出界面，继续选择题录，点击导出/参考文献按钮进入文献管理中心—文献输出界面，其次，选择输出格式，最后，点击导出按钮即可。

8. 维普期刊资源整合服务平台（http://www.cqvip.com）

（1）简介：中文科技期刊数据库（全文版）（china science and technology journal database，CSTJ）是重庆维普资讯有限公司推出的一个功能强大的中文科技期刊检索系统。收录 1989 年至今 12 000 余种期刊。涵盖社会科学、自然科学、工程技术、农业科学、医药卫生、经济管理、教育科学、图书情报和社会科学 8 大专辑 28 个专题。

（2）检索方法：提供基本检索、传统检索、高级检索和期刊导航 4 种检索途径。这里只介绍高级检索。

点击主页"高级检索"按钮进入高级检索界面，有向导式检索和直接输入检索式两种检索方式。

1）向导式检索：在检索框内输入检索词，选择检索项、布尔逻辑运算符、匹配度、限定字段扩展信息后点击"检索"即可。点击"重置"可重新设置条件。

检索规则：①检索时严格按照由上到下的顺序进行，可根据检索需求进行检索字段的选择。②扩展功能：高级检索界面左侧所有按钮均可实现相应的功能。只需在前面的输入框中输入需要查看的信息，再点击相应的按钮，即可得到系统给出的提示信息。③扩展检索条件：点击"扩展检索条件"，可根据需要限制时间、专业、期刊范围，获得符合检索需求的检索结果。

2）直接输入式检索：在检索框中直接输入检索词及布尔逻辑运算符、字段标识符等，点击"扩展检索条件"并对相关检索条件进行限制后点击"检索"按钮即可。

在已经进行了检索操作的基础上进行再次检索，以得到理想的检索结果。

（3）检索结果输出：在检索结果界面，首先，点击"全选"按钮选择预导出的题录，点击"导出"按钮进入选中题录导出界面，其次，点击选择输出格式，如"EndNote"，然后，点击"导出"按钮即可。

9. 万方数据知识服务平台（http：//www.wanfangdata.com.cn）

（1）简介：万方数据知识服务平台的数字化期刊全文数据库收录 1998 年至今的理、工、农、医、哲学、人文、社会科学、经济管理和科教文艺 8 大类 100 多个类目的 7 000 多种各学科领域核心期刊，独家收录中华医学会系列期刊 122 种，中国医师协会系列期刊 20 种。2009 年 6 月，万方数据股份有限公司面向广大医院、医学院校、科研机构、药械企业及医疗卫生从业人员推出医学信息整合服务平台——万方医学网。

（2）检索方法

1）高级检索：点击主页"高级检索"进入高级检索界面，系统默认为三个检索框，可通过单击"+""−"来增加或减少检索框的数量，每个检索框都可通过下拉菜单选择检索字段，并可选择模糊和精确两种匹配模式，字段间可选择"与""或""非"三种逻辑关系。

2）专业检索：点击主页"专业检索"进入专业检索界面，可按照 PQ 表达式的语法规则自行输入检索式，也可通过页面中的"可检索字段"功能提供的帮助构建检索式来进行检索。

在高级检索和专业检索模式下，均可设定检索的时间范围；利用"推荐检索词"功能为用户推荐与输入与课题相关的检索用词；还可浏览和导出检索历史。

（3）检索结果输出：在检索结果界面，首先，点击"全选"按钮选择预导出的题录，其次，点击检索结果右侧导出界面，第三，点击选择输出格式，如"EndNote"，最后，点击"导出"按钮即可。

10. 其他数据库

（1）中国科学引文数据库（http：//sciencechina.cn）

1）简介：中国科学引文数据库（chinese science citation database，简称 CSCD），由中

国科学院文献情报中心于 1989 年创建，属于中国科学文献服务系统的一个子系统，收录我国数学、物理、化学、天文学、地学、生物学、农林科学、医药卫生、工程技术、环境科学和管理科学等领域出版的中英文科技核心期刊和优秀期刊千余种。2007 年 CSCD 与美国 Thomson-Reuters 合作，中国科学引文数据库将以 ISI Web of Knowledge 为平台，实现与 Web of Science 的跨库检索。

2）检索方法：①简单检索：提供给用户相应的检索字段，用户可在检索框中直接输入检索词，进行快捷检索，也可根据需求进行多个检索字段的组合检索。简单检索提供来源文献检索和引文检索。②高级检索：可根据检索系统提供的检索点，任意组配检索式进行检索。高级检索也提供来源检索和引文检索。检索界面上半部分为检索运算式输入区域，下面部分为检索辅助区域。在检索辅助区列出了引文检索及来源检索的所有字段，各字段后有检索词输入框和布尔逻辑运算符以及"增加"按钮，只需在相应的输入框中输入检索词、选择布尔逻辑运算符（"与"或"或"），然后点击"增加"按钮，相应的检索式即可出现在上半部分的检索提问框中，点击"确定"即可。

（2）国家科技图书文献中心（http：//www.nstl.gov.cn）

1）简介：国家科技图书文献中心（national science and technology library，NSTL）是经国务院批准，于 2000 年 6 月 12 日成立的一个基于网络环境的、公益性的科技文献信息服务机构。其订购的文献资源覆盖自然科学、工程技术、农业科技、医药卫生等领域的 100 多个学科或专业。

2）检索方法：提供快速检索、普通检索、高级检索、期刊检索、分类检索及引文检索。这里只介绍普通检索和高级检索。

①普通检索：点击主页的"文献检索"进入普通检索界面。首先，选择数据库，选择特定的数据库可以提高检索的准确性。然后，在下拉菜单中选择检索字段（默认为全部字段）；在检索框中输入检索式，检索式可以是一个词、词组或是包含 AND、OR、NOT 等关系的逻辑表达式，也可通过在下拉菜单中选择不同逻辑关系或字段来构造相应的检索式。如果需要增加或减少检索框，可点击输入框右侧的"+"和"-"。此外，可利用页面下方"设置查询条件"来提高检索的相关性，包括文献收藏单位、查询范围、时间范围以及查询方式。

②高级检索：在普通检索页面中点击"高级检索"进入高级检索页面。高级检索的检索步骤与普通检索的不同之处在于检索式的输入方法不同。可以利用系统提供的工具逐一添加检索词，并最终组成检索式。如检索标题中包含白血病的外文文献。则在输入框中下方的检索字段选择框中选择标题，键入 leukemia，点击"添加"，系统自动将用户输入的检索词转变为可执行的检索式（TITLE=leukemia）。也可自行输入检索式，选择好数据库后，点击检索按钮则执行检索。

③二次检索：在检索结果显示页面，系统提供了二次检索以及重新检索。二次检索的字段默认为"全部字段"，可通过下拉菜单选择检索字段。检索式可以用检索词以及布尔逻辑运算符组成。二次检索所选用的数据库与上次检索相同。

（二）临床试验数据库

1. 世界卫生组织国际临床试验注册平台（http：//www.who.int/trialsearch）　2001 年，世界卫生组织在美国纽约召开会议并发表了临床试验注册制度和分配全球统一注册号的 New York Statement，决定成立 WHO 临床试验注册平台（world health organization international clinical trial registration platform，WHO ICTRP），目前，该平台已成为全球各地区临床注册中心分配全球统一注册号的中心。主要的一级注册机构有：澳大利亚—新西兰临床试验注册中心（australian new zealand clinical trials registry，ANZCTR）；巴西临床试验注册中心（brazilian clinical trials registry，ReBec）；中国临床试验注册中心（chinese clinical trial registry，ChiCTR）；韩国临床研究信息服务中心 [clinical research information service（CRiS），Republic of Korea]；印度临床试验注册中心（clinical trials registry-India，CTRI）；古巴临床试验注册中心（cuban public registry of clinical trials，RPCEC）；德国临床试验注册中心（german clinical trials register，DRKS）；伊朗临床试验注册中心（iranian registry of clinical trials，IRCT）；国际标准随机对照临床试验编号注册系统（international standard randomized controlled trial number register，ISRCTN）；日本临床试验注册网络（japan primary registries network，JPRN）；荷兰临床试验注册中心（the netherlands national trial register，NTR）；泛非临床试验注册中心（pan african clinical trial registry，PACTR）和斯里兰卡临床试验注册中心（sri lanka clinical trials registry，SLCTR）。主要的合作注册中心有：德国弗赖堡大学医学中心临床试验注册中心；德国体细胞基因转录临床试验数据库；香港中文大学临床试验注册中心。

2. 国际制药工业协会联合会（international federation of pharmaceutical manufacturers associations，IFPMA）临床试验门户（http：//clinicaltrials.ifpma.org）　患者和医生可检索制药企业完成的临床试验结果。

3. 欧盟临床试验注册网（european union clinical trials register，EU-CTR）（https：//www.clinicaltrialsregister.eu/ctr-search/search）　提供在欧盟和欧洲经济区注册的临床试验的数据。

4. Clinical Trials（http：//www.clinicaltrials.gov）　是美国国立卫生研究院（national institutes of health，NIH）通过美国国家医学图书馆（national library of medicine，NLM）提供临床研究信息的数据库。收录由 NIH、美国其他联邦机构和制药公司资助的临床试验信息。

5. Current Controlled Trials（http：//www.controlled-trials.com）　是英国伦敦的一个商用网站，通过简单注册，便能免费检索相关数据，获得正在进行的临床试验信息，同时也有接收临床试验信息的窗口。

6. 英国制药工业协会临床试验数据中心（http：//www.cmrinteract.com/clintrial）　由英国制药工业协会发起，制药企业资助。可免费检索在英国注册的Ⅲ期临床试验和正在进行的Ⅳ期临床试验。

7. 中国临床试验注册中心（ChiCTR）　由中国循证医学中心 /Cochrane 中心、四川大学华西医院组建，是渥太华工作组的成员单位，是一个非盈利的学术和服务机构。提供临床试验注册、临床研究设计咨询、产生和隐藏中心随机分配序列、临床科研论文评审、培训临床科研和论文评审专家等服务。

8. 相关临床试验数据库网址

（1）中国临床试验注册中心（http：//www.chictr.org）

（2）澳大利亚—新西兰临床试验注册中心（http：//www.anzctr.org.au）

（3）印度临床试验注册中心（http：//www.ctri.in）

（4）荷兰临床试验注册中心（http：//www.trialregister.nl/trialreg/index.asp）

（5）斯里兰卡临床试验注册中心（http：//www.slctr.lk）

（6）南非临床试验注册中心（http：//www.sanctr.gov.za）

（7）中国香港临床试验注册中心（http：//www.hkclinicaltrials.com）

（8）英国临床试验网站（http：//www.controlled-trials.com/ukctr）

（9）大学医学信息网络临床试验注册（日本）（http：//www.umin.ac.jp/ctr）

（10）AstraZeneca 临床试验网站（http：//astrazenecagrouptrials.pharmacm.com）

（11）GlaxoSmithKline 临床试验网站（http：//www.gsk-clinicalstudy register.com）

（12）CenterWatch 临床试验网站（http：//www.centerwatch.com）

（13）Pfizer 临床试验网站（http：//www.pfizer.com/research/clinical_trials）

（14）Roche 临床试验网站（http：//www.roche-trials.com）

二、药学专业数据库

（一）国际药学文摘数据库

国际药学文摘数据库（the international pharmaceutical abstracts database，IPAB）由美国医药卫生系统药师学会（american society of health-system pharmacists）提供。该数据库收录 1970 年至今世界范围药学及卫生学相关文献，大致来自 750 多种药学期刊，还包括关于健康、医学、化妆方面的期刊。重要药学会议上的演示稿摘要也包括在其中。数据记录的形式为文献摘要。内容包括了药物不良反应、方法学和药品检测、生物制药、微生物学、药物分析、药物化学、药物评价、药学教育、药物相互作用、制药工艺、药物代谢和体内分布、药剂学、药物稳定性、药物经济学、环境毒理学、生药学、药学史、药学实践、信息数据处理和文献学、药理学、研究院所药学实践、社会学、经济学及伦理学、药物观察、毒理学、法律及法规等综合信息。

IPAB 涵盖的内容是独一无二的——没有其他的数据库提供这些内容。比如，新药和中药的众多参考文献（超过 1 万条）。IPAB 分类采用美国医院药典服务（american hospital formulary service，AHFS）药物学 / 治疗学的分类。IPAB 数据库中药物术语，是由美国医院药剂师学会（american society of hospital pharmacists）公布，美国医院药典服务（american hospital formulary service）确定种类，可以在药物 / 治疗分类（PC）字段中检索这些术语。

Ovid 平台下，检索方式与 Ovid SP 相同，提供基本检索、字段检索、高级检索、多字段检索、限定检索等检索途径。下面主要介绍高级检索、多字段检索和限定检索。

1. 检索规则

（1）布尔逻辑运算符：AND、OR 和 NOT 可直接连接检索词或检索序号，如"Liver Cancer and Cirrhosis"或"4 or 5"（4 和 5 为检索式序号）。

（2）截词符："$"为无限后截词，"$n"中的 n 表示所截字母数，如 Bacter$ 可检索出含有 Bacteria、Bacterium 等的记录，field$1 可检索出含 fields 和 field 的记录。

（3）通配符：①强制通配符：强制通配符 # 可用于单词的词中或词尾，替代一个字符，并且此位置必须出现字符。如输入"wom#n"可同时检索到含有 woman 和 women 的记录。②可选通配符：可选通配符"？"可用于单词的词中或词尾，替代一个字符，此位置可以出现或不出现字符。如输入"wom？n"可同时检索到含有 womn、woman 和 women 的记录。

（4）位置运算符：位置运算符 ADJ 可插在两个检索词之间使用，表示检索结果中含有的两个检索词必须相邻，ADJn 表示两个检索词之间最多允许插入 n–1 个单词。如 physician adj3 relationship 可以检出"physician patient relationship"和"relationship of the physician"等。

（5）短语检索：输入的多个单词以空格分隔，系统默认为词组检索。如果输入的短语中含有禁用词，如 and、or、not、.ti 等，需用半角的双引号括起短语，否则系统将把 and 等作为逻辑运算符或字段检索处理。如"Acute and chronic hepatitis"。

2. 高级检索 在主界面点击"Advanced Ovid Search"进入高级检索界面。根据检索要求点击检索界面上关键词（keyword）检索、著者（author）检索、标题（title）检索和期刊（journal）检索链接，选择相应的检索途径。

（1）关键词检索（keyword）：是系统默认的检索方式。检索步骤如下：①在检索框输入检索词，同时也支持指定字段检索（即在检索词后加字段限定，格式为："检索词.字段"，如 kidney.ti. 表示标题中含有 kidney 的全文）和命令检索（输入检索运算式进行检索）；②限制检索范围：同基本检索；③点击"Search"开始检索。

（2）作者检索（author）：点击"Author"前的 ○ 进入作者检索途径。①在检索框输入著者姓名，姓前名后，姓全称名缩写，限制检索范围，点击"Search"即可。②也可输入著者姓全称，限制检索范围，点击"Search"进入著者姓名选词界面，选择预检索的著者姓名，点击 SEARCH FOR SELECTED TERMS ≫ 执行检索。

（3）标题检索（title）：点击"Title"前的 ○ 进入标题检索途径。在检索框中输入检索词或短语，限制检索范围，点击"Search"即可查出标题中含有该词的所有文献。

（4）期刊检索（journal）：点击"Journal"前的 ○ 进入期刊检索途径。输入期刊名称（全部或部分，但不用缩写），限制检索范围，点击"Search"进入期刊刊名选择界面，选择预检索的期刊名称，点击 SEARCH FOR SELECTED TERMS ≫ 执行检索。

3. 多字段检索（multi-field search） 在主界面点击"Multi-Field Search"进入多字段检索界面。检索步骤如下：①选择检索字段：提供 28 个检索字段，根据具体需求选择字段进行检索。②输入检索词：在检索文本框中输入所需的检索词。③添加检索条件：根据检索具体情况点击 Add New Row 按钮增加检索条件。④选择逻辑运算符：逻辑运算符用于确定两个或两上以上的检索词之间的关系，可选择"AND"和"OR"二者之一。⑤限制检索范围：同基本检索；⑥点击"Search"开始检索。

4. 限定检索 点击上述检索界面的 Edit Limits 按钮进入限定检索界面，对当前检索进行限定，也可点击 Additional Limits 按钮进入限定检索界面对已检索的检索策略进行限定。可以限定是否日更新（daily update）、是否有全文（ovid full text available）、是否有摘要（article with abstracts）、是否有参考文献（articles with references）、是否有图标（articles with graphics）、文献发表年限、文献类型（书评、编者述评、读者来信、分类广告、会议文摘）等。

在检索结果界面上侧显示已进行检索的检索策略和结果。通过选择检索历史栏中的检索式，然后确定逻辑算符即可。也可直接在检索框中输入检索式进行组配。

5. 检索结果处理　点击检索历史栏中的"Display"，系统显示检出结果的题录信息。记录显示屏幕下方的 Result Manager 供修改记录输出的各种参数，Result 栏目供选择输出记录的范围，Fields 栏目供选择输出记录的字段，Result format 栏目供选择输出记录的格式。Action 栏目中的 Display，E-mail 和 Save 按钮分别为将设定参数后的记录显示、用 E-mail 发送和存盘。Sort keys 栏目供选择输出记录排序。排序的字段有作者、标题、刊名、发表日期等，有 Ascending（升序）和 Descending（降序）两种方式，并且在第一次（primary）排序的基础上，可以进行第二次（secondary）排序。

（二）SciFinder Scholar 数据库

SciFinder Scholar 由美国化学学会的美国化学文摘社编辑出版，整合了 Medline 医学数据库、欧洲和美国等 30 多家专利机构的全文专利资料，以及化学文摘 1907 年至今的所有内容。涵盖了化学家和生物学家感兴趣的所有领域，5 大类 80 小类，生物化学（遗传学、免疫学、药理学、毒理学、发酵和生物工业化学等）有机化学（普通有机化学、有机金属和有机金属化学、氨基酸，缩氨酸，蛋白质等）、高分子化学类（聚合物、塑料、纺织、橡胶黏合剂、表面活性物质和清洁剂等）、应用化学和化学工程（矿物学和地质化学、工业化学、金属／合金、陶瓷、环境科学等）、物理化学、无机化学和分析化学（普通物理化学、无机化学制品和反应、无机和有机分析化学）。

1. 检索方法　首先下载客户端程序并安装，双击桌面上 SciFinder Scholar 的快捷方式；或者从"开始"菜单中进入"程序组"，再单击安装后显示的 SciFinder Scholar 图标，即可启动 Scifinder Scholar 程序，进入 SciFinder Scholar 查询界面，选择检索方式，分别点击图标 ，，链接，进入 Explore 检索界面，Locate 检索界面和浏览期刊目录／内容界面。这里主要介绍 Explore 检索界面的文献检索（Explore Literature）。

（1）研究主题检索（Research Topic）：可找到用户所关注方向上的参考文献。检索步骤：①在 Explore 检索界面点击 Research Topic 进入研究主题检索界面；②在 I am interested in 对话框内输入研究主题的短语或几个词，可以使用介词和连接词等，输入的词大小写均可。③选择"Fliter"按钮可以从出版年、文献类型、语种、著者、公司名称五个方面进行限制。④点击"OK"，弹出"Topic Candidates"对话框，列出与用户相关的几种不同角度检索结果并给出了相应的文献数。⑤选择合适主题（可多选），单击"Get Reference"检索全部参考文献。

（2）作者检索（Author Name）：可检索到该作者发表的文献。检索步骤：①在 Explore 检索界面点击 Author Name 进入作者检索界面。②输入作者姓名。③点击"OK"，弹出"Author Candidates"对话框，列出用户所需作者姓名的所有姓氏，包括其他拼写，用户输入的作者名被高亮显示。④选择所需作者姓名（可多选），单击"Get Reference"检索全部参考文献。

（3）公司和组织名检索（company name/organization）：可检索公司、大学或其他组织发表的文献。检索步骤：①在 Explore 检索界面点击 Company Name / Organization 进入公司和组织名检索界面。②输入公司和组织名，大小写均可，键入顺序不限，不能用布尔逻辑算符。③点击"OK"即可。

2. 检索结果的处理

（1）细化检索结果：细化（refine）能有效地缩小检索结果。在检索结果界面，点击分类 / 细化（analyze/refine）中的细化（refine），便会出现细化对话框，可以选择不同的细化项进行细化。

（2）分析检索结果：分析（analyze）能帮助缩小检索范围，取得更精确和合适的结果。在检索结果界面，点击分析 / 细化（analyze/refine）中的分析（analyze），便会出现分析对话框，可以选择不同的分析项进行分析。

（3）检索结果的保存：选"File"菜单下的"Save AS"按钮，弹出"Save AS"对话框：①选择要保存文件的文件夹位置；②在"File name"方框内输入文件名；③选择文件保存的格式，如 Rich Text Format（.rtf）格式；④点击"Save"即可。

（4）检索结果的打印：选"File"菜单下的"Print"按钮弹出"Print"对话框出现，选定打印选项后点击"OK"即可。

（三）Dialog 系统药学资源

Dialog 是世界上著名的在线国际联机检索信息服务系统，自 1972 年起向全球提供各领域的论文、会议文集、新闻、统计等信息的在线服务。它有 500 多个数据库，主要以文摘型数据库为主，收录部分全文数据库。该数据为收费数据库，主要的药学信息资源有：

1. 临床试验研究（adis clinical trials insight） 是 adis insight 三大数据库之一，跟踪监控全球临床试验进展，把握趋势和动向，包括四部分：best evidence（收录自 1990 年，超过 15 万条）、trial profiles（收录自 2005 年以来，超过 3.5 万条）、indexed citations（收录自 1990 年，超过 125 万条）、其他数据来源。提供来自全球 1 300 份医药学期刊、会议记录、临床数据及相关公司临床试验网站上的资料。对药物、药物治疗、药物不良反应、药动学等主题和研究结果提供了脉络清晰的分析和汇报，以表格形式的记录。药物的适应证范围、结果、副作用一目了然。此外，还对临床试验进行评分，作为临床实验设计、执行和报告的指南。

2. 德温特药学文档（derwent drug file） 覆盖《德温特文档》和《德温特药物记录》，可查询到药物重要信息。范围包括有关化学、生物化学、药物学、治疗作用和药品毒副作用，还涉及药品的试验与准备、分析、制药以及与天然物质的隔离等。

3. 药物不良反应（DIOGENES：adverse drug events database） 包括两个部分：Adverse Drug Reactions（ADR）and Adverse Event Reporting System（AERS），报道的是 FDA 通报的单个患者使用一个药物或复方药物导致的不良反应。

4. 药物信息全文库（drug information fulltext） 是美国药师协会（american society of health-system pharmacists，ASHP）编辑出版的著名药学文献全文数据库。内容主要涵盖了两个药物数据库：American Hospital Formulary Service（AHFS）和 DrugInformation，该库收录了大约 1 400 篇评价美国 5 万种临床应用及实验药物的专题论著的全文，内容涉及这些药物的临床应用、相互作用、药代动力学、投药与剂量及相关文献等，还包括这些药物的化学物质登记号、商品名及生产厂商等。The Handbook on Injectable Drugs，该库收录了大约 400 篇讨论 300 多种临床应用及研究性注射药物的稳定性及相容性的原文文献。

5. 毒理学文摘（TOXFILE） 覆盖了药物与化学物质在毒理学、药理学、生物化学、生理学等各方面的效应，包括药物不良反应、化学品所致疾病、致癌、致畸、致突变、环境污染、废弃物、放射物、食物污染；涉及药物毒理、食品腐烂、职业危害、毒理学分析及水处理等。所有文献都包括了摘要、索引词、化学文摘登记号等。

以上数据库可以单选，也可以多选。检索界面的"Sources"栏下，有上述各个数据库的内容说明供选阅。

系统提供文章关键词检索，题名关键词检索，题名、文摘关键词检索，著者检索，著者机构检索，出版物名称（如期刊名称）检索。在"Main Subject"检索框提供截词检索，截词符号"？"代表任意个字符如：输入"computer？"，可检出 computer、computers、computerizmg、computer-ized 等。此外，还提供逻辑算符检索、优先级运算，大小写通用。

（四）Micromedex Healthcare Series 数据库

Micromedex Healthcare Series 数据库筛选提炼了国际上 3 000 余种医学期刊信息，并为临床需求提供实时正确的药物信息、疾病信息、毒物信息、传统医学信息以及对患者的卫教信息等，深受全球 90 多个国家，9 000 多个医疗组织机构医疗人员的信赖。同时，也得到美国国会认可，为美国国会审查医药法案时的标准参考资料。

Micromedex Healthcare Series 系列产品可分为五大类：药物咨询数据库（drug information）、疾病咨询数据库（disease information）、毒物咨询数据库（toxicology information）、补充及替代医学咨询数据库（complementary and alternative medicine information）以及患者教育咨询数据库（patient education information）等。与药物不良反应相关的有：①药物咨询数据库，主要包括药品咨询数据库、药物交互作用数据库和马丁代尔氏大药典等；②毒物咨询数据库，主要包括毒物咨询数据库、遗传疾病数据库和公共安全卫生数据库。

1. 检索方法　Micromedex 的检索方法并不复杂，在数据库的主页面提供了导航栏，可以方便快速进入相关方面的检索。

（1）关键词检索：Micromedex 提供了包括疾病名称（diseases names）、药物名称（drugs names）、症状（symptoms）、毒物/危险物质（poisonous substances/hazardous materials）和副作用（adverse reactions/side effects）等 5 种类型关键词检索，特别需要注意的是，Micromedex 不支持布尔逻辑运算，输入两个或以上检索词，系统默认检索词之间是"AND"关系，而且系统还会自动检索每个词的多种不同表达方式。

（2）其他检索：如 Drugs 栏目中有 Compare drug summaries（不同药品间的比较）、Trade/General Drug lists（药品的商品名以及通用名的查询）、Drug identify（药品鉴定）、Specific Drug database Search（特定数据库查询）、Specific Drug Topic Search（特定药品主题检索）、Dosing tools and references（给药工具及参考）和 Therapeutic classes（治疗规范）等；Toxicology 栏目中有 Toxic substance lists（有毒物质清单）、Drug identification（药品鉴定）、Specific database Search（特定数据库查询）和 Specific Topic Search（特定主题查询）等；Disease 栏目中有 Specific database Search（特定数据库查询）和 Specific Topic Search（特定主题查询）；Labs 栏目中有 Specific database Search（特定数据库查询）和 Specific Topic Search（特定主题查询）；IV Compatibility 栏目主要用于检验 2 种或 2 种以上的药物混合是否会兼容，并提供了三种测试方法，即 Y-site（Y 型管）、Admixture（直接混合）和 Syringe

（注射器），在 single compatibility 中还列出了一些常见的药物与所查询的药物是否兼容的信息；Interactions 栏目用于检索单个药物的交互作用和多种药物的交互作用的相关信息；Patient Ed 栏目提供患者教育的相关信息检索。

2. 检索结果　Micromedex 属系统采用层次结构的形式逐级展示检索结果，首先提示在哪些数据库及哪些子数据库有相关信息，每个库中有多少条相关记录，然后进一步给出每条记录的内容提要等信息，最后才提供详尽的实质性内容。检索结果显示在两个栏目里面：第一栏列出数据库名称，第二栏显示相关数据库检出的记录数，并可直接链接到精确的标题和相关的匹配；此外要想快速链接到一些特殊的信息，可直接点击检索结果页面上的"Go To"进行链接。

（五）PharmWeb

检索网址为：http: //www.pharmweb.net。Internet 上第一个提供药学信息的专业网站，旨在服务于患者和卫生专业人员，成立于 1994 年，由药剂师、医学和通讯专业人员管理和运作。为了确保访问速度，世界许多地方比如美国、日本、英国、澳大利亚、加拿大、新西兰等都设有它的镜像站点，镜像站点的内容一般两天更新一次。它拥有庞大的用户群，包括患者、卫生专业人员和科学家，遍及世界 150 多个国家。

PharmWeb 作为一个专业性网站，基本涵盖了 Internet 上的各种药学信息资源，包括与药学相关的讨论组、再教育、会议（世界范围内主要的与药学相关的会议及 PharmWeb 的会议日程）、网站黄页（提供 Internet 上与药品相关的公司、药房、医院等目录，每个被收载的网站事先必须经过研究人员的评估才能加入到该目录中）、杂志、虚拟图书馆（提供有关药学教育及研究计划的信息）、医药词典、制药工业、生药学、药动学、药学与 Internet（介绍与 Internet 相关的药学出版物及 Internet 在药学中的应用）、镜像站点、零售药店信息、社会药学、药学史、医院药学等，提供了大量与药学相关网站的链接，为药学工作者获取本专业的最新资讯提供了极大的方便。

（六）网上处方药物手册 RxList

检索网址为：http: //www.rxlist.com。美国处方药物查询网站，有 5 000 多种药物信息。它的一大特点是列出了美国处方药市场每年度前 200 个高频使用药，占美国处方药出现次数的 2/3。同时该网站又对具体药物有极为详细的介绍，在医院药师面对更新快速的新药市场时，可以有同样更新速度的处方药物手册支持查询。

主页有 5 个栏目：① ADVANCE SEARCH（高级检索）：采用了"Swish-E"，具备强大的搜索功能。可以搜索 RxList 药物专论上的所有品种。可输入药物的商品名、通用名、疾病症状、不良反应等，甚至药名片段（词尾模糊部分用 * 代替，但 * 不可用于词头），在数秒内即可给出结果。该搜索还支持传统布尔逻辑检索。② TOP200（使用频率排序前 200个药物）：是该网站最具特色的部分。TOP200 是基于美国 24 亿处方统计得出的，有一定代表性。③ ALTERNATIVES（备用治疗）：主要介绍植物药、保守疗法、中草药，科普性较强。④ ONLINE PHARMACY（横向链接）介绍链向 RxList 的网址。多数涉及健康、医药领域，约有 300 个。⑤ RxBOARD（药物论坛）。

提供的品种与 PDF 的品种基本相同，其编排体例也基本一致，同时该网站是免费的全文网站，对于新药品种的选择和研制、新药的报批以及药物的使用和销售均有一定的指导意义。

（七）中国中医药数据库检索系统

检索网址为：http：//cowork.cintcm.com/engine/windex.jsp。该系统由中国中医科学院中医药信息研究所建设，目前子数据库总数40余个，数据总量约110万，包括中医药期刊文献数据库、疾病诊疗数据库、各类中药数据库、方剂数据库、民族医药数据库、医药企业数据库、各类国家标准数据库（中医证候、治则、疾病、药物、方剂）等相关数据库。可以实现单库检索与跨库检索。

（八）其他资源

1. Drug InfoNet（http：//www.druginfonet.com） 该网站可以提供免费医药卫生信息，为医学专业人员及消费者提供教育服务。可从多角度查询医药信息。

Drug Information 提供专业版及普通用户版，分别为不同类型用户服务。选择版本后，可以按商品名、通用名、制造厂商名或治疗用途分别进行检索，得到药物的详尽信息。

Disease Information 按疾病名称提供有关不同疾病治疗、家庭护理、支持机构等各方面的信息。

2. Medscape Druginfo（http：//www.medscape.com/druginfo） 由 Medscape 发布，提供药物信息，首次使用需在 Medscape 注册取得用户名及密码，利用用户名、密码即可访问 Medscape Druginfo。检索时输入药物名称，可以是通用名或商标名，点击"Search"即可。如输入 Aspirin，可得到 Aspirin 各种用法的列表，点击"Aspirin Oral"即可得到有关口服 Aspirin 的详细说明，包括用法与剂量、不良反应及预防、过量与毒性、药物相互作用、药理学与化学、制剂等。同时提供了水杨酸类其他药物的一些情况。不同于一般药物说明书，这里提供的信息极为详细，包括同一种药物针对不同疾病的不同用法。

3. 毒理学网络（http：//toxnet.nlm.nih.gov） 提供了毒理学在线（TOXLINE）、有害物质数据库（HSDB）、危险信息集成系统（IRIS）、基因突变毒理学（GENE-TOX）、化学致癌研究信息系统（CRIS）、发育和生殖毒（DART）、化学物环境毒理学评价（TRI）等数据库。

4. MedlinePlus（http：//www.nlm.nih.gov/medlineplus/druginformation.html） 共有9 000多种处方药和非处方药的相关信息。可从药物商品名或通用名的首字母入手，找所需的药物信息，每一个字母类目下列出药物的商品名或通用名，其下再按照信息来源的方式列出 MedMaster 或 USP DI 的一个或两个链接。每一种药物的信息包括药物的商品名、通用名、分类、一般介绍、用法用量、适应证、禁忌证、用药前注意事项（如过敏史、变态反应、妊娠、哺乳、儿童、老人等）、不良反应、贮藏、包装、过量等紧急情况的处理等内容。

5. 美国药物不良反应监测网（http：//www.fda.gov/medwatch） 由 FDA 建立，用于药品上市后的质量跟踪和监察，及时发现临床试验中尚未揭示的不良反应。通过该网络可以获取药物不良反应（药物流行病学）的大量资料。系统还提供了 Search Medwatch 功能，可通过关键词、药名进行检索。

6. Alt HealthWatch Alt HealthWatch™ 是替代及补充医学专题全文数据库，全面覆盖补充及替代医学全系列的主题内容，收录了180多种国际知名全文期刊、报告、会议论文，还收录有手册、专题报告、原始研究手稿、书籍摘要等。同时覆盖了补充与替代医学全系列的以下主题：针灸、按摩、分娩、中医、推拿、草药、物理疗法、营养和整骨疗法。

7. Natural & Alternative Treatments　Natural & Alternative Treatments 是一个特别为患者健康研究人员设计的补充与替代医学数据库，收录了 700 多篇替代疗法、药草及拾遗、功能性食物、药物相互作用、顺势疗法等主题的基于双盲、安慰剂的研究和重要的科学证据。

8. AMED　AMED（allied and complementary medicine database）是由大英图书馆编辑的有关替补医学领域内的英文文献书目数据库，收录 500 余种各国（尤其是欧洲）的英文期刊。内容涉及针灸、顺势疗法、催眠、按摩疗法、整骨术、康复、草药、整体治疗、中医、职业疗法、理疗和足医术等。

第三节　循证中医药安全性证据检索应注意的问题

中医药的安全性与有效性同等重要，完全没有不良反应的药物是不存在的。检索之前，首先判断问题的真实性，所需要检索的不良反应是什么？能否被客观检测？在哪里可能会被记录？是检索具体不良反应名称，还是检索不良反应的大类呢？药物不良反应或不良反应的记录、研究的文献很多，涉及多种研究设计，加之不同研究的深度不同，有的仅仅记载了不良事件的名称，有的进行了深入研究，且证明了其因果关系，甚至描述因果关系的强弱等。因此，在进行不良反应检索时，尽量不要限制文献出版类型和时间，以免漏检。对于中医药，特别是中成药的不良反应检索，尽可能考虑中成药方剂中君药可能发生的不良反应。

一、不良反应明确的检索

检索者在检索之前，若想检索具体某一不良反应，就应该知道是否存在该不良反应，可以通过以下途径查找是否有该不良反应：①药品说明书：获取方便，查看药品说明书是否有记载以及药理作用部分是否记载动物的不良反应；②论著／专著：可以获得不良反应的发生机制，理论相对较强；③药物不良反应期刊：信息量大，但每篇研究的研究设计、研究方法等不同，其结果的可靠性存在差异，需要评估；④数据库：通过不良反应检索词或具体不良反应名称检索综合型数据库和不良反应数据库，但信息海量，需要按照原则去甄别；⑤政府部门不良反应数据库：主要包括国际组织（如世界卫生组织和欧洲药物管理局等机构不良反应数据库）和主要国家的药品安全主管部门的网站等。

明确不良反应的检索比较简单，其检索式为：药物及其同义词（以 OR 的形式组合）AND 具体不良反应名称（以 OR 的形式组合），如地黄过量服用可引起恶心、头昏、腹痛、腹泻、黄疸等，如果只想检索腹泻，则其检索策略为：（地黄 OR 生地 OR 熟地）AND（腹泻 OR 拉肚子）。

而大多数情况下，我们检索的不良反应并不明确，这就需要采用不良反应的相关词进行模糊查询，再阅读检索结果后，确定具体不良反应名称后，再执行检索。关于中药和不良反应的检索词确定见不良反应不明确的检索部分。

二、不良反应不明确的检索

在实施不良反应不明确的检索时，要分析可能用到的不良反应检索词，同时考虑中药的类型和组成，其检索式为：药物及其同义词（以 OR 的形式组合）AND 不良反应和可能具体的不良反应及其同义词（以 OR 的形式组合）。

（一）常用的中医药安全性检索词

1. 外文检索词 主要的外文检索词有：adverse event，drug safety，side effect，adverse effect，adverse reaction，untoward effects，untoward reaction，secondary action，secondary effect，side reaction 等。

如在 PubMed 中地黄不良反应的检索策略为：

#1 "Drug-Related Side Effects and Adverse Reactions" ［Mesh］

#2 "Akathisia，Drug-Induced" ［Mesh］

#3 "Anticholinergic Syndrome" ［Mesh］

#4 "Cardiotoxicity" ［Mesh］

#5 "Drug Hypersensitivity" ［Mesh］

#6 "Asthma，Aspirin-Induced" ［Mesh］

#7 "Drug Eruptions" ［Mesh］

#8 "Acute Generalized Exanthematous Pustulosis" ［Mesh］

#9 "Drug Hypersensitivity Syndrome" ［Mesh］

#10 "Erythema Nodosum" ［Mesh］

#11 "Hand-Foot Syndrome" ［Mesh］

#12 "Nicolau Syndrome" ［Mesh］

#13 "Serum Sickness" ［Mesh］

#14 "Stevens-Johnson Syndrome Drug-Induced Liver Injury" ［Mesh］

#15 "Drug-Induced Liver Injury，Chronic" ［Mesh］

#16 "Dyskinesia，Drug-Induced" ［Mesh］

#17 "Metabolic Side Effects of Drugs and Substances" ［Mesh］

#18 "Serotonin Syndrome" ［Mesh］

#19 "adverse effects" ［Subheading］

#20 side effect* ［Title/Abstract］

#21 adverse reaction* ［Title/Abstract］

#22 drug eruption* ［Title/Abstract］

#23 adverse reaction* ［Title/Abstract］

#24 drug toxicit* ［Title/Abstract］

#25 drug safet* ［Title/Abstract］

#26 adverse event* ［Title/Abstract］

#27 adverse effect* ［Title/Abstract］

#28 untoward effect* ［Title/Abstract］

#29 untoward reaction* ［Title/Abstract］

#30 secondary action* ［Title/Abstract］

#31 secondary effect* ［Title/Abstract］

#32 side reaction* ［Title/Abstract］

#33 OR/1-32

#34 "Rehmannia" [Mesh]

#35 Rehmannia [Title/Abstract]

#36 Chinese Foxglove [Title/Abstract]

#37 dihuang [Title/Abstract]

#38 Rehmannia glutinosa [Title/Abstract]

#39 OR/34–38

#40 AND/33，39

2. 中文检索词 主要的中文检索词有：安全性、不良反应、副作用、继发效应、继发作用、药物毒性、双重作用等。

如在中国生物医学文献数据库中地黄不良反应的检索策略为：

#1 "药物过敏" [不加权：扩展]

#2 "药物毒性" [不加权：扩展]

#3 "药疹" [不加权：扩展]

#4 "表皮坏死松解症，中毒性" [不加权：扩展]

#5 "红斑，结节性" [不加权：扩展]

#6 "血清病" [不加权：扩展]

#7 "运动障碍，药物性" [不加权：扩展]

#8 "静坐不能，药物性" [不加权：扩展]

#9 "血清素综合征" [不加权：扩展]

#10 "中毒" [不加权：扩展]

#11 "/ 中毒" [不加权：扩展] （副主题词）

#12 "/ 毒性" [不加权：扩展] （副主题词）

#13 "/ 副作用" [不加权：扩展] （副主题词）

#14 "药物过敏" [常用字段：智能]

#15 "药物毒性" [常用字段：智能]

#16 "副作用" [常用字段：智能]

#17 "副反应" [常用字段：智能]

#18 "双重作用" [常用字段：智能]

#19 "不良反应" [常用字段：智能]

#20 "安全性" [常用字段：智能]

#21 "继发效应" [常用字段：智能]

#22 "继发作用" [常用字段：智能]

#23 "毒性" [常用字段：智能]

#24 "中毒" [常用字段：智能]

#25 "不良事件" [常用字段：智能]

#26 OR/1–25

#27 "地黄" [不加权：扩展]

#28 "鲜地黄" [常用字段：智能]

#29 "生地黄" [常用字段：智能]

#30 "鲜生地" ［常用字段：智能］

#31 "干地黄" ［常用字段：智能］

#32 "干生地" ［常用字段：智能］

#33 "熟地黄" ［常用字段：智能］

#34 "熟地" ［常用字段：智能］

#35 "地黄" ［常用字段：智能］

#36 "生地" ［常用字段：智能］

#37 OR/27-36

#38 AND/26，37

（二）中药检索

在进行中药安全性检索时，首先要进行中药检索的选词，首先，针对某一个中药方剂或具体中药检索词，必须选择足够的同义词，因为关键词检索最容易产生的失误就是漏检。这是指检索意义上同义词，包括语言学意义上的同义词、近义词，甚至反义词等，不同拼写形式，全称与简称、缩写、略语，以及学名与商品名、习惯名等。其次，如果需要选用多个关键词，还必须考虑各单词之间的位置关系。最后，尽量避免选用可能导致误检的多义词，如同名异物，若非得如此，最好与其他的相关词一起组配使用。

1. 单味中药检索

（1）中文检索：需要考虑中药单味药的炮制方式，如检索地黄的中文文献，就要考虑炮制前后的名称，其检索式为：地黄 OR 生地 OR 熟地。

（2）英文检索：需要考虑中药的汉语拼音、英文和拉丁语，如检当归的英文文献的检索式为：danggui（汉语拼音）OR Chinese angelica（英文）OR Angelicae sinensis radix（拉丁语）。

在单味中药安全性检索时，首先，选择单味的主题词/关键词、同义词和别名以及拉丁语和汉语拼音等检索词，以"OR"连接；其次，针对可能涉及的安全性检索词也用"OR"连接；最后，将涉及单味中药和安全性的两组检索词用"AND"连接。

2. 复方制剂检索

（1）中文检索：需要考虑方剂的君（主）药且之间用 AND 连接，组配检索式时，不必考虑复方制剂的剂型，如检索某一复方制剂为 A 浓缩丸，其主药分别为 B 和 C，其检索式为：A OR（B AND C）。

（2）外文检索：需要考虑方剂的汉语拼音及英文，同时考虑君（主）药的汉语拼音、英文和拉丁语。如检索某一复方制剂为 E 滴丸，其主药分别为 F 和 G，其检索式为：E OR（（$F_{汉语拼音}$ OR $F_{英语}$ OR $F_{拉丁语}$）AND（$G_{汉语拼音}$ OR $G_{英语}$ OR $G_{拉丁语}$））。

复方制剂安全性检索与单味中药安全性检索相似，这里不再赘述。

3. 中药配伍检索

（1）中文检索：配伍药物之间的逻辑关系为 AND，但需要考虑药物之间的配伍禁忌。

（2）英文检索：需要考虑配伍药物中每个药物的汉语拼音、英文和拉丁语，每个药物的汉语拼音、英文和拉丁语之间的关系为 OR，而药物之间的关系为 AND。

中药配伍安全性检索与单味中药安全性检索相似，这里不再赘述。

（田金徽）

参 考 文 献

1. 杨克虎,田金徽. 循证医学证据检索与评估. 北京:人民卫生出版社,2018.

2. 田金徽,陈杰峰. 诊断试验系统评价/Meta分析指导手册. 北京:中国医药科技出版社,2015.

3. 杨克虎. 卫生信息检索与利用. 第2版. 北京:人民卫生出版社,2014.

4. 冯鑫媛,张旭日,谷保红,等. 我国中医药大学冠名为"系统评价/Meta分析"的博硕士论文文献检索现状. 中华医学图书情报杂志,2015,24(8):67-72.

5. 田金徽,李伦,葛龙,等. 网状Meta分析检索实施情况调查分析. 中国药物评价,2015,32(6):321-326.

6. 田金徽,李伦,葛龙,等. 网状Meta分析检索报告情况分析. 中国药物评价,2015,32(6):327-332.

7. 王昕,冯鑫媛,冯媛,等. 我国"系统评价/Meta分析"冠名学位论文文献检索情况分析. 中国循证医学杂志,2015,15(11):1343-1351.

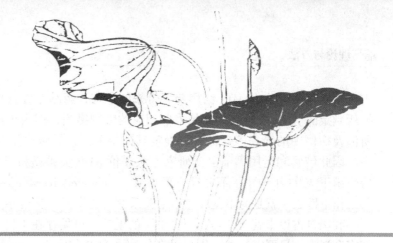

第五章

循证中医药安全性数据的来源

对于任何一项干预措施的评估，不能只注重其疗效证据的评价，也需要评估其安全性证据，即对它产生的不良反应进行评估。根据 WHO 公布的数据，世界各国住院患者发生药品不良反应的比例为 10%~20%。我国发生药品不良反应的患者占住院患者的 10%~30%，每年因药品不良反应入院的患者达 500 万人次，每年约有 19 万人死于药品不良反应。除了不良反应，研究者还会使用很多不同的术语来描述卫生干预措施相关危害，比如：不良事件（adverse event）、副作用（side effect）、并发症（complications）等。为了向患者提供安全的治疗措施，临床医生、研究者、管理者以及其他利益相关者应该重视安全性证据的研究。安全性证据研究中有关安全性结局的评价主要聚焦于对药物不良反应的研究，而该概念来自于药物流行病学或药物警戒领域。因此，本章将从 ADR 最初所属领域出发，从其因果关系判读及其相关评价入手，进而围绕中医药安全性评价的各种数据来源，如文献系统评价、主动监测、自发呈报系统数据分析、医院信息系统数据分析等进行一一介绍。

第一节 药物不良反应因果关系的评判标准

既然作为安全性证据研究中结局评价的重点，有关 ADR 的判读，即因果关系是否成立，关系到是哪种干预措施所导致的不良反应，哪种类型的反应，出现何种程度的损伤和后果，是否需要马上停药，有没有其他有效药物可替代，以及还会牵扯到是否追究制药者法律责任以及该药物未来使用范围和时间等问题。因此明确 ADR 中的系列相关概念及其因果判读规则对获得准确可靠的循证决策证据，从而服务临床实践有重要意义。

在进行实验性研究或临床药物治疗的过程中，常会发生可预期和非预期的药物不良反应。对于可预期的不良反应一般可从已掌握的药理学知识中找到因果关系的依据，而对非预期的药物不良反应来说，需要进行准确的评估。而有关药物不良反应因果关系的评估在循证中医药安全性证据研究与评价中占有重要地位。鉴于 ADR 给用药者带来的危害，药品监督管理部门和卫生行政部门会依据所判定的 ADR 来对有关药品采取相应的管制措施，但由于影响 ADR 的因素非常复杂，所涉及病例中的绝大多数都难以确定其因果关系，导致决策部门难以做出科学判断和决定。因此借鉴和运用循证医学研究方法评价 ADR 关系是科学发展的必然趋势。Cochrane 协作组于 2007 年创建了不良反应工作组（cochrane adverse effects methods group，AEMG），其工作主旨之一就是为不良反应因果关系评价提供方法学指导。

我国自古以来就有"是药三分毒"的说法，可见存在不良反应是药物的基本属性，不能完全消除，只可以尽量避免。目前有多种 ADR 的定义，比较公认的是 WHO 给出的：药品在预防、诊断、治疗疾病或调节生理功能的正常用法用量下，出现的有害的和意料之外的反应。而美国 FDA 所定义的 ADR 包括了患者用药期间发生的与药品相关的任何不良事件，不仅指正常情况下的 ADR，也可以是滥用、误用、超量、无效、假劣、可疑等非正常情况下的用药问题。我国《药品不良反应报告和监测管理办法》（原卫生部令第 81 号）中规定，药品不良反应是指合格药品在正常用法用量下出现的与用药目的有害反应。药品不良反应是药品固有特性所引起的，任何药品都有可能引起不良反应。目前尚没有统一的中药 ADR 定义。部分国内研究者认为我们国家关于 ADR 的定义虽然符合 WHO 的 ADR 定义，但中药是否适用还有待于商榷。有学者认为中医药 ADR 可以定义为：合格中药按照中医理论防治疾病时出现的与用药目的无关的或意外的有害反应。另外，WHO 将 ADE 定义为：药物治疗期间所发生的任何不利的医疗事件，它不一定与药品有因果关系。而药物不良事件与药物因果关系的判断是临床工作中十分常见且十分重要的，有时也相当困难的事情。ADR 因果关系评价是药物使用过程中发生的不良事件进行因果关系确认的方法，是药品安全性监测管理中一项十分重要而复杂的步骤。根据 WHO 的分类，药物不良反应按照药理作用的关系分型有：有 A（量变型异常）、B（质变型异常）、C（质变型异常）三种；按发生机制分型可分为 a 类反应（augmented）、b 类反应（bugs）、c 类反应（chemical）、d 类反应（delivery）、e 类反应（exit）、f 类反应（familial）、g 类反应（genotoxicity）、h 类反应（hypersensitivity）、u 类反应（unclassified）；国际医学科学组织委员会（council for international organizations of medical sciences，CIOMS）按一定范围内（包括地区、人群、时间等）药品不良反应发生的概率将不良反应分为：十分常见（ADR 发生概率 ≥ 1/10）、常见（1/10 ≥ ADR 发生概率 1/100）、偶见（1/100 ≥ ADR 发生概率 1/1 000）、罕见（1/1 000 ≥ ADR 发生概率 1/10 000）、十分罕见（ADR 发生概率 <1/10 000）；按照药品不良反应程度，一般分为轻度、中度、重度三级。药物不良反应的证据研究可以分为个体证据研究和群体证据研究，两者之间存在着互补关系。

一、ADR 术语的使用

（一）概述

在药品不良反应监测过程中，不良反应名称、病史、合并疾病、合并用药等都是非常重要的信息，对不良反应过程的描述也是判断不良反应和药品是否有关联性的重要依据。如何有效利用大量的报告信息，从中获取风险信号，使患者用药安全风险最小，也是监测机构、生产企业亟待破解的现实课题。药品不良反应术语集有助于病例报告标准化编码，有利于监测机构提高数据研究的准确性和利用率。在实际工作中，不良反应的报告者可能使用多个不同的表达方式来报告相同类型的事件。药品不良反应报告者由于地域和文化的差异性，可能会影响报告评价时的准确性。另外，术语使用的不规范及分散性，不利于安全性信号的挖掘，容易使信号分散，使灵敏度降低。随着药品市场的全球化，药品不良反应监测也趋于国际化，制药企业、监管部门之间需要进行药品不良反应监测数据的交换和共享。因此，需要在世界范围内建立统一的以药事管理为目的的医学术语集，以解决不同数据库之间交换数据时的时间延误及数据资料丢失的问题，进而有利于国际间临床研究及上市后药品不良反应监测数据的交换，保证不良反应/事件、医学病史等描述用语的一致性。

为了便于研究，加强沟通，在药物不良反应研究领域制定一系列的信息标准是必不可少的，药物不良反应术语集便是其中之一。不良反应术语集不仅给出每个不良反应的标准术语，同时还对每个术语进行编码，因此不良反应术语集既是一组不良反应专用词汇的合集，又是不良反应用语的标准信息编码库。目前国际上的药物不良反应术语集主要有三套系统：① COSTART（coding symbols for thesaurus of adverse reaction terms）不良反应术语编码词库。② WHOART（world health organization adverse reaction terms）世界卫生组织不良反应术语，网址为：https：//www.who-umc.org/vigibase/services/learn-more-about-who-art/。③ MedDAR（medical dictionary of drug regulatory affairs）药物管理医学词典。

2018 年 9 月国家药品监督管理局发布《个例药品不良反应收集和报告指导原则》（2018 年第 131 号），其中指出：不良反应名称和疾病、诊断、症状名称应参照《WHO 药品不良反应术语集》（WHOART）或《ICH 监管活动医学词典》（MedDRA）及其配套指南，如《MedDRA 术语选择：考虑要点》来确定。以下重点介绍这两套术语系统。

（二）WHOART 和 MedDAR 的介绍

1. WHOART 的介绍　在现行药物不良反应监测体制下，应进行规范的术语包括药物名称、疾病名称（包括死亡原因、用药目的等）、药物不良反应名称等。世界卫生组织（World Health Organization，WHO）国际药物监测合作中心建议各国均采用统一的名称及代码：不良反应名称采用 WHO 药物不良反应术语及代码；药物名称采用 WHO 药名词典，ATC 分类；疾病名称及代码采用 ICD。WHOART 是一个精确度高的用于编码与药物治疗过程中的临床信息的术语集，为 1969 年世卫组织首次发布，至今 WHOART 一直是不良反应术语合理编码的基础，主要在参加 WHO 药品监测项目的成员国中免费使用。WHOART 数据库有纸质版和电子版，每 3 个月进行一次更新，至 2015 年 1 月已不再更新。

WHOART 包括 4 个层级结构，WHOART 包含 4 级术语，分别是系统器官分类（system organ class，SOC）、高级术语（high level term，HT）、首选术语（preferred term，PT）和收录术语（included terms，IT），约 6 000 多条。WHO-ART 术语常常和一般的疾病术语（国际疾病分类 ICD）一起使用。WHOART 的四级术语都使用记录编号系统进行了编号。记录编号系统是基于首选术语进行的，每一个首选术语都被指定一个记录编号（ARECNO），根据首选术语的引入顺序进行序贯编号。

2. MedDAR 的介绍　1993 年 7 月，WHO，美国 FDA 和 WHO-ART，COSTART 的用户一致认为要建立一套国际通用的词库，用于药物上市前和上市后 ADR 的信息编码。为此，国际医学科学组织委员会（Council for International Organizations of Medical Sciences，CIOMS）于 1994 年 5 月召开有关单位参加的"药物安全性信息协调会"，会后提出建立一套 MedDRA（第一版本）为基础的唯一的全球性术语系统，用于药物管理系统，包括不良反应监测。MedDRA 是在人用药品注册技术规范国际协会（ICH）主办下创建开发的国际医学用语词典。MedDRA 用于医疗产品整个研发与应用周期的行政管理，对医学信息进行分类、检索、报告和信息交流。ICH 于 1997 年在英国医药管理局开发的 MedDRA 测试版的基础上，经各方协调一致，发行了 MedDRA2.0 的执行版本，指定了 MedDRA 的维护与客户服务机构（MSSO）在 ICH 管理委员会的监督与指导下工作。该机构于国际制药工业协会联合会（IFPMA）签约负责 MedDRA 的维护、发行以及进一步开发。MedDRA 现每半年更新一次（每年的 3 月和 9 月），目前最新版本为 20.0 版。MedDRA 作为新药注册用医学词典，在新药注册环节中需要用到 MedDRA 的有临床研究、不良反应的自发性报告、注册报告、受政府注册管理的产品信息。MedDRA 用于药品上市后不良反应监测，用于药品不良反应的报告和数据分析等。MedDRA 对非盈利性质的机构（政府机构、医院、科研机构）免费，但对企业收费。目前，美国、欧盟、日本、加拿大、澳大利亚等国家在其不良事件报告系统中使用 MedDRA，其中欧盟、日本等还要求制药企业在提交不良反应报告中使用。

MedDRA 包含 5 级术语，分别是分别为系统器官类术语（system organ class，SOC）、高位组语（high level group term，HLGT）、高位术语（high level term，HLT）、首选术语（preferred term，PT）、低水平术语（low level term，LLT）。同 WHOART 一样，系统器官类术语依然是最高位的组语的集合，目前总共有 26 个。而高位组语仅次于系统器官类术语，也具有非常广泛的概念。MedDRA 编码有 8 位数字，编码本身无意义，但已使用过的将不再重新使用。MedDRA 的收录范围较 WHOART 来说更宽泛，有基本体征和临床症状、治疗指征、药物的适应证，还有理化检验的结果、内科外科的处方，甚至还包括医学史、家族史或社会史等多个方面。

3. 两者的特点及其链接　WHOART 在首选术语方面具有较少的数量，这便于打印成纸质版本以供参考，使用时可以脱离计算机，这对于没有计算机条件的个人或机构来讲非常便利。但其主要记录药品出现的不良反应的名称，对于疾病以及病史无法进行编码，若要进行疾病与病史的综合应用，则需要借助 ICD 这种国际疾病分类编码。

MedDRA 的优点是具有极大的数据量和极宽的范围，编码可以深入到低水平术语这一最低等级。而且 MedDRA 大量的首选术语和低水平术语可以给编码者更多的选择，编码的结果更加准确。同时，MedDRA 还能给药品所涉及的合并疾病与病史进行编码，不必借助其他系统。然而，MedDRA 也有缺陷，那就是不能离开计算机，其查询与检索都要借助计算机来完成。

WHOART 与 MedDRA 映射桥梁（WHOART–MedDRA bridge）为了便于使用 WHOART 的用户能够和使用 MedDRA 的用户进行沟通，在和 MedDRA MSSO 合作的基础上，WHO 乌普萨拉中心于 2007 年开发了从 WHOART 的首选术语到 MedDRA 的低水平术语和首选术语的映射桥梁。不过值得注意的是，这个桥梁不适用于从 MedDRA 到 WHOART 的映射。这个桥梁把所有的 WHOART 首选术语与相应的 MedDRA 术语进行了映射。一般来说，一个 WHOART 术语对应一个 MedDRA 术语，但是在某些情况下，不止一个 WHOART 术语对应同一个 MedDRA 术语。

为实现国家药物不良反应监测中心与国际、国内各有关单位进行日常工作管理的远程通信，使我国的药物不良反应监测工作早日与国际接轨，我国国家药物不良反应监测中心采用如下标准：

（1）药物名称与代码：采用《WHO 药名词典》（其中药物名称采用国际非专利名称 INN、分类采用 ATC 代码）、《化学药物（原料、制剂）分类与代码》（中华人民共和国医药行业标准 YY0252-1997）和我国部分医疗单位使用的《医院药物编码》。

（2）疾病名称与代码：采用《WHO 国际疾病分类》（ICD-10、ICD-11）。

（3）药物不良反应术语与代码：采用 WHO 的《不良反应术语集》（WHO-ART）和《ICH 监管活动医学词典》（MedDRA）及其配套指南，如《MedDRA 术语选择：考虑要点》。在我国，生产企业可以免费使用 WHOART，若使用 MedDRA，企业需根据经营规模交纳费用。

二、ADR 因果关系判断

对不良事件与可疑药物之间因果关系的评价是 ADR 证据内部效度证实的重要环节，也是 ADR 证据评价中最主要的问题。然而真实世界中不良事件发生的环境比较复杂，有许多可能的影响因素，如饮食、联合用药、患者的原发病和并发病等，加上不良反应的临床表现是非特异性的，经常不能从疾病的临床表现中区分出来，这些均可导致不良事件与药物之间联系的不确定性。当对临床不良事件与药品的因果关系产生怀疑而又未经确定时，可称其为可疑 ADR。对不良事件与被怀疑药物之间作因果关系评价，合理地判断被怀疑药物是否是观察到的不良事件的确切原因，进而寻找出解决和预防的办法。这一系列有关 ADR 证据形成的过程对于临床实践、评价药物的风险 / 效益、医疗决策具有重要意义。

ADR 因果关系评价方法可分为宏观评价和微观评价，所谓宏观评价是指通过运用流行病学的研究手段和方法来验证或驳斥某一不良事件与药物之间的因果关系的假说；所谓微观评价是指具体的某一不良事件与药物之间的因果关系的判断，即个案因果关系判断。目前，尚没有评估药物和不良反应间因果关系的统一标准。然而有关因果关系的概念和评价标准却不断在演变，发展至今，形成了当今公认的"概率因果论"和"因果关系评判的观点"。国内外有超过 30 种评价不良反应因果关系的方法，大致可以分为三类：计分推算法、专家判断法、概率论法。计分推算法是结构化与标准化的评价方法，以问卷的形式提出一系列特定的问题，将因果关系的可能性进行分级评定，是不良反应因果判断最常用的方法，Karch 和 Lasagna 评定法、Naranjo 评定法是其中被采用较多的两种方法。专家判断法是专家通过考虑所有可利用及与不良事件相关的信息推断可疑药物与不良事件的因果关系的方法，该方法基本上是基于评价者的医学知识和临床经验，也称为经验法，如 WHO-UMC 评定法等。概率论法即贝叶斯法（Bayesian approach），是运用概率论语言在考虑到所有可利用的流行病学背景及病例信息后进行不良反应因果关系评价的方法。除此之外，对于一些特定的不良反应，还存在一些对应的评价方法，如用于评价药物性肝损伤的 Roussel Uclaf 因果关系评估法（Roussel Uclaf Causality Assessment Method，RUCAM），网址为：https://livertox.nih.gov/rucam.html。在众多的评价方法中，最为常用的是 Karch 和 Lasagna 评定法、Naranjo 评定法、WHO-UMC 评定法及贝叶斯法。目前我国国家药监局 2018 年 9 月发布的《个例药品不良反应收集和报告指导原则》（征求意见稿）中，推荐使用 WHO-UMC 评定法，网址为：https://www.who.int/medicines/areas/quality_safety/safety_efficacy/WHOcausality_assessment.pdf。

在研究中，因果关系的建立往往会受到三种误差的影响，即：随机误差、偏倚、混杂。随机误差可以通过统计学方法量化，偏倚可以通过严谨的研究设计予以避免，混杂则可以在设计研究方案是或数据分析过程得以控制。在排除上述三种误差后，则会获得真正的因果关系。虽然没有统一评判标准，但是大部分业界专家对于评估中应该关注哪些影响因素，意见比较一致。而在药物安全性研究领域中，1965 年，因果生物统计学家和流行病学家 Austin Brandford Hill 第一次提出"因果关联的推断标准"，也被称之为"希尔观点"。该观点一直以来被作为因果判断的背景框架，以下是"希尔观点"的九条核心内容：

第一条，生物学合理性。需参考有关文献以判断该因果关联的合理性。参考的信息来自其他人群研究、其他相关问题研究、动物实验或体外研究，也可以是来自科学理论或病例生理学原理。

第二条，关联的一致性 / 重现性。科学的标志就是可重复性。因果关联的可重复性，就是要求不能相信只报告过一次的发现，因为该研究结果可能由误差导致。

第三条，关联的时间顺序。"因"必须在"果"之前。

第四条，关联的特异性。就是一因对一果。在许多情况下，一"因"可以出现多个"果"，或者一"果"出现多个"因"。局限于某一特定环境暴露的人群时，因果关联明白无疑。检查结局的特异性、暴露的特异性以及敏感性的特异性等对于阐明复杂的因果归属的问题特别有价值。

第五条，关联的强度。包括三方面，即计量强度、剂量效应关系和研究设计。通常计量强度与效应的强弱有关，通常一个计量强度大的关联只能由因果关联所致或源于某一大的误差。剂量效应关系是指研究中，随着暴露强度增加而导致疾病的风险度增加，从而产生剂量效应关系，与之相似的是时程效应关系，即长时间的暴露导致疾病风险度增加而产生的关系。比如吸烟与肺癌的关系中，每日吸烟数量的增加或吸烟持续年数的增加均可增加肺癌发生风险。研究设计主要涉及是否完善，选用的研究方法是否适合结局待研究问题。

第六条，关联的连贯性。指假定的原因与其他知识有相容性，是一种关联的因果解释应符合已知的自然史和医学实践的生物学要求。

第七条，剂量反应渐变性。如果结局的概率随着药物暴露的增加而增加，药物暴露与结局之间存在着剂量—反应的关系。出现剂量—反应梯度的状况，有助于减少判断出现随机误差、混杂和偏倚的可能性。

第八条，实验证据。对所知的因果关联采取针对性措施是否可改变人群中结局出现的频率，是因果解释的最强支持证据。

第九条，类似性 / 类推性。如果正在研究的两者关联类似于以前建立的因果关联，就可能更易接受其为因果关联。清晰的类推可以增加关联证据的砝码。如药理性质相同的药物，类推出现类似的不良反应也是合理的。

上述几条标准并无顺序差别，对于判断因果关联而言，所列标准中并无一条是绝对必需的，同样凭借其中一条即认定关联也是不可行的。一般来讲，满足的标准越多，因果联系的可能性越大，反之越小。

对于因果关系评估中应该考虑哪些影响因素，目前国际上专家意见比较一致，但是就每种因素所占比重却是莫衷一是。参与 WHO 药物检测计划的国家就因果关系评估的半定量方面的定义基本达成了共识。如下所示：

很肯定：临床事件，包括实验室检查异常，其发生与用药存在合理的时间顺序，不能用现有疾病或所用其他药物和化学物质解释。停止用药（去激发）可改善。该事件具有明细的药理学或生物学性质，必要时可再激发以证实。

很可能：临床事件，包括实验室检查异常，其发生与用药有合理时间顺序，不太可能用现有疾病或所用其他药物和化学物质解释。停止用药（去激发）可改善。但未经再激发证实。

可能：临床事件，包括实验室检查异常，其发生与用药有合理时间顺序，但能用现有疾病或所用其他药物和化学物质解释。缺少或不清楚停止用药后患者的反应。

不太可能：临床事件，包括实验室检查异常，其发生与用药无合理的时间顺序，故不可能存在因果关系，而且可以用现有疾病或所用他药物和化学物质解释。

条件的／不能分类的：临床事件，包括实验室检查异常，按不良反应报告，对其做出合理的评估还需更多的数据，或数据正在检测中。

无法评估的／不能分类的：由于提供信息不充足或存在矛盾，而且无法补充信息或进一步证实信息，因此无法对此不良反应报告做出评估。

WHO 这种评价方法属于"总体判断法"，即收集手头所有相关信息，归纳整理，做出非结构性的判断来回答问题。这种方法带有较强主观性，故各类结构性因果评估方法应运而生。

临床药理学家 Karch 和 Lasagna 提出了在更加标准化的因果评价中，有必要考量一些非常重要的基本数据元素：①与药物暴露相关事件发生的时间；②有否同时存在其他可能引起事件的因素；③去激发，即撤药的结果；④再激发，即再用药的结果；⑤支持有关联的其他数据，如以往相同的病例等。由此，计分推算法（如法国 Naranjo 的 APS 评分法归因系统）、决策表法、图表法相继诞生，这些方法大多融入了上述的五项基本元素，并加入了其他一些评价特殊反应的细节，如注射部位的反应、体外实验证实等。值得一提的是，20 世纪 90 年代理论统计学家 David Lane 提出以贝叶斯概率分析理论为基础的个案不良反应因果评价方法，这一方法考虑使用某药物与未使用某药物时事件发生概率的比较，也考虑涉及病例所有相关细节。2015 年国外有研究者对 WHO 方法和 Karch 和 Lasagna 方法进行了对比应用，该研究结论表示后者对于 ADR 因果关系判断更高一筹。Karch 和 Lasagna 评价方法将因果关系的关联程度分为"肯定""很可能""可能""条件""可疑"5 级。我国原药品 ADR 监测中心拟定的方法，以及澳大利亚、瑞典、新西兰等国的评定方法，都是在此方法基础上发展而来。

我国的 ADR 因果判断标准也经历了一个较长的发展过程，1994 年以后，参考 WHO 乌普萨拉监测中心的 6 级标准形成了目前的"肯定""很可能""可能""可能无关""待评价""无法评价"6 级评价标准。2012 年国家药品不良反应监测中心发布了修订版《药品不良反应报告和监测工作手册》，是目前最重要的参考依据。国内有研究者分别运用我国卫生部药物不良反应监察中心制定的药品与 ADR 因果关系判断标准与 Naranjo 法对 39 例次雷公藤及其制剂不良反应因果关系进行判断，其结果存在不一致性。该研究认为前者的特异性较高，而 Naranjo 法的敏感性较高，Naranjo 法较为适用于病例报告中药品与 ADR 因果关系判断，更有利于发现不良反应，尤其是罕见的不良反应，但有使报告的不良反应发生率估计过高之嫌。

上述因果关联的判断主要是基于个案的报告，国际上业界专家在广泛认同希尔 9 条因果关系的观点基础上，进行了多次的讨论与修改，并因果关系评估的应用实践中，逐步修正制定了 9 条因果关联的判断条件，共针对群体水平不良反应因果关联评估的建议，如下：

1. 来自人体研究的结果。
2. 时间顺序逻辑。因必先于果。
3. 相关的强度。衡量的指标：RR、AR、OR。
4. 相关的普遍性。类似现象 / 证据。
5. 相关的特异性。人群、时间、地点上的特异性。
6. 相关的一致性。可重复性，多中心结果的一致性。
7. 相关的剂量—反应关系。
8. 相关的合理性，即科学性。
9. 相关的流行病学意义。多因素致病，更应注重。

总之，因果关联的研究已在科学和哲学领域争论了几个世纪。评价因果关系既不能脱离具体背景，也不能脱离设计的数据。

三、ADR 严重程度评价

在 ADR 评价过程中，由于影响 ADR 分析的因素较多，分析方法有局限性，因此，得出的结果不全面，从而不能为临床提供全面的 ADR 信息。影响 ADR 分析的因素很多，其中 ADR 发生率、药品使用频率、ADR 严重程度是影响 ADR 集中评价的因素；ADR 报告率、背景发生率、临床事件的特征是影响 ADR 个体分析的因素。目前常见的 ADR 分析是统计 ADR 的例数，很少考虑 ADR 严重程度和 ADR 发生率的问题，从临床用药安全性的角度来看，ADR 发生率和严重程度的影响更为显著。因此，研究者不仅要关注发生率高的 ADR，更应该关注损害严重程度高的 ADR，两者兼顾才能更全面地把握 ADR 对患者的危害性，对临床医生用药发挥积极的作用。

国家食品药品监督管理局官网的自发呈报系统将 ADR 分为新的或已知的 ADR，每类又分为严重的或一般的 ADR；现有文献一般多采用轻、中、重度三级分级标准。

轻度：轻微反应或疾病，症状不发展，不需要治疗，不会使原有疾病复杂化，引起反应的药物只需停用即可。

中度：不良反应症状明显，对重要器官或系统有一定的损害，易恢复，需要治疗。

重度：重要脏器（心、肝、肾、脑、脊髓等）损害，致残、致畸、致癌、危及生命，可引起后遗症的不良反应；门诊患者需住院，住院患者需延长住院时间的不良反应。

ADR 严重程度评价对于 ADR 证据收集和评价有着重要的启示。新发或严重的 ADR 往往会以个案报告的形式出现。由于病例少，无对照，个体性强和难以重复等原因，在循证医学传统证据等级中，一般的个案报告属于低级证据。然而个案报告在报告罕见或严重不良反应事件方面具有明显优势。与常见不良反应相比，罕见或严重不良反应发生率低，个体性强，难以进行群体性研究。由于不良反应的发生率低或者是第一次被发现的不良反应往往仅有 1 例或少数几例，所以，对此类病例的及时报道可以为医药学提供未知信息，有重要的科研价值和临床指导意义。在 2001 年牛津证据分级与推荐意见强度证据等级中，全或无（all or none）病例系列（"全"是指在没有采用此种治疗方法之前，"全部"患者都会发生某不良结局如死亡，而采用此种治疗方法之后，一些患者生存下来；"无"是指在使用此种治疗方法之前，一些患者因病死亡，而使用此种治疗方法之后，无一患者因该病而死亡），属于 I c 证据，即 I 级证据中的第三等级，位于同质性良好的随机对照临床试验的系统评价（Ⅰa）和可信区间狭窄的大样本多中心单个随机对照临床试验（Ⅰb）之后，高于其他所有类型的临床研究。罕见不良反应的个案报道类似于"全或无"病例系列研究，常能够填补对罕见疾病研究的空白，具有很高的临床指导价值和研究意义。例如，有的上市后药物在使用过程中发生患者死亡的实例，据此，可以将已经上市的药品从市场上撤出。

第二节　不良反应系统评价

文献可以汇聚各种有关医疗干预措施的 ADR 信息，是发现罕见或偶发不良反应的重要来源。由于实际中临床安全性研究报告分散性的特点，大量有关 ADR 的报告以个案的形式存在。对于某一患者或是一项研究而言，发生这种 ADR 个案较之有效性结局的评价是小概率事件。但如果这些个案以文献的形式被分享，在当今信息检索发达的时代下，个案汇集起来的数量也很可观，而如果这些个案提供的不良反应线索一旦相互印证，其临床价值也不可估量。因此，对已有文献进行二次分析的系统评价，可以从总体上把握干预措施 / 药品不良反应的发生情况。不良反应系统评价可以为读者提供有价值的不良反应信息，包括其发生频率，性质，严重程度等。但是，由于目前很少有临床研究把不良反应作为临床研究的主要结局，因此，与传统系统评价相比，不良反应系统评价的数量和质量目前发展相对缓慢。有研究表明，把不良反应作为主要结局的系统评价只占每年出版的所有系统评价的不足 10%。

制作不良反应系统评价之前，首先需要明确是否有必要评价不良反应，其次再考虑需要评价哪些不良反应。在系统评价中是否需要花费资源去纳入并评价干预措施 / 药品的不良反应，应该考虑该干预措施 / 药品本身的重要性。如果已明确该干预措施 / 药品无效，或效果非常有限且并未广泛推广使用，那就没有必要花费资源去详细地评价其不良反应。但是，如果干预措施 / 药品潜在的危害可能是影响临床医生，患者或卫生决策者决策的关键信息时，则必须详细评价分析该干预措施 / 药品的不良反应。

一、系统评价中评价不良反应的方法

与经典的有效性系统评价相比，不良反应系统评价的方法学还有待进一步发展完善。目前在系统评价中评价不良反应的方法主要有三种：

1. 用相同的方法评价疗效和不良反应　即在系统评价中，研究者用相同的方法评价干预措施 / 药品预期的疗效和不良反应：采用统一的文献纳入标准（包括研究类型，研究对象和干预措施），并采用单一的检索策略进行文献检索。在这种情况下，该系统评价纳入的研究数据可能存在以下三种情况：①纳入的研究包括疗效指标和不良反应两方面数据；②纳入的研究仅包括疗效指标数据；③纳入的研究仅包括不良反应数据。

上述①类研究的优点是，数据来源于同一研究群体及环境，具有相似的研究设计和研究质量，因此，可以直接比较进行风险效益评估，但是，该种情况下纳入的研究多为研究期限相对较短的研究，因此，有关不良反应的数据非常有限，且局限于某些短期损害作用。相比单独上述①类研究而言，联合上述几种研究类型可以增加信息量。比如，上述①和②类研究可用于评价疗效，而①和③可用于评价不良反应。但是，由于针对不良反应评价的研究与针对疗效评价的研究本身在一些方面就会存在差异（比如研究人群不同），因

此，得出的结果不能直接用于风险效益的比较。

2. 用不同的方法分别评价疗效和不良反应　研究者会针对某种干预措施／药品的疗效和不良反应，分别采用不同的文献纳入标准及检索策略。比如，针对疗效评价，会纳入随机对照试验，而针对不良反应，会纳入非随机试验、观察性研究等，不同研究可以优势互补，弥补单一研究的不足之处。这种方法可以对不良反应进行更严格的评价，但是需要花费更多时间和资源，同时结果也不能直接用于风险效益的比较。

3. 针对不良反应进行独立的系统评价　上述两种方法都是在评价干预措施／药品疗效的同时进行不良反应评价，其实，研究者也可以单独针对不良反应制作单独的系统评价。这种情况适用于某种干预措施／药物可以应用于多种疾病或临床症状，而其不良反应的发生及症状在不同人群及使用环境中比较相似的情况。例如，阿司匹林被广泛用于多种疾病，如脑卒中、周围血管病、冠状动脉疾病等。如果要评价阿司匹林的疗效，我们需要针对上述不同疾病，分别制作系统评价。但是由于阿司匹林的不良反应（如脑出血或肠道出血）在不同的疾病群体都是非常相似的，因此，对于阿司匹林不良反应的评价可以集中在一个系统评价（包括不同的疾病）中进行。此外，一些特殊人群（如儿童）中干预措施／药品的不良反应数据可能有限，使用该方法可以分析所有可得到的该人群的不良反应数据，对于临床研究非常有意义。这一类不良反应的系统评价通常除了纳入 RCT 外，还需要纳入队列研究、病例—对照研究等观察性研究。

二、不良反应系统评价的制作步骤与方法

（一）系统评价计划书的撰写与发表

制作系统评价是一个复杂的过程，需从多方面判断。在制作系统评价的过程中应该尽量减少偏倚，并避免依赖纳入研究的结果做出判断。这是因为如果系统评价员事先了解潜在纳入研究的结果，可能会影响以下几方面：系统评价问题的界定、纳入研究的标准、需分析的对照干预措施的选择或者系统评价应报告结局指标的确定等，所以应该提前确定并记录所采用的方法。在了解可能纳入的研究之前发表系统评价的计划书（protocol），减少系统评价员的主观偏倚，促进系统评价方法的透明性，减小重复的可能性，并允许同行评审其方法。

计划书中要详述研究目的、文献纳入排除标准、系统评价各个步骤的具体实施方案及如何避免或减少偏倚因素的影响等。计划书一般由以下部分构成：①封面；②研究背景；③目的；④纳入研究的标准；⑤检索策略；⑥对研究进行严格评价的方法；⑦致谢；⑧利益冲突；⑨附录的参考文献；⑩附录的表格。

对于 Cochrane 系统评价，评价者需要首先与相应的 Cochrane 评价小组（cochrane review group，CRG）联系，获得他们对某个系统评价题目的批准，并要求填写"题目注册表格"，如果注册成功就按照要求提交计划书。计划书完成后要送给 CRG 的编辑和工作人员进行同行评审。当计划书接受后（可能要经过反复几个过程）才可在 Cochrane Library 上发表和传播。对于非 Cochrane 系统评价，评价者可以在英国约克大学的 PROSPERO 网站（http：//www.crd.york.ac.uk/PROSPERO/）进行系统评价技术书的注册，并获取唯一的注册号。制作不良反应系统评价，则需要联系 Cohrane 不良反应方法学组（cochrane adverse effects methods group，CAEMG），网址为：https：//methods.cochrane.org/adverseeffects/welcome。

（二）系统评价的步骤与方法

系统评价的完成需要按照科学研究的过程来进行，遵守规范系统的报告格式和制作流程，以保证其结论有科学客观的证据支持。Cochrane 系统评价的制作分为 7 个步骤：①提出要评价的问题；②制定检索策略，进行系统、全面的检索；③筛选研究和收集资料；④评估纳入研究的偏倚风险；⑤分析并形成结果；⑥对结果进行解释；⑦对系统评价进行改进和更新。不良反应系统评价也需要按照上述步骤进行。

1. 提出要评价的问题　构建明确的研究问题是定义系统评价范围的前提，直接关系到文献检索策略的制定，并将影响和指导整个系统评价的制作过程。传统疗效评价的系统评价推荐按照 PICOS 原则构建临床问题，即研究对象（participants）、干预措施（interventions）、对照措施（comparisons）、结局指标（outcomes），和研究设计类型（study design）。在不良反应系统评价中，PICOS 的定义与传统疗效评价系统评价有所不同。此外，在某些情况下，不良反应系统评价还需要对随访时间（follow-up）进行限制。

（1）研究对象（participants）：是否需要对研究对象的疾病情况进行限定，需要视系统评价作者的目的而定。如果系统评价作者希望了解某干预措施/药品施加在某种具体疾病的患者中所产生不良反应，此时，研究对象为明确诊断为某疾病的患者。但是如果系统评价作者希望了解某种干预措施/药品的使用在不同人群及使用环境时所发生的不良反应，即针对不良反应制作单独的系统评价，则不需要对研究对象的疾病情况进行限制。

在某些情况下，系统评价作者还需要说明是否要对研究对象的某些人口学特征进行限制（如只限制为儿童患者发生的不良反应）。但是，对人群特征的限制一定要有合理的生物学、社会学根据。

（2）干预措施（interventions）与对照措施（comparisons）：在不良反应系统评价中，干预措施即为要评价的药品，需要考虑的要素包括：所关注的干预措施/药品是什么？干预措施/药品是否存在变异？是否包括了干预措施/药品的所有变异？等等。常见的对照措施包括阳性对照（如目前公认治疗该疾病有效的药物）和阴性对照（如安慰剂或不治疗）。但是，在不良反应系统评价中，是否需要对对照措施进行限定，还需要视所纳入的研究类型而定，如果纳入的研究类型包括病例系列或病例报告研究，则不需要对对照措施进行限定。

（3）结局指标（outcomes）：不良反应系统评价中对于结局指标的确定有时比较困难。某些情况下，在进行系统评价前，系统评价作者就已经获知该干预措施/药品的某些特定的不良反应，此时可以明确结局指标。但是，更多的情况下，系统评价作者可能无法预先确定与干预措施/药品最相关的不良反应。此时可以参考以下的策略：

1）缩窄不良反应的范围：详细描述一种或几种已知的，或者患者和医务人员特别关注的严重不良反应。该策略的优点是：容易收集数据，可以重点研究几种重要的不良反应，得出对治疗决策有重大影响的有意义的结论。缺点是：范围可能太窄。该方法仅适用于已知的不良反应。

2）广泛关注不良反应：尽量纳入各种可能发生的，预知或未知的不良反应。该策略的优点是：覆盖范围更广，可能发现一些以前从未发现的不良反应。缺点是：工作量大，尤其在数据收集阶段困难重重。有可能在投入大量人力物力之后，结果却发现一些非特异性的不良反应，对临床意义不大。有研究者认为，发现过去未被认识的不良反应的最好方式是监测，而不是制作系统评价。

因此，为了更规范地评估不良反应，系统评价作者可以选择将研究的范围缩小至下列领域：①前 5 到 10 种最常见不良反应；②医生或患者都认为非常严重的不良反应；③使用实验室结果（如低钾血症）或患者报告的症状（如疼痛）作为标准。

有时，有的系统评价作者将患者退出试验或脱落也作为评价不良反应的一个指标。这种情况下，系统评价作者需要谨慎解释该结果，因为可能存在以下潜在偏倚：①中止试验的原因非常复杂，不一定全部是由不良反应造成，还可能由于轻微的却令人烦恼的副作用、毒性、缺乏疗效、非医学原因或其他综合方面的原因。②在试验条件下，为了控制失访，研究者会想方设法保证患者的低脱落及失访率，使患者尽可能留在研究中，而这可能导致研究结果不能反映不良反应在研究人群中的真实状况。③当试验未施行盲法时，更容易发生研究对象退出的情况，这将导致干预措施在退出患者身上的效果被高估。例如，安慰剂组患者出现不良反应时不太可能退出试验，而治疗组的患者出现不良反应时会更容易退出试验。

（4）研究设计类型（study design）：大部分系统评价关注随机对照试验。虽然随机对照试验可以对疗效提供最可靠的估计，但却很少能观察到罕见或长期的不良反应，因此，并不是评价不良反应的最佳设计。除了试验性研究（如随机对照试验）之外，流行病学常用的描述性研究和观察性研究等方法均可用来评价不良反应，不同的临床研究类型有其各自的适用条件和优缺点（详见第三章第二至六节）。因此，在制作不良反应系统评价时，可以根据需要考虑纳入多种研究设计类型。

（5）随访时间（follow-up）：某些情况下，干预措施的作用时间与不良反应的发生密切相关，比如，致癌作用显然是个长期效应。因此，系统评价作者需要根据其临床问题来确定是否需要对随访时间进行限制。

2. 制定检索策略，进行系统、全面的检索

（1）不良反应检索资源：全面无偏倚的检索是系统评价与传统综述的关键区别。应当根据提出的研究问题，制定详细的检索策略，尽量不要有遗漏，确保检索的全面性。检索原则是全面、客观和可重复。通常采用计算机检索和手工检索相结合的方式。由于生物医学文献量非常大，单个资源（库）难以满足所需证据，单一的检索策略已不可能定位于检索范围广泛的证据资源。系统评价作者应提供检索策略的细节，包括关键的检索词选用，检索的时间跨度和所使用的资源。中国国内文献的检索多使用中国生物医学文献服务系统（SinoMed）、中国知网（CNKI）、万方、维普等数据库，国外文献检索常用的数据库选择顺序为 MEDLINE、Cochrane Library、EBMR、CRDD、Guideline 及医学期刊等，一般多是几个数据库联合应用。此外，还可以增加手工检索，尽可能全面地阅读相关医学杂志、会议论文集、内部刊物等，逐期翻阅，然后复印检出文章的原文，并醒目标出归类的关键词或在首页上加上必要的注释。此外，还要注意"灰色文献"的检索，如非公开出版的博硕士论文、不公开发行的会议文献、企业文件等。为了避免发表偏倚和选择性报告影响，也有必要检索在研的临床试验数据库。

对于不良反应系统评价来说，除了以上常见的证据检索方法外，为了尽可能全面地搜索不良反应的数据，系统评价作者也需要考虑核查以下数据资源：

1）药物不良反应的参考书，如：梅氏药物副作用（Meyler's Side Effects of Drugs）、药物副作用年鉴（the Side Effects of Drugs Annuals，SEDA）等。

2）各国监管部门基于产品生产厂家所提交信息（这些信息可能是未公开出版或在别处无法获取的数据）而发布的安全警报。可通过以下渠道获取：

英国：药物警戒问题网（www.mhra.gov.uk）；

澳大利亚：澳大利亚药物不良反应公告（www.tga.gov.au/adr/aadrb.htm）；

欧盟：药物评价机构网（www.emea.eu）；

美国：FDA 药物批准和数据库（www.fda.gov/medwatch）；

加拿大：卫生部药物不良反应时事通讯（www.nc-sc.gc.ca/dhp-mps/medeff/bulletin/index-eng.php）；

中国：国家食品药品监督管理局药品评价（www.cdr.gov.cn）。

3）专业的药物信息数据库，如全文数据库（药物新闻和爱荷华州药物信息查询台（IDIS）、书目数据库（如德文特药物档案，毒理学数据库，药物学数据库）和摘要数据库（如 Drugdex，XPhram）。

4）系统评价作者也可以向世界卫生组织（WHO）不良反应数据库（UMC；www.who-umc.org）申请检索（通常需要付费）他们的自发报告数据库（Vigibase）。此外，原始监测数据（以自发病例报告的形式）也可通过加拿大、美国、英国和荷兰监管部门的网络免费获得。但是，数据发布格式存在较大差异，解释和分析这些数据需要专业的技能。

（2）不良反应检索策略：目前，方法学家尚未建立针对不良反应的最佳检索策略。检索不良反应主要有以下两种检索方法：主题词检索和自由词检索。两种检索方法都有其各自的局限性，因此，可进行二者组合检索使其敏感性最大化（即使相关研究漏检的可能性降至最小）。一般来说，系统评价作者需要将检索过程重复多次以确立最终的检索策略。

1）主题词检索：MEDLINE 中有医学主题词表（MeSH），EMBASE 里有 EMTREE 词表。MEDLINE 和 EMBASE 用于不良反应的主题词较少，在 MEDLINE 里包括药物毒性（DRUG TOXICITY）和药物不良反应系统（ADVERSE DRUG REACTION SYSTEMS），在 EMBASE 里包括药物毒性（DRUG TOXICITY）和药物不良反应（ADVERSE DRUG REACTION）。检索不良反应最有效的方式是运用副主题词检索。副主题词可以描述主题词某一特定的方面，比如，药物的"副反应"，或手术"并发症"，还可以用于检索任意主题词的某一方面（浮动副主题词 /floating subheadings）。MEDLINE 和 EMBASE 中表示不良反应信息的副主题词有所不同，例如：Aspirin/adverse effects（MEDLINE）、Acetylsalicylic-acid/adverse-drug-reaction（EMBASE）。在上述例子中，Aspirin 是 MEDLINE 里的医学主题词，adverse effects 是副主题词；Acetylsalicylic-acid 是 EMBASE 主题词表的主题词，adverse-drug-reaction 是副主题词。

副主题词可能出现的形式有：①在干预措施的名称下合并一个提示不良反应的副主题词，如 Aspirin/adverse effects；②具体不良反应的名称被索引，并合并干预措施的名称，如 Gastrointestinal Hemorrhage/and Aspirin；③偶尔会有文献单独以不良反应的名称被索引，如 hemorrhage/chemically-induced。

MEDLINE 中能够与干预措施名称一起使用的副主题词有：/adverse effects、/poisoning、/toxicity、/contraindications。MEDLINE 中能够与不良反应一起使用的副主题词有：/chemically induced、/complications。EMBASE 中能够与干预措施名称一起使用的副主题词有：/adverse drug reaction、/drug toxicity。EMBASE 中能够与不良反应一起使用的副主题词

有：/complication、/side effect。

2）自由词检索：自由词（也称文本词）是作者在发表文章的标题和摘要中使用的词，这些词在数据库的标题和摘要字段中可以被检索到。但是，如果某篇文章在标题和摘要中未提及不良反应，即便整篇报道都在描述该不良反应，该研究仍然有可能被漏检。此外，由于有的文章作者用于描述不良反应的词太过宽泛，比如除了常用的毒性、副反应、有害作用等，还会更详细地描述某种具体的不良反应（如，昏睡，疲倦，不适等都是同义词），因此，限制了自由词检索的实用性。此外，在进行自由词检索时，还要考虑到各种同义词、不同的拼写方法、单词结尾形式，及单复数等。

3. 筛选研究和收集资料　检索完成后，应由专人对文献进行筛选。文献的筛选应分为三步进行：①初筛：根据检索出的文章的题目、摘要等筛除明显不符合要求的文献，那些根据题目和摘要不能肯定的文献要通读全文进行筛选；②阅读全文：对可能合格的文献，应获取全文，逐一阅读和分析，以确定是否合格；③与原作者联系：如果文章中的信息不全面或不能确定，或者有疑问和分歧，应与文章作者联系，获取相关信息，再决定取舍。为了避免偏倚，应该由至少两名研究人员对文献进行筛选，并明确记录检索及筛选的过程及结果，如有意见不一致的地方，应明确说明判断意见不一致时的处理方法。

文献筛选结束后，需要从原始研究的全文或研究者提供的资料中收集所需要的相关数据，即进行资料提取。一般需要设计专门的资料提取表来帮助完成资料提取工作，资料提取过程应该尽可能全面、准确，避免偏倚、错误和重复劳动。资料提取过程也应该由至少两名研究人员独立进行，并对如何处理意见不一致的情况进行说明。

4. 评估纳入研究的偏倚风险　对纳入研究进行正确的质量评价是保证系统评价得出正确结论的关键。研究的质量由研究设计和具体研究采取的各种偏倚控制措施所决定。不同的研究设计类型需要采用不同的质量评价工具。

（1）临床试验的质量评价：除了 Cochrane 协作组织推荐的 "Risk of Bias" 量表中对于临床试验偏倚风险评估的一般内容，不良反应系统评价作者还需要考虑其他可能影响不良反应信息的因素，包括：①监测和发现不良反应的方法；②利益冲突；③选择性报告结果；④盲法。即使是前瞻性的随机对照试验，对于不良反应数据的收集往往也是通过回顾性调查获取的。如果在试验结束后，研究者仅对接受治疗的研究对象进行不良反应调查问卷，即使主要结果（疗效）的偏倚风险较低，但不良反应的偏倚风险就可能较高。另外，监测不良反应的方式对不良反应的发生频率也有重要影响，相对被动监测来说，密切主动监测会发现更多的不良反应。比如，有研究发现，同一群高血压患者，如果采用自发报告这种被动监测的形式，其不良反应报告率仅为 16%，而如果用特制的问卷主动积极监测，则其不良反应发现率为 62%。同样，不同的监测方法也会产生不同的结果。因此，很难对这些研究进行比较及 Meta 分析。此外，系统评价作者还应该记录不良反应的监测持续时间和监测频率，短期随访或低频率监测的研究对不良反应的报告可靠性较差。最后，接受干预措施的年限可能也与监测到的不良反应的类型及数量有关，如致癌作用显然是个长期效应。

评价临床试验不良反应证据的质量标准主要包括以下几项：

1）实施阶段

是否给出了不良反应的定义？

是否报告了不良反应的监测方法？如使用的是前瞻性还是常规的监测方法、患者自发报告、患者检查清单、问卷或日记，还是对患者进行了系统的调查，如访谈？

2）报告阶段

在对不良反应进行分析时是否排除了某些患者？

报告中是否提供了试验组的具体数值资料？

研究者报告的是哪一类不良反应？

（2）队列研究和病例对照研究的质量评价：虽然干预措施的有效性需要随机试验来证实，但是干预措施不良反应常常在观察性研究中才能被有效发现。有学者指出，观察性研究最有望提供关于医学干预措施不良反应的无偏倚的研究证据。但是，与试验性研究相比，观察性研究更容易受到偏倚的影响，因此需要严格评价其质量。2010 年，有学者做过研究，发现有 97 种工具可用于评价观察性研究，包括 46 种量表和 51 种清单。其中纽卡斯尔—渥太华量表（the Newcastle–Ottawa Scale，NOS）现已被 Cochrane 协作组织的非随机研究方法学组用于培训中并推荐使用。NOS 量表通过 3 个维度共 8 个条目的方法评价队列研究和病例对照研究，具体包括研究人群的选择、可比性和暴露评价。NOS 对研究质量的评价采用了星级系统的半量化原则，满分为 9 颗星。NOS 有自己专门的网站（http：//www.ohri.ca/programs/clinical_epidemiology/oxford.asp），提供了量表的 Word 版本及 PDF 版本，可免费下载。

（3）病例报告的质量评价　不良反应的病例报告在各种文献中常常见到，也可见于各种机构的数据库。对于病例报告的质量评价存在特定方法学问题，对不良反应的病例报告进行质量评价时需要考虑以下问题：

1）这些报告是否具有良好的预测价值？

病例报告没有对照，很多病例报告里的不良反应被随后的研究证明是个"假警报"，并非是由干预措施引起的不良反应。但是即便如此，病例报告仍然是首先发现新不良反应的重要方法。

2）是否可以确定干预措施与不良反应之间的因果关系？

通常情况下，研究者很难确定不良事件是否由某种特定干预措施引起，尤其当患者采取多种治疗措施的时候。系统评价作者必须判断干预措施产生该不良反应的可能性大小，或者是否仅仅是偶然事件。有时，两个独立的系统评价作者对同一个病例报告可能会出现判断相左的情况。

3）干预措施与不良反应间是否存在合理的生物学机制？

如果不良事件能用易理解的生物学机制进行解释，则该不良反应更具合理性。

4）报告所提供的信息是否足够详实，以便可以进一步评价该证据？

一个基于 1 520 个发表的可疑不良反应报告的研究发现：这些报告提供的信息存在明显差异。对系统评价作者而言，不同报告所提供信息的差异意味着很难对这些不良反应进行详细具体的评价。

5）使用报告中的数据是否有任何潜在的问题？

系统评价作者既要尽可能收集所有的不良反应，又要注意避免不可靠信息造成的假警报，并且需要仔细考虑传播这类信息可能造成的负面影响和产生的法律分歧。

5. 分析并形成结果　根据资料的性质，系统评价有定性和定量两种分析方法。定性分析方法是对资料进行描述性综合，适用于不适合定量分析的情况。定量的统计学分析又称为 Meta 分析。如果纳入的研究类型可以进行不同干预措施间不良反应发生情况的比较，比如文献纳入的是 RCT，且文献报告了不同组患者不良反应的发生例数和总人数，这时可以采用疗效评价系统评价的常用效应量，如比值比（odds ratio，OR），相对危险度（relative risk，RR）或危险差/绝对危险度降低（risk difference，RD）。但如果纳入的文献类型是病例系列研究，或者没有对不良反应的发生数进行分组报告，这时只能对不良反应的发生率进行汇总分析。

如果采用 OR 或 RR 值为效应量，进行不同干预措施之间不良事件发生情况对比时，还需要注意，不良反应的发生率相对较低，有些不良反应甚至是罕见事件。而 Meta 分析的许多方法都是基于大样本近似法，当事件较罕见时就不适用了，可能会得出错误的结论。在不良反应系统评价中，经常会遇到大部分研究的某个组或多个组事件发生为 0 的情况，这时在选择 Meta 分析方法时应慎重。

（1）格子计数为零的研究：在单个研究中，当一个或两个组观察到无事件发生时就会出现计算问题。倒方差法（倒方差固定效应和 D-L 随机效应方法）计算每个研究的干预效应估计及其标准误。对于一个或两个组无事件发生的研究，这些计算通常涉及除以 0 计数，这将导致计算错误。多数 Meta 分析软件（包括 RevMan）可自动检查有问题的 0 计数，当出现此问题时会对研究结果表格中的所有计数为 0 的格子添加一个固定值（通常是 0.5）。与上述方法相比，M-H 方法需要校正的情况更少，只有所有纳入研究中的相同格子均为 0 时，M-H 方法才需要校正 0 格子。然而，在许多软件中用于 M-H 法的校正方法与倒方差法一样。与 RD 法相比，OR 和 RR 法常常需要 0 格子校正，Peto OR 法除外，该法只在所有研究的所有组出现 0 事件这种极端情况下才会涉及校正计算问题。

虽然使用固定校正值可以达到避免计算错误的目的，但同时也会造成结果偏向于无差别以及高估研究测量方差，由此造成其在 Meta 分析中的权重被低估。当研究组的大小不等时（这种情况在非随机研究中更常见），将会在效应估计中产生方向性偏倚。

（2）无事件发生的研究：如果某个研究中两个组的事件发生数均为 0，在以 OR 和 RR 为效应量的 Meta 分析中，常规做法就是将其从 Meta 分析中排除。因为这类研究提供信息量有限，无法提供有关效应量的大小及或方向信息。RD 法表面上看起来优于 OR 法，当任何一组均无事件发生时，仍然可以计算 RD，并纳入 Meta 分析。但是有学者进行模拟研究时发现，当事件发生数较少时，RD 法估计的可信区间太宽，同时检验效能也低，指出 RD 法并不适合罕见事件的 Meta 分析。

正确识别严重不良事件的能力是药物开发中的一个关键问题，对药物治疗安全性研究结果的正确处理尤为重要。许多随机试验报告中很可能会漏掉那些"无事件发生"指标及其结果，由此排除在 Meta 分析之外。当对研究结果进行 Meta 分析时，如果纳入研究未报告不良反应，一种可能是确实未发生不良反应，另一种也可能是未将不良反应作为终点测量指标，但无论哪种可能，RD 法 Meta 分析结果将会受影响，而 OR 和 RR 法 Meta 分析，由于不会纳入那些无事件发生的研究，其结果不会受影响。

（3）正确使用 Meta 分析方法评估不良反应：当不良反应发生率非常低时，很多常用的 Meta 分析方法都存在偏倚，特别是倒方差法、D-L 法、RD 法、使用 0.5 校正的 M-H 方法，偏倚最大。当不良反应发生率低于 1%、同时试验组和对照组样本大小比较均衡、效应量不是特别大时，Peto OR 法是偏倚最小、检验效能最高的方法，它可以提供可靠的区间范围。但应注意 Peto OR 法只是对 OR 值的一种近似估计，但效应值比较大时（如

RR=0.2），其对于 RR 值的估计并不可靠，会造成不良反应被高估，但当不良反应发生风险为 1/1 000 时，Peto 法仍为所有 Meta 分析方法中最佳的选择。在其他情况下（如事件风险高于 1%，效应明显且事件风险在 1% 左右，组间不均衡的 Meta 分析等），较为合理的方法有未进行零格子校正的 M–H–OR 法、Logistic 回归和确切计算法，但应注意这些方法目前尚不能在 RevMan 中实现。

6. 对结果进行解释　对于结果的解释和讨论主要应该涉及的方面包括：证据的强度、结果的可应用性、其他与决策有关的信息和临床实践的现状，以及干预措施的利弊和费用的权衡。

7. 对系统评价进行改进和更新　不良反应系统评价的作者最好通过电子链接提供与该不良反应相关的干预措施疗效评价系统评价的参考文献。如果干预措施疗效评价的系统评价进行了更新，则该干预措施不良反应的系统评价也应该尽快进行更新。

三、中成药不良反应系统评价实例

舒血宁注射液在国内最早是 1969 年由北京双鹤药业公司研发成功的，2004 年进入国家医保目录。从国家食品药品监督管理总局的网站了解到，目前国内有 8 家药厂生产舒血宁注射液。舒血宁注射液说明书可记载由银杏叶提取制成，其主要成分为总黄酮醇苷、银杏内酯，具有扩张血管、改善微循环的功能，主要用于冠心病、心绞痛、脑栓塞、脑血管痉挛等缺血性心脑血管疾病。

近年来关于舒血宁注射液不良反应报道日益增多，安全性问题较为突出。2013 年 11 月 13 日，国家食品药品监督管理总局（China Food and Drug Administration，CFDA）发布舒血宁注射液更改说明书的通知，说明书中"不良反应"一栏由"极少见过敏反应"增加过敏反应、全身性损害、呼吸系统、心脑血管系统、消化系统、皮肤及其附件、精神及神经系统等 8 大类不良反应。根据 2014 年、2015 年连续两年 CFDA 发布的药品不良反应监测年度报告，舒血宁注射液在中药注射剂严重不良反应 / 事件报告中占前十名。

目前已有较多的临床试验和系统评价对舒血宁注射液有效性进行了评价，但此类评价对其用药安全性重视不足。现也有较多关于舒血宁注射液的不良反应 / 事件的个案报道或者是不良反应个案文献的分析，但是，这些研究都是小样本量或者文献收集不够全面、规范，所以对于舒血宁注射液安全性没有一个全面、客观、系统性的评价。

《2009—2011 年全国城镇基本医疗保险参保住院患者中药利用情况分析》称舒血宁注射剂超适应证使用费用达 12 亿元，属最被滥用中药注射剂，临床应用于 154 种疾病，其中近 51.59% 的疾病超出了说明书适应证范围。

为了临床合理、安全用药，因此，该研究全面收集关于舒血宁注射液符合说明书适应证心血管疾病用药安全性的数据和文献，通过系统评价的方法，全面、系统评价舒血宁注射液在心血管疾病用药安全性，为提高其临床安全用药提供依据。

（一）研究方法与步骤

1. 纳入与排除标准

（1）纳入标准：纳入同时符合以下条件的文献：①研究对象：单独或联合使用舒血宁注射液且符合说明书适应证的心血管疾病患者，不限患者性别、年龄、疾病种类等；②研究类型：研究设计为随机对照试验、非随机对照试验、队列研究、病例对照、病例系列；

③文章报道或关注了舒血宁注射液"不良反应""不良事件""安全性"或"副作用"等。

（2）排除标准：排除符合以下条件任何一项的文献：①重复发表或数据有明显重叠文献；②数据信息不完整，无法获得者。

2. 文献检索

（1）数据库：主要检索 The Cochrane library、MEDLINE、EMBASE、Web of Science、中国生物医学数据、中国期刊全文数据库、维普期刊数据库、万方数据库。

（2）其他资源检索：在美国临床试验注册中心（ClincalTrials.gov）、华西医院国家药物临床试验机构 /GCP 中心（http: //www.hxgcp.com/）检索相关试验进展情况。

（3）检索策略：检索时间为数据库建库时间至 2015 年 10 月；英文检索词"shuxuening""shuxuening injection"、中文检索词"舒血宁"；在标题检索各个数据库从建库时间至 2015 年 10 月的所有有关文献等。相关会议论文、学位论文等灰色文献都在上述数据库已检索。由于该系统评价只针对"舒血宁"该注射液，且有关不良反应的报告在许多文献中，报告并不明确，为了不漏检，先广泛检索所有有关"舒血宁"注射液的研究，然后在这些相关文献里，进行逐条筛查有关其安全性报告的研究。为此，并没有按照上述第五章第二节有关不良反应系统评价检索步骤进行。

3. 文献筛选、资料提取与方法学质量评价

（1）文献筛选与资料提取：由 4 人组成小组。由两人独立按检索策略获得检索结果；依据制定好的纳入 / 排除标准在 NoteExpress 3.0 中筛查文献；两人结果或意见不一致时，由第三方进一步确定。文献信息提取的主要内容有研究基本信息、研究类型、疾病、样本信息、用药信息、观察的安全性结局指标、实际报告的不良反应 / 事件等。

（2）方法学质量评价：RCT 方法学质量采用 Cochrane 系统评价员手册 5.1.0 的偏倚风险评估工具进行质量评价，包括随机分配系列的生成，分配隐藏，对患者、试验人员实施盲法，对结局评估者实施盲法，结局数据不完整，选择性报告，其他偏倚 7 个条目。将纳入 RCT 分为 A、B、C3 个质量等级：A 级（低度偏倚），上述 7 个条目均满足者；B 级（中度偏倚），一条或多条部分满足者；C 级（高度偏倚），7 条全部完全不满足者；非随机对照试验采用 TREND 非随机对照研究报告规范进行质量评价，包括 22 条条目，满足 1 个条目记为 1 分，12 分以上为高质量研究。观察性研究（病例对照、队列研究、病例系列、病例报道等）采用乔安娜·布里格斯研究所（joanna briggs institute，JBI）观察性研究评价标准；包括 9 个条目，每个条目可评价为是、否、不确定，4 个以上条目评价为"是"则为高质量文献。

（3）不良反应分级标准：不良反应结局：导致死亡；危及生命；致癌、致畸、致出生缺陷；导致显著的或永久的人体伤残或者器官功能损伤；导致住院或住院时间延长；导致其他重要医学事件，如不进行治疗可能出现上述所列情况，因使用药品出现以上损害情景反应之一的称为药品严重不良反应。其他为轻度不良反应。

4. 数据整理和分析　利用 Excel 自建数据库，对数据进行整理。根据 Cochrane library handbook 建议，对数据进行以下处理：①临床试验中出现 3 试验或对照组情况者，将试验拆分为两两对照的两个临床研究，样本量减半；②临床试验中两组均使用舒血宁注射液，对研究类型进行降级处理，即拆分为两个病例系列进行描述。

（二）研究结果

1. 文献检索结果　初检出相关文献 6347 篇，先将检索到的文献输入 NoteExpress 3.0

进行文献管理及筛选，最终纳入的研究216篇，其中包括RCT182篇，非随机对照试验13篇，病例系列8篇，病例报告13篇。文献数量整体随年份呈上升趋势。文献筛选流程及结果见图5-1，图5-2。

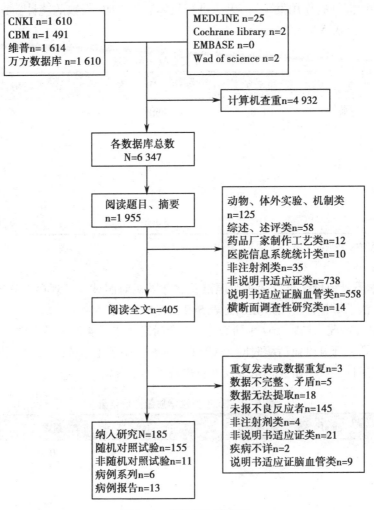

图 5-1　文献纳入流程图

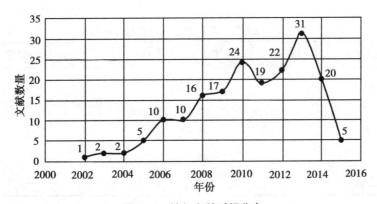

图 5-2　纳入文献时间分布

2. 纳入文献一般情况　纳入 185 篇文献，其中 17 篇 RCT 在研究目的或观测指标中出现不良反应 / 副作用等，但在结果中未进行描述，存在选择性报告偏倚，因此，不进行数据提取和方法学质量评价。剩余的 168 篇中，1 个研究不良反应的描述为"不同程度的头痛、头胀、颜面潮红副作用发生"，无法进行具体有关 ADR 人数的统计。168 篇文献不同研究类型的分布见表 5-1。

表 5-1　168 篇文献一般情况

研究类型	文献数	使用 SXN 人数	未使用 SXN 人数
随机对照试验	138	7 508	6 223
非随机对照试验	11	731	537
病例系列	6	314	0
病例报告	13	15	0
合计	168	8 568	6 760

注：SXN 为舒血宁注射液

3. 方法学质量评价结果　随机对照试验、非随机对照试验、观察性研究（病例系列、病例报告）方法学质量评价结果分别见表 5-2、表 5-3、表 5-4。

4. 不良事件情况　纳入 167 个研究中，1 个研究报告了 4 例不良事件，分别是血管扩张反应 3 例，活化部分凝血活酶时间（APTT）延长但小于正常值的两倍 1 例；1 个研究报告未发生不良事件，其余研究均未提及不良事件发生情况。

表 5-2　RCT 方法学质量评价结果

质量等级	篇数
A	0
B	9
C	129
合计	138

表 5-3　非随机对照试验方法学质量评价结果

评价得分	研究数	评价结果
4	2	低
5	2	低
6	3	低
7	4	低
总数	11	—

表 5-4 观察性研究方法学质量评价结果

题录	研究类型	条目				评价结果
		是	否	不确定	不适用	
仲光娟 2014	1	3	3	1	2	低
侯俊玲 2010	1	3	3	1	2	低
吉勇 2009	1	2	4	1	2	低
张新军 2009	1	3	3	1	2	低
张素丽 2006	1	2	4	1	2	低
巨丹 2004	1	2	4	1	2	低
黄瑛 2014	2	2	3	1	3	低
邹海洁 2014	2	2	3	1	3	低
王英 2011	2	2	3	1	3	低
詹秀玲 2011	2	2	3	1	3	低
金红妍 2010	2	2	3	1	3	低
孙禹威 2010	2	2	3	1	3	低
谢荣梅 2010	2	2	3	1	3	低
王建娜 2010	2	2	3	1	3	低
黄永丽 2009	2	2	3	1	3	低
方琦 2009	2	2	3	1	3	低
韩丽华 2008	2	2	3	1	3	低
张丽兴 2007	2	2	3	1	3	低
丁莉 2007	2	2	3	1	3	低

注：表示研究类型：1 病例系列；2 病例报告

5. 不良反应情况

（1）病例报告：纳入 13 个研究中，6 个研究报道使用舒血宁注射液出现不良反应 23 例次，仅提取符合说明书适应证心血管类疾病患者，不良反应为 7 例次，此类情况在备注中标①。病例报告基本情况见表 5-5。

从患者性别、使用剂量、溶媒、用药方式、不良反应发生时间、表现、处理等方面分析舒血宁注射液不良反应情况。纳入的 15 例患者，性别比例为男：女 =2∶1；使用剂量 2 例未提及、3 例为 15ml，10 例为 20ml；溶媒 2 例未提及、1 例为 250mlNS，12 例为 250mlGS；用药方式均采用静脉滴注；不良反应发生时间 2 例非首次用药出现，13 例为首次用药后出现；不良反应均较为严重，其中 1 例过敏性休克，4 例过敏反应（皮肤瘙痒、皮疹、喉头水肿等），4 例消化系统症状（严重腹痛、腹泻、呕吐、恶心等），3 例静脉炎，3 例全身性损害（高热、寒战、水肿、全身不适等）。不良反应处理 1 例更换药品，14 例采用停药，对症处理。

（2）其他研究类型（RCT、非随机对照试验、病例系列）

1）对部分研究数据处理：在 138 篇 RCT 研究中，1 个研究报道了三组对比情况，将数据拆分或转换为两两对比的 2 个研究；6 个研究实验组和对照组均使用舒血宁注射液，将研究降级数据拆分为 12 个病例系列。研究基本情况见表 5-6。

表5-5　纳入13个病例报告基本情况

题录	患者基本情况 性别	年龄	疾病	用药情况 剂量	溶媒	用药方式	不良反应 时间	症状/疾病	过敏史	处理	备注
邹海洁 2014	1	—	CHD	—	—	1	2min	过敏性休克	有	1	
黄瑛 2014	2	62	CHD	1	1	1	第3天输注大约20min时	神志恍惚、面色潮红、呼吸急促	不详	1	①
詹秀玲 2011	1	81	短暂性脑血缺发作、CHD、稳定型心绞痛、高脂血症	1	1	1	5min	静脉炎	有	2	
王英 2011①	1	60	CHD	2	1	1	10min	过敏性反应	不详	1	①
王英 2011②	1	65	CHD	1	1	1	用药结束后	严重腹痛、腹泻	不详	1	①
金 妍 2010①	1	45	CHD	1	1	1	2天	静脉炎	无	1	
金 妍 2010②	1	76	CHD、心力衰竭	1	1	1	输液到150ml时	静脉炎	无	1	
谢荣梅 2010	1	63	CHD	1	1	1	40min	寒战、高热	不详	1	①
孙禹威 2010	2	74	CHD、不稳定心绞痛、心功能Ⅰ级、高血压2级	1	1	1	30min	重度眼睑水肿	无	1	
王建娜 2010	2	65	CHD	1	1	1	输完1h	严重呕吐、腹泻	无	1	①
黄永丽 2009	1	52	CHD、不稳定型心绞痛	1	1	1	2min	喉头水肿	不详	1	①
方琦 2009	1	53	肛裂、CHD	1	2	1	30min	恶心、憋气、全身不适	不详	1	①
韩丽华 2008	2	60	CHD	—	1	1	第二次约30ml时	瘙痒感、四肢冰凉、继之全身抖动	不详	1	①
张丽兴 2007	2	71	慢性支气管炎、高血压Ⅰ级、CHD、心律失常、心房纤颤、心功能代偿期	2	1	1	150ml时	腹部绞痛、腹泻	不详	1	
丁莉 2007	1	60	CHD	2	1	1	约20min	周身瘙痒、颈部及前胸出现红色丘疹、皮肤潮红	不详	1	

注：“—”为未报道；a表示性别：1男，2女；b表示疾病：CHD冠心病；c表示剂量：120ml，215ml；d表示溶媒：1 250mlGS，2 250mlNS；e表示用药方式：1静脉滴注；f表示不良反应处理：1停药，对症治疗，2更换药品。

表 5-6 其他研究类型基本情况见表

题录	研究类型	疾病	年龄	总样本量	舒血宁组样本量			对照组样本量			用药情况		舒血宁用药情况					ADR情况			AE情况
					男	女	总数	男	女	总数	舒血宁组用药	对照组用药	剂量	溶媒	给药方式	是否联合用药	疗程	例数	表现	处理	
樊国兵 2015	1	1	44~78	130	—	—	65	—	—	65	SXN	XSGY	20ml	1	1	否	14d	0	—	—	—
刘岩 2015	1	2	39~75	84	24	18	42	25	17	42	CI+SXN	CI	20ml	2	1	是	14d	4	恶心1 轻微头痛1局部肿胀感2	未提及	—
马杰 2015	1	1	46~76	78	21	18	39	22	17	39	CI+SXN	CI	20ml	5% GS溶液	1	是	14d	0	—	—	—
闫春明 2014	1	1	60.3±3.4	118	—	—	59	—	—	59	SXN+YSP	XSGY	20ml	1	1	是	4周	3	恶心1 头晕2	未提及	—
谷丽华 2014	1	1	49~78	72	20	16	36	18	18	36	CI+SXN	CI	20ml	3	1	是	14d	0	—	—	—
吴钦柏 2014	1	5	55~79	161	—	—	81	—	—	80	CI+SXN	CI	20ml	5% 或 10% GS	1	是	14d	0	—	—	—
金连顺 2014	1	1	44~76	76	22	16	38	23	17	40	CI+SXN	CI+DS	20ml	2	1	是	14d	—	不同程度的头痛、头胀、颜面潮红副作用发生	未提及	—
任松峰 2014	1	1	52~74	80	21	19	40	23	17	40	XSGY+SXN	XSGY	20ml	2	1	是	14d	0	—	—	—
颜茂林 2014	1	1	51.5±8.5	94	26	21	47	27	20	47	YSLZ+SXN	YSLZ	20ml	—	1	是	14d	4	不同程度地出现了头痛、头晕以及恶心症状4	—	—

续表

题录	研究类型	疾病类型	年龄	总样本量	舒血宁组样本量 男	女	总数	对照组样本量 男	女	总数	舒血宁组用药	对照组用药	剂量	溶媒	给药方式	是否联合用药	疗程	ADR例数	ADR表现	ADR处理	AE情况
杜国华 2014	1	2	44~74	86	28	18	46	24	16	40	CI+SXN+GG	CI	—	—	—	是	14d	0	—	—	—
韦凤萍 2014	1	3	38~71	90	30	15	45	31	14	45	CI+SXN	CI	20ml	2	1	是	14d	0	—	—	—
许丽萍 2014	1	1	48~84	62	19	12	31	20	11	31	CI+SXN	CI+DS	20ml	3	1	是	14d	0	—	—	—
鲍建光 2014	1	2	41~80	80	21	19	40	20	20	40	CI+SXN+NJM	CI	20ml	2	1	是	14d	0	—	—	血管扩张反应3 APTT延长1
贺晓瑜 2014	1	2	49~74	122	32	30	62	31	29	60	CI+SXN+RSFTD	CI+RSFTD	20ml	2	1	是	4周	1	1例谷丙转氨酶轻度增高(<50U)	未提及	—
尤玉坤 2014	1	1	40~64	108	36	18	54	39	15	54	SXN+SM	DSD+CX	20ml	2	1	是	—	0	—	—	—
黄世安 2014	1	1	42~73	61	20	11	31	20	10	30	CI+SXN+XFZY	CI	20ml	2	1	是	15d	0	—	—	—
朱胜芳 2013	1	1	55.2±1.8	84	25	17	42	23	19	42	CI+XSGY+SXN	CI+XSGY	20ml	3	1	是	14d	0	—	—	—
吴兵凤 2013	1	1	36~74	120	35	25	60	39	21	60	CI+SXN	CI	70mg	3	1	是	14d	7	面色潮红、头晕头痛7例	未经治疗停药后症状即消失	—
耿燕 2013	1	1	40~81	52	15	11	26	14	12	26	CI+SXN	CI	20ml	2	1	是	14d	4	面部潮红2口干2	未提及	—

续表

题录	研究类型	疾病类型	年龄	总样本量	舒血宁组样本量			对照组样本量			用药情况		舒血宁用药情况					ADR情况			AE情况
					男	女	总数	男	女	总数	舒血宁组用药	对照组用药	剂量	溶媒	给药方式	是否联合用药	疗程	例数	表现	处理	情况
王永维 2013	1	5	83.2±2.3	30	—	—	10	—	—	10	SXN	YSLZ	20ml	2	1	否	10d	0	—	—	—
王永维 2013	1	5	83.2±2.3	30	—	—	10	—	—	10	SXN	CI	20ml	2	1	否	10d	0	—	—	—
李沂 2013	1	2	39~78	90	30	15	45	18	29	45	CI+QMTQ+SXN	CI	20ml	2	1	是	2~4周	0	—	—	—
王茂均 2013	1	1	38~74	80	21	19	40	22	18	40	CI+XSGY+SXN	CI+XSGY	8ml	—	2	是	15d	0	—	—	—
戴秀婷 2013	1	1	—	90	—	—	45	—	—	45	CI+SXN	CI+XXT	10ml	2	1	是	14d	0	—	—	—
许春花 2013	1	2	46~77	53	16	12	28	14	11	25	CI+SXN	CI	20ml	3	1	是	15d	0	—	—	—
付海珍 2013	1	1	49~73	90	24	21	45	26	19	45	SXN	DS	20ml	2	1	否	14d	2	面部潮红、头痛、头晕2例	未特殊处理	—
蔺茹 2013	1	2	46~72	100	34	16	50	36	14	50	CI+YSLZ+SXN	CI+YSLZ	20ml	1	1	是	14d	2	皮疹2	经抗过敏治疗3~7d后好转	—
高远毅 2013	1	4	57~77	60	19	11	30	21	9	30	CI+SXN	CI	20ml	1	1	是	14d	3	低血压2窦性心动过缓1	未提及	—
王录焘 2013	1	3	38~81	98	35	14	49	36	13	49	SXN	DS	40ml	1	1	否	14d	0	—	—	—
刘志丽 2013	1	1	40~76	68	27	11	38	22	8	30	SXN	XD	20ml	2	1	否	20d	0	—	—	—
牛俊辉 2013	1	1	44~79	150	44	38	82	36	32	68	SXN	DS	20ml	2	1	否	20d	0	—	—	—
张赫男 2013	1	4	50~81	80	27	13	40	22	18	40	CI+SXN	CI+DS	30ml	0.8% NS	1	是	7d	0	—	—	—

续表

题录	研究类型	疾病类型	年龄	总样本量	舒血宁组样本量 男	女	总数	对照组样本量 男	女	总数	用药情况 舒血宁组用药	对照组用药	舒血宁用药情况 剂量	溶媒	给药方式	是否联合用药	疗程	ADR情况 例数	表现	处理	AE情况
郑新民 2013	1	1	55.3±2.6	68	—	—	34	—	—	34	CI+QMTQ+SXN	CI+QMTQ	20ml	2	1	是	1个月	0	—	—	—
王爱琴 2013	1	1	42~78	93	27	20	47	27	19	46	CI+YSLZ+SXN	CI+YSLZ	20ml	2	1	是	7d	2	头痛、恶心2	未提及	—
张春霞 2013	1	2	45~76	82	24	18	42	24	16	40	CI+SXN	CI	20ml	2	1	是	15d	0	—	—	—
孟庆忠 2013	1	1	44~76	100	28	22	50	27	23	50	CI+SXN	CI	20ml	3	1	是	14d	0	—	—	—
李颖军 2013	1	1	50~77	90	24	21	45	23	22	45	CI+SXN	CI	20ml	3	1	是	14d	0	—	—	—
陈凌娟 2013	1	1	42~76	100	26	24	50	18	32	50	CI+SXN+DSD	CI	14ml	1	1	是	—	0	—	—	—
刘桂芳 2013	1	2	49~72	120	28	32	60	30	30	60	CI+SXN	CI	10ml	3	1	是	14d	0	—	—	—
张亚民 2013	1	1	52~75	64	17	15	32	16	16	32	CI+CX+SXN	CI+DS+CXQ	20ml	2	1	是	14d	0	—	—	—
陈丙梁 2013	1	1	36~81	129	42	23	65	38	26	64	XSGY+SXN	XSGY	20ml	2	1	是	7d	0	—	—	—
雷东华 2012	1	1	46~80	190	52	43	95	51	44	95	CI+YSLZ+SXN	CI+YSLZ	20ml	2	1	是	14d	5	头痛、恶心5	未提及	—
葛玉霞 2012	1	4	45~70	50	11	15	26	10	14	24	SXN	DX+HQ	20ml	2	1	是	10d	0	—	—	—
陶亮 2012	1	2	52~77	68	19	17	36	17	15	32	CI+SXN	CI	20ml	3	1	是	14d	0	—	—	—
粗艳红 2012	1	2	45~81	132	—	—	66	—	—	66	CI+SXN	CI	20ml	3	1	是	15d	2	潮红2	未处理	—
程金峰 2012	1	4	45~78	84	—	—	41	—	—	43	CI+SXN+NJM	CI	15ml	2	1	是	14d	1	活化部分凝血酶时间延长1	—	—
毕君富 2012	1	1	61~84	150	45	30	75	44	31	75	SXN+YSP	XSGY	20ml	3	1	是	2个月	0	—	—	—
徐利 2012	1	1	43~77	50	14	11	25	13	12	25	CI+SXN	CI	20ml	2	1	是	10d	0	—	—	—

续表

题录	研究类型	疾病类型	年龄	总样本量	舒血宁组样本量			对照组样本量			用药情况		舒血宁用药情况					ADR情况			AE情况
					男	女	总数	男	女	总数	舒血宁组用药	对照组用药	剂量	溶媒	给药方式	是否联合用药	疗程	例数	表现	处理	情况
张志坚 2012	1	2	—	106	27	26	53	29	24	53	CI+YSLZ+SXN	CI+YSLZ+DS	20ml	1	1	是	14d	4	轻微头痛4	未处理	—
曾晖 2012	1	4	—	90	—	—	45	—	—	45	CI+SXN	CI+DS	20ml	3	1	是	14d	0	—	—	—
马寿宏 2012	1	2	46~87	101	37	16	53	30	19	49	CI+SXN	CI	20ml	1	1	是	10d	4	恶心3、腹胀1	对症处理	—
李玉芝 2012	1	1	36~81	144	42	30	72	40	32	72	YSLZ+SXN	XSGY	20ml	3	1	是	14d	0	—	—	—
任志国 2012	1	2	42~73	83	22	19	41	22	20	42	CI+DFZ+SXN	CI	20ml	3	1	是	14d	1	皮疹、头晕、皮肤潮红1	对症处理	—
黄卫华 2012	1	2	38~79	95	33	15	48	31	16	47	CI+LZGL+SXN	CI	20ml	3	1	是	14d	0	—	—	—
鲍龙伟 2012	1	2	—	85	22	20	42	23	20	43	CI+DFZ+SXN	CI+DEZ	20ml	3	1	是	14d	10	注射部位瘀斑8 牙龈出血2	停药	—
江枫然 2012	1	2	—	90	26	19	45	25	20	45	CI+SXN	CI	25ml	2	1	是	15d	0	—	—	—
庄竹仙 2012	1	2	50~73	68	—	—	34	—	—	34	CI+SXN	CI	10ml	2	2	是	14d	0	—	—	—
周莉 2012	1	1	50~77	72	23	21	44	16	12	28	CI+SXN	CI+XXT+ASPL	20ml	3	1	是	14d	0	—	—	—
杨延生 2011	1	2	41~73	120	—	—	60	—	—	60	CI+SXN	CI	10ml	2	1	是	15d	0	—	—	—
蔡贤刚 2011	1	1	42~81	106	28	26	54	32	20	52	TBF+SXN	CI	30ml	3	1	是	15d	0	—	—	—

续表

题录	研究类型	疾病类型	年龄	总样本量	舒血宁组样本量			对照组样本量			用药情况		舒血宁用药情况					ADR情况			AE情况
					男	女	总数	男	女	总数	舒血宁组用药	对照组用药	剂量	溶媒	给药方式	是否联合用药	疗程	例数	表现	处理	
杨桃芳 2011	1	2	38~78	78	—	—	39	—	—	39	CI+SXN	CI+YSLZ	20ml	—	1	是	3周	8	便秘2 轻度腹胀1 轻度头晕1 乏力1 心率加快3	未处理	—
赵筠麃 2011	1	1	41~76	50	15	11	26	14	10	24	CI+SXN	CI	100mg	—	1	是	14d	0	—	—	—
李士龙 2011	1	3	—	80	—	—	40	—	—	40	CI+SXN	CI+DS	20ml	2	1	是	20d	0	—	—	—
乐小飞 2011	1	2	41~79	59	—	15	30	—	14	29	CI+DFZ+SXN	CI	20ml	2	1	是	7d	0	—	—	—
陈通川 2011	1	4	68~92	65	19	17	36	17	12	28	SXN	DX+HQ	20ml	2	1	否	10d	0	—	—	—
张德发 2011	1	4	71~89	60	—	—	30	—	—	30	CI+SXN	CI	20ml	GS/NS	1	是	14d	0	—	停药	—
何丽 2011	1	2	46~75	85	28	15	43	28	14	42	CI+SXN	CI	15ml	2	1	是	14d	6	皮肤点片瘀斑6		—
高晖 2011	1	2	47~83	69	23	13	36	19	14	33	CI+SXN	CI	20ml	2	1	是	15d	1	头晕、头胀、面部潮红1	对症处理	—
刘东敏 2011	1	1	49~78	120	36	24	60	40	20	60	CI+QMTQ+SXN	CI	15ml	2	1	是	4周	0	—	—	—
简树敏 2011	1	2	43~78	136	37	31	68	39	29	68	CI+SXN	CI	20ml	1	1	是	14d	3	面色潮红3	停药	—
孟广生 2011	1	2	47~78	70	21	14	35	19	16	35	CI+SXN	CI+JHY+YDS+LHJ	20ml	2	1	是	14d	2	面色潮红、头晕2	停药	—

续表

题录	研究类型	疾病类型	年龄	总样本量	舒血宁组样本量			对照组样本量			用药情况		舒血宁用药情况					ADR情况			AE情况
					男	女	总数	男	女	总数	舒血宁组用药	对照组用药	剂量	溶媒	给药方式	是否联合用药	疗程	例数	表现	处理	
李征北 2011	1	2	35~78	800	215	185	400	215	185	400	CI+SXN	CI	20ml	2	1	是	15d	2	皮疹2	停药	—
杨蕾 2011	1	3	32~66	100	—	—	50	—	—	50	CI+SXN	CI	—	—	—	是	—	0	—	—	—
张峰 2010	1	2	38~78	60	18	12	30	16	14	30	CI+SXN	CI+JHY+YDS+LHN	20ml	2	1	是	14d	2	面色潮红、头晕2	停药	—
郭煜 2010	1	2	66	60	—	—	30	—	—	30	CI+SXN	CI	20ml	—	1	是	14d	0	—	—	—
柴军士 2010	1	2	—	100	34	24	58	30	12	42	CI+SXN	CI	20ml	3	1	是	7d	2	皮下瘀斑2	未提及	—
杨远志 2010	1	2	—	88	28	17	45	17	26	43	CI+DFZ+SXN	CI	20ml	3	1	是	14d	1	一过性头晕1	未处理	—
王勇 2010	1	2	—	90	—	—	45	—	—	45	CI+DFZ+SXN	CI	20ml	3	1	是	14d	0	—	—	—
王献萍 2010	1	2	46~72	48	16	8	24	14	10	24	CI+DFZ+SXN	CI+DFZ	20ml	—	1	是	14d	3	皮下瘀斑3	未提及	—
钟勇辉 2010	1	1	31~86	180	53	37	90	51	39	90	CI+SXN	CI	20ml	3	1	是	14d	1	皮疹1	对症处理	—
孙宝红 2010	1	1	40~81	80	30	12	42	28	10	38	CI+SXN	CI	20ml	—	1	是	10d	0	—	—	—
李磊 2010	1	2	48~74	106	34	25	59	33	24	57	CI+SXN+QH	CI+QH	10ml	3	1	是	14d	0	—	—	—
姜蕾 2010	1	2	40~80	50	18	7	25	16	9	25	CI+SXN	CI+DS	20ml	5% GS/NS	1	是	14d	0	—	—	—
王春红 2010	1	2	40~80	72	22	14	36	23	13	36	SXN	XXT+ASPL	18ml	5% GS/NS	1	否	14d	0	—	—	—
周扬 2010	1	2	43~82	200	—	—	100	—	—	100	CI+SXN	CI	20ml	2	1	是	—	2	上腹部不适2	对症处理	—
武娜杰 2010	1	6	—	90	20	25	45	22	23	45	CI+SXN	CI	20ml	3	1	是	14d	0	—	—	0

续表

题录	研究类型	疾病类型	年龄	总样本量	舒血宁组样本量			对照组样本量			用药情况		舒血宁用药情况					ADR情况			AE情况
					男	女	总数	男	女	总数	舒血宁组用药	对照组用药	剂量	溶媒	给药方式	是否联合用药	疗程	例数	表现	处理	
王雪丽 2010	1	1	40~76	68	27	11	38	22	8	30	SXN	DS	20ml	2	1	否	20d	0	—	—	—
白玉强 2010	1	1	50~83	100	29	21	50	26	24	50	XSGY+SXN	XSGY	20ml	3	1	是	14d	0	—	—	—
席宏巍 2009	1	2		88	26	22	48	24	16	40	CI+SXN	CI	20ml	1	1	是	14d	2	面色潮红、头晕2	停药	—
丛敏 2009	1	1	53~77	72	22	18	40	17	15	32	CI+SXN	CI	20ml	2	1	是	14d	0	—	—	—
汤连玲 2009	1	1	42.5~71	142	38	36	74	35	33	68	SXN	SMZ	20ml	2	1	否	14d	0	—	—	—
李根 2009	1	1	40~80	128	38	26	64	36	28	64	SXN	DS	18ml	3	1	否	14d	0	—	—	—
纪中雨 2009	1	2	38~72	54	13	14	27	15	12	27	CI+SXN+CX	CI+DS	20ml	5% GS/NS	1	是	12d	0	—	—	—
张海涛 2009	1	2	46~85	96	26	22	48	28	20	48	CI+SXN	CI	20ml	2	1	是	15d	0	—	—	—
徐生涛 2009	1	2	36~80	81	22	18	40	24	17	41	CI+SXN	CI+DS	10ml	2	1	是	10d	1	局部肿胀1	未提及	—
申成宁 2009	1	2	41~83	56	16	12	28	17	11	28	CI+SXN	CI	20ml	5% GS/NS	1	是	14d	0	—	—	—
窦永明 2009	1	5	47~83	80	—	—	40	—	16	40	CI+SXN	CI	15ml	2	1	是	10d	0	—	—	—
刘洪波 2009	1	1	45~75	100	45	15	60	24	16	40	SXN	XSGY	20ml	2	1	否	15d	0	—	—	—
杨慧清 2009	1	1	45~72	62	18	14	32	20	10	30	CI+SXN	CI	20ml	3	1	是	14d	0	—	—	—
曾留芳 2009	2	2	—	80	28	12	40	27	13	40	CI+SXN	CI	20ml	2	1	是	15d	0	—	—	—
秦亚萍 2008	1	2	39~79	88	30	18	48	26	14	40	CI+SXN	CI	—	—	1	是	14d	0	—	—	—
洪燕 2008	2	2	60~80	92	34	12	46	33	13	46	CI+SXN	CI	20ml	2	1	是	14d	0	—	—	—
孙艺波 2008	1	1	39~71	70	—	—	40	—	—	30	CI+SXN	CI	20ml	3	1	是	14d	0	—	—	—
龙柠溪 2008	1	2	56~74	120	36	24	60	35	25	60	SXN+VE	XSGY	20ml	3	1	是	2个月	0	—	—	—

续表

题录	研究类型	疾病类型	年龄	总样本量	舒血宁组样本量 男	女	总数	对照组样本量 男	女	总数	用药情况 舒血宁组用药	对照组用药	舒血宁用药情况 剂量	溶媒	给药方式	是否联合用药	疗程	ADR情况 例数	表现	处理	AE情况
秦淑琴 2008	1	2	45~75	120	36	24	60	35	25	60	CI+DFZ+SXN	CI	10ml	2	1	是	14d	0	—	—	—
黄明 2008	1	3	60~90	60	20	10	30	21	9	30	CI+SXN	CI	20ml	3	1	是	10d	0	—	—	—
于淑君 2008	1	2	56~82	78	—	—	39	—	—	35	CI+SXN	CI	40ml	3	1	是	10d	0	—	—	—
王立英 2008	1	1	60~83	140	55	15	70	56	14	70	CI+SXN	CI+DS	10ml	3	1	是	21d	0	—	—	—
陈黎 2008	1	3	50~71	74	—	15	37	—	—	37	CI+SXN	CI+XSGY	20ml	3	1	是	14d	0	—	—	—
张凤 2008	1	3	52~76	40	13	7	20	11	9	20	SXN	DS	20ml	3	1	否	14d	0	—	—	—
翟颖 2008	1	1	36~70	60	—	—	30	—	—	30	CI+SXN	CI+DS	20ml	3	1	是	14d	0	—	—	—
张云杰 2007	1	1	—	328	—	—	244	—	—	84	SXN	XD	20ml	2	1	否	30d	0	—	—	—
隆海文 2007	1	2	41~79	104	36	16	52	37	15	52	CI+DFZ+SXN	CI	20ml	3	1	是	7d	1	轻度头晕1	未提及	—
石闻英 2007	1	2	45~70	112	32	24	56	31	25	56	CI+DFZ+SXN	CI	20ml	2	1	是	7d	0	—	—	—
朱乔升 2007	1	2	51~74	80	21	19	40	19	21	40	CI+SXN	CI	20ml	2	1	是	7d	0	—	—	—
张兴旺 2007	1	1	30~80	100	22	28	50	23	27	50	CI+SXN	CI	20ml	—	1	是	7~21d	0	—	—	—
景英 2007	1	2	—	120	36	24	60	35	25	60	CI+DFZ+SXN	CI	10ml	2	1	是	14d	0	—	—	—
艾娟 2007	1	1	—	70	19	16	35	18	17	35	CI+SXN	CI	30ml	1	1	是	6周	0	—	—	—
任贵英 2006	1	1	60~75	60	13	17	30	16	14	30	CI+SXN	CI+YSLZ	20ml	2	1	是	10d	0	—	—	—
陈岩 2006	1	4	40~72	116	46	18	64	39	13	52	SXN	CXQ	20ml	2	1	否	14d	3	轻微头痛3	减慢滴速后改善	—
朱瑞芳 2006	1	2	41~83	79	—	—	40	—	—	39	CI+DFZ+SXN	CI	20ml	1	1	是	7d	7	皮下出血7	未处理	—

续表

题录	研究类型	疾病类型	年龄	舒血宁组样本量 总样本量	男	女	总数	对照组样本量 男	女	总数	用药情况 舒血宁组用药	对照组用药	舒血宁用药情况 剂量	溶媒	给药方式	是否联合用药	疗程	ADR情况 例数	表现	处理	AE情况
袁红梅 2006	1	2	60~80	92	34	12	46	33	13	46	CI+SXN	CI	20ml	2	1	是	14d	0	—	—	—
王琦 2006	1	2	—	65	23	10	33	24	8	32	CI+SXN	CI	10ml	3	1	是	14d	0	—	—	—
吴泽铭 2006	1	4	—	100	30	20	50	29	21	50	SXN	YSLZ	5ml	2	1	否	14d	0	—	—	—
庄伟 2006	1	1	41~77	120	39	21	60	41	19	60	CI+SXN	CI+JND	20ml	2	1	是	14d	2	头晕、心悸2	减慢滴速及对症处理后缓解	—
海艳洁 2005	1	2	48~74	78	20	18	38	19	21	40	CI+SXN	CI	10ml	—	1	是	14d	0	—	—	—
董燕 2005	1	1	—	164	—	—	122	—	—	42	SXN	XD	10ml	2	1	否	1个月	0	—	—	—
李道佩 2005	1	2	52±6	82	34	7	41	34	7	41	SXN	DS	30ml	1	1	否	15d	0	—	—	—
刘中国 2005	1	1	—	408	184	121	305	56	47	103	SXN	XD	5ml	2	1	否	4周	0	—	—	—
周志伟 2004	1	4	38~72	60	21	9	30	20	10	30	SXN	DS	20ml	3	1	否	28d	0	—	—	—
吴建琼 2002	1	2	62~83	38	16	4	20	14	4	18	CI+SXN	CI	25ml	2	1	是	7d	0	—	—	—
马玉晴 2014	2	1	39~76	50	16	9	25	17	8	25	SXN	XST	20ml	2	1	否	15d	0	—	—	—
高艳琴 2014	2	1	49~71	88	26	18	44	30	14	44	SXN+DM	CI	20ml	2	1	是	—	0	—	—	—
乔宇 2013	2	4	44~73	120	38	31	69	31	20	51	XSGY+SXN	XSGY	25ml	3	1	是	—	3	恶心2 皮疹1	未提及	—
齐俊玲 2012	2	4	48~77	94	24	23	47	26	21	47	CI+QMTQ+SXN	CI	15ml	—	1	是	—	0	—	—	—

续表

题录	研究类型	疾病类型	年龄	总样本量	舒血宁组样本量			对照组样本量			用药情况		舒血宁用药情况					ADR情况			AE情况
					男	女	总数	男	女	总数	舒血宁组用药	对照组用药	剂量	溶媒	给药方式	是否联合用药	疗程	例数	表现	处理	
余维乐 2012	2	1	42~76	246	—	—	123	—	—	123	CI+TXL+SXN	CI+SMZ	20ml	2	1	是	14d	3	呼吸困难2 眼睑和口唇浮肿1	经停药和抗过敏治疗	—
田亚敏 2011	2	1	37~78	90	—	—	45	—	—	45	CI+SXN	CI	20ml	3	1	是	14d	0	—	—	—
秦际德 2010	2	2	46~74	86	28	18	46	24	16	40	CI+SXN	CI	20ml	—	1	是	15d	3	上腹部不适3	对症治疗	—
段红英 2006	2	3	65~86	140	—	—	—	—	—	—	SXN	–	30ml	3	1	否	14d	0	—	—	—
李春兰 2010	2	2	41~83	160	52	28	80	50	30	80	CI+ATFTD+SXN	CI+ATFTD	20ml	—	1	是	20d	0	—	—	—
刘冬梅 2006	2	1	50~72	114	42	30	72	26	16	42	SXN	DS	—	2	1	否	21d	6	轻度头晕6	未提及	—
张影 2003	2	4	61~80	80	33	7	40	29	11	40	SXN	DS	4ml	2	1	否	14d	1	皮疹1	药物减量	—
郭艳芹 2015①	3	2	61.5±6.4	36	—	—	—	—	—	—	CI+SXN+SX	—	20ml	3	1	是	14d	0	—	—	—
郭艳芹 2015②	3	2	60.7±6.9	36	—	—	—	—	—	—	CI+SXN	—	20ml	3	1	是	14d	0	—	—	—
仲光娟 2014	3	4	—	80	—	—	—	—	—	—	TXL+SXN	—	20ml	2	1	是	7d	0	—	—	—
覃慈 2013①	3	1	35~82	103	—	—	—	—	—	—	CI+SXN+SM	—	20ml	1	1	是	20d	0	—	—	—
覃慈 2013②	3	1	35~82	103	—	—	—	—	—	—	CI+SXN	—	20ml	1	1	是	20d	0	—	—	—

续表

题录	研究类型	疾病类型	年龄	总样本量	舒血宁组样本量			对照组样本量			用药情况		舒血宁用药情况					ADR情况			AE情况
					总数	男	女	总数	男	女	舒血宁组用药	对照组用药	剂量	溶媒	给药方式	是否联合用药	疗程	例数	表现	处理	
张海杰 2013①	3	4	41~93	41	—	—	—	—	—	—	CI+SXN+DST II	—	—	—	1	是	14d	0	—	—	—
张海杰 2013②	3	4	41~93	41	—	—	—	—	—	—	CI+SXN	—	—	3	1	是	14d	0	—	—	—
李彬义 2011①	3	3	50~80	56	—	—	—	—	—	—	CI+SXN+KDZ	—	20ml	3	1	是	15d	0	—	—	—
李彬义 2011②	3	3	52~76	56	—	—	—	—	—	—	CI+SXN	—	20ml	3	1	是	15d	0	—	—	—
侯俊玲 2010	3	2	41~76	68	—	—	—	—	—	—	CI+SXN	—	20ml	—	1	是	3周	8	便秘 2 腹胀 1 轻度头晕 1 乏力 1 心率加快 3	未处理	—
郑晓山 2009①	3	2	38~76	48	—	—	—	—	—	—	CI+SXN+XFTD	—	20ml	3	1	是	7d	8	皮下瘀斑 8	停药	—
郑晓山 2009②	3	2	33~70	48	—	—	—	—	—	—	CI+SXN	—	20ml	3	1	是	7d	8	皮下瘀斑 8	停药	—
吉勇 2009	3	3	46~75	40	—	—	—	—	—	—	CI+SXN	—	20ml	2	1	是	14d	3	头胀 1 口干 2	未提及	—
张新军 2009	3	3	51~73	26	—	—	—	—	—	—	SXN	—	20ml	2	1	否	15d	1	过敏性皮疹 1	对症处理	—
邓翠贞 2008①	3	2	36~72	43	—	—	—	—	—	—	CI+SXN+XFTD	—	20ml	3	1	是	7d	5	皮下瘀斑 5	停药	—

续表

题录	研究类型	疾病类型	年龄	舒血宁组样本量				对照组样本量			用药情况		舒血宁用药情况					ADR情况			AE情况
				总样本量	男	女	总数	男	女	总数	舒血宁组用药	对照组用药	剂量	溶媒	给药方式	是否联合用药	疗程	例数	表现	处理	
邓翠贞 2008②	3	2	35~74	43	—	—	—	—	—	—	CI+SXN	—	20ml	3	1	是	7d	5	皮下瘀斑5	停药	—
王光霞 2008①	3	2	35~73	40	—	—	—	—	—	—	CI+SXN+THSW	—	15ml	1	1	是	30d	0	—	—	—
王光霞 2008②	3	2	43~75	39	—	—	—	—	—	—	CI+SXN	—	15ml	1	1	是	30d	0	—	—	—
张素丽 2006	3	1	50~75	50	—	—	—	—	—	—	SXN	—	20ml	2	1	否	14d	0	—	—	—
巨丹 2004	3	3	38~78	50	—	—	—	—	—	—	SXN	—	10ml	1	1	否	14d	0	—	—	—

注："—"为未报告或不需要报告；a表示研究类型：1随机对照试验，2非随机对照试验，3病例系列；b表示疾病：1冠心病或冠心病心绞痛，2不稳定型心绞痛或老年不稳定型心绞痛，3稳定型心绞痛或老年稳定型心绞痛，4心肌梗死后冠心病，5冠心病左室功能舒张不全，6冠心病心肌缺血；c这里年龄为中位数，平均数或报告范围；d表示药物：CI常规治疗，SXN舒血宁注射液，XSGY硝酸甘油，TOSW桃红四物汤，XFTD辛伐他汀片，KDZ苦碟子注射液，DST II丹参酮II A磺酸钠注射液，TXL通心络胶囊，SX参麦注射液，SM参麦他索，DS丹参注射液，XFZY血府逐瘀汤，DFZ低分子肝素药，GX冠心活血液，ASPL阿司匹林，HQ黄芪注射液，QMTQ曲美他嗪，CX川芎嗪，RSFTD瑞舒伐他汀，SM参麦注射液，YSLZ单硝酸异山梨酯，XD香丹注射液，XXT消心痛，GG葛根注射液，NJM尿激酶，TBF自拟通痹方，JHY极化液，YDS胰岛素，LHJ氯化钾，QH奇豪注射液，SMZ生脉注射液，VE维生素E，XST血塞通，JND金纳多注射液；e表示溶媒：1 0.9% NS，2 5% GS，3 5% GS/0.9% NS；f表示用药方式：1静脉滴注，2肌内注射。

2）纳入 154 个研究，45 个研究报道不良反应，出现不良反应共 162 例。根据《WHO药品不良反应术语集》中累及的系统—器官代码检索目录分类，不良反应分布特点见表5–7。

表 5–7　162 例不良反应分布特点

所属系统	用药情况	ADR 例次	ADR 主要表现
中枢及外周神经系统损害	单用	6	轻微头晕
		2	头晕
		3	轻微头痛
		2	头痛
	联合	24	头晕
		8	轻微头痛
		16	头痛
		2	头胀
		3	轻度头昏
胃肠系统损害	单用	0	
	联合	18	恶心
		1	轻度腹胀
		2	腹胀
		5	上腹部不适
		4	口干
		4	便秘
肝胆系统损害	单用	0	
	联合	1	谷丙转氨酶升高 ≤ 50
呼吸系统损害	单用	0	
	联合	2	呼吸困难
心血管系统一般损害	单用	0	
	联合	2	低血压
心率及心律紊乱	单用	0	
	联合	1	窦性心律过缓
		6	心律加快
		2	心悸
心外血管损害	单用	2	面色潮红
	联合	20	面色潮红
		2	潮红
皮肤及其附件损害	单用	2	皮疹
	联合	7	皮疹

续表

所属系统	用药情况	ADR 例次	ADR 主要表现
血小板、出血凝血障碍	单用	0	
	联合	1	活化部分凝血酶时间延长
		2	牙龈出血
		6	皮肤点片瘀斑
		7	皮下出血
用药部位损害	单用	0	
	联合	3	局部肿胀
		39	注射部位皮下瘀斑
代谢和营养障碍	单用	0	
	联合	1	眼睑和口唇浮肿
全身性损害	单用	0	
	联合	2	乏力

3）用药剂量：纳入 155 个研究中，其中 1 个研究用药剂量为 100mg，未见 ADR；1 个研究用药剂量为 70mg，见 ADR 共 7 例；根据 CFDA 网站查询目前剂量单位只有 ml 未见 mg，又因其研究未标注药品生产厂家，因此，对此类研究不做讨论；其余 153 个研究中，用药最大剂量为 40ml/d，未见 ADR；用药剂量为 20ml/d 最多。162 例 ADR 与用药剂量的关系见表 5-8。

表 5-8 162 例 ADR 与用药剂量的关系

剂量	总研究数（%）	报道不良反应	
		研究数（%）	例数（%）
4ml	1（0.65）	1（2.22）	1（0.62）
5ml	2（1.30）	0（0）	0（0）
8ml	1（0.65）	0（0）	0（0）
10ml	13（8.44）	1（2.22）	1（0.62）
14ml	1（0.65）	0（0）	0（0）
15ml	6（3.90）	2（4.44）	7（4.32）
18ml	2（1.30）	0（0）	0（0）
20ml	111（72.0）⑦	39（86.6）	137（84.5）
25ml	3（1.9）⑥	1（2.22）	3（1.85）
30ml	5（3.24）	0（0）	0（0）
40ml	2（1.30）	0（0）	0（0）
70mg	1（0.65）	1（2.22）	7（4.32）
100mg	1（0.65）	0（0）	0（0）
未提及	5（3.24）	1（2.22）	6（3.70）
合计	154（100.00）	45（100.00）	162（100.00）

4）用药方式：纳入155个研究，其中1个研究用药方式为肌内注射，未发生不良反应。其余均为静脉滴注。

5）溶媒：154个研究中采用5%GS作为溶媒最多，共4 044例，占47.28%。使用0.9%NS976例患者中出现ADR共28例，占2.86%，高于其他溶媒组。162例ADR与溶媒的关系见表5-9。

表5-9 162例ADR与溶媒的关系

溶媒	纳入文献		报道不良反应		
	研究数	例数	篇数	例数	%
0.9% NS	16	976	8	28	2.86
0.8% NS	1	40	0	0	0
5% GS	67	4 044	21	54	1.33
5%或10% GS	1	81	0	0	0
5% GS/0.9% NS	46	2 465	11	54	2.19
5% GS/（不详）NS	4	116	0	0	0
（不详）GS/0.9% NS	1	30	0	0	0
5%溶液	1	39	0	0	0
未提及	17	762	5	26	3.41
合计	154	8 553	45	162	—

6）联合用药：162例ADR与联合用药的关系：155个研究中，其中联合用药共128篇，使用舒血宁注射液的患者共6 677例，报道不良反应共40篇，出现ADR患者共149例，占2.23%；非联合用药共27篇，使用舒血宁注射液患者共1 876例，报道ADR共5篇，出现ADR患者共13例，占0.69%。

（三）研究结论与分析

不良反应即药品在正常用法、用量作用于人体产生有害的、非期望的反应；不良事件即药品在应用过程中出现任何不幸的医疗状况。该研究所纳入的研究疾病均为符合舒血宁注射液说明书适用症心血管疾病，但其中具有超剂量、超溶媒使用情况，将这类研究情况归为广义不良反应，而非不良事件。

1. 舒血宁注射液不良反应发生机制 纳入研究中共出现不良反应162例，其中严重不良反应3例，其余均为轻度不良反应；3例严重不良反应，2例呼吸困难，1例过敏性休克，均为过敏反应；产生不良反应可能与舒血宁注射液成分、用药剂量和方式、溶媒、联合用药情况有关。

（1）成分：舒血宁注射液由银杏叶提取制成，其主要含有黄酮类化合物、白果总内酯，此外还有蛋白质、多肽、挥发油、酚酸类、色素、树脂等致敏成分，这些成分多为大分子物质，进入机体后成为抗原，可激发人体免疫系统，继而肥大细胞、嗜碱性粒细胞脱颗粒释放组胺或类组胺物质，以引起血管的扩张，使血管通透性增加；引起平滑肌痉挛以及腺体分泌增加等，出现类似胃肠道反应、皮肤过敏、中枢系统反应甚至是过敏性休克等速发性致敏反应。提示在临床使用过程中应严密监控，发生不良反应及时处理。

（2）用药剂量和方式：在舒血宁注射液说明书中规定："肌内注射2~4ml，1日1~2次；静脉滴注20ml"，11个研究用药剂量超说明书使用，1个研究报道3例不良反应，其余均未见不良反应；其中最大剂量为40ml，虽未见不良反应，但超剂量使用中药注射剂，尤其是采用静脉滴注时，可导致药品不良反应发生。提示临床工作者应严格遵循说明书用药，尽量避免不良反应发生。

（3）溶媒：静脉滴注舒血宁注射液不能忽视溶媒的选取，说明书建议溶媒使用5% GS250ml或500ml稀释后服用；有报道称NS作为溶媒时，由于舒血宁为银杏叶提取物，氯化钠为电解质溶液，易与中药成分发生沉淀；该研究也发现0.9% NS作为溶媒时，ADR/AE发生率高于其他溶媒组，因此，临床用药时应避免NS作为溶媒。但是，患者病史有糖尿病者，选用GS作为溶媒时，应注意做好降糖措施。

（4）联合用药：舒血宁注射液说明书注意事项中指出药品应单独使用，禁忌与其他药物配伍使用。该研究从统计数据可看出联合用药ADR/AE发生率较高。有报道称舒血宁与前列地尔注射液、质子泵抑制剂、抗生素等可能存在配伍禁忌，但现缺乏关于舒血宁配伍禁忌的权威报道，希望在未来能出现不良反应配伍禁忌的高质量研究。因此，应谨慎联合用药，联合用药时注意药品使用间隔时间。

2. 舒血宁注射液用药情况　在筛选纳入文献过程中，查重后剩余1 955篇，其中符合说明书适应证用药临床试验共914篇；不符合说明书适应证用药临床试验738篇。近1/3文献不符合说明书用药规范。提示临床医务工作者加强合理规范用药的意识。符合说明书适应证有关心血管方面用药共356篇，其中仅关注有效性者114篇，观测指标有ADR/AE但未报道者17篇，提示应加强临床医务工作者和研究人员对不良反应/事件重视和防范，在今后的研究中，希望研究者重视药品不良反应/事件，是非常有价值的。

3. 目前国内不良反应/事件探讨　根据不良反应/事件定义，一般来讲，不良反应与药品使用具有因果关系，而不良事件则无因果关系。该研究发现所纳入原始研究在报道不良反应/事件时存在问题，第一，所纳入186个研究，其中只有2个研究报道不良事件，其余均未提及不良事件发生情况；第二，目前虽然已有不良反应因果关系判断标准，但该研究发现原始研究所报道不良反应并未对其与药品因果关系进行判断分析。目前国内不良反应因果判断标准主要有：国家不良反应监测中心中心制定的药品与不良反应因果关系判断标准、Naranjo提出的判定标准，希望今后临床医护人员或研究者能够详细严谨报道不良反应/事件，以便为临床用药提供更好证据。

4. 研究局限性　第一，因目前没有专门针对不良反应系统评价质量报告评价标准，该研究采用PRIZMA进行自我评价，该研究基本符合报告要求和方法学质量评价条目。第二，该研究纳入文献方法学质量评价都较低，可能存在选择性偏倚，且全部研究为中国内地研究，因此，并不能对舒血宁注射液治疗心血管疾病临床用药安全性做出肯定性评价。总之，今后还需要进行高质量的大样本、前瞻性、多中心、长时间的监测研究，同时规范报告不良反应和重视阴性结果的报告以确定舒血宁注射液治疗心血管用药安全性。

综上所述，基于系统评价所有相关研究和报告，可以发现舒血宁注射液在临床使用时存在一定的安全隐患，通过运用循证医学系统评价的方法和技术，获得严格评价的有关舒血宁注射液安全性评价的证据，对今后指导临床安全合理用药，具有重要意义。

第三节 主 动 监 测

鉴于药物 ADR 证据来源的特殊性，药品不良反应监测是药品不良反应证据收集的重要来源。药品不良反应监测是指对药品不良反应的发现、报告、评价和控制的过程。其目的在于及时发现药品风险、科学评估，采取必要的预防和管理措施。药品不良反应监测并不是新兴事物，有其发展的历史和国内外公认的报告程序和监测制度。为了能够更好地收集来自监测中相关 ADR 的证据，有必要对 ADR 监测进行系统了解。常用的药品不良反应监测方法包括"被动监测"与"主动监测"两种模式，本节主要阐述主动监测。一方面前瞻性主动监测有明确的研究方案和质量控制体系，并且直接朝向安全性事件，结果相对可靠；另一方面，这种研究可以获取不良反应发生率。

一、国际 ADR 监测的发展简介

20 世纪 60 年代初在原联邦德国等国家爆发了震惊世界的"反应停事件"（thalidomide incident），即孕妇因服用反应停（沙利度胺）导致了成千上万例海豹肢畸胎，此后各国政府纷纷通过立法完善药物监督管理措施，加强对药物安全性评价的规范和要求。1968 年，WHO 制订了一项包括澳大利亚、加拿大、新西兰、美国、英国、瑞典等 10 个国家参加的国际药物监测合作试验计划，主要是收集和交流药物不良反应报告，制定药物不良反应报表、药物不良反应术语、药物目录，发展计算机报告管理系统，并在美国弗吉尼亚州的亚历山大城成立了 WHO 协作组。1970 年世界卫生组织大会在日内瓦设立 WHO 药物监测中心（WHO Drug Monitoring Centre），于 1971 年开始全面工作，1978 年迁至瑞典的乌普沙拉，称之为世界卫生组织国际药物监测合作中心（WHO collaborating centre of international drug monitoring）。后于 1997 年更名为乌普沙拉监测中心（uppsala monitoring centre，UMC），网址为：http：//www.who-umc.org/。从 1968 年到 2000 年全世界有 66 个国家先后参加了 WHO 国际药物监测合作计划，中国于 1998 年成为该计划的正式成员国。该组织覆盖了全球 85% 以上人口。其主要任务是：①在全球范围内收集 ADR 报告，并维护和使用该国际数据库。②分发信息。③教育及指导。④研究与发展。⑤国际协调。该中心主要收集药物在正常用法用量下与用药目的无关的有害反应。按照 WHO 规定，各成员国国家中心定期向 UMC 报告本国收集的 ADR 病例。该中心把各国报告的病例进行汇总、分类，每 3 个月反馈给各成员国。截至 2016 年 9 月，该中心已累计收到近 14 000 000 万份 ADR 病例报告，来自于 140 多个成员国和地区，这些报表成为了解和评价药物安全性的重要依据。

WHO 作为全球有关药品 ADR 报告的主体机构，由于其病例报告主要依靠医疗机构和医务人员的自愿报告来收集，报告制度本身也存在一些不足，如没有用药人数资料，因而无法估计各种药物的 ADR 发生率。为充分发挥制药企业作用，弥补 WHO 报告制度的不足，国际医学科学组织委员会（Council for International Organizations of Medical Sciences，CIOMS）（http：//www.cioms.ch/）从 1987 年开始建立了另一套 ADR 报告体系。其主要特点是：①主要依靠制药企业进行报告，有一定强制性。②制药企业必须同时向所有销售该产品国家的药物监督管理部门报告。③不仅收集正常用法用量下的 ADR，也收集超剂量用药、药物混用、滥用情况下的 ADR；不仅收集有一定因果关系的 ADR，也收集没有明显因果关系的药物不良事件（ADE）。④要求对程度不严重、说明书中已列入的 ADR，也要定期汇总报告。由于制药企业了解本企业产品在不同时间和地区的销售量，因此可以直接或间接地调查、分析、估计各种药物的 ADR 发生率，必要时制药企业也有财力组织 ADR 的流行病学调查。这些信息资料对各国加强药物管理工作非常重要，现在参加这个报告制度的已有美国、英国、加拿大、德国、澳大利亚、法国等 31 个国家的药物管理部门、65 个国际组织和一些大型跨国制药企业。CIOMS 从 1990 年以来陆续制定了系列指导性规范。

另外，1990 年 4 月由欧盟、美国、日本共同发起的，对人用药物注册技术规定的现存差异进行协调和统一的国际组织，即人用药物注册技术要求国际协调会议（international conference on harmonization of technical requirements of registration of pharmaceuticals of human use，ICH），网址为：http：//www.ich.org/home.html。ICH 本身不是常设机构或组织，也没有单独建立上市后药物的 ADR 报告系统，其目的是针对现存不统一规定和认识，通过协调取得一致，制定统一的国际性指导标准，以保证药物在安全有效的原则下，减少资源浪费，避免重复工作，如加快新药在全球范围内上市周期，促进药物信息在世界范围内传播、交流和使用。ICH 迄今共召开了 5 次大会，其活动涉及药物研究、审批和上市后管理的各个环节，已形成 45 个文件，其中与 ADR 监测有关者主要为：① E2a 临床安全性数据管理：快速报告的定义和标准。② E2b 临床安全性数据管理：传送个例安全性报告的数据要素。③ E2c 临床安全性数据管理：上市药物的定期安全性更新报告。④ E6 临床试验管理规范指南。⑤ M1 医学术语。⑥ M2 管理资料传送电子标准。

二、我国 ADR 监测发展简介

我国的 ADR 监测工作始于 20 世纪 80 年代。1984 年颁布的《药物管理法》第 24、25、26、48 条涉及上市后药物的再评价和不良反应监测条款。早在 2001 年 12 月 1 日起施行的《中华人民共和国药品管理法》使"药品不良反应报告制度"上升到国家法律层面，并于 2015 年新修订的《药物管理法》第 70 条明确提出"国家实行药品不良反应报告制度"，为开展 ADR 工作提供法律依据。我国从 1988 年开始 ADR 试点工作，原卫生部药政局和医政司先后在北京、上海、广东、湖北等 14 个医疗单位进行药物不良反应监测报告工作试点。1989 年，组建成立了卫生部药物不良反应监测中心，以后陆续设立了北京、上海、湖北、湖南、浙江、天津、辽宁、河北、福建、甘肃等地区中心。1997 年原卫生部药政局将药物不良反应监测工作列为当年和今后相当一段时间内的重点工作，1998 年 3 月参加 WHO 国际药物监测计划，并成为该计划的成员国，此外，原卫生部还组织起草了《药物不良反应监测管理办法》。1999 年原卫生部药物不良反应监测中心并入国家药物监督管理局药物评价中心，更名为"国家药物不良反应监测中心"。同年 11 月，国家药物监督管理局会同原卫生部联合颁布了《药物不良反应监测管理办法（试行）》，标志着我国的 ADR 监测工作步入法制化轨道。2004 年发布《药品不良反应报告和监测管理办法》（局令第 7 号），该办法同时制订了 2005 年版的《药品不良反应报告和监测工作手册》。2011 年新修订的《药品不良反应报告和监测管理办法》以第 81 号卫生部令正式颁布。2012 年国家药品不良反应监测中心再次发布了修订的《药品不良反应报告和监测工作手册》。至此，2005 年 9 月版及 2012 年 11 月版是目前最重要的参考依据。需要强调的是，新修订的《药品不良反应报告和监测管理办法》在监测手段方面，引入了重点监测，变被动监测为主动监测和被动监测相结合的数据收集方式。

另外，2001 年 7 月，国家药物不良反应监测远程信息网络系统开通，北京市药物不良反应监测中心、上海市药物不良反应监测中心及解放军药物不良反应监测中心作为第一批与国家药物不良反应监测信息网络系统联点互通机构，实现与国家药物不良反应监测网络的实时报告与信息传输。该网络系统具有录入编辑、信息传输、初步因果分析、汇总统计和检索查询等功能以及实时报告传输、统一数据管理等优势。该系统具有大型的 ADR 病例报告数据库和公共信息数据库，包括了定期、逐级上报和实时传送的全部 ADR 病例报告和各种有关文献与资料的大量信息。同时，该系统可直接与国际药物监测合作中心数据库联网，进行国际间药物监测等方面的信息交流和技术合作。

三、主动监测分类及其相关特点

主动监测一般是按照设计好的程序，尽可能确定不良事件发生的全部数量，通常比被动报告系统更容易得到单个不良反应报告的完整数据。主动监测包括以下几种类型：①哨点监测（sentinel site）：通过在监测哨点单位检查病史或通过与患者或医生的接触来确保不良事件报告数据的完整性和准确性。②处方事件监测（prescription event monitoring，PEM）：根据处方或医疗保险资料确定患者，然后在预定的时间间隔向每一处方医师或患者发出调查表，获取其专柜的资料。③注册登记（registry study）：本书中的注册登记，均为此处所指。注册登记一定是为了预期目的而设计的，依据患者的入组形式，可以分为产品注册登记、医疗服务注册登记、疾病或健康状况注册登记和多种注册登记结合。如果是为了医疗产品的安全性和伤害性而建立，其目的是量化风险或将风险恰当归因。作为一种主动监测系统，对非预期的或有害性事件进行监测，其监测范围可从轻微的药物 ADR 到严重的不良事件。其主要优势在于可以获得不良反应发生的分母数据。④集中监测（intensive monitoring system）：是指以医院或病房为单位，由医师、药师、护士合作，一定时间（数月、数年）、一定范围（某一地区、几个医院或几个病房）内根据研究目的，详细记录药品和药物不良反应的发生情况，以探讨药物不良反应的发生规律。根据研究的目的又可分为患者源性监测和药物源性监测。前者是以患者为线索，了解用药及药品不良反应情况；后者是以药物为线索，对某一种或几种药物的不良反应进行监测。通过对资料的收集和整理，可对药品不良反应全貌有所了解。如药品不良反应出现的缓急、轻重程度、不良反应出现的部位、持续时间、是否因不良反应而停药、是否延长住院期限、各种药物引起的不良反应发生率以及转归等。集中监测系统主要有两种监测方式：重点医院监测（intensive hospital monitoring）和重点药物监测（intensive medicines monitoring）。前者是指有条件的医院，报告药物不良反应和对药物不良反应进行系统监测研究。通过收集常规的人口学、社会学和医疗信息、入院前的详细用药史以及住院期间可能与药物有关的信息，由医师或临床药师对其是否为药物不良反应进行独立判断。后者主要是对一部分新药进行上市后监测，以便及时发现一些未知或非预期的不良反应，并作为这类药品的早期预警。医院集中监测最成功的典范是 1966 年美国波士顿药品监测协作计划（boston collaborative drug surveillance programme，BCDSP），该计划确定了住院患者中药物不良反应的发生率。我国 2011 年修订的《药品不良反应报告和监测管理办法》第四章中明确提到了"药品重点监测"，即为了进一步了解药品的临床使用和不良反应发生情况，研究不良反应的发生特征、严重程度、发生率等，开展的药品安全性监测活动。并对药品生产企业和省以上药监部门启动重点监测做了详细规定。

（一）美国 FDA "迷你哨点计划"

以下将对美国 FDA 的迷你计划进行重点介绍。正如本书中提到的"哨点监测（sentinel site）"是主动监测中主要研究方法之一，而且未来随着大数据的高速发展以及网络化的普及，这种哨点式监测模式会越来越被推广使用。

1. 研究背景 2007 年，美国国会通过 FDA 修订案，倡导对已批准上市的药物，通过至少 100 万人群中日常电子数据信息进行主动监测，以评判其安全性。作为"哨点议案"的一个部分，2009 年美国 FDA 发起了"迷你哨点计划"，作为一个试点项目，旨在通过不断调整框架、数据源、分析力、策略，以及实施过程等以满足美国国会对医疗卫生决策的各种要求。该项目作为连接美国 FDA 和 31 家研究机构（包括公立和私立）的一座中间桥梁，拥有数以千计的研究者，共同致力于日常电子医疗数据的收集，主动监测市场上各种医疗产品（包括药品、生物制品、医疗器械等）的安全性。

2011 年，"迷你哨点计划"纳入了 31 家研究机构，研发了一套分布式安全数据系统，并制定了相关的规则、步骤和技术规范。该系统和普通数据模型结构一致，包括不同模块的数据集，如入院信息、一般信息、就诊信息、诊断信息、治疗过程以及门诊处方信息等。该系统目前还包括 2000~2011 年间的 3 亿人—年（person-years）医保数据，24 亿条就诊信息，29 亿条处方用药信息以及 2005 年以后相关的实验室指标和重要的生命体征数据。同时，还有一个主动监测的数据质量评估和鉴定方案，也可以获得相关的医疗保健和用药信息。通过对相关文献资料系统整理，可获得对这类医保药品的用药人群特征及结局评价的信息。基于此形成了一套程序，通过该程序可以对医疗全记录信息进行提炼和评估，以校验不同代码的诊断信息。"迷你哨点计划"对现行常见的临床研究创立了不同的分类以及不同的分析方法，同时引入了新的流行病学和统计学研究方法，以弥补现有的安全性数据分析方法的不足。所有的评估都是在不同地区的计算机系统里由独立的数据分中心完成。FDA 积极推荐使用该系统，大部分评估使用的都是常用的、可自定义的一些查询（程序）。前瞻性和回顾性的评估也使用这种自定义程序。至今，数以千计的独立程序已经被执行和完成。当前的研究包括主动监测若干种药物和疫苗，扩大用药人群，将常见数据模型扩展到其他一些类型的数据，如从电子医疗记录和注册登记系统，开发不同的新方法，拓展研究能力，评估不同的研究方法以便获得和验证其他一些相关的临床结局。

2. 目标和任务 美国 FDA 的目标是创造一个系统，可以在真实世界里准确、及时、常规化地收集电子医疗信息，以便对上市后的医疗产品实行主动监测。"迷你哨点计划"的主要任务旨在创建一个可以形成和评估各种政策、组织机构、实施过程以及各种科学研究方法的"实验室"。这些研究方法有可能是以后在具体实践过程中将要使用的方法。因此，"迷你哨点计划"可以在目前的这种规整化的医疗数据系统里为 FDA 提供安全性评估的各种相关信息。

"迷你哨点计划"最初关注的是"信号调整精细化"。第一步是产生信号，即对预先配对的"暴露—结局"进行评估，以发现是否与相关证据关联。在信号调整精细化阶段，配对的"暴露—结局"评估可以通过使用自动化调整数据系统产生信号，从而识别信号。

也可以从产品临床研发过程中，预知可能出现的产品安全性问题，或预知类似产品的安全性问题，还有通过 ADR 被动监测或其他信息来源，都可以获得。"迷你哨点计划"也关注一些信号产生的研究方法，但这不是关注的主体。第二步是调整信号，其精细化措施通常包括两对产品的一次性快速累积评估及前瞻性的重复（序贯）累积评估。两种措施都是尽可能地追求标准化工具和方法的快捷和实用。第三步是评估信号，是继续进行信号精细化工作，评估可能存在的因果关系，并说明具体的问题所在，如量效关系、时间效应关系，还是内部个体存在的变异风险等。见表 5-10。信号调整和评估这两个阶段存在重叠现象，而后者更依赖特定的具体研究计划。信号评估目前还不是"迷你哨点计划"的关注重点。"迷你哨点计划"的另外一个任务就是对 FDA 常规活动所带来的影响进行快速评估。这种评估的目的在于评价新规定对于处方行为和医疗结局的影响力，例如新的黑框警告。总之，"迷你哨点计划"当前的任务主要包括以下 7 个方面：①形成一个数据分中心和其他方面专家的联合实体；②形成相关研究策略和实践步骤；③形成一个能够进入电子医疗数据系统和医疗全记录的分布式数据系统；④开发安全保密沟通机制和能力；⑤评估现有安全性评估研究方法，同时根据需要开发一些新的流行病学和统计学方法；⑥评估 FDA 关注的那些已经匹配过 ADR 的产品；⑦评估 FDA 相关管制行动的影响。

表 5-10 上市后医疗产品安全性主动监测的不同阶段

阶段	目的（识别额外风险）	途径
发生信号	所有医疗产品：所有（可疑的和未预见的）AE	广泛考虑各种 AE 或医疗产品：AE 匹配（100，1 000）
调整信号	具体的某种产品：匹配之前怀疑过的 AE	前瞻性重复（序贯）监测累积数据，或者一次性产品快速分析：AE 匹配（代表性地 5~10 对）
评估信号	高度怀疑的产品：AE 匹配	对单一匹配进行一次性深入的严格研究

3. 管理政策 "迷你哨点计划"已经形成了一系列的管理政策来规范日常工作。该研究的一项基础政策明确规定"迷你哨点计划"为公共医疗卫生行为，而非研究行为。作为一项政策，"迷你哨点计划"传播那些受保护的医疗信息和个体专属信息，分布式数据系统在这个政策执行过程中扮演重要角色，有独立的专家组对"迷你哨点计划"在使用医疗信息时的患者隐私问题进行审核。另有相关政策来管理数据分中心的参与活动，关键条款包括数据分中心作用、地位以及职能，如在科研计划形成和实施过程中以及结果解释时，是否有权利使用"迷你哨点计划"数据系统中的数据作为他用。"迷你哨点计划"同时要求 FDA 和研究者允许公众可以获得这些方案政策、工具、方法、计划、计算机程序和科研结果。此外，"迷你哨点计划"对非公众化的机密信息以及利益冲突的处理也有所规定。

4. 分布式数据系统 "迷你哨点计划"的主要数据源是一个分布式数据系统，由每个数据分中心提供，各分中心都保留操作权。这种组织形式拥有诸多优点，能够满足 FDA 对于"迷你哨点计划"建立非集中式数据库的要求，因为建立集中式数据库会让公众担心医疗数据保密性的问题。这种分散式的设计可以避免因集中式数据库而带来的一系列建库、维护、获得数据等麻烦，同时也可以避免数据分中心担心个人信息的泄漏和数据专属权的丧失。此外，还可以保证当地数据持有者维持和数据的紧密联系。这种联系非常重要，因为只有数据持有者才是数据内容及其用途的最佳了解者。因此数据分中心的参与是对数据的正确使用和合理阐释的一种重要保证。这种认识对于了解合理使用和解释数据显得尤为重要，即使当数据被标准化后，这种观点也要保留。不同医疗方案的医疗实践和编码过程不同，随着时间的推移，即使是医疗方案内部也会不一样，而且这种不同并没有做具体详细的存档记录，因此，仅依靠数据检查来做推断是非常困难的。通常详细的信息只会在能够获得个体详细健康计划或操作时间过程细节信息时才能得到。这种分布式数据系统要求每个数据分中心依照事先设定好的标准格式将数据转化成一个通用模式。这种提前转换有两大操作优势：一是保证了在数据用来解释医疗产品安全性问题前的质量问题，如较全面地获得对数据完整性的质量评估，以及许多数据质量问题的识别和修订；二是模式化后的数据可以通过计算机程序来进行评估，这些程序呈分布式，而且执行起来无法识别地区特异性。这种分布式程序可以高效地利用编程者的成果，可以消除各种计划在不同系统进行不同执行的可能性。

模式化后的数据系统由不同的表格组成，各个表格包括不同类型的数据。这种结构化和模式化是按照 FDA 要求以及其他可能相关的需求而定制的。当前这种数据模式集中关注医疗保险类数据。数据内容包括：入院信息、人口学信息、门诊处方用药信息、就诊信息和病死信息。这个数据系统里还融入了自 2005 年以来的临床数据，如重要的生命体征、吸烟状态，以及排在前 10 位的实验室检查结果。截止到 2011 年 7 月，分布式数据系统包括了由 17 个分中心质检过的数据，覆盖了将近 1 亿的个体信息。这些个体属于在过去几年里参与多个医疗计划的个体，研究人员从每个医疗计划中将这些个体挑选出来并统计人数。在个体医疗事件已知时，个体都具备了合格的人—时间（person-time）定义。例如，现有超过 3 亿 "人—年" 的观察时间，24 亿条独立就诊信息，包括 3 800 万条急性住院信息和 29 亿条处方信息，而且数据集定期被更新。有关疫苗安全性评估的考虑，例如如何链接到国家免疫注册系统，都有单独的报道。"迷你哨点计划" 中有关疫苗的研究被统一命名为 "上市后快速免疫安全监测系统（post-licensure rapid immunization safety monitoring，PRISM system）"。该系统起初是作为单独评价 H1N1 疫苗安全性而发起的一个项目，随后它被融入到 "迷你哨点计划" 的疫苗监测部分。整个系统数据查询程序通过一种安全网络入口进入，见图 5-3。

"迷你哨点计划" 使用 3 种形式的查询：①针对一些简单问题的菜单驱动式，如某些产品的暴露数计算，具有相关诊断和医疗实践信息的个体数目或性别/年龄分布情况。这些查询都是通过预先设定好的总结表格进行，所以避免了在对分布式数据系统进行全分析时产生的计算机费用。而且数据分中心也不用担心这些查询会涉及敏感信息，因为这些查询表格并不包含任何可识别的个体信息。②对于较复杂的常用查询，"迷你哨点计划" 中使用的是自定义的、可重复使用的（模块式）程序。这些程序在数据分中心的全分布式数据系统里都可以执行。举例说明：有个程序可以分辨出某种药品的新用药人群，计算处方数、暴露的人—时间，以及在暴露期间内所观察到的结局数。这些可重复使用的程序允许使用者设定特定的参数，例如相关的纳入和排除标准，定义新的使用者以及结局。这些程序具有一定的操作优点，包括所有程序都能够被广泛地审核以便保证获得所需执行的评估，同时这些程序可以在不同计算机系统的数据分中心获得有效执行。程序逻辑由数据分中心预先设定好，以便输出时获得分中心最低限度的评估。这些程序可以获得年龄、性别和不同时间层的统计数字以及某些病例的率，但是不能马上对混杂因素进行调整。③第三种查询包括自定义程序，这类程序还执行已有模块化程序以外的评估。这些程序都是用来支撑监测方案的重要工具，其中某些还有特殊的用处。"迷你哨点计划"尝试获得这些研究中执行的新程序，而且尽可能地通过程序库或者将其融入到新的模块化程序中去实现。

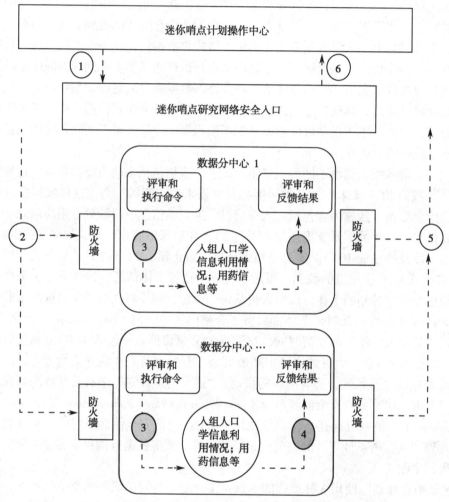

图 5-3 "迷你哨点计划"分布式数据结构

5. 方法学研究 "迷你哨点计划"中研究人员已经开发出了对不同研究设计的分类规则，可以为主动监测方案以及一些新的模块化程序提供指导。这种分类规则包含了对不同暴露因素（如急性的、慢性的暴露）、结局（如罕见、常见结局），以及暴露和结局关系之间各种特征的整合，有助于对大范围暴露和结局来进行研究设计。这种分类将会不断演化，以适应若干种药物和疫苗 ADR 的各种分析策略和情况。同时研究人员还致力于控制队列研究设计中混杂因素的半自动化研究方法，如高维倾向性评分，同时为单纯性病例研究实用性及其应用过程中的利弊提供指导。"迷你哨点计划"还探索了能够调节自身对照病例系列研究的一种多元变量，以及对半自动协变量识别和选择策略的统计模拟研究。

由于"迷你哨点计划"的多数研究内容是前瞻性的序贯研究，即对某一具体的暴露和结局的累积数据进行评估，所以研究人员也开始着手探索在安全性监测中使用序贯设计的方法。目前，序贯设计方法主要用于随机临床试验，若将其应用于观察性研究，则面临以下问题：缺乏对照组会导致混杂；随着时间推移会出现不可预知的新使用者累积率及其组成变化，会有缺失数据和错误分类；由于数据分中心的异质性，导致数据成分布式状态，这可以防止个体水平上的数据合成，同时也限制了分析方法的选择；常用的安全性结局评价极少，增加了不稳定性，有可能会需要小样本分析策略。此外，上市后安全监测的科学管理目的本质上将会是影响到序贯设计的关键点，例如期中分析的频率，这和上市前临床试验非常不同，需要慎重考虑。考虑到需要在观察性安全监测中更好地选择使用有关序贯评估的不同方法，Cook 等进行了四种方法的模拟比较，每种方法使用了不同的混杂因素调整策略：Lan-Demets 群组序贯法之错误损耗方法、群组序贯法之似然比检验、条件序贯抽样法和群组序贯广义估计方程方法。模拟还在各种有关结局发生率、暴露、复杂混杂因素发生变化的情况下，评估了 I 类错误率、效能和信号检测。虽然 Cook 等是模拟对比了四种方法，但是仍然有现实参考意义。

6. 数据的分析和解释　"迷你哨点计划"中，研究人员在使用医保数据方面进行了很多尝试和努力，通过这方面的信息可以获得最相关的医疗结局，作为药品临床安全性评价的终点结局，以及验证一些用于遴选结局的现用方法。在和 FDA 合作过程中，研究人员从 140 个候选结局里，遴选出了 20 个优先结局，这些结局都无近期相关综述报道。因此研究人员对这 20 种疾病进行了系统评价，并起草了由后来"医学观察性结局合作组"改进的研究计划。Carnahan 和 Moores 对这些系统评价所用方法进行了总结，而对于这些综述研究结果的优缺点在表 5-11 中有所陈述。Carnahan 和 Moores 同时获得了有关使用医保数据尚未开发的信息，并积极建议在该领域里进行额外研究。研究者希望某些情况中，如对有指定预测价值非常高的病案，通过医保数据遴选出结局时，需要相关的综述证据和经过修订的全医疗记录。如果信号调整发现额外的风险，则需进一步证实。Cutrona 等对"迷你哨点计划"中使用分布式程序对急性心肌梗死病例进行了描述，如数据分中心获得大部分相关的若干全文本住院记录，并将记录修订后或精简后提供给专家组进行裁决。值得注意的是，通常诉求获得所有全文本记录的要求，实际可以获得修订后的 93%（143/153）。

表 5-11　不同程度地使用医保数据来获得研究结局

使用程度	疾病类型
充分使用[1]	脑血管意外和短暂性脑缺血发作，心衰，静脉血栓栓塞症，血管性水肿，全髋关节置换术
中度使用[2]	心房颤动，室性心律失常，惊厥、抽搐、或癫痫，抑郁症，胰腺炎
极少使用[3]	变态反应，超敏反应，多形性红斑和其他严重皮肤疾病，急性呼吸衰竭，肺间质纤维化和肺间质疾病，血液产品感染疾病，组织移植或器官移植，输血相关的败血症，ABO 血型不合引起的输血反应，自杀（未遂），膝关节置换术，淋巴瘤

注：①阳性预测值 >70%，可以综合在不同类型研究中相对广泛的研究人群，从而获得急性或偶发事件；②阳性预测值 50%~70%，出现不一致的研究结果，研究数目过少，识别急性或偶发事件的信息有限，灵敏度算法存有问题，或者是所基于的研究人群不具代表性；③阳性预测值 <50%，和医疗记录的综述分析比较，算法有效性的信息非常有限或陈旧，算法或其他证据方面存在严重不足。

7. 安全性评估 "迷你哨点计划"的分布式数据系统在 2011 年初就可以用于分布式查询。目前，数据分中心在反馈 FDA 查询要求时，已执行了数以千计的分布式程序。这些模块式程序查询包括了治疗帕金森病药物新的用药人群发生急性心肌梗死或中风的评估情况，或者是血管紧张素阻滞剂用药人群的腹泻情况，或者是使用戒烟处方用药患者的心脏病结局评价。还有一次性评估方案包括注射两种轮状病毒疫苗后引发肠套叠的评估，注射人类乳头状瘤病毒疫苗后引发的静脉血栓栓塞情况。用于针对使用不同治疗糖尿病药物的用药人群发生急性心肌梗死的前瞻性的序贯评估已在开发之中。

8. 展望 该研究当时的近期目标主要有：扩展评估的数量和种类，增加覆盖人群的数量和多样性。例如从急诊和住院电子信息记录和注册系统中获得数据，扩大医疗产品和结局观察的范围。另外，来自其他来源的数据会在后续不断完善中获得，这将成为扩大人群样本量的主要来源。尽可能多地在模块化程序中扩展实验室指标，如将身高、体重、血压、吸烟状态和门诊实验室检查结果关联到所暴露的药物和临床诊断上，这些都在计划之中。运用不同的算法来识别特殊人群，如孕妇和肾病患者。有关血液产品的暴露信息也会被研究。

而当时正在进行和远期的方法学研究包括：在序贯监测框架下，使用逆概率加权调整混杂方法，对出现在多个数据分析中个体匿名链接的评估；倾向性评分方法在新医疗产品安全性监测中应用，疾病风险分值法的作用，及仿生功能和信号发生工作等。其他一些结局评价，特别是有关疫苗安全结局评价的编码诊断验证将会通过系列系统评价来进行。对于有关严重急性肝损伤、静脉血栓、肠套叠和变态反应的验证研究将通过对全医疗记录的裁决来执行。监测内容包括使用自定义研究计划进行的新前瞻性和回顾性评价和对 FDA 管制后影响的评估。

形成并发展一个针对医疗产品高效的主动监测系统将会是一个长期的复杂过程。伴随着科研工具和方法的不断成熟，非常有必要将整个过程进行阶段化建设。通过不断努力争取在及时评估医疗产品安全和避免产生错误结论之间达到平衡。同时，保证所有分布式系统里信息的保密性和隐私性也非常重要。

总之，"迷你哨点计划"开创了一种上市后药物临床安全性评价的新研究模式，即将政府的自发报告，研究部门、药品生产企业的主动监测有机地结合起来，使得药品安全监测成为一个一体化的网络体系。此外，"迷你哨点计划"构建了一个分布式的数据网络系统，形成了一套较为完整的分析方法体系，以及能够常规使用所收集的电子医疗信息来评估上市后医疗产品安全性的规则，这对于今后国际医疗卫生的迅速决策，获得累积性的前瞻数据及进行动态评估有着重要意义。

目前，国内的研究人员也在对中药注射剂上市后 HIS 数据进行再利用和分析，但是与美国相比，还有很长一段路要走，困难也颇多，如没有统一的电子信息系统、没有统一的医疗术语编码以及数据质量低及其格式不规范等问题。但是作为真实世界里的一种探索和当前国际医学研究理念和模式的接轨，率先在中国对海量 HIS 数据进行分析已非常不容易，希望再接再厉做出实效成绩。

（二）注册登记研究

1. 概述

（1）定义与分类：注册登记研究（registry study，RS）是一个有组织的系统，为达到一种或更多预定的科学、临床或政策目的，利用观察性研究方法收集统一的数据（临床或其他的）来评估某一特定疾病、状况或暴露人群的特定结局。注册登记研究通过恰当的设计和实施，可以作为临床实践、患者转归、安全性和疗效比较的真实写照，促进证据的发展和应用，达到医疗保健科学决策的目的。

在 RS 中，根据研究目的的不同，可将 RS 分为：①产品注册登记（product registries）涉及使用特定医药产品或医疗器械的患者；②医学服务注册登记（health services registries）纳入接受相同临床服务的患者群体；③疾病注册登记（disease registries）则包括有相同临床诊断的患者等；④也可以根据研究目的结合以上分类，作为综合性注册登记研究出现。

（2）产生背景：兴起于 1993 年的真实世界研究，在其早期较著名的真实世界研究实例 GRACE 研究（1999 年美国马萨诸塞大学发起的急性冠脉事件全球注册研究），就是一项注册登记研究。即强调了在现实医疗条件中，在不增添受试因素外的其他干预因素的条件下，观察和分析药品或医疗器械的临床实效，这其中包括治疗措施的有效性、安全性、经济性等结局的评价。近几年来基于针对干预措施实际效果评价的真实世界研究，又相继诞生了实效研究、比较效益研究等新兴研究理念。而无论是哪种理念或研究范式，注册登记研究在不断发展和成熟，而且在大数据时代，使得拓展注册登记研究的范围和深度有了更多可能。目前如何开展新型注册登记研究，如何充分利用这类研究中的大量数据也成为研究的热点。上市医药产品的注册登记研究日益受到重视，而开展上市后医药产品安全性注册登记研究也被视作医药产品上市后开展主动风险评估的有效方法。

（3）用途：医疗决策者或研究人员可以针对不同的研究目的设计注册研究，并对预期目的进行评估。通常现有注册登记研究除了可以用于描述疾病自然史和转归、确定临床实践的实际效益（包括临床效益和成本效益）、改善治疗的质量外，最主要的一大作用就是用于测量或监控安全性和伤害性。而本书重点关注的是对医疗产品安全性和伤害性的监测，即为了评估临床实践的安全性和伤害性而建立的注册研究可以充当安全性的主动监测系统。在基于安全性目的设计注册研究时，登记的规模、纳入人群和随访持续时间都是确保基于数据收集而做出推论的有效性的关键特征。而且，由于注册研究不仅可以提供发生不良事件的数量，还可以提供这些事件发生率的分母（即暴露或接受治疗的人群），因此可以计算不良事件的发生率，这是一般安全性监控做不到的。

（4）发布情况：2007 年，美国卫生健康研究与质量管理署（agency for healthcare research and quality，AHRQ）发布了用于设计、实施和评估注册登记研究（registry study，RS）的《评估患者转归的登记：用户指南》（user's guide to registries evaluating patient outcomes：summary），2010 年《评价患者结局注册登记指南（第 2 版）》（以下简称"《指南（2）》"）正式发布，2012 年 11 月，上海科学技术出版社正式出版其中文版。《指南（2）》的发布是 RS 领域中的重要事件，对 RS 的规范化研究起到了指导作用。《指南（2）》共分 3 大部分 14 个章节，详细介绍了 RS 的设计、实施与评估过程中的重点与难点问题。在第 1 版基础上增加了"在产品安全评价中应用登记""什么时候应停止登记""登记与电子健康档案数据接口""链接登记数据"4 项内容，同时结合 38 个具有代表性的 RS 研究实例，从多方面阐述了 RS 研究过程中可能遇到的问题。2014 年，美国 AHRQ 又对指南进行了更新，发布了第 3 版，网址为：https：//effectivehealthcare.ahrq.gov/topics/registries-guide-

3rd-edition/research。

2. 特点 与随机对照性临床试验相比，注册登记研究观察对象的纳入标准一般较为宽泛，登记患病人群更能代表实际治疗的人群。所收集的数据，可能对医务人员的处方行为或不按药品说明书标志适应证的使用有更深入的了解。注册登记研究有利于对现实医疗条件下多样化的患病群体进行有效性和安全性监测，包括通常情况下可能纳入上市前临床试验中的敏感人群和孕妇、少数民族、老年患者、儿童或多合并症的特殊患病人群以及同时服用多种药物的患病人群。这对在扩大的患病人群中研究对新适应证的价值亦有帮助。注册登记研究的追踪时间亦可根据研究预期目的而适当延长，以期发现上市医药产品长期使用的效果和（或）不同治疗组合和顺序的效果以及延迟风险（delayed risk）。

另外，基于 RS 的注册登记研究开展多依托于电子信息系统，多数情况需要多中心及多方合作。其最大的优点在于可以在很短的时间内，将某个领域内的相关数据集合起来，有时甚至可以在全球医疗资源范围内对数据进行整合，这些海量的数据可以为医学研究提供有价值的第一手临床资料。因此，注册登记研究具有其他类型的临床研究所不可比拟的优势。

2009 年国际药物经济学与结局研究协会（ISPOR）的第 14 届世界年会上，名词术语专家对注册登记研究进行了界定：注册登记研究是一种前瞻性的观察性研究，研究特定人群，为了分析和报道特定的研究结果，研究者们在一段时间内主动地不断收集时新数据。并指出注册登记研究有如下基本特征：

（1）观察性研究：针对真实世界进行的评价研究，是对处于以上一种或多种暴露因素中的人群进行评价。在研究中通常研究对象被称为"病人"或"参与者"，而不是"受试者"。

（2）非干预性研究不会在方案中设置特定的干预措施，也不会限定患者。研究风险较低，伦理较为简单，比如多关注患者个人健康信息。

（3）数据收集：由研究目的决定、收集的数据内容和方式统一，主动收集患者临床实际的数据。允许异质性和缺失数据的存在，前提是需要界定好结局指标和评价要素。

（4）结局评估：全面的基线评价和描述；长周期的观察时段；旨在产生科学假设。

（5）结合研究目的，主要有以下几种不同设计类型的注册登记研究（表 5-12）。

表 5-12　几种不同设计类型的注册登记研究

研究形式	主要研究者人群	主要用途
队列研究	一般流行病学调查和公共卫生研究多见，关注临床结局，如死亡率、生存率	前瞻性的，非干预研究，有一定的样本量，有特定的暴露因素，如孕产妇的注册登记研究
结局研究	一般流行病学调查和公共卫生研究，以及政府决策者以及科学研究多见，关注临床结局，如死亡率、生存率	针对拥有某种共同暴露因素的人群了解其疾病自然史，如社会学研究，人口学调研等。如一些有关文化知识、就医过程的研究等
安全性监测	一般由药厂、政府决策者、临床家进行，关注不良反应/事件。	前瞻性的，非干预研究，有一定的样本量，如收集有关某种特定干预措施病人的信息。常用于上市后再评价，信号发现、产品注册

续表

研究形式	主要研究者人群	主要用途
风险管理研究	一般由药厂、政府决策者进行。使用多种方法和手段来收集数据，多关注超适应证信息。关注临床结局（有效性的和安全性的），并和各种其他临床试验进行对比，关注处方管理，同时关注那些确保结局可获得工具的影响力	基于一定人群的前瞻性的干预性研究通常有特定的研究目的，如最低程度地了解到风险和受益，以及评估产品的风险和受益，以及开发降低风险获得受益的评估工具，以及调整风险管理工具以便改进

3. 数据来源以及数据要素的选择　注册登记研究的开展多依托于电子信息系统，单一的注册可以整合多种来源的数据。此时，所需数据的形式、结构、可利用性和及时性都是重要的考虑因素。根据研究目的的不同，注册研究的数据可以分为主要数据和次要数据。主要数据是与注册目的直接相关的数据，这些数据需要事先确定，并在参加研究的医院和患者中按照研究计划采用相同的程序和格式（比如统一的表格）收集。次要数据指不是为了注册目的而收集的数据（如病史摘要、电子健康档案等），可通过整合现有数据库获得。次要数据库的数据既可以通过转换后纳入登记中，成为登记信息库的一部分，也可以将数据与登记数据链接后成为一个新的更大的数据库，用于将来统计分析。数据是注册研究的基石，在链接数据过程中需要解决一系列的关键问题，比如不同数据库链接的技术方法，是否有保护患者隐私的伦理保证，现有数据库中数据的质量保证，以及不同数据库中数据的标准化和规范化问题等。在美国，医疗电子信息系统比较发达，有多个电子数据库可以作为次要数据的来源，如患者自报数据、临床医师报告数据、电子健康档案、死亡指标、美国人口统计局数据库、医疗卫生服务机构数据库等。在中国，健康信息网络数据库并不十分完善，可以使用的数据库包括医院信息管理（HIS）系统、医疗保险数据库、病案首页等。存在的问题主要表现为不同数据库数据的标准化和链接的技术方法问题，由于数据库兼容性差，难以进行有效的集成。目前已有国内研究者在该领域做探索性研究，希望可以找到方法实现医疗数据共享，促进医学研究进展。

数据要素的选择应根据重要程度平衡以下一些因素，如对于登记的完整及主要结果分析、可靠性，对调查对象总体负担的贡献及与收集数据相关的成本增加。选择数据要素的第一步是确定相关的领域。然后再根据已制定的临床数据标准、常见的数据定义和患者标识符无论使用与否，来选择具体的数据要素。重要的是确定哪些要素是绝对必要的，哪些不是基本的但是值得采纳。评估患者报告结果选择量测尺度时，当已经存在经过适当验证的尺度，则最好采取这样的尺度。一旦选择好了数据要素，应该建立数据映射，数据收集工具应该先行测试。测试应能通过应答负担评估、问题的精确性和完整性，以及缺失数据的可能范围等评估。还可以评估数据收集工具评分者之间的一致性，尤其是在依赖图表提取的登记中。总体而言，数据要素的选择应该遵从简易性、有效性，以及以达到登记目的为重点。

4. 报告标准　对于注册登记研究的报告标准，可以参考由国际药物流行病学会（International Society of Pharmacoepidemiology）GRACE 促进会（GRACE Initiative）制定的GRACE 准则（http：//www.graceprinciples.org/），该准则的中文版也已被翻译和解析。详见本书第七章第二节。

5. 设计、实施与评价　近几年，我国尤为重视中药注射剂的安全性再评价。"中药注射剂上市后安全性监测注册登记研究"是近年来中医药研究领域高水平、大规模 RS，选定了若干大品种中药注射剂，开展多中心、大样本注册登记式医院集中监测，旨在获取中药注射剂在"真实世界"条件下不良反应与不良事件发生率及其影响因素。本节内容结合该研究对《指南（2）》中 RS 的目的、设计、实施及评估中的重点问题予以解读，期望对上市后中医药产品注册登记研究及其安全性再评价，产生示范效应。

（1）设计

1）明确研究目的：在开展任何研究前最重要的工作是明确研究目的。研究目的直接关系到研究方案的设计以及各个环节操作，因此在进行研究前要对所需解决的问题有系统清晰的认识。《指南（2）》中所关注的目的为：描述疾病的自然史；确定临床实际效益或成本效益；评估医疗产品、医疗服务的安全性或风险；评价或改善医疗质量；开展公共卫生监测；开展疾病监测。RS 不仅可以作为安全性评估手段，还能够为临床实践、患者转归以及比较效益等方面提供真实世界的结果。在研究设计中，RS 可以仅有一种研究目的或同时具有多种目的，以最急需解决的问题作为主要目的，其他作为次要目的，并以主要研究目的设置结局评价指标，研究要紧紧围绕主要研究目的的开展。

"中药注射剂安全性监测注册登记研究"研究目的为获得中药注射剂不良反应发生率，明确不良反应发生的类型、表现形式及影响因素，属安全性评估。《指南（2）》指出，当 RS 被用作医疗产品安全性评估时，可将其作为产品上市后安全性监测及主动风险评估的重要工具，也可将其作为不良事件自发呈报系统的有力补充。医疗产品上市后的安全性研究主要可分为主动监测与被动监测两种，当 RS 用于对药品或医疗器械的安全性研究时即属于主动监测范畴，可弥补被动监测漏报、瞒报、迟报、误报、谎报以及报告质量不高等问题。

2）策划：RS 通常具有样本量大、数据收集范围广（许多研究为全球性登记）、研究时限长、收集的信息量大等特点而对组织策划要求很高。同其他研究一样，策划 RS 要明确几个关键步骤：明确 RS 的目的；确定 RS 是否是解决研究问题合适的方法；识别利益相关者；评估可行性；建立研究团队；建立管理和监督方案；定义研究范围；确定数据库、患者转归及目标人群；起草研究方案；起草项目计划；预期登记终止后结果。《指南（2）》对 RS 策划过程中所需考虑的问题均给予了详细说明。

此处需重点提出 RS 终点问题，研究设计之初即需要考虑何时终止 RS。许多 RS 开始时就没有设定固定的终点，称为开放式研究（open-ended study），如对罕见终点事件发生率的测量，又如传统监测系统监测事件的频率发生变化时，可以长期延续下去。但作为一项研究不可能无限期延续，以下几种情况发生时要考虑终止研究：①所收集的数据足以回答登记目的问题；②评估登记数据不符合预期目标；③登记关注的问题过时或发生变化时，如新技术取代老技术，老技术的安全性问题不再重要时；④登记的能力不足，如人力或资金的不足不能够维持研究继续进行时；⑤登记所有权或管理者发生改变时。因此，在研究设计阶段要设定一个或多个特定的并且可测量的终点目标来判断研究是否应该终止。如果无法设定这种目标时，或者没有达到可测量的目标以及不能在适当的时间完成目标时，在终止研究时要在报告或出版物中对终止原因进行明确说明，同时还要考虑各种可能导致登记终止的情况及应对措施。

"中药注射剂安全性监测注册登记研究"的研究目的为获得中药注射剂不良反应发生率，但是中药注射剂不良反应发生为小概率事件，缺乏计算样本量的前期数据而难以估算样本量，故参考"三例原则"（rule of threes）每个中药注射剂品种观察 30 000 例，如在完成观察例数时仍未获得不良反应发生率则需继续观察，直到能够实现研究目的为止。

资金支持是 RS 策划过程中的重要因素，资金投入多少由登记的范围、患者的数量、收集数据的精确程度等因素决定，主要来源为政府资金、医疗产品制造商、基金会、医疗保险机构、专业协会、医药行业联合会或多种赞助者。在选择资金来源时要充分衡量利益冲突问题及识别利益相关者，如研究的资金来源于利益冲突方，那么获得的研究结果可能会受到影响而产生偏倚，在最终汇报结果时对资料来源要有明确的说明。

3）确定 RS 的设计：了解 RS 所关注研究问题需要达到的精确程度有助于更好的设计，RS 的设计关键点包含：明确阐述研究问题；选择研究设计；将所关注的临床问题转变为可测量的暴露与结局；选择研究病例，包括决定是否需要设置对照组；确定数据来源；确定样本量和随访持续时间；确定抽样方式；充分考虑研究的经费、场地、医生、患者等资源；考虑内部效度和外部效度。RS 的数据可采用于传统的队列研究、病例对照研究和病例—队列研究分析方法，还可采用适应性设计（adaptive design），在长期研究中根据临床实际适当调整方案，使操作更加灵活。

选择登记病例时，根据研究需要，可以是目标人群中全部或几乎所有的对象，也可以是其中的一个样本（由抽样获得的人群，可代表目标人群特征）。以描述性研究为目的的 RS 可不设置对照组，但在分析性研究中，如需要评估不同选择之间是否存在差异，差异大小或各组之间的关联强度时，对照组的设置就很重要了。根据研究目的可设置内部对照、外部对照或历史对照。RS 对照组的选择较临床试验更为复杂，因此需要使用各种设计（如匹配）和分析策略（如分层分析等）来控制已知的混杂。设置对照组可能会造成操作难度、时间、资本等大幅度增加。RS 设计通常限制适当的条件以确保患者在入组后有足够的样本量可以进行亚组分析，在选取样本时可以使用随机抽样、系统抽样或非随机抽样的方法进行抽取。

在设计阶段，RS 的样本量、随访时间和所需的条件由研究目的、所获取数据的期望精确程度及需要验证的假设所决定，根据研究目的，由研究者提供最主要的结局指标（包括效应值及精确度）来进行估算，但以描述为目的的假设或对医疗服务进行质量评价为目的的研究可以根据研究成本、研究开展的可操作性等因素进行估算。

设计完成时要对此项研究的偏倚进行评价并量化，了解偏倚的产生可能对研究结果的影响，从而对研究结果的可信度进行预测。

"中药注射剂安全性监测注册登记研究"即在 RS 的基础上嵌套了 NCCS，除获得中药注射剂不良反应发生率，还对发生过敏反应的机制进行研究。当患者使用中药注射剂发生过敏反应时，即将该患者作为过敏组，同时以同性别、年龄 ±5 岁、同季节、同药品批次作为匹配条件，按照 1 ∶ 4 比例将未发生过敏反应的患者作为对照组，于 30 分钟内立即采集血清样本，建立血清样本库，检测血清样本中免疫球蛋白（IgM、IgG、IgA、IgE）和细胞因子（IL-4、IL-13）等与过敏反应相关指标，明确过敏反应发生机制。

4）RS 数据采集

①数据采集工具的制定：《指南（2）》中提到的数据元素（data elements）是指 RS 收

集数据所包含的内容，即数据采集工具所包含的条目。选择数据时遵从"简洁、准确、一致"的原则对每一个条目进行明确的定义。制定采集数据工具时，除需要考虑所采集的数据是否能满足 RS 主要结果的分析，在减轻调查对象负担的同时，还要考虑由于收集数据所导致成本增加的问题。要分清所采集数据的重要性，与 RS 开展或与研究结果相关性不大的数据一般不应考虑在内。数据采集工具制定流程见图 5-4。

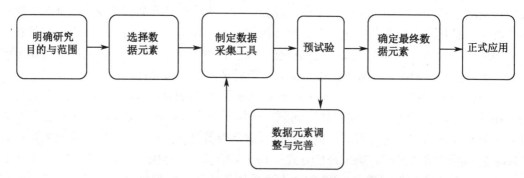

图 5-4 注册登记研究数据采集工具制定流程图

②数据来源：RS 的数据可根据研究的主要目的与次要目的而分为主要数据（primary data sources）与次要数据（secondary data sources）。主要数据是指与登记目的直接相关的数据，属于主动性收集，主要数据要事先确定，并按照研究计划采取统一的程序与格式收集，具有可追踪性和可分析性；次要数据是指出于登记之外目的收集的数据，如可通过整合已有数据库获得。

在美国，电子信息业发展迅速，健康信息网络覆盖全国，因此多种电子数据库可作为次要数据的来源，包括患者自发呈报数据、临床医师报告数据、病史摘要、电子健康档案、机构或组织性数据库、行政管理数据库、死亡指数、美国人口统计局数据库、已有的登记研究数据库及其他数据库等。在主要数据与次要数据两个数据库能够链接的前提下，可以将次要数据进行转换后纳入主要数据的数据库或通过特殊的识别码将两个数据库合并，形成完整的数据库进行分析。在中国，健康信息数据网络建设正在建设及完善中，目前中国普遍使用的医院信息管理系统（hospital information system，HIS）数据库、医疗保险数据库、自发呈报系统数据库等均可以作为次要数据来源，在进行 RS 设计时可以充分考虑整合并加以利用。

"中药注射剂安全性监测注册登记研究"在设计之初即考虑了整合已有 HIS 数据库作为数据来源。该研究结合填写《注册登记表》及进行网上系统录入、条形码系统、整合 HIS 信息等多种方式采集数据，其中填写《注册登记表》与条形码系统为主动采集方式，获取主要数据，提取被监测者 HIS 诊疗信息与《注册登记表》信息网上录入数据库进行链接作为次要数据，经整合后形成 RS 数据库。该项设计考虑可以大大减少观察医师的工作量，丰富采集数据的信息量，且更能保证数据的准确性与完整性。

5）伦理学问题：伦理道德因素对登记的科学性、合理性和卫生信息所有权的归属问题均有重要影响，是 RS 策划与实施过程中必须要考虑的重要因素之一。以人为观察对象的调查研究要有科学的目的，在保护研究对象免受伤害的基础上达到利益最大化及风险最小化。开展 RS 时，研究者应该告知参与者研究的目的和运作过程，并获得参与者的同意。同意的内容主要包含三方面：①同意纳入患者信息以建立 RS；②同意原始研究目的和登记资料的使用；③同意 RS 资料被登记工作者或其他人为了同样或不同目的的后续使用。但是在某些特定情况下，在符合其他伦理学原则基础上，对同意过程可以不必有明确表述。在开展 RS 时，对患者的隐私要有完善的保护计划，避免潜在伤害的威胁，遵守相关伦理学法规要求，增强 RS 项目的管理（包括对操作过程的管理、信息透明度、研究资料及信息所有权等），将研究项目在国际网站注册也是加强管理、增加信息透明度的一个良好手段。"中药注射剂安全性监测注册登记研究"所有在研品种均在美国临床试验网站注册，为该项 RS 研究提供了良好的伦理学保证。

（2）实施：RS 在实施过程中，重点内容是对参与者的招募、数据收集与质量控制、对数据的分析与诠释。

1）参与者招募与维持：根据研究的目的，对参与者招募可在医疗机构（如医院、诊所、药房）、医生及患者三个层面展开，是否需要设置纳入与排除标准也由研究目的决定。招募的参与者可分为"自愿"与"非自愿"，影响其参与的因素主要包括 RS 与医疗机构或个人的相关性、意义的重要性、研究的科学性、参与的风险、负担的大小等。招募参与者的难点在于募集过程的困难、失访等，如果募集的患者不能代表目标人群，那么研究结果的真实性就会降低，因此制定完善的招募计划十分必要，为研究参与者提供多种类型的奖励也是促进招募与维持工作的有力手段。

2）数据收集与质量保证：RS 属于观察性研究，完善的数据管理计划与质量保证措施将直接影响 RS 的成败。在研究的设计伊始就应该制定详细的计划与说明，并贯穿于研究的始终，各个操作步骤均应有可靠的质量保证措施。数据管理包括数据的收集、清理、存储、监控、审核和报告，一项成功的 RS 应与临床诊疗实践相结合，收集数据要少而精，对研究参与者的干扰达到最小，形成可持续操作的标准化工作流程，制定详细的操作手册，对研究中可能出现的各种问题设置相应的处理措施。

研究质量保证有三个主要方面：数据的质量保证；RS 过程的质量保证；计算机系统的质量保证。《指南（2）》推荐"基于风险的质量保证方法"，该方法关注于误差的来源，可有针对性地制定相应措施，以维持足够的质量要求与资源支出间的平衡。

3）不良事件的检测、处理和报告：美国食品和药品管理局把不良事件（adverse event，AE）定义为给患者使用药物发生的任何不幸医疗事件，不论是否与治疗有因果关系。不良事件根据严重性和对药物而言事件的预期性进行分类。尽管所有上市产品的不良事件报告根据"后知后觉"的原则，不良事件数据的收集分为两类：有意索取的事件（数据是登记信息统一收集的一部分）和主动提供的事件（不良事件是通过主动提供的方式举荐或记录的）。决定登记是否应使用病例报告形式收集不良事件，应基于评估关注特定结果信息的科学重要性。

不论不良事件是否被算作登记的结果，为任何与患者有直接交互作用的登记建立一个检测、处理和报告不良事件的计划是很重要的。如果登记完全或部分受到来自管制行业（药物或设备）的资助，资助者有委托报告要求，应建立检测和报告不良事件的方法，并且登记人员应接受如何识别不良事件和应向谁报告的培训。设计专为满足监测药物和设备安全性要求的登记资助者，被鼓励与卫生当局讨论报告严重不良事件的最适当的方法。

4）RS 数据的分析与诠释：RS 收集数据的效用与适用性依赖于数据分析的质量与使

用者对结果的解读能力。分析数据前要仔细考虑研究设计的特点，并对数据质量进行评价与处理，包括所有重要协变量的收集、数据的完整性、缺失数据的处理、验证数据的准确性等。对数据进行分析时，要对混杂与潜在的偏倚加以控制，如采用分层分析（stratified analysis）和敏感性分析（sensitivity analysis）的方法来评估，也可以使用倾向性评分（propensity score）、多变量风险模型（multivariate risk modeling）、工具变量（instrumental variable）等统计模型来处理混杂因素。对研究时限较长的 RS 可进行期中分析，但是需要计划好分析时点，确定分析时点要考虑的问题是：第一，登记的病例数是否足够，或已发生的事件数量是否足够；第二，事件的发生与使用产品是否具有相关性。

对 RS 数据分析结果的恰当解读可以使结论的应用者了解风险或发生率估算的精确度，评估现行研究所检验的假设、产生新的假设等。对每个研究主题都要在数据解读中进行讨论，突出表示可能影响分析结果的假设或偏倚，或通过与其他研究数据的对比来协助解释结果。

（3）评价：对 RS 采取严格的评价，不仅有利于获得更加准确、更加可靠地研究结论，同时也有利于指导临床以及政府决策。《指南（2）》中介绍的评价方法不仅适用于对 RS 数据及结论的评估，同时也适用于登记研究结果的报告。

由于 RS 在方法学、范围和对象上变化宽泛，评价其质量很难做到统一的标准，评价 RS 常见的两大困难是难以区分设计、研究实施过程及可利用信息的质量，以及对评估注册登记研究信息质量的假设参数值缺乏实际临床验证的证据。因此在进行质量评估时要兼顾研究目的、研究数据的内部效度、外部效度以及资金支持和可行性问题。目前评价 RS 最常用的工具是质量量表（quality domains），但不同量表所评价的结果可能完全不同。多数情况下是将所有条目分数相加的方法进行评价，但这种评价方法可能降低或夸大研究结果，从而不能反映独立因素的效果。

《指南（2）》推荐的评价方法是先调查可能影响结果质量的因素，然后对其进行质量构成分析。在进行质量构成分析时，要注意区别研究质量（设计与操作层面，包括研究计划、设计、数据要素和数据来源、伦理、质量控制等）和证据质量（数据/研究发现的层面，包括外部效度、内部效度、分析和报告），其分析结果必须要联系疾病构成特征、RS 类型和研究目的综合评价。质量部分被归为"良好实施的基本要素"，应列入所有病例登记的清单备查，也可归为"加强良好实践"的要素，在特定环境下可以提高信息价值。这种评估的结果应该考虑以下方面：疾病范围、登记类型和登记目的，还应考虑可行性和负担能力。

综上所述，《指南（2）》是优质的 RS 指导资料，是 RS 发展历程上重要的里程碑。近年来，中国参与了多项全球性的 RS，同时也自行开展了一些大规模的 RS，如对于如中国国家卒中登记等，有的已经获得了研究成果，有的则刚刚起步。《指南（2）》对在中国开展的 RS，尤其是中医药研究领域中的 RS 起着纲领性的作用，对明确 RS 研究目的，规范操作过程，评价研究质量提供指导，使中国 RS 更加规范，研究结果更具有真实性与可推广性。

（三）处方事件监测

1. 简介 处方事件监测（prescription event monitoring，PEM）是对上市药品的一种重点监测制度。通常采取的是非干预性观察性队列研究方法。其目的是对新上市药品进行重点监测，以弥补自愿报告制度的不足。办法是收集新上市药品的若干个处方，然后要求处方医生填写问卷回答有关患者的一系列问题，包括任何新的诊断、任何原因的就医或住院、一种并发症意外加重（或改善）、任何可疑的药物反应或任何需要记入病历的主诉。这是首先在英国推行的一种制度。处方事件监测最初是在反应停事件后，由英国统计学家David Finney 于 1965 年首先提出，并于 1982 年正式开始运行，主要在英国实施，其他国家如日本、新西兰也在实施此项监测工作。处方事件监测方法比较适合于发现新信号、研究不良反应类型、研究药物不良反应的发生率、比较药物之间不良反应发生率、发现潜伏期较长的不良反应。处方事件监测系统的优点是：①非干预性，对医生处方无影响；②对所发生的药品不良反应敏感，报告率较高；③基于人群资料，无外源性偏倚；④可计算药品不良反应发生率。其主要缺点是：①治疗分配无系统性随机；②高度依赖于绿卡回收率。

2. 实施　处方事件监测的操作过程药物安全小组选定一个研究药物后，通过处方计价局从全英人群中找出开过此药的处方，药物安全小组把这些电子版处方资料储存起来。如果在药品不良反应报告方面发现某种药物的问题值得深入调查，一般在医生首次开出处方后 3~6 个月，向开过该药处方的医生发出调查表（即绿卡），询问暴露于该药患者的结果，药物安全小组在收到绿卡当天就对其进行及时审查，以便有问题时及时核对。对妊娠用药和死亡病例还要随访。数据经过编码、计算机录入和分析后得出结论。自此，英国成为世界上第一个拥有两套不同且相互独立的药品上市后安全监测系统的国家。一套为传统的自愿报告系统，即"黄卡"系统；另一套为英国首创的处方事件监测，即"绿卡"系统。处方事件的关键点是绿卡。绿卡问卷设计要简单，便于操作。内容包括：年龄、治疗疾病、疗程、是否停止治疗、停止治疗的原因、列出治疗期间和治疗后的事件等。以下是PEM 具体的操作过程（图 5-5）：

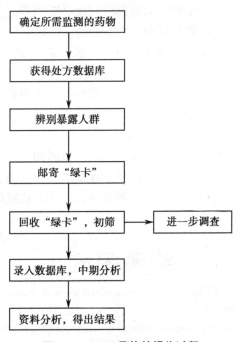

图 5-5　PEM 具体的操作过程

（四）医院集中监测

是指在一定时间（如数月、数年）、一定范围（某一地区、几个医院或几个病房）内根据研究的目的，详细记录药物和药品不良反应的发生情况，以探讨药品不良反应的发生规律。根据监测对象不同，可分为住院患者和门诊患者监测。这种类型的监测，正是目前我国实施的药品安全性"重点监测"的范畴。与之相应的是欧盟药物警戒规范指南将上市后安全研究设计分为主动监测、观察性研究与临床试验3类，其中主动监测分为重点监测（intensive monitoring schemes）、处方事件监测与注册登记，其中重点监测涵盖我国学界常提及的哨点监测与医院集中监测相关内容。作为集中监测两种类型重点医院集中监测，根据监测目的的不同又分为一般监性全面监测和重点监测。后者常用于新药或新发现的药物不良反应研究，一般应在有经验的多家医院同时进行。我国"重点监测"最早出现在1999年发布实施的《药品不良反应监测管理办法（试行）》（http：//www.sda.gov.cn/WS01/CL0053/24477.html），其中第十三条"药品不良反应的报告范围"规定，上市5年以内的药品和列为国家重点监测的药品，应当报告该药品引起的所有可疑不良反应；上市5年以上的药品，主要报告该药品引起的严重、罕见或新的不良反应。而我国药监部门真正界定以及实施重点监测工作时间还较短，因此，重点监测在我国尚属新生事物，是应用主动监测方法考察上市药品安全性的一种研究方法。为此，2013年3月，国家食品药品监督管理局安监司发布了《关于推动生产企业开展药品重点监测工作的通知（征求意见稿）》认为：药品重点监测"主要观察上市后药品在广泛人群使用情况下的不良反应"，是一种主动监测的方法，通过制定系统的监测方案和信息收集计划，在临床正常诊疗情况下主动收集与重点监测药品的使用相关的安全性信息，并进行分析评价。本书第八章九个中药注射剂的大样本安全性医院集中监测就完全契合了该通知，早在2012年就与制药企业发起了一系列监测研究。

当前，一个大规模生产、分享和应用数据的时代已经到来。为了适应时代的发展，监测系统必须能灵活地调整、扩展对信息的需求，必须及时跟进应用最新的技术。通盘考虑在新的形势下我国药品不良反应监测新的战略，考虑适应大数据时代的发现药物安全、评估药物安全性证据的方法，迫在眉睫。监测收集的是可以用于鉴别和控制用药安全问题或提升药物安全监管质量的证据和知识，然而，证据生成、证据获取方法学上的创新以及日益增长的对健康信息的需求，也都引出了药品不良反应监测必须与时俱进的问题。这是药品不良反应监测进一步发展必须要解决的问题。

尽管对药品不良反应监测出现了许多新的需求，监测的方法有了新的变化，药品不良反应监测的本质仍是科学的实践和证据的积累，其基本工作是药品安全性证据的收集、分析、反馈和利用，其基本目标仍应是向其所服务的部门和人群提供所需要的有科学根据的药物安全证据。

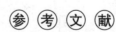 参 考 文 献

1. Kyonen M，Folatre I，Lagos X，et al.Comparison of two methods to assess causality of adverse drug reactions.Rev Med Chil，2015，143（7）：880-886.

2. Karch FE，Lasagna L.Toward the operational identification of adverse drug reactions.Clin Pharmacol Ther，1977，21：247.

3. Naranjo C A, Busto U, Sellers E M, et al. A method for estimating the probability of adverse drug reactions. Clin Pharmacol Ther, 1981, 30：239.

4. World Health Organization (WHO), Uppsala Monitoring Centre. The use of the WHO-UMC system for standardised case causality assessment. WHO [EB/OL]. [2016-10-24]. http://www.who-umc.org/Graphics/26649.pdf

5. 许卫华, 温泽淮, 赖世隆. 两种药物不良反应因果关系判断方法的比较与分析. 中药新药与临床药理, 2000, 11(4)：248-250.

6. 李博, 高蕊, 李睿, 等. 药物临床试验不良反应/不良事件关联性判定方法研究探讨. 中国新药杂志, 2014, 23(12)：1465-1470.

7. 曾繁典, 郑荣远, 詹思延, 等. 药物流行病学. 北京：中国医药科技出版社, 2016

8. 陈文, 傅政, 王海南, 等. 中药药物不良反应评价与药物流行病学新方法. 药学服务与研究, 2007, 7(5)：367-371.

9. 李利军, 胡晋红, 王卓, 等. 药品不良反应严重程度分级评分标准的制定及药品不良反应严重度指数的应用. 药学服务与研究, 2008, 8(1)：9-13.

10. 党大胜. 药物不良反应标准术语检索数据库的建立及考察. 第二军医大学, 2006.

11. 费宇彤, 杨红, 刘兆兰, 等. 药品不良反应个案报道的规范性报告. 中国药物警戒, 2010, 7(4)：206-208.

12. 国家食药监局. 《药品不良反应报告和监测管理办法》(卫生部令第81号) [EB/OL]. http://www.sda.gov.cn/WS01/CL0053/62621.html, 2011-05-04/2016-10-25

13. 国家食药监局. 国家食品药品监督管理局安监司关于征求《关于推动生产企业开展药品重点监测工作的通知(征求意见稿)》意见的函[EB/OL]. http://www.sda.gov.cn/WS01/CL0778/79321.html, 2013-03-25/2016-10-25

14. 任经天, 郭晓昕, 程刚. 药品重点监测的工作现状与建议. 药物流行病学杂志, 2014, 23(10)：602-607.

15. 郭晓昕, 吴晔, 任经天, 等. 国外处方事件监测研究概述. 中国药物警戒, 2005, 2(4)：226-227, 234.

16. 张亮, 王大猷. 处方事件监测. 中国药物警戒, 2005, 2(1)：4-6.

17. 王大猷. 药品不良反应监测的定义和范畴研究. 中国药物警戒, 2014, 11(12)：732-738.

18. 高云华. 国内外上市后药品安全监管体系比较研究. 中国人民解放军军事医学科学院, 2008.

19. 周文. 药物流行病学. 北京：人民卫生出版社, 2007.

第四节　SRS 监测

自发呈报是药品生产者、经营者与使用者和医务人员主动将药品不良反应/事件报告给有关组织机构，属于药物安全性监测中的被动监测。自发呈报系统（spontaneous reporting system，SRS）监测范围广、参与人员多、不受时间空间限制，是药物上市后ADR监测最简单、最常见的形式，也是药品上市后安全监管中最常用的一种方法。运用数据挖掘技术从海量的自发呈报系统数据中提取出可疑药品不良反应信号，已成为药物警戒的重点工作。SRS的作用是作为早期预警系统发现药品安全性信号。事实上，对于罕见的药品不良反应，自发报告系统是发现药品风险最为可行的途径。就自发呈报系统而言，全球大多数国家（包括美国、加拿大、日本、澳大利亚、中国等）的基本要求是一致的。自发呈报系统是被动收集不良反应报告信息的数据收集系统，统一规定了药品不良反应的上报形式，包括对报告范围、报告时限的要求，并设计了固定的报告表格。目前，大多数国家都实现了网上在线填报，同时还通过培训、宣传等多种途径使医疗卫生专业人员可以非常便捷地获得表格等相关技术支持。

一、SRS 特点

药品不良自发呈报系统有它的优势。它可以快速对药品不良反应进行追踪，研究工作的持续时间地点不受限制；操作简便且费用不高，覆盖范围广。理论上包括了所有的医师药师、所有的药品、所有的不良反应、暴露于药品的整个人群，包括临床试验中所排除的老年人、儿童、孕妇等；药品上市后自然地加入被监测系统，可以得到早期警告。然而药品不良自发呈报系统也存在着一些缺陷。对于任何一份报告，并不能直接说明药品与不良反应间存在确定性关系。药品不良反应可能是由于疾病本身、联合用药、或是服药时偶然条件引起；由于实际用药人群数量未知，故不能计算出不良反应发生率；报告数远远小于实际发生数。不是所有的不良反应都会报告到相关部门，这种"低报"现象的存在导致该系统灵敏度的下降。自发呈报系统的一个问题是报告率变化较大，自发呈报数量一般受以下因素影响：药品固有的急性毒理、药物的用法、药物已经上市的年数、是否有药品不良反应信息的公开发表。

二、各国 SRS 不良反应报告表的内容

对美国、加拿大、英国、澳大利亚以及亚洲国家日本、新加坡的药物 ADR 报告表的主要条目以及内容进行分析如下：

（一）美国 FDA3500 表格

美国 FDA 于 1993 年发起 FDA Med Watch 不良事件报告计划，旨在消除当时制药企业及医疗专业人员可使用 5 种不同表格向 FDA 报告医疗产品的问题所带来的混乱。FDA3500 表格是自愿报告表格，用来报告医疗产品（疫苗除外）的所有相关不良事件。表格主要由以下几方面内容组成：

1. 患者信息　患者标识（姓名缩写），年龄或出生日期，性别，体重。

2. 不良事件、药品问题以及用药错误不良事件结局、不良事件发生日期（月/日/年），报告日期，不良事件描述，相关测试/实验室检查指标（包括具体日期），其他相关病史包括危险因素（例如年龄、种族、烟酒史、肝肾疾患等）。

3. 药品是否可提供标记　是□否□。

4. 可疑药品　药品名称、规格、生产厂家，用量、频率、给药途径，用药日期（包括起始日期），诊断或用药原因，停药或减量后事件减轻？药品批号，有效期限，重新用药是否不良事件再发生，药品条形码或唯一代码。

5. 可疑医疗器械　商品名，通用设备名称，生产厂家的名称、所在城市和州，型号、类别、序列号、批号、有效期、其他，器械操作者，如果植入体内、植入日期，如果被移出体外，移出日期，单次使用的器械被再加工并再次用于患者？如果是，则填写再加工者的名称和地址。

6. 其他医疗产品。

7. 报告者（见背后的保密性部分）　姓名和地址、电话、医疗专业人员、职业、同时报告、如果不希望将身份透露给厂家，请在方框内填"×"。

（二）英国黄卡

20 世纪 60 年代，英国成立了药品安全委员会，并建立了药品上市后监测制度（黄卡

制度）。黄卡分为卫生保健专业人员黄卡表和患者黄卡表。这里主要介绍卫生保健专业人员黄卡表，其主要内容结构如下：

1. 患者信息　姓名首字母、性别、体重、年龄、身份识别码。

2. 可疑药品　药品的商品名和批号、用药途径、剂量、用药起止时间、用药原因。

3. 可疑不良反应　不良反应描述和处理措施、不良反应结局、不良反应起止时间、不良反应是否属于严重不良反应判断。

4. 其他药物　对不良反应发生前 3 个月内服用的药物进行填报，包括药品的商品名和批号、用药途径、剂量、用药起止时间、用药原因。

5. 其他相关信息　用药史、实验室结果、过敏史等。

6. 报告者信息　姓名、专业、通讯地址、后置代码、电话、签名、日期。

7. 临床医师信息（如果非报告者）　姓名、专业、通讯地址、后置代码、电话、签名、日期。

（三）加拿大药品警戒报告表

加拿大由地区药品警戒部（canada vigilance regional offices）负责收集药品不良反应报告，并递交国家药品警戒部（Canada Vigilance National Office），采用的药品警戒报告表主要内容结构如下：

1. 患者信息　患者标识，年龄，性别，身高，体重。

2. 不良反应　不良反应结局、不良反应发生日期（月 / 日 / 年），报告日期，不良反应或问题描述，相关测试 / 实验室检查指标（包括具体日期），其他相关病史包括危险因素（例如年龄、种族、烟酒史、肝肾疾患等）。

3. 可疑药品　药品名称（商标名或生产厂家），剂量、频率、给药途径，治疗日期（包括起始日期），可疑用药指针，停药或减量后事件减轻？药品批号，有效期限，重新用药是否不良事件再发生，合用药品（名称、剂量、频率、给药途径）和使用时间，不良反应治疗情况（药物和其他治疗）和时间。

4. 报告者信息　姓名、地址、电话号码，健康专业（是□否□），职业，是否同时向生产商报告（是□否□）

（四）澳大利亚蓝卡

澳大利亚药物评价委员会（australian drug evaluation committee，ADEC）于 1963 年成立，对药物的安全性和有效性进行评价，1964 年要求医生报告可疑的药物不良反应，其统一表格为蓝色即"蓝卡系统"。

1. 患者信息　姓名首字母、性别、体重、出生日期或年龄。

2. 可疑药品 / 疫苗　包括商品名和批号、用药途径、剂量、用药起止时间、用药原因。

3. 出现不良反应时使用的其他药品 / 疫苗　包括商品名和批号、用药途径、剂量、用药起止时间、用药原因。

4. 不良反应描述　包括发生时间、详细描述、相关实验室检查数据和其他检查。

5. 严重性。

6. 不良反应的治疗。

7. 结局。

8. 后遗症。

9. 评论 例如相关病史、过敏史等。

10. 报告者 姓名、地址、联系方式（Email 或电话）、签名、日期。

（五）新加坡 ADR 报告表

新加坡由健康科学局下设的药品警戒部不良事件管理机构对可疑不良事件采用可疑 ADR 报告表进行管理。

1. 患者信息 患者姓名首字母、年龄、体重、性别、身份证号码 / 护照号码、种族。

2. 不良反应细节 发生时间、结局、后续性、不良反应描述、可疑药品信息（商品名、剂量、用药频率、用药途径、起止时间、用药原因）、同时使用和（或）3 个月内使用其他药品信息（商品名、剂量、用药频率、用药途径、起止时间、用药原因）、其他相关信息（例如用药史、过敏史、怀孕、吸烟、饮酒等）。

3. 不良反应管理 是否住院（发生不良反应后）、考虑是否严重不良反应以及理由、治疗措施。

4. 报告者信息 姓名、签名、职业、日期、联系电话、Email 地址。

（六）日本医药品安全性情况报告书

日本药品安全性情况报告书内容如下：

1. 患者信息 姓名、性别、年龄、身高、体重、是否妊娠、原患疾病、既往史、药品不良反应史、其他。

2. 不良反应症状描述及出现时间。

3. 不良反应转归。

4. 不良反应严重程度。

5. 可疑药品信息 制造商、给药途径、一日用量、用药起止日期、使用理由。

6. 其他使用药品。

7. 不良反应处理经过及时间。

8. 是否存在影响处理的因素；重新用药是否不良事件再发生。

9. 报告者信息 报告日期、报告者姓名、职称、电话、地址；报告者意见。

10. 相关实验室检查项目。

由上述国外 ADR 报告表可以看出，尽管在条目的细节设置上由于各国的国情制度等差异有所不同，但是共同具备的条目设置是：①患者信息；②可疑药品及合用药品信息；③不良反应信息；④报告者信息。因此这几项条目是目前国际公认必要具备的 ADR 报告表的条目项。

三、我国 SRS 现状

我国目前的报告主体为医务人员。医务人员在填报报表时，综合了大量的临床诊疗信息和检验结果等，从而确保了报告的质量。我国的药品生产企业、药品经营企业和医疗机构获知或者发现可能与用药有关的不良反应，应当通过访问"全国药品不良反应监测网络"系统（http://www.adr.gov.cn）进入国家药品不良反应监测信息网络进行报告，该网络已经实现了包括个例药品不良反应、药品群体不良事件、境外发生的严重药品不良反应、定期安全性更新报告在内的所有形式报告的在线上报功能，注册用户均可在线提交报告。不具备在线报告条件的，应当通过纸质报表报所在地县级或市级药品不良反应监测机构，由其代为在线报告。

该网络进行数据下载以供进一步分析，该系统提供 69 个可下载字段名称，分别是：怀疑药品及并用药品、商品名称、通用名称、剂型、生产厂家、批号、用药数量、药量单位、用药次数、用药间隔（日）、用药途径、用药开始日期、用药结束日期、用药原因、报表编码、级别（新的，严重，一般）、单位类型、单位 ID、单位名称、单位部门、单位电话、报告日期、患者姓名、性别（男，女）、患者的出生日期、民族、体重、联系方式、家族药品不良反应（有，无，不详）、家族病详情、既往药品不良反应情况、以往病史详情、不良反应名称、不良反应发生日期、医院名称、病历号 / 门诊号、不良反应过程描述及处理情况、不良反应的结果、不良反应的结果表现、不良反应结果的死亡原因、死亡日期、原患疾病、对原患疾病的影响、对原患疾病影响的表现、对原患疾病导致死亡的原因、国内有无类似不良反应、国内相关文献报道、国外有无类似不良反应、国外相关报道、报告人评价、评价人签名（报告人）、评价（报告单位）、评价人（报告单位）、省中心评价、省中心评价人、国家中心评价、国家中心评价人、不良反应分析、报告人职业、报告人职务职称、报告人签名、报告人备注、代替填写单位、国家中心接收时间、省中心接收时间。选择字段后系统自动生成 Excel 表格传输至本地。由于系统设定限制，每次下载字段不得超过 26 个，因此，对于同一批数据，须分 3 次方可下载完成全部字段。每次下载时，系统生成的 Excel 表格中均会自动添加"记录号"字段。对于同一条记录，每次下载时记录号均相同。在下载后的数据处理中，通过"记录号"字段建立关联，将分 3 次下载的各字段联结，形成一条完整的记录（即一份完整的 ADR 报表）。

四、安全性信号的检测方法

基于 SRS 的信号挖掘和评价是支撑上市后药品风险管理的重要技术手段，可为政府部门对上市后药品进行再评价提供依据。随着近年来 SRS 数据库信息量的不断增加，SRS 信号检测技术越来越受到人们的重视，数据挖掘技术已逐步运用到药物警戒领域。但是，信号检测方法用于上市后中成药安全性监测尚未深入探讨，因此，引进消化国际成熟的 SRS 信号检测方法，使之适应于我国上市中药的安全性监测数据，并用于日常监测，是今后的发展方向。

近年数据挖掘方法在药物警戒中的应用得到了充分的发展，常用的有频数法及贝叶斯法。前者包括报告优势比法（reporting odds ratio，ROR）及报告率比例法（proportional reporting ratio，PRR）；后者包括贝叶斯置信传播神经网络（bayesian propagation neural network，BCPNN）、经验贝叶斯伽玛泊松缩减（empirical Bayes Gamma poisson shrinker，GPS）及多项伽玛泊松缩减法（multi-item Gamma shrinker，MGPS）。另有一些综合指标法，如英国药品和保健产品管理局（medicines and healthcare products regulatory agency，MHRA，原名为 the uk medicine control agency，MCA）在 SRS 信号监测中使用的方法，我们称之为 MCA 法。这些方法各有特点，并已被不同机构用于日常信号检测。频数法、贝叶斯法、综合法的具体阐述详见第六章第五节。

（姜俊杰　黎元元　王连心）

第五节 基于医院信息系统数据的中药安全性分析

医院信息系统（hospital information system，HIS）数据来源于真实世界，针对一段时间、一段范围内的医院信息系统数据进行药品安全性分析，分析结果更贴近于临床实际。利用医院信息系统数据开展药品安全性研究，特定的研究问题需要特定的数据类型。医疗电子数据用于安全性研究主要在两个方面起作用：一是提供药品临床应用的背景数据；二是提供直接的安全性信息。就医院信息系统数据而言，一般缺少诸如 ADR 表现、处理、转归等直接信息，但医院信息系统记录了大量的实验室检查结果，从这些检查结果中可以挖掘诸如发热、白细胞改变、贫血、溶血及肝肾功能异常等安全性事件，也可运用处方序列分析的方法从医嘱信息中反向推理可能的安全性事件。另外，所有的自发呈报系统数据和部分文献报道只能给出患者出现不良事件的情况，但是我们不能确知其是在什么样的情况下发生的，医院信息系统的数据可以给我们该药品临床应用的相关实际情况，这有助于我们分析不良事件的普遍程度和严重程度。

一、HIS 数据及其特点

（一）定义

HIS 是指"利用电子计算机和通讯设备，为医院所属各部门提供病人诊疗信息和行政管理信息的收集、存储、处理、提取和数据交换的能力，并满足所有授权用户的功能需求"。HIS 目前应用于我国各级医疗机构中，三级甲等医院基本普及 HIS，县级医院中 HIS 覆盖率也达到 60%。HIS 数据包含医院日常诊疗信息、医疗管理信息等，主要包括门诊记录、急诊记录、住院信息、诊断信息、实验室检查信息、影像信息、药物使用信息、随访信息、手术记录、费用信息等。根据记录的信息量，我国每天产生的 HIS 数据将以 TB 甚至 PB 计算，长年积累的数据量更加庞大，是医疗大数据的典型代表，这些信息是患者就诊过程的全部真实记录，以信息化手段被详细记录下来，是疾病诊疗最真实、最基本的数据，与疾病或治疗关系最为密切，将这些数据进行整合分析，能够发现隐藏其中的大量具有重要医学价值的信息。

（二）特点

HIS 数据特点主要表现为大量的混杂偏倚、大量缺失和数据的准确性不足。基于 HIS 数据的真实世界研究不同于严格设计的临床试验，它要求最接近临床实际诊疗记录，而临床实际上患者往往身患数种疾病，用药也一般以多药联用的形式出现，更有患者心理、社会环节、自然气候环境等的影响，这些都会造成混杂偏倚。事务型系统是真实世界研究重要的数据来源，而数据缺失是重大问题之一。数据缺失产生在多个方面。首先，事务和科研的考察指标不同。以医院信息系统为例，医院的医疗事务主要考察收治患者的规模，营业的收入，以及医疗行为的规范性等；而科研关注疾病的诊断治疗、药物的使用情况，以及治疗的结果。为保证科研的客观性和真实性，一般的科研都设计了严谨的结局指标，而这种指标往往很难在事务型数据中找到。其次，由于临床医生医疗事务繁忙，事务型系统设置的许多数据项目也会出现缺失。医生认为对于医疗事务不重要的项目、认为测试结果正常或常见的时候都可能会漏报。另外，一些连续型变量可能会被人为改为离散型或等级变量，如年龄写为"成人"。最后，数据重构和标准化也会导致某些项目缺失。真实世界研究的事务型数据往往来自不同的数据系统，因此数据结构等方面会有较大差别，如果要合并分析，则需要构建统一的数据仓库，其中涉及数据的重构和标准化。数据项目不同的系统，在数据重构过程中，许多数据就会缺失。

前瞻性临床试验的数据采集一般都有严格的质量控制，比如双录双核、差异校验等。而基于 HIS 数据的安全性研究中大量采用的回顾性数据在采集时则往往没有这方面的保障措施，因此其数据的准确性相对于前瞻性临床试验数据大有不足。因此分析 HIS 数据时，时常会发现年龄数百岁、住院天数数十年的患者。另外，事务型系统的特点从设计上就导致了它在某些项目上的不准确性。比如医院信息系统的结局指标可以从治疗结局（痊愈、好转、无效、死亡）、实验室指标变化、住院时间长短、用药情况等近似地获知，然而这些近似的指标远远称不上准确，它们都是多种因素综合作用的结果，而且存在很不客观（如治疗结局），缺失严重（如实验室指标）等缺陷。

（三）偏倚和混杂的来源

HIS 数据分析中，可能的偏倚和混杂包括：

1. 暴露风险窗口（exposure risk window）　暴露风险窗口的选择可以影响风险比较。在 ADR 研究中，暴露风险窗口构成每个处方的使用天数。当每个暴露风险窗口只覆盖本期间潜在超量风险时，为理想设计时机。与药品有关的风险时间取决于药物使用时间以及药物毒性反应发生和持续时间。如某种药物连续使用 14 天可能出现肝毒性或者肾毒性，而在开展真实世界评价时观察时限超过 14 天则出现肝毒性或肾毒性的几率变大，因此处方风险窗口的选择，可以影响暴露风险的估计。风险窗口应被验证，或应进行敏感性分析。

2. 未亡时间偏倚（immortal time bias）　流行病学中的"未亡时间"是指特定期间未见死亡（或决定终结随访的结局）的队列随访时间。当进入队列和首次出现暴露的日期之间的间期被错误分类或简单地被排除且在分析中未考虑时，未亡时间偏倚就会发生。如评价某种治疗措施的临床疗效，这种治疗措施对患者的真实远期疗效可能不尽如人意，但患者进入队列开始观察到使用这种治疗措施进行治疗期间相隔了一段时间，而这段时间在评价治疗措施时被忽略，那么可能夸大这种治疗措施的远期疗效，这种结果可能由于未亡时间偏倚所造成。因此，对于获得出乎意料的有益效果的观察性研究，应警惕这种偏倚的存在。在利用电子数据库开展评价药物效益的观察性研究时，必须进行正确的设计和分析，以避免未亡时间偏倚。

3. 易感人群损耗（depletion of susceptibles）　是指坚持用药的人群具有高耐受性，而那些容易遭受 AE 的患者则选择处于危险人群之外的效应。如开展药物安全性评价研究，纳入的患者常常能够坚持服药以保证随访的顺利完成，但是这类患者由于经常服药，对药物具有很好的耐受性，不易出现 ADR。反之，某些患者可能是由于易出现 ADR 而较少服用药物，但这类患者可能被认为难以实现随访而没有被纳入研究中，因此，造成高估药物的安全性。既往使用某药应被作为使用该药发生某事件相关联的非实验风险评估条件下的潜在风险调节。

4. 适应证混杂因素（confounding by indication）　是指如果特定的高风险或不良预后是实施干预的适应证，那么现有结局参数外部的决定因素就成为一种混杂。这意味着病例组和对照组之间的医疗差异可能部分源于干预适应证的差异，如特定健康问题存在的危险因素。潜在的适应证混杂可以通过适当的分析方法处理，其中包括分离不同时间用药的疗效、不可测混杂因素的敏感分析、工具变量（instrumental variable，IV）和 G- 估计（G-estimation）。

5. 药物 / 暴露原始反应偏倚（protopathic bias）　是指使用某种药物（暴露）治疗某种疾病（结局）时，发生了某种新诊断症状，并将其判断为该药所导致的某种原始反应。例如，使用镇痛药治疗由一个未确诊的肿瘤引起的疼痛，可能会导致镇痛药引发肿瘤的错误结论。因此，药物 / 暴露原始反应偏倚反映了原因和效应的倒置。

6. 不可测的混杂因素　大型医疗数据库经常被用来分析处方药和生物制剂非预期的效果，此时，这类数据库中的混杂因素由于需要临床参数、生活方式或过度非处方用药方面的详细信息，导致无法测量，进而引起残余混杂偏倚。针对这种使用医疗数据库的药物流行病学研究中的残余混杂因素的分析，国外学者采用了较为系统的敏感性分析方法，认为敏感性分析和外部调整有助于研究者理解在流行病学数据库研究药物和生物制品的影响因素。

根据临床研究问题与研究目标，确定正确的设计类型十分关键，而在选择设计类型时要充分考虑医疗大数据的特点以及设计类型的特点，选择适宜的设计类型，从而获得正确的研究结论。

选择设计类型，最重要的是了解医疗大数据的特点。真实世界研究数据之所以独具特色，是由于其数量大，数据能够真实反映临床实际，更易总结规律，发现发展趋势，节省研究成本。如病例采集时间、临床试验药费、观察费、检测费等，开展多中心研究，反映不同地域和不同类型医院间的诊疗差异，为前瞻性研究提供思路与线索，最终将研究成果反馈于临床，指导临床实践。

但是也有其自身的缺点，各类医疗电子数据来源多样，多是基于某种目的的专业数据，而非为科学研究而独立设置，数据类型多属于回顾型，利用此类数据开展研究存在局限性，如各家单位数据结构不统一，数据标准不同，如同一检测指标可能有多种名称或正常范围，数据存在缺失，混杂因素较多，缺少某些研究指标，获得的研究结果仅能为临床提供参考，不能做因果判断等。

因此，考虑医疗电子数据的回顾性、观察性、大样本数据特点，参考临床流行病学和药物流行病学的设计类型，优先可选的设计类型主要有队列研究、病例对照研究等，但不能开展 RCT 设计，本节将分别对可选用的设计类型做详细介绍。

二、基于 HIS 数据的中药安全性研究方法

（一）队列研究

队列研究是将一群研究对象按是否暴露于某因素分成暴露组与非暴露组，随访一段时间，比较两组之间所研究疾病或结局发生率的差异，以研究这个（些）暴露因素与疾病或结局之间的关系。其具体介绍可详见本书第三章第四节第一部分。

队列研究是观察性研究的经典设计类型，是由"因"到"果"的研究，分为前瞻性队列研究、回顾性队列研究以及双向性队列研究，适用于医疗电子数据研究的主要为回顾性队列研究。回顾性队列研究的研究对象是根据其在过去某时点的特征或暴露情况而入选并

分组的，然后从已有的记录中追溯从那时开始到其后某一时点或直到研究当时为止这一期间内，每一研究对象的死亡或发病情况。

队列研究是医疗电子数据研究的主要设计类型，是根据是否有暴露因素自然形成分组，具有样本量大，研究时间长等特点。医疗电子数据样本量大，由于监测或医院病例连续纳入，研究时限长，有些监测会定期对患者进行随访，符合队列研究的设计需要。根据研究目的，按照研究结局指标分为暴露组与非暴露组。采用队列研究分析方法获得结果，其证据等级仅次于 RCT。采用队列研究可以进行中成药对肝肾功能影响的分析等。

（二）巢式病例对照研究

巢式病例对照研究（nested case-control study，NCCS），又称套叠式病例对照研究或队列内病例对照研究，是将病例对照研究和队列研究进行组合后形成的一种新的研究方法，即在对一个事先确定好的队列进行观察的基础上，再应用病例对照研究（主要是匹配病例对照研究）的设计思路进行研究分析。这一设计方案于 1973 年由美国流行病学家 Mantel 最早提出。

其研究对象是在队列研究的基础上确定的，以队列中所有的病例作为病例组，再根据病例发病时间，在研究队列的非病例中随机匹配一个或多个对照，组成对照组，比较两组间的暴露差异。由于巢式病例对照研究是在队列研究的基础上设计和实施的，因此也有前瞻性、回顾性、双向性三类。其具体介绍可详见本书第三章第四节第二部分。

应用 NCCS 的首要原因是它只需收集那些被选为研究对象的而不是全队列的完整资料，从而减少了资料收集所花费的人力、物力。队列研究在确定暴露因素与疾病的因果关联上能为人们提供直接的证据，比病例对照研究更具有说服力。其次，随着时间的推移，研究工作的开展和深入，一项队列研究很可能要增加原设计中没有的某一暴露或混杂因素的内容，NCCS 能妥善解决这一问题。最后，应用 NCCS 能避免那些与时间关联自变量的计算问题。

在 NCCS 设计中，病例仍然是全队列中的所有病例，而对照则是在相应失效时间上的危险集内选出的很少一部分非病例。除了这种时间配比外，较常考虑的配比因素是性别、年龄，此外还要根据具体情况对混杂因素进行配比。例如，研究吸烟与肺癌的关系中，除可以选择性别和年龄作为配比因素，由于癌症可能具有遗传性，因此肺癌家族史可能是一个混杂因素，也可以选择肺癌家族史作为配比因素。

需要注意的是，采用 NCCS 设计对照组时要从同一队列中相同时期的患者中选取，如从队列基线中直接选取，那么可能忽视时间因素对于结局的影响，对干预措施的评价可能产生偏倚。另一方面，虽然采取匹配的方式可控制混杂从而提高统计效率，但是在 NCCS 研究中匹配因素一般应选取对研究结局影响较大的因素，匹配后，对于匹配因素对研究结局的影响将无法评估，如果将与治疗结局关联较强的因素作为匹配因素，有时可能反而降低统计效率。比如探讨降压药对血压的影响，年龄可能是个重要的因素，如以年龄作为匹配因素，则无法评价年龄这一因素对血压的影响。因此在进行匹配时，对于匹配因素要进行评估，权衡利弊后谨慎选择。匹配因素也不适宜选择过多，否则限制过多可能难以获得足够的对照组。

基于 HIS 数据，采用 NCCS 可以进行中药疑似过敏反应影响因素研究，某些疾病的理化指标变化研究等，如某种中药注射剂疑似过敏反应研究，将使用这种中药注射剂的全部患者作为队列，将发生疑似过敏反应的患者作为病例组，以性别、年龄作为配比条件，以随机抽样的方式在符合条件的未发生过敏反应的患者中按照 1∶4 比例抽取对照组，并采用 Logistics 回归分析获得发生疑似过敏反应患者影响因素。

（三）处方序列分析

处方序列分析（prescription sequence analysis，PSA）是药物流行病学的设计类型，由 Petri 在文献中加以介绍，是一种依据药品处方记录来检测药品反应的研究方法，主要用于研究药品的不良事件（adverse event，AE）。

PSA 方法的使用要求基于现有的、完备的处方记录数据库来实现，当某些药物的 AE 本身是其他药物使用的指征时可以使用。因为在这种情况下，患者的处方药物记录会显示出某种特定的药物使用先后序列（顺序），在大量的处方记录数据库中表现出特定的频率分布，比如药物 1 和药物 2，其中药物 1 是最初处方的药物，产生了某种 AE，而这种 AE 需要药物 2 来治疗，这样在数据库中两种药物的使用频率分布就会发生变化，根据药物频率的变化确定哪些患者发生 AE，从而对其特征或治疗进行研究。

采用 PSA 可利用 HIS 数据开展某些中成药发生 AE 的研究。药品 AE 属于小概率事件，在药品上市前由于样本量限制而难以发现，因此需要进行上市后的研究。HIS 中记录了大量来源于真实世界研究的临床诊疗数据，完整记录了患者住院期间的所有用药信息，但并未记录患者是否发生了 AE，如当患者使用某种中成药时发生过敏反应时，可能地塞米松注射液进行治疗，从时间上存在序列关系，符合 PSA 的使用条件，因此适宜采用此种方法进行分析。

PSA 作为 AE 研究的一种类型，较其他药物流行病学研究方法耗时少且经济，研究结果外推性更好。但是本研究结果也存在局限性，由于属于回顾的观察性数据，偏倚与混杂会对结果造成一定影响。

利用医疗电子数据开展研究时，针对医疗电子数据的特点，适当选择正确的研究设计类型，能够为临床提供高等级的研究证据。处方序列设计与以上几种设计类型有所不同，是药物流行病学特有的设计类型，是由于难以直接获得研究对象，但是有完整的处方记录的情况下产生的一种回顾性设计类型，主要用于药品的 AE 研究，但是更加适用于利用 HIS 数据开展药品 AE 研究。总之，无论选择何种设计类型，均应充分考虑数据的特点，根据研究问题和假说，选择适宜的设计类型，从而获得真实准确的研究结论。

（陈 薇 廖 星 姜俊杰 黎元元 王连心 杨 薇）

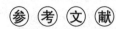

1. 刘晶,谢雁鸣,盖国忠,等.药品不良反应术语集 WHOART 与 MedDRA 的应用探析.中国中药杂志,2015,40（24）:4728-4733.
2. 马丹华,王玲,孙骏,等.我国药品生产企业不良反应术语认知及使用现状调查研究.药学与临床研究,2017,25（4）:369-372.
3. 汤小平.WHOART 和 MedDRA 在药品不良反应监测中的应用.中国现代药物应用,2015,9（14）:285-286.
4. 吴桂芝,田春华,王丹,等.WHOART 和 MedDRA 在药品不良反应监测中的应用.中国药物警戒,2010,7（2）:81-85.
5. 平晓秋,吕静,徐威,等.药品上市后主动监测方法探析.中国药物评价,2018,35（6）:475-480.

6. 刘亭亭,罗璨,周国华,等.处方序列对称分析在药物安全性监测中的应用概述.药物流行病学杂志,2017,26(12):831-836.

7. 沈璐,刘巍,郭雪,等.我国药品不良反应监测模式的趋势探析.中国药物警戒,2017,14(5):295-297.

8. 周围,刘艾林,杜冠华.中国与英国药品不良反应监测制度的对比研究.中国药物评价,2015,32(6):376-380.

9. 吉萌萌,李春晓,唐进法,等.运用巢式病例对照设计研究医院集中监测下的丹红注射液不良反应影响因素.中国中药杂志,2018,43(8):1714-1719.

10. 陈诗琪,郑蕊,李幼平,等.不良反应因果关系判定方法对上市后中成药安全性评价的指导意义.世界科学技术-中医药现代,2018,20(10):1729-1733.

11. 王伽伯,张乐,郭玉明,等.中药药源性肝损伤因果关系的评价策略和方法.药学学报,2018,53(6):920-928.

12. 李博,高蕊,李睿,等.药物临床试验不良反应/不良事件关联性判定方法研究探讨.中国新药杂志,2014,23(12):1465-1470.

13. 魏戎,谢雁鸣.国内外不良反应因果判断原则及评价方法解读.中国中药杂志,2012,37(18):2744-2747.

14. 魏晶,王瑜歆.药品不良反应报告因果关系评价方法概述.中国药物警戒,2011,8(10):600-603.

15. 林建莹,黄登笑,盛红彬,等.药品不良反应因果关系判定研究.上海交通大学学报(医学版),2010,30(8):951-955.

16. 毕玉侠.我国药品不良反应评价研究.沈阳药科大学,2010.

17. 刘建平,邢建民.循证的药品不良反应评价方法.中国药物警戒,2010,7(1):12-15.

18. 杜文民,王永铭.中药不良反应的监测.药品评,2004(3):183-193.

19. 王丹.药品不良反应主动监测及其发展趋势.中国药物警戒,2015,12(10):600-602.

20. 王丹,董铎.我国开展药品重点监测工作的探讨.中国药物警戒,2015,12(9):534-537.

21. 孙骏,魏臻,李明,等.药品重点监测中省级药品不良反应监测中心的职责探讨.中国药物警戒,2015,12(9):538-541.

22. 王园园,陈利平,朱倩.关于我国药品不良反应监测体系的制度建设分析.中小企业管理与科技(中旬刊),2015(9):163.

23. 谢雁鸣,廖星,申浩.美国FDA"迷你哨点监测研究计划"的解读.中国中药杂志,2013,38(5):768-772.

24. 史文涛,侯永芳,叶小飞,等.我国药品不良反应自发呈报系统中信号强度分级阈值的探索.药物流行病学杂志,2015,24(8):466-469.

25. 李苑雅,张艳,沈爱宗.基于自发呈报系统药品不良反应信号检测方法的研究进展.安徽医药,2015,19(7):1233-1236.

26. 陶庆梅,詹思延.处方序列分析与处方序列对称分析在药物流行病学中的应用.药物流行病学杂志,2012,21(10):517-519.

27. 李宏力,程能能,李熠,等.自发呈报系统中已知ADR报告对信号检出的影响.中国药物警戒,2010,7(11):667-669.

28. 谢雁鸣,王志飞.中医药大数据与真实世界.北京:人民卫生出版社,2016.

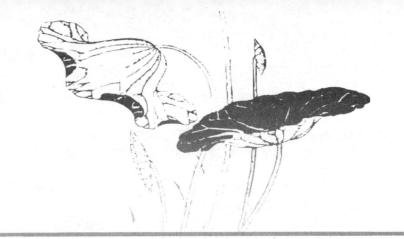

第六章

安全性研究数据的分析方法

安全性研究与有效性研究有很大的不同。一般而言，安全性事件发生较少，其研究的最终目的是进一步减少其发生；有效性研究则要求在最大范围内产生效果，其研究的最终目的是将有效性进一步地扩大化。从方法学上来看，有效性研究往往在每一个研究中都采用归纳法，通过基于概率论的统计学来发现多数个体的共有规律；然而由于在单个研究中安全性事件发生较少，因此单一的研究中安全性研究很难采用归纳法来发现规律。另外，有效性研究聚焦于特定的点，比如发现某药对于某病的某种类型有效，但绝不排除该药对其他疾病或该疾病的其他类型有效；而安全性研究则聚焦于患者本身，必须全面地、系统地考察疗法对于患者可能的所有危害。因此安全性研究的数据往往来自多个研究。可见，安全性研究与有效性研究在理念上就有所不同。因此，安全性研究数据往往具有分散性和系统性的特点。安全性研究数据的分散性是指数据的分布状态。由于安全性事件的发生率一般都很低，单个研究的数据单独来看意义有限，同时有价值的数据往往又来源于多种途径，多种来源的稀疏数据分布表现出安全性数据的分散性。安全性数据来源非常广泛，既有上市前的资料也有上市后的资料。上市前资料包括依托动物实验或体外细胞实验等开展的药学、药理、毒理等实验，也包括 Ⅰ、Ⅱ、Ⅲ期临床试验资料；上市后资料一般包括临床应用时的医疗电子数据、自发呈报系统数据、文献数据、临床试验数据等。安全性研究数据的系统性是指数据的利用状态。由于单个研究的安全性事件较少，也就是说安全性事件与治疗手段共同出现在同一个患者身上很可能是偶然发生的，或是基于共同的原因，二者之间不具有因果关系；只有当多种独立来源的数据都能指向某一安全性事件时，其与治疗手段的相关性才具有实际意义，因此需要系统地将多种来源的数据综合起来加以利用，这就是安全性数据的系统性。根据安全性数据的特点，本章将详细阐述安全性数据处理及分析方法。

第一节　缺失数据的处理

一、缺失数据的概念

缺失数据是指按照研究计划本应获取而由于各种原因没有获取的数据，含有缺失数据的记录称为不完全观测，数据缺失是中药临床研究的常见问题，其缺失程度是衡量数据质量的重要标准，缺失数据的常见原因包括被研究者失访、无响应、或提供信息不合格等。在药物临床研究中，缺失数据亦称无回答（nonresponse），具体包括单位无回答（unit nonresponse）、项目无回答（item nonresponse）两类情形。"单位无回答"是被研究者不愿意或者不能够配合全部临床指标的采集；而"项目无回答"则是被研究者不能够配合个别临床指标的采集。

二、缺失数据的产生机制与类型

在中药临床安全性研究过程中，与其他临床研究类似，缺失数据几乎不可避免，其原因可能是多方面的，具体包括：①因研究者主观因素，造成临床研究过程中数据的人为删除或丢失；②因被研究者拒绝配合部分或全部既定数据信息的采集，或提供了错误数据信息；③因被研究者选取失误，无法提供信息；④因研究者未按既定方案要求采集数据；⑤因被研究者人员流动性等，导致失访；⑥因研究者数据录入失误；⑦因数据存储硬件设备损坏等，导致部分数据丢失。

缺失数据包括完全随机缺失（missing completely at random，MCAR）、随机缺失（missing at random，MAR）、完全非随机缺失（missing not at random，MNAR）三种类型。完全随机缺失即数据的缺失与不完全变量以及完全变量都是无关的，随机缺失即数据的缺失不是完全随机的，只依赖于完全变量；完全非随机缺失即数据的缺失依赖于不完全变量自身。

三、缺失数据的处理方法

在中药临床安全性研究过程中，研究者与数据分析人员均希望尽可能地充分利用已采集的数据，降低缺失数据对研究结果的可能影响，一系列的缺失数据处理方法应运而生，并得到广泛应用。鉴于缺失数据的处理方法研究已较为成熟深入，现仅列举如下：

（一）基于完整观测单位的方法

在中药临床安全性研究过程中，完整观测单位是指全部既定研究数据均有观测的单位，或是指在与分析目的相关的数据未出现"无回答"的单位。该方法核心为剔除数据集中存在缺失的单位，主要适用于缺失数据占整体数据比例较小时。

1. 删除法（deletion）　删除法的常用具体方法包括列表删除、个案删除，配对删除等。其突出优势是方法简单，容易操作，尤其是当拟删除含缺失数据量占整个数据集比例很小的情况下，是简单有效的。具体操作为将存在缺失的变量值删除，形成完整的数据表，再进行常规统计分析。当然这种方法的局限性也较为明显，其在删除缺失数据过程中，不可避免将导致部分信息的损失，可能会丢失隐藏在被删除数据中有价值的信息。当研究的样本量较少时，对于少量数据的删除就很可能对整体结果的客观性产生较大影响，特别是当缺失数据非随机分布时，这种方法可能导致数据结果发生严重偏离，导致错误结论。

2. 加权调整法（weighting） 加权调整法是在数据分析前对完整观测单位数据进行修正，以尽可能减少分析中因数据缺失可能导致的结果偏差。其基本思路是对完整观测单位进行不同的加权，具体方法包括均值的加权类估计、倾向性加权以及利用加权的广义估计方程加权等。由于加权过程亦会导致不完整观测单位的信息丢失，未有内在的方差控制措施，当样本量较大时，同样可能导致出现错误的结果。

（二）基于填补的方法（imputation）

在实际临床研究中，部分由于研究性质、可操作性等原因，缺失数据可能占有相当的比重，继续使用基于完整观测单位的删除法、加权调整法等，可能会造成大量有价值信息的丢失，产生严重偏差，甚至出现错误结论。在上述情况下，应用基于填补的方法处理缺失数据将更加适宜。填补法的基本思想是基于各种辅助信息，为每一个缺失值寻找合理的替代值，主要用于项目无回答的情形。根据所需所构造的替代值的个数，又可分为单一填补法和多重填补法两大类别。

1. 单一填补法（single imputation） 单一填补法首先为每一个缺失值构造一个替代值，然后对替代之填补后的数据集，然后使用基于完整数据集的统计策略开展分析。具体方法包括：

（1）均值填补法：均值填补法的思路是以目标变量有回答单位的样本均值为依据，作为无回答项目的填补值，又分为总均值填补和分层均值填补两种类型。总均值填补是将所有回答单位的均值作为填补值，分层均值填补则是将样本总体依据某些指定特征分为若干填补层后，将目标变量在各层的均值分别作为各层所有无回答单位变量的填补值。

（2）回归填补法：回归填补法是一种条件填补法，其基本思路是基于完整的观察变量数据集，建立回归方程数学模型，通过将每一个已知变量值代入方程估计缺失变量值，据此进行填补，较简单的均值替代法更为进步，理论上其对缺失值的填补合理性将更好。但是当变量不是线性相关或预测变量高度相关时，可能导致估计的偏差。

（3）热平台填补法：热平台填补法是优于列表删除、配对删除、均数填补的一种缺失数据处理方法。其基本原则为就近补齐，即使用与有缺失的观测最"相似"的那条已知观测的相应的变量值作为其填补值。其优势在于简单易行，可保持变量本身的数据类型。缺点在于因为填补过程中对于"相似"的界定模糊填补后的模拟数据分布特征时可能缺乏准确性。

（4）冷平台填补法：冷平台填补法是使用其他来源的常数值，如既往相似研究中获得的该项目变量值，直接代替某一项目的缺失值。其缺点在于由于填补的数据都只是唯一的，因此经过填补的数据集将不能展示原有数据的不确定性，可能会导致较大的偏差。

2. 多重填补法（multiple imputation） 多重填补法使用多个中间插补值代替缺失数据，通过模拟缺失数据的分布，较好地保持变量之间的关系，利用插补值间的变异反映无回答单位的不确定性。相较而言，单一填补法给出的估计结果较为简单，多重填补则可以给出大量涉及衡量估计结果不确定性的信息，既可反映无回答单位在原因已知情况下的抽样变异性，也可反映无回答单位在原因不确定情况下造成的变异性。

（1）随机回归填补法：随机回归填补法（predictive mean matching，PMM），是在回归填补值的基础上，增加残差项。残差项的分布可为正态或非正态，从而以反映所预测缺失值的不确定性。随机回归填补法保证了当正态性假设不成立的情况下也可以填补适当的值，但难点是对于随机误差项的确定。

（2）趋势得分法：趋势得分法，即倾向性评分法（propensity score，PS），为每个缺失值变量生成相对应的趋势得分，以此表示观测缺失的概率，并根据这些趋势得分，将观测分组，再对每一组缺失值应用近似贝叶斯 Boot strap 进行填补。

（3）马尔科夫链蒙特卡罗法：马尔科夫链蒙特卡罗法（markov chain monte carlo，MCMC），是一种探索后验分布的贝叶斯推断方法，通过填补及后验两步骤的循环进行，为数据集中的缺失值抽取填补值。

四、缺失数据处理方法的选择

任何一种基于填补或删除的缺失数据处理方法，都有自己的适用条件，每种方法都有其优势与不足之处。在中药临床安全性评价的实际工作中，对于缺失数据的存在，应根据数据缺失的实际分布特征正确选择最佳策略。譬如当数据样本容量充足，缺失数据所占比例较小时，可以酌情选择基于删除的方法；当缺失数据值形式是 MCAR，且样本容量较小的情况下，可以酌情选择基于填补的方法。当两种方法均不适用时，可以考虑使用"不处理"的方法。

综上所述，针对特征缺失数据的处理不能一概而论，应在理清核心问题的基础上应用最适宜的方法，使不完全观测样本的所有信息得到最大限度的有效利用。在人工神经网络、机器智能模型、因子分析、结构方程模型、多元正态 Logistic 回归模型等新兴的方法层出不穷的条件下，应注意无论应用何种方法，均不可避免缺失数据处理过程中的主观因素对原数据系统的影响，要正视缺失处理后的数据集与原始数据集间差异的存在，客观、谨慎地解析研究结果。

第二节　混杂因素的处理

一、安全性研究中的混杂因素概述

在中药临床安全性研究中，为了探讨某因素（药物）与结局（安全性结局指标）的关系，需要设立处理组和对照组进行比较，而比较的前提是二者具有可比性，也就是说对比二者除了所研究的因素之外，其他因素应该尽可能齐同，这样才能凸显处理因素的效应。但如果研究人群中存在一个或多个既与研究结局有关，又与处理因素有关的外来因素，那么就可能会掩盖或夸大所研究的处理因素与研究结局之间的联系。这种影响称之为混杂偏倚（confounding bias），这些外来因素称为混杂因素（confounding factors）。

在前面介绍的常用统计分析方法，均假设"样本来自同一总体"，因此要在研究开始前进行随机分组，以保证各组数据具有可比性。在随机对照研究中，可以通过随机化分配研究对象，使混杂因素在处理组和对照组中的分布趋于平衡，然后分析处理因素与结局之间的关系。然而在中药临床安全性研究中，部分研究数据（如医院信息系统电子病历数

据）属于无法进行随机化分组的观察性数据。在这类数据中，由于观察的对象来自不同特征的总体，当干扰因素在所观察的不同总体中分布不均，其安全性观察结果必定会受到研究因素之外的因素影响，即导致混杂偏倚。因此虽然非随机对照研究在中药安全性研究中应用广泛，但如何基于非随机化研究数据有效探索处理因素与结局之间的因果关系，是其中的关键问题。

传统的混杂偏倚控制方法包括在研究设计阶段进行匹配，限制一定条件的研究对象进入；在数据分析阶段使用标准化法，或按照混杂因素分层分析，以及采用多因素数学模型进行调整等。上述方法虽然具有一定效果，但亦均具有一定的局限性：如匹配设计、分层分析对考量的混杂因素数量具有限制，如果考虑的混杂因素太多，则匹配时会导致合适的匹配对象数量不足；分层因素太多亦可能导致每个层内的分析样本量太少而无法分析；多因素回归数学模型虽较为常用，但受到模型适用条件的限制。倾向评分法则不受以上限制，可在分析和设计阶段有效平衡非随机对照研究中的已知混杂偏倚，使研究结果尽可能接近随机对照研究结果。

二、倾向性评分方法

（一）倾向评分法及其原理介绍

倾向性评分法（propensity score）是由 Rosen-baum 和 Rubin 于 20 世纪 80 年代提出的一种方法。它将考虑到的混杂因素综合为一个变量（倾向评分值），通过平衡两对比组的倾向评分值而有效地均衡各个混杂因素的分布，达到一种类似随机化的状态，从而达到控制混杂偏倚的目的。自 2000 年以来，倾向性评分法受到广泛关注。倾向性评分法被应用于临床流行病学研究等诸多领域。

1. 倾向评分法的基本原理　Rosenbaum 和 Rubin 对倾向评分值（或称倾向值）的定义如下：倾向评分值是在给定某些协变量的条件下，研究对象进入处理组的条件概率，即：

$$e(x_i)=pr(W_i=1|X_i=x_i)$$

（其中 $e(x_i)$ 表示研究对象 i 的倾向值，$W_i=1$ 表示 i 进入处理组，$W_i=0$ 表示 i 进入对照组，$X_i=x_i$ 表示控制了 i 除处理因素以外的所有已知的混杂因素）

一系列反映倾向值性质的原理被推导并证实，因而可以认为在倾向值相同的前提下，处理组和对照组在混杂因素上是均衡的。下面简要介绍两个比较重要的原理：

（1）倾向值可以平衡样本中处理组和对照组之间的差异。具有相同倾向值的一名处理组个体和一名对照组个体在协变量上具有同样的分布，即只要有相同的倾向值，处理组和对照组的个体即使在协变量 X 的具体取值上有所差异，这些差异也只是随机差异，而不是系统差异。

（2）在给定倾向值的情况下，处理分配和协变量相互独立，即在控制了倾向值的情况下，协变量可以认为是独立于处理分配的。对于倾向值相同的个体来说，协变量的分布在处理组和对照组是一样。在控制了倾向值的情况下，每一个体分配到处理组和对照组的概率是一样的，从而达到了一种类似随机的状态。

2. 倾向评分法的具体步骤　计算每个研究对象的倾向值，通过匹配或其他方法使得处理组和对照组的倾向值同质（严格相等实际上是很难做到的），最后基于匹配样本进行统计分析。另外，我们也可以不匹配，而是使用倾向值作为权重进行多元分析，或者使用倾向性评分进行回归调整分析。

具体步骤可归纳如下（图 6-1）：

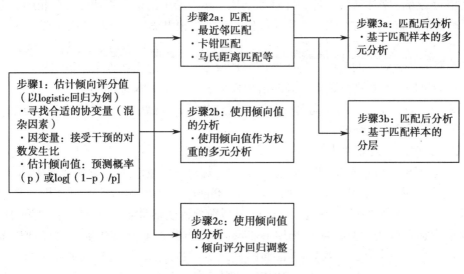

图 6-1　倾向值匹配的一般步骤

步骤 1：寻找合适的可能会导致研究结果产生偏倚的混杂因素，将混杂因素以协变量的形式置入模型中估计倾向值。主要难点在于确定影响研究结果的混杂因素，并进一步为倾向值模型中的变量设定函数形式。

一般说来，混杂因素需具备三个条件，对于符合以下条件的变量，才将其列为可疑的混杂因素放入模型中分析：

（1）必须是所研究结局的独立危险因素，且在两比较组间分布不均衡；

（2）必须与研究因素有关，但不是这一研究因素的结局；

（3）一定不是研究因素与所研究结局因果链上的中间变量。

步骤 2a：匹配。获得倾向值后，使用这些值来匹配处理组个体和控制组个体。使用倾向值的优点在于可以解决基于多个协变量进行匹配时出现的匹配失败问题。由于估计的倾向值所形成的共同支持阈（common support region）并不总是覆盖研究的全部个体，对于一些处理组个体，可能找不到来匹配的对照组个体，并且一些对照组个体可能不会被使用，因此匹配通常会导致样本量的损失。

即使原始样本中处理组和对照组在协变量上并不平衡，经过匹配后，处理组和对照组在协变量上也会变得平衡。这一阶段的核心目标是使得两组个体在倾向值上尽量相似。目前已经发展出了多种算法来匹配具有相似倾向值的个体，这些方法包括最近邻匹配、卡钳匹配以及马氏距离匹配等。这些算法采用不同的办法来处理那些因倾向值的极端取值而导致匹配困难的个体。

步骤 3a：基于匹配样本的匹配后分析。将经过步骤 2a 后得到的新样本当作经过随机化得到的样本进行多元分析。

步骤 3b：使用倾向值分层进行的匹配后分析。也可以不进行多元分析，而采用倾向值进行分层。这一分层可以采取一种类似于随机化试验样本分析处理因素效应的方式，也就是说，比较同一倾向值层内处理组和对照组之间结局的差异。

如图 6-1 所示，倾向值模型也可以被使用在两步分析过程中。这种类型的模型使用几乎完全相同的方法来估计倾向值，并且和上述三步模型中的第一步特征完全相同。但是跳过了匹配环节，以不同的方式来使用倾向值。对两步模型而言，步骤 2 的主要特征如下：

步骤 2b：使用倾向值作为权重的多元分析。这一方法并不对数据进行匹配，因此避免了不必要的研究对象的丢失。将倾向值用作权重类似于抽样调查中的再加权程序，根据样本的概率对研究对象进行调整。倾向值加权解决了样本个体的丢失问题。

步骤 2c：将各个对象的倾向值一起放入后续的回归模型中。分析处理因素与结局变量之间的因果联系及联系强度。

（二）倾向值及效应估计

1. 倾向值的估计 在估计倾向值时，可根据分组变量的不同类型选用不同的函数。如：二分类变量通常选用 Logistic 回归模型、Probit 回归模型或者判别分析，其中如果协变量均为正态分布的计量数值，可以选用判别分析法估计各个研究对象的倾向值，如果协变量中包含分类变量，应该选用 Logistic 回归方法；多分类变量则可以选用多分类 Logisticlogit 模型。其中二分类 Logistic 回归是最主要的方法，而近年发展起来的广义增强模型（generalized boosted modeling，GBM）法则具有以上方法所不具备的一些优点。

在利用数据建模的时候，需要评估所建模型对数据的拟合情况。目前已有很多统计量可以用来评估模型的拟合优度：

（1）皮尔逊卡方拟合优度检验（person chi-square goodness-of-fit test）：该检验检测对 Logistic 反应函数的偏离程度。当统计量的值较大时（即对应的 P 值较小）表明该 Logistic 反应函数是不恰当的。但是，该检验对较小的偏离并不敏感。

（2）所有系数的卡方检验（chi-square test of all coefficients）：该检验是一个似然比检验，它类似于线性回归模型的 F 检验。可以使用对数似然比进行卡方检验：

（3）Hosmer-Lemeshow 拟合优度检验（hosmer-lemeshow goodness-of-fit test）：这一检验首先将样本分为较小的组，如：g 个组，然后计算由 $2 \times g$ 个观测频数和估计的期望频数所组成的表格的皮尔逊卡方检验统计量。该检验对样本量很敏感，在通过分组简化数据的过程中，可能会错过由于一小部分个体数据点造成的对拟合的重大偏离，因此，主张在判断模型拟合情况之前，要对个体残差和有关诊断统计量进行分析。

（4）虚拟 R2（pseudo R2）：由于 Logistic 回归是通过非线性估计量来进行估计的，所以无法得到因变量变异被自变量所解释的比例（即决定系数 R2）。但是，已有类比于定义线性回归 R2 的虚拟 R2 应用于 Logistic 回归模型，这些虚拟 R2 包括调整 R2、计数 R2、调整的计数 R2。一般来说，虚拟 R2 取值较高表明拟合效果较好，但是需注意：虚拟 R2 不能用于比较不同数据间的拟合效果，只能用于比较同一数据的同一结果的多个模型拟合效果。

（5）GBM 法：Logistic 回归方法所估计的倾向值的正确性在很大程度上依赖于所选入的协变量是否以正确的函数形式纳入模型，如果所选入的协变量未以正确的形式纳入模型（而函数形式的设定通常是主观的），那么所估计得到的倾向值的正确性是很值得怀疑的。2004 年广义增强模型（GBM）开始在寻找两组协变量最佳平衡方面得到应用。

GBM 是一个一般性的、自动的、数据自适应的算法，它并不像 Logistic 回归那样提供 β_i 等估计的回归系数，而是通过回归树的方式拟合多个模型，然后合并由每个模型得到的预测结果，主要优点是分析人员不需要设定预测变量的函数形式，都会获得完全相同的倾向值。GBM 不产生估计的回归系数，但是，它会给出影响力（influence），代表每一个输入变量所解释的对数似然函数的百分比，所有预测变量的影响力的总和为 100%。

2. 效应估计——反事实框架与因果推断　流行病学研究中通常要回答这样的问题：在其他因素保持不变的情况下，处理组（有因素 x）和对照组（无因素 x）之间在结果上观测到的净差异在多大程度上能够归因于该处理？其本质上是一个因果推断的问题。

反事实框架（counterfactual framework）是探究因果关系的一个重要概念。反事实就是在假设的情况下会发生的潜在结果或事件状态。比如：假设把一个处于处理组的研究对象分配到对照组，那么它相应发生的结局就是反事实，之所以称之为反事实就是因为这种结果是假设的，实际上不会发生。反事实框架强调：选入处理组或对照组的研究对象在两种状态中都有其潜在结果，即：被观测到的状态和未被观测到的状态。更正式的说法是：如果令 $W_i=1$ 表示接受处理，$W_i=0$ 表示未接受，Y_i 表示所测量的结果变量，那么每一个个体 i 将会有两种潜在结果 (Y_{0i}, Y_{1i})，分别对应对照和处理状态中的潜在结果。当考察组的平均结果时，用 $E[Y_1|W_i]$ 来表示在 W_i 分组下的平均结果，具体见表 6-1。

表 6-1　反事实框架

分组	潜在结果	
	Y_{1i}	Y_{0i}
处理组 $(W_i=1)$	观测的结果 $E[Y_1|W_i=1]$	反事实 $E[Y_0|W_i=1]$
对照组 $(W_i=0)$	反事实 $E[Y_1|W_i=0]$	观测的结果 $E[Y_0|W_i=0]$

在反事实框架中，考察处理因素的因果效应的指标有多个，主要的三个包括：

（1）平均处理效应（average treatment effect，ATE）：所有个体在接受处理的条件下的潜在结果减去未接受处理的潜在结果。

（2）处理组的平均处理效应（average treatment effect on the treated，ATT）：是接受处理的对象产生的结果与他们如果未接受处理的情况下产生结果的差，表示处理因素在处理组产生的效应。

（3）未处理组的平均处理效应（average treatment effect on the untreated，ATU）：是未处理组的与 ATT 平行的一个效应。

（三）倾向评分值的利用

1. 倾向评分匹配　倾向得分匹配法是倾向得分分析最常用的。传统的匹配只能针对某较少的协变量进行一对一的匹配，当存在高维数据时并不适用。而倾向性得分匹配可以综合多个变量影响，克服传统匹配的缺点。通过计算对照组、处理组个体的得分后，在两组之间选出得分相同或相近的研究对象进行配比，通过对所有符合匹配规则的处理组研究对象进行匹配，来达到均衡两组之间协变量分布之间的不同，进而增大两组之间的可比性。

倾向性评分匹配的原理：假定观察性研究共抽取了 n 个被观察对象，其中 m 个施行了处理措施（比如技能培训），属于处理组；其中 n–m 个没有进行处理措施，属于控制组。规定如下记号：随机变量 Y_1 表示进行处理措施的潜在结果，随机变量 Y_0 表示没有进行处理措施的潜在结果。T 为哑变量，等于 1 表示对象属于处理组，等于 0 表示属于控制组。X 表示所观察到的全部协变量。通常最感兴趣的参数是处理组的平均处理因果效应（average treatment effect on the treated）：

$$ATT = E(Y_1 \mid T = 1) - E(Y_0 \mid T = 1)$$

对 ATT 进行估计的难点在于：对于处理组的被研究对象，既然已经对他们进行了处理，那么没有进行处理只是一种假设，即为我们前述过的反事实，因此其结果 Y_0 是观测不到的。而且由于在观察性研究中处理组和控制组之间存在着系统的差异，简单利用 $E(Y_0 \mid T = 0)$ 来估计 $E(Y_0 \mid T = 1)$ 将导致较大的估计偏差。

一个典型的基于倾向性得分匹配的方法的估计具有如下形式：

获得倾向性评值后，我们还无法估计出 ATT，原因在于，p（X）是一个连续变量，这使得我们很难找到两个倾向得分完全相同的样本，从而无法实现对照组和试验组之间的匹配。因此，文献又提出了许多匹配方法来解决这一问题。也就是选择匹配算法和进行匹配。

主要的算法分为两种，全局最优匹配法（global optimal algorithms）和局部最优匹配法（local optimal algorithms）。局部最优匹配法是指对处理组研究对象进行随机排序后，从第一个研究对象开始，在对照组中查找倾向得分与其最接近的研究对象，直到处理组所有研究对象都形成匹配，它的优点在于匹配集的最大化，最大限度地保留原始样本的信息，且运算速度快，是目前最为主流的算法。

对于是否存在放回（replacement）的问题，即在对照组与试验组匹配的过程中重复利用研究对象，匹配后的研究对象允许参加下一个匹配。如果匹配时允许放回考虑到匹配数据集内包含重复的研究对象，一个对照组可能要和多个试验组相匹配，这里就要分析某些研究对象之间不独立的特点，选用什么样的方法估计处理效应以及如何评价匹配之后协变量的均衡性等问题都有待解决，所以实际应用中，一般是不允许放回，即匹配之后的研究对象，不再被考虑进行匹配。

倾向得分匹配方法较多，最常用的方法为最近邻匹配（nearest neighbor match）和卡钳匹配（caliper matching）。

最近邻匹配是最简单的匹配方法。其规则是先根据之前倾向值估计得分按大小对两组受试对象进行排序，从处理组中顺次选出研究对象，从对照组中再选出倾向性得分分值与处理组差值最小的 1 个对象作为匹配个体。假如对照组中倾向得分差值相同的个体有 2 个或 2 个以上，就按随机的原则选择。当处理组的所有对象都完成则匹配结束。

卡钳匹配（caliper matching）是在上面的基础上加一个差值的限制，即处理组与对照组的倾向性得分之间的差值在某一范围内，才可以进行匹配，卡钳值就是事先设定的这个范围限值。卡钳设置越小，匹配之后的样本均衡性会越好，但是由于有部分研究对象没有可相应匹配对象，会造成匹配集样本量会变小，从而降低估计处理效应的准确性；反之，卡钳值越大，能完成匹配的个体就越多，从而匹配集样本量就越大，但同时也会产生一些部分不良匹配，即倾向得分差值较大的对照组与处理组研究对象形成匹配，导致估计处理效应的偏倚增大。卡钳值的设定目前还没有统一的标准，在实际研究中，研究者选用了不同的卡钳值进行分析。

综上来看，匹配法相对于分层法能很大程度地减少选择性偏倚。匹配法的协变量均衡能力要优于分层法；对处理效应的估计方面，匹配法可以做到无偏估计，而分层法往往是有偏估计，因此匹配法可以做到更加准确；匹配后的数据集可以利用适当的方法比较不同组间协变量的均衡性，从而评价不同组间是否具有可比性，而分层法只能在每个层内比较协变量的均衡性；在完成倾向性评分匹配后，可以采用敏感性分析来评价未测量的混杂因素对处理效应估计产生的影响，但针对回归校正法的敏感性分析没有提出；当不同组之间协变量方差不齐的时候，回归校正法会增加偏倚，而在观察性研究中，不同组间协变量方差不齐的情况却非常常见。

关于匹配数量的选择，目前对于两分类资料最常用的匹配形式是 1∶1 匹配，即一个处理的研究对象同一个对照组的研究对象进行匹配。但由于 1∶1 匹配会舍弃较多的对照组研究对象，特别是对照组的研究对象显著多于处理组时，1∶1 匹配会极大地减少样本量，降低检验效能与研究结果的外推性。为了解决这个问题，亦可以用 1∶n（n>1）匹配，一般不超过 1∶4，但这种 1∶n（n>1）匹配的方法目前无法很好地评估灵敏度。

在匹配后因为去除了无法匹配的研究对象从而导致样本量的减少，如果对照组和处理组间样本量差别比较大，可能会造成匹配样本占原始样本的比例过小，从而改变样本特征，会降低估计处理效应的准确性。在实际应用中，倾向得分匹配法是最常用的倾向得分研究方法。

倾向性评分对匹配资料的要求：

倾向性评分匹配适合于下列几种情况：①处理因素（或病例）在人群中的比例远低于非处理因素（或对照），保证有足够的对照人群可供选择和匹配，对照人群越大，匹配效果越好；②需要平衡的因素较多；③研究的结局变量的调查难度较大或费用较高，选择部分可比的观察对象无疑会保证研究的可行性和结果的准确性。

2. 倾向性评分分层　分层分析是资料分析阶段控制混杂偏倚的重要手段。将倾向评分法与传统的分层分析结合，则可更有效地控制混杂偏倚，同时可以克服传统方法的一些局限性。

（1）倾向性评分分层的原理和方法：倾向评分分层分析（propensity score stratification）又称为亚分类分析（subclassification），原理与传统的分层分析方法基本相同，只是分层变量不是每个混杂变量，而是倾向评分值。

倾向性评分分层分析的具体步骤如下：

第一步：根据协变量和处理分组计算倾向评分值，将倾向评分值排序，然后按照倾向评分值的百分位数将全部研究对象划分若干个亚组或层（一般 5~10 层）。

第二步：研究者根据两组人群的倾向评分或某一组人群的倾向评分来确定每一层的临界值。最常用的方法是根据两组共同倾向评分等分为若干层。主要原则是分层后能最大限度地保证各层倾向评分值的一致性。理论上讲，分层越多，层间距越小，则层内残余偏倚越小，可比性越强。但如果分层过多，就会减少层内样本量，从而影响效应估计的稳定性，使推论可靠性下降。也可能导致某一层中的研究对象太少无法进行效应估计。

第三步：在每一层内对两组的协变量和倾向评分分布进行均衡性分析。对连续性协变量做方差分析或 t 检验，对分类协变量做 χ^2 检验。如果均衡性较差，则要重新分层或修改模型重新计算倾向评分值，如增加或减少某个协变量或交互项，然后用与传统分层分析相同的方法计算和合并各层统计量和效应尺度。

倾向评分分层降低了由于非随机分组所带来的组间偏倚，改善了组间可比性，从而得到对真实效应更精确的估计。由于倾向评分分层将各种混杂变量综合为一个变量，只按照一个变量进行分层，因此解决了传统分层方法中当需要平衡的混杂因素较多，导致分层数量太大而不可行的问题。与倾向评分匹配相比，由于其纳入了全部或绝大多数的研究对象，因此其分析结果外推到一般人群的代表性更好。当然，倾向评分分层分析方法也有同倾向评分匹配类似的局限性，例如该方法只能调整观察到的变量，而不能像随机化那样同时平衡所有变量的分布。

（2）倾向性评分分层分析中需要注意的问题：在进行倾向评分分层分析时，研究者应该首先对两组的倾向评分值的范围进行分析和比较。处理组和对照组的倾向评分值必须有足够的重叠范围，否则无法做出有效的平衡。另外，倾向评分估计建立在样本量足够大的条件下。在某些情况下，对于样本量较小的研究或混杂变量组间差异过大的研究（倾向评分重叠范围小），即使使用倾向评分分层进行调整，也无法消除该变量的组间不均衡性。

3. 倾向性评分回归调整　回归分析是资料分析阶段控制混杂偏倚的另一种重要手段。将倾向评分法与回归结合，可更有效地控制混杂偏倚。

（1）倾向评分回归调整原理：倾向性评分回归调整（propensity score regression adjustment）是将倾向评分作为协变量与传统的回归分析方法相结合的方法。在观察性研究中，尤其队列研究中，有些变量并不是导致分组差异的因素，这些变量就不能放入倾向性评分模型中，而是在计算各个对象的评分后一起放入后续的回归模型中。分析处理因素与结局变量之间的因果联系及联系强度。即先根据已知的协变量求出每个研究对象分组的倾向评分，然后将倾向评分作为协变量引入回归模型中，分析结果变量在协变量的影响下与分组变量的因果关系。另外，研究人员在实际中还可以把一些重要的变量与倾向评分一同加入最终的模型进行调整，这样可以更好地平衡重要变量的影响，还有一种方法是研究者在倾向性评分分层基础上进行倾向评分回归调整，进一步消除层内的残余混杂。

（2）倾向性评分回归与 Logistic 回归的比较：多元 Logistic 回归分析和倾向评分在原理上有着本质的区别，多元 Logistic 回归分析是通过多因素模型直接得出结果和处理因素在调整其他协变量的条件下的效应关系。而倾向评分调整的是潜在混杂因素和分析变量之间的关系，通过倾向评分的分层或匹配，从而均衡处理组间的差异，达到一个类似随机化的状态，最后分析分组因素和结果因素的关联。

简单来说，如果用 Logistic 回归计算了倾向评分值，最终效应也用了 Logistic 回归模型估计，计算倾向评分的协变量不变，则直接用各个协变量进行调整后的效应点值与用倾向回归调整后的效应点值相同，其主要优势是研究者可以首先构建复杂模型，比如当纳入较多的变量或增加复杂多级交互项来计算倾向评分，然后在最后的效应模型中使用少量重点变量与倾向评分共同调整。

在计算估计 OR 值的方法上，也与 Logistic 回归方法不同，倾向性评分调整是综合性的估计 OR 值。而 Logistic 回归分析通过含有混杂变量的模型来评价 OR 值。

多元 Logistic 回归分析和倾向性评分调整筛选协变量的方法不同，多元 Logistic 回归模型首先对协变量进行共线性分析，从多个具有共线性的变量中选择方差组最大的，对所描述的方面最具代表性的变量选入模型。而倾向性评分回归调整入选的方式是将所有可观察到的协变量选入模型，这种协变量筛选方法不会丢失信息。

多元 Logistic 回归模型对数据多元共线性敏感，当数据不独立时，模型有效性存在问题。因此在处理观察性资料时，常常选择最具代表的一个变量代表整个领域，虽然符合 Logistic 回归模型对数据的要求，但同时损失了很多有用信息，可能导致结果偏倚。倾向评分回归调整对数据并没有严格要求，数据非正态或数据之间存在相关性时，也能得到良好的估计值。

注意的问题：有文献表明，如果处理组和对照组的协方差差别很大，此时判别函数不是倾向评分的单调函数，则倾向评分调整可能增加预期的偏倚。在这种情况下，可以考虑倾向评分匹配或分层法。

倾向性评分法也有其不足之处，如处理变量只能是二或三分类的，对更多分类变量和连续性变量无法处理，对各个变量的缺失值也没有很好的处理方法，其实也并不能处理未知的混杂偏移，而且倾向性评分法也不能够代替 Logistic 回归分析，但在某些条件下，和传统的 Logistic 相比，倾向评分会得到更为真实的效应值。

4. 倾向性评分 加权标化倾向评分的加权分析法（propensity score weighting）是将倾向评分与传统标准化法结合发展成的一种新型的分析方法，可以称之为"基于个体的标准化法"。

标准化法（standardization method）是流行病学中在数据分析阶段消除混杂偏倚的传统方法之一，其基本思想就是指定一个统一的"标准人口"，按"标准人口"中混杂因素构成的权重来调整两组观察效应的平均水平，以消除比较组之间由于内部混杂因素构成不同对平均水平比较的影响。如在比较两组人群的死亡率时，年龄往往是重要的混杂因素，老年人口的死亡率高于低年龄组的死亡率。如果两组人群的年龄构成存在差别，即年龄在两组中的分布不同，就不宜直接比较各组人群总死亡率的差别，而应统一使用标准的人口构成，使两组在年龄分布相同的情况下计算标准化死亡率，然后比较两组标准化死亡率的高低水平。该方法常用于消除两组或多组人群内部某些混杂因素构成不同而导致的对观察效应平均水平（率、比或均数等）比较的影响。

（1）倾向性评分加权的原理：倾向评分加权法首先将多个主要混杂变量的信息综合为一个变量倾向评分，然后将倾向评分作为需要平衡的混杂因素，通过标准化法的原理加权，使各对比组中倾向评分分布一致，则达到使各混杂因素在各比较组分布一致的目的。

该方法将每一观察单位看作一层，不同倾向评分值预示这一观察单位在两组中的概率不同。在假定不存在未识别混杂因素的条件下，加权调整是基于在一定条件下的两种相反事件的对比来对数据进行调整的，即假设使每个观察对象均接受处理因素和使每个观察对象均不接受处理因素两种相反情况。用倾向评分估计的权重对各观察单位加权产生一个虚拟的标准人群，在虚拟人群中，两组的混杂因素趋于一致，均近似于某一预先选定的标准人口分布。

选择的标准人群不同，倾向评分加权调整的方法也不同。根据调整后标准人群的不同，又可分为两种加权方法：逆处理概率加权法（inverse probability of treatment weighting，IPTW）和标准化死亡比加权法（standardized mortality ratio weighting，SMRW）。当每一个观察单位的权数计算出来后，就可以对每个观察单位加权后用传统的方法（如直接效应比较或 Logistic 回归）进行效应估计。

（2）具体应用策略：实际研究数据分析时，可以首先建立安全性指标异常变化的对数似然比关于分组变量是否存在某暴露因素的 Logistic 回归模型，分组变量的回归系数值即为处理效应的估计值。分别采用以下三种方法估计处理效应：①未使用倾向评分加权的 Logistic 回归，同时也没有协变量调整，即不考虑任何混杂因素。②倾向性评分加权的 Logistic 回归。通过倾向性评分的加权，平衡了大部分混杂因素，此时相当于一个随机试验，不再加入协变量调整。③带协变量调整的倾向性评分加权 Logistic 回归。鉴于倾向性评分加权后并不能平衡所有的混杂因素，为了获得更稳健的处理效应估计，将这些协变量也纳入 Logistic 回归模型中。

（四）倾向性评分法的优势和局限性

1. 倾向性评分方法的优势

（1）减少非随机观察性研究中的选择性偏倚。通过倾向评分方法来均衡处理组和对照组间的协变量分布，减少估计处理效应时的选择性偏倚。

（2）通过倾向值调整组间的混杂因素，提高基于临床观察性数据的诊疗证据质量，提高安全性观察性研究数据分析结果的外推性。

（3）适用于混杂因素很多，而结局变量发生率很低的情况（多数情况下安全性结局变量特征即为如此），而传统多元模型并不适合。

2. 倾向性评分方法的局限性

（1）只能均衡观测到的变量，无法均衡潜在的未知混杂因素引起的偏倚，通常采用敏感性分析来判断倾向评分过程中是否遗漏了重要的混杂因素，并可结合使用工具变量分析可以均衡未知混杂因素引起偏倚。

（2）当样本量较小时，即使经过倾向评分方法调整，组间协变量分布亦不能达到满意的均衡效果。

（3）若匹配后样本相对匹配前样本的所占比例过小，可能因改变样本构成影响对处理效应的估计。

（4）当处理组和对照组倾向值没有重叠或者重叠范围较少时，可能因组间缺乏可比性而无法进行合适的匹配。

3. 敏感性分析　倾向评分法能够有效平衡处理组和对照组间混杂因素的重要前提条件，是尽可能将所有的混杂因素纳入考虑，但仍可能存在未知重要混杂因素被遗漏，可能导致回归方程中由误差项所反映的未被观测到的异质性变得不随机，由此产生的偏差称为隐藏偏倚。隐藏偏倚的存在会导致这样一种现象的发生：两个研究个体具有相同协变量观测值，但是由于存在一些潜在的协变量没有被考虑到，而他们在这些潜在变量上的取值可能是不同的，那么研究个体实际被分配到处理组的概率也不同，估计出来的倾向值和平均处理效应存在误差。

潜在偏倚是无法从数据中估计的，但可通过敏感性分析检验或评估研究结果对潜在偏倚的敏感程度。敏感性分析的具体过程为：从原模型中移除一个协变量，重新进行倾向评分，得到一系列 $range（E_0）$，如果其与没有移除变量时的 E_0 相比，变化不大，则说明原模型平均处理效应估计对潜在偏倚不敏感；或者协变量对应的 $break\ even（\rho）$ 都很小，也说明原模型平均处理效应估计对潜在偏倚不敏感。

第三节　安全性数据描述基本方法与要点

中药历经数千年经久不衰的根本原因在于其客观存在的临床相对安全性，如何采用国际医学界认可的评价方法，客观回答"中药临床安全性"核心问题，高效、科学地发掘安全性问题线索，提供安全性相关证据，是中药临床评价的关键内容。描述性统计（descriptive analysis）是中药安全性研究数据分析的基础，包括对数据的频数分析、集中趋势分析、离散程度分析、分布分析、交叉列联分析以及必要的统计作图，用以评价各变量数据的集中程度、离散程度等具体分布情况，相关结果可为深入分析提供线索。在中药安全性研究中，需要进行描述统计的数据分为两类：定性数据和定量数据。

一、定性数据的分析

定性数据是指将观察单位按某种属性归类得到的数据，其结果通常表现为类别；根据其类别是否有顺序又分为顺序数据和分类数据。

（一）频数分布的描述

1. 频数与频率　落在某一特定类别（或组）中的数据个数称为频数（frequency）；频数与总数据个数之比称为相对频率（relative frequency）。

2. 频数分布表的编制　把各个类别及落在其中的相应频数全部列出，并用表格形式表现出来，称为频数分布表。对于定性资料，编制频数分布表的方法是直接计算出每一个类别的频数和频率，以及累计频数和累积频率，将它们列在一个表中。对于定性数据，可用原有的类别作为分组，分别计算各个类别的频数；也可以根据分析研究的需要，将类别重新合并划分。

3. 频数分布图的绘制　可以用图形的方法直观形象地反映表达频数分布的信息，并可与频数分布表互为补充。一般情况下，绘图时以横轴表示观察的类别变量，以纵轴表示频数。

4. 频数分布的作用　频数分布表和频数分布图可以直观反映数据的分布特征。对于顺序数据来说，频数分布表和频数分布图还可以揭示数据分布的类型。根据频数分布的特征可以将资料的分布分成对称型和不对称型两种类型。对称型的分布是指集中位置在中间，左右两侧的频数大致对称的分布。不对称型的分布是指频数分布不对称，集中位置偏向一侧，有时也称为偏态分布。若集中位置偏向数值较小的一侧（左侧），称为正偏态；若集中位置偏向数值大的一侧（右侧），称为负偏态。

（二）集中趋势的描述

集中趋势是指各个变量值向其中心值聚集的程度。

1. 众数 一组数据中出现次数最多的变量值称为众数（mode），用 M_0 表示。众数主要用于测量分类数据的集中趋势，也适用于顺序数据以及定量数据集中趋势的测量。一般情况下，只有在数据量较大的情况下，众数才有意义。

2. 中位数与分位数

（1）中位数：一组数据按照从小到大的顺序排序后处于中间位置上的变量值，称为中位数（median），用 M_e 表示。中位数主要用于测度顺序数据的集中趋势，也适用于定量数据，但不适用于分类数据。

（2）分位数：中位数是从位置的中间点将全部数据等分成两部分，四分位数（quartile）、十分位数（decile）和百分位数（percentile）等分位数，分别是用 3 个点、9 个点和 99 个点将数据 4 等分、10 等分和 100 等分后各分位点上的值。通过 3 个点将一组数据等分为四部分，每一部分包括 25% 的数据，四分位数是指处于 25% 位置上的数值（下四分位数）和 75% 位置上的数值（上四分位数）。

（三）离散程度的描述

离散程度是指各变量值远离其中心值的程度，用于度量数据的分散程度或称变异程度。

1. 异众比率 非众数组的频数占总频数的比率，称为异众比率（variation ratio），用 V_r 表示。

异众比率主要用于衡量众数对一组数据的代表程度。异众比率越大，说明非众数组的频数占总频数的比重越大，众数的代表性就越差；异众比率越小，说明非众数组的频数占总频数的比重越小，众数的代表性就越好。异众比率主要适合衡量分类数据的离散程度，顺序数据以及定量数据也可以计算异众比率。

2. 四分位差 上四分位数和下四分位数的差值称为四分位差（quartile deviation），也称为四分位间距（quartile range）。

四分位差用于反映数据的离散程度，其大小说明中位数对一组数据的代表程度。四分位差越小，说明数据越集中，中位数代表性越强；反之，数据越分散，中位数代表性越差。

四分位差不受极限值的影响，主要用于衡量顺序数据的离散程度，定量数据也可以计算四分位差，但不适合于分类数据。

（四）常用的相对指标

1. 构成比 指事物内部某一组成部分观察单位数与同一事物各组成部分的观察单位总数之比，用以说明事物内部各组成部分所占的比重，常用百分数表示。计算公式为：

$$构成比 = \frac{某一组成部分的观察单位数}{同一事物各组成部分的观察单位总数} \times 100\%$$

构成比具有以下特征：

（1）分子是分母的一部分，各组成部分构成比数值在 0~1 之间波动，各组成部分的构成比数值之和等于 1。

（2）事物内部各组成部分此消彼长，当其中某一组成部分数值增大，其他组成部分构成比数值必然会减少。

在运用构成比时注意不要与率混淆。

2. OR 与 RR

（1）相对危险度（RR）：暴露于某种危险因素的观察对象的发病危险度与低暴露或非暴露的观察对象的发病危险之间的比值称为相对危险度（relative risk，RR）。相对危险度常用于流行病队列研究中，用来度量暴露的危险性大小。计算公式为：

$$相对危险度（RR）= \frac{暴露组发病率}{低暴露（或非暴露）组发病率}$$

（2）比值比（odds ratio，OR）：是指病例组有无暴露于某危险因素的比值与对照组有无暴露于同一危险因素的比值之比，常用于流行病学病例对照研究中，以度量暴露的危险性。计算公式为：

$$比值比（OR）= \frac{病例组暴露的比值}{对照组暴露的比值} = \frac{a/c}{b/d} = \frac{ad}{bc}$$

公式中，a 病例组暴露的人数；b 为对照组的暴露人数；c 为病例组未暴露人数；d 为对照组中未暴露的人数。

（五）常用的统计检验方法

1. 分类资料的统计检验方法　当总体分布类型已知，对参数进行估计或检验的方法称为参数检验。当总体的分布类型未知，资料一端或者两端无界，或者资料本身是等级资料，一般选用非参数检验方法。

（1）卡方检验及其用途：卡方检验是一种适用范围十分广泛的统计检验方法，在定性资料分析中，可以用于两个或多个样本对应总体率的比较，两个或多个样本构成比的比较，资料的关联分析以及拟合优度检验等，在医学科研领域具有重要的应用价值。

（2）四格表资料的卡方检验：基本思想如下（表6-2）：

表 6-2　独立样本资料的四格表

组别	属性		合计
	Y1	Y2	
1	a（T_{11}）	b（T_{12}）	$n_1 = a+b$
2	c（T_{21}）	d（T_{22}）	$n_2 = c+d$
合计	$m_1 = a+c$	$m_2 = b+d$	$N = a+b+c+d$

为检验组别 1、组别 2 某属性的率是否存在显著性差异，资料往往被整理成如上所示四格表形式，a，b，c，d 分别代表某组某属性的实际频数，括号内的 T_{ij} 代表理论频数。

（3）CMH 卡方检验：在流行病学研究中，研究结果常常会受到混杂因素的影响，其具体表现为：与暴露因素和疾病均有关联的非研究因素的存在使得暴露和疾病之间的关联被夸大或者掩盖。因此，在研究的分析阶段，常常将资料按照可能的混杂因素分层，每一层都对应一个四格表。CMH 卡方检验用于对这种分层四格表资料进行分析。

2. 等级资料的统计检验方法

（1）非参数检验及其优缺点：非参数检验是一种不依赖总体分布的具体形式，也不对参数进行估计或检验，而是对总体分布的位置做检验的统计方法。非参数检验对总体无严格的条件限制，且多数非参数检验方法较为简便，但由于参数检验会损失原始资料的部分信息，因而当资料满足参数检验的条件时使用非参数检验方法，会降低检验效能。

（2）完全随机设计的两样本比较 Wilcoxon 秩和检验：对于等级资料，如果使用卡方检验，将会损失资料中原有的等级信息。因此，可选用 Wilcoxon 秩和检验。在进行检验时，需要经过建立假设，编秩，求秩和，计算检验统计量，得到 P 值等步骤。

（3）完全随机设计的多样本比较 K–W 检验：完全随机设计的多样本比较 K–W 检验是对 Wilcoxon 秩和检验的推广，主要解决的是多个独立样本某指标是否存在显著性差异的问题。建立假设，编秩，求秩和这些步骤与两样本比较 Wilcoxon 秩和检验类似。

二、定量数据的分析

定量数据是指对每个观察单位某个变量用测量或者其他定量方法获得的结果，其结果表现为具体的数值，一般有计量单位。

（一）频数分布

定量数据根据研究的需要，按照某种标准化分成不同的组别，称为分组或分类。分组的目的是观察数据的分布特征。因此需要编制相应的频数分布表、频数分布图。频数分布表和频数分布图的主要用途包括：①揭示频数分布的特征：从频数分布表和频数分布图可以反映集中趋势和离散程度。②揭示频数分布的类型：频数分布表和频数分布图可以揭示数据分布的类型和特征，便于选择适当的统计方法。

定量数据的频数表编制包括以下要点：全距是数据的最大值（maximum）与最小值（minimum）的差。组距（class width）是一个组的上限和下限的差。一般采用等距分组，但在某些情况下，不等距分组更能反映现象的本质和特点。

频数分布表、频数分布图的编制步骤如下：

（1）计算全距：本例中 R=Max−Min

（2）确定组数与组距：根据样本数的多少，选择适当的组数。样本量在 100 左右时，通常取 8~15 组为宜，也可以采用 $2^k > n$ 的方法。其中，k 是组数，n 是观测数据的个数。确定组距时通常简单依据：组距 = 全距 / 组数。一般在无特定医学背景的要求条件下，组距取 10 或 10 的倍数较为适宜。

（3）确定组的上下限：每一个组的起点和终点，分别称为该组的下限和上限。第一组必须包括最小值，最后一组必须包括最大值，统计时，各组的频数按照"上组限不在内"的原则统计，即各组区间左闭右开，也就是包含下限，不包含上限。分组结果列在表格的第 1 列。计算各组内的观察值的个数，作为频数列在第 2 列，再依次分别列出频率、累计频数和累计频率。

（4）绘制频数分布图

（二）集中趋势的描述

1. 算术平均数　一组数据相加后除以数据的个数所得到的结果，称为算数平均数。总体算数平均数用希腊字母 μ 表示，样本算术平均数用符号 $\overline{X}$ 表示。算术平均数适用于频数分布对称的数据，可以较好描述变量的中心位置。大多数正常人的生理、生化指标，如

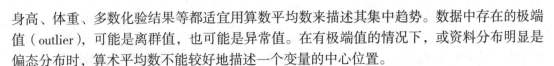

身高、体重、多数化验结果等都适宜用算数平均数来描述其集中趋势。数据中存在的极端值（outlier），可能是离群值，也可能是异常值。在有极端值的情况下，或资料分布明显是偏态分布时，算术平均数不能较好地描述一个变量的中心位置。

2. 中位数　定量数据中位数的计算同定性数据。中位数对极端值不敏感，因此当数据中有极端值，含不确定值的资料，数据呈偏态分布或分布类型未知时，宜采用中位数来描述集中趋势；此外可以根据中位数和均值的差异，简略判断数据的分布类型为正态、左偏态或右偏态。一般情况下，均值和中位数相等或无明显差异，数据多为对称分布；若有较大差异，则表明数据呈非对称分布，这时用中位数作为集中趋势的代表值更为合适。

3. 几何均数　n 个变量乘积的 n 次方根，称为几何平均数（geometric mean），用 G 表示。几何平均数适用于观察值呈偏态分布（一般用于右偏态分布），但经过对数转变后呈正态分布或近似正态分布或者其观察数值相差极大甚至达到不同数量级的数据。医学研究中经常遇到比例数据，如抗体滴度。这样的数据在大多激情况下呈右偏态分布，因此通常采用几何均数来描述其集中趋势。

4. 众数　众数是一组数据分布的峰值，其缺点是具有不唯一性。虽然对于顺序数据以及定量数据也可以计算众数，但是众数主要适合于作为分类数据的集中趋势的测度值。

5. 众数、中位数和算术平均数的关系　众数始终是一组数据分布的最高峰值，中位数是处于一组数据中间位置上的值，而算数平均数则是全部数据的平均值。对于具有单峰分布的多数数据而言，如果数据的分布是对称的，众数 M_0、中位数 M_e 和均数 $\bar{X}$ 是相等的，即：$M_0 = M_e = \bar{X}$；如果是左偏态分布，则三者之间的关系表现为 $\bar{X} < M_e < M_0$；如果是右偏态分布，则 $M_0 < M_e < \bar{X}$。

中位数以及其他分位数适合于作为顺序数据的集中趋势测度值。算数平均数适合作为定量数据的集中趋势测度值，是实际中应用最广泛的集中趋势测度值。几何均数是作为算数平均数变形的，适用于特殊数据（主要是计算比率的数据）的代表值。当数据呈对称分布或接近对称分布时，三个代表值相等，这时应选择均数作为集中趋势的代表值。对于偏态分布的数据，均数的代表性较差，特别是偏斜的程度较大时，可以考虑选择众数或者中位数等位置代表值。

（三）离散程度的描述

1. 方差和标准差　对于单峰对称数据，为了全面反映一组资料中每个观察值的变异情况，需要先寻找一个可供比较的标准，由于均值具有优良的性质，可以衡量每个观察值相对均值的偏差，构造出综合描述资料离散程度的指标。

（1）方差：方差用于度量定量数据中观测值与均值的离散程度，其计算使用变量的全部信息，因此用来度量数据的离散程度优于全距和分位数。总体方差用 σ^2 表示。方差越大说明变量值之间的差异越大。方差没有量纲，因此没有实际含义只有运算意义。

（2）标准差：标准差是方差的算术平方根，总体标准差用 σ 表示，样本标准差用 S 表示，其度量衡单位和原变量相同，使用方便，是描述离散程度的最常用的度量指标。

样本标准差越大，说明变量值之间的差异就越大，距均值的离散程度越大。由于样本标准差是有计量单位的，在比较不同数据的离散程度时，应注意数据的单位，数据单位不同，不能直接比较标准差。当两个均值不相等时，也不能直接用标准差度量均值的代表性，可以利用离散系数即变异系数加以评价。在医学应用中，一般情况下，单峰对称分布数据的标准差小于均值；若出现标准差接近均值甚至大于均值的情况，则说明数据离散程度很大，且非单峰对称分布，不宜用均数和标准差测度数据的集中趋势和离散程度。

2. 全距和四分位数差

（1）全距：也称为极差，是数据的最大值（maximum）与最小值（minimum）之间的绝对差，刻画变量所有取值离散程度。在相同样本容量下的两组数据，全距更大的分散程度更高。全距简单易求，其单位和原变量的单位相同，缺点是仅使用原变量中很少部分信息；没有涉及数据的集中位置的信息；对极端值很敏感；且与样本量有关，一般来说，样本全距低估了总体全距。

（2）四分位差：同定性数据的相关内容。分位数对极端值的敏感性远远低于全距，受样本含量的影响较小，缺点是仅使用原变量中部分信息；没有涉及数据的集中位置的信息。

3. 变异系数 变异系数（coefficient of variation，CV）是一个度量相对离散程度的指标，用来比较几个量纲不同的指标变量之间离散程度的差异，也可以用来比较量纲相同但是均数相差悬殊的变量之间的离散程度的差异。CV 值越大，表示离散程度越大，反之，则越小。

（四）常用统计检验方法

围绕两样本总体均值比较，通过考察样本量的大小，资料的正态性，方差齐性，选用三种不同的检验方法，分别是 u 检验，t 检验以及非参数检验。下面分别对每种检验的使用条件，检验方法作介绍。并简要介绍常见的正态性检验和方差齐性检验方法。

1. u 检验 当两样本分别来自相互独立的正态总体，或者样本量较大时（如 n ≥ 40），可以使用 u 检验来对两样本总体均值进行比较。

2. t 检验

（1）两独立样本比较 t 检验：主要用于两个小样本总体均数比较，要求样本个体测量值相互独立，样本资料服从正态或近似正态分布，两样本对应的总体方差相等。归纳起来就是小样本，独立性，正态性，方差齐性。

（2）两匹配样本比较 t 检验：匹配设计是将观察单位按照某些特征（如性别、年龄、病情等可疑混杂因素）配成条件相同或相似的对组。匹配 t 检验是将对子差数 d 看做变量，先假设两种处理的效应相同，$\mu1-\mu2=0$，即 $\mu d=0$，再检验样本差值的均数与 0 之间的差别有无显著性，从而推断两种处理因素的效果有无差别或某处理因素有无作用。

3. 非参数检验 当资料不满足正态性，方差齐性要求，对于小样本资料而言，一般使用非参数检验方法。譬如：两独立样本比较的 Wilcoxon 秩和检验、多个独立样本比较的 K-W 检验。

4. 数据的正态性检验和方差齐性检验 正态性检验是通过样本推断总体是否服从正态分布的检验方法。它决定最初做基本描述性分析使用的统计量。如果数据服从正态分布，选用均值和标准差对资料进行基本的描述，如果数据不服从正态分布，则选用中位数和四分位数间距的组合。在参数检验中，对总体常常有正态性的假定。这也是进行正态性检验的原因之一。

常用的正态性检验方法

1）图示法

P-P 图：以样本的累计频率作为横坐标，以按照正态分布计算的相应累计概率作为纵坐标，把样本值表现为直角坐标系中的散点。如果资料服从正态分布，则样本点应围绕第一象限的对角线分布。

Q-Q 图：以样本的分位数作为横坐标，以按照正态分布计算的相应分位点作为纵坐标，把样本值表现为直角坐标系中的散点。如果资料服从正态分布，则样本点应该围绕第一象限的对角线分布。

2）统计检验法

W 检验：全称 Shapiro-Wilk 检验，是一种基于相关性的算法。计算可得到一个相关系数，它越接近 1，表明数据和正态分布拟合得越好。W 检验适用于小样本的正态性检验。

D 检验：全称 Kolmogorov-Smirnov 法，其假设检验方法与 W 检验相同，但用于大样本。

卡方拟合优度检验：根据样本频率分布检验总体分布是否服从某一给定分布的方法。首先提出原假设：总体 X 的分布函数为 $F(x)$，其次根据样本的经验分布和所假设的理论分布之间的吻合程度来决定是否接受原假设。

方差齐性检验：在两样本总体均数比较的 t 检验中，除了要求总体服从正态分布或近似正态分布，还要求两总体方差相等，即满足方差齐性。除了常用的 F 检验，其他常见的方差齐性检验方法还有 Bartlett 检验和 Levene 检验，与 F 检验不同的是，这两种方法可以进行多样本的方差齐性检验。

Levene 检验既可以用于正态分布的资料，也可以用于非正态分布的资料或分布不明的资料，故其检验效果比较理想。而 F 检验和 Bartlett 检验仅适用于正态分布资料的方差齐性检验。

三、统计图表

统计表（statistic table）和统计图（statistic chart）是描述性统计分析中常用的重要工具，以形象直观、简单明了、清晰易懂的方式对数据的基本特征进行直观描述。

（一）统计表

1. 统计表的意义　统计表用简洁的表格形式，有条理地罗列数据和统计量。在统计描述过程中，统计表可展示统计数据的结构、分布和主要特征，便于在进一步分析中选择和计算统计量。

2. 制表原则　首先应重点突出，一张表只表达一个中心内容；其次应层次清楚，标目的安排及分组符合逻辑，便于比较；最后，应简单明了，文字、数字和线条均应从简。

3. 统计表的基本结构与要求　统计表由标题、标目、线条、数字 4 部分组成。

（1）标题：它是每张统计表的名称，高度概括表的主要内容，一般包括研究时间、地点和研究内容，左侧加表序号，置于表的正上方。

（2）标目：标目分为横标目和纵标目，分别说明表格每行和每列数字的意义。横标目位于表头的左侧，代表研究的对象；纵标目位于表头右侧，表达研究对象的指标，应标明指标的单位。

（3）线条：统计表中的线条力求简洁，多采用三线表，即顶线、底线、纵标目下横线。表格的顶线和底线将表格与文章的其他部分分隔开，纵标目下横线将标目的文字区与表格的数据区分隔开来。部分表格可再用短横线将合计分隔开，或用短横线将两重纵标目分隔开。其他竖线和斜线一概省去。

（4）数字：用阿拉伯数字表示。同一指标小数点位数一致，位次对齐。表内不留空项，无数字用"—"表示，缺失数字用"…"表示，数值为0者记为"0"。表中数据区不要插入文字，也不列备注项。必须说明者标"*"号，在表下方以注释的形式说明。一般来说，定性资料的统计表包含各组的频数和百分数等，而由定量资料构成的统计表包含各组的频数、均数（或中位数、百分位数）和标准差等。

（二）统计图

统计图是利用点的位置、线段的升降、直条的长短与体积的大小等各种几何图形，表达研究对象的内部构成、对比情况、分布特点与相互关系等特征。统计图常与统计表联合使用，常用统计图有条图、百分条图、饼图、线图、箱线图、散点图、雷达图等。

1. 条图 条图显示各个项目之间的比较情况。适用于分类资料各组之间的指标的比较。条图分为横向条图和纵向条图两种，一般常用纵向条图。纵向条图的横坐标轴是组别，纵坐标轴是频率。

2. 百分条图 适用于描述分类资料的构成比或者比较多个分类资料的构成比。竖条形的百分条图中横坐标是组别，纵坐标是百分数；横条形的百分条图中纵坐标是组别，横坐标是百分数。

3. 饼图 饼图显示一个数据系列（图表中的每个数据系列具有唯一的颜色或图案）中各项的大小与各项总和的比例。饼图中的数据点显示为整个饼图的百分比。

4. 线图 又称曲线图，是利用点的高低来表明数据升降情况的一种统计图，通过将不同阶段的数据点连接，可以更清晰地表明数据的变化趋势。线图主要用于描述数据分配情况比较和两变量依存关系的分析等。如果数值型数据是在不同时间上取得的，那么可以绘制线图，来反映现象随着时间变化的特征。

5. 箱线图 是由一组数据的最大值、最小值、中位数、两个四分位数这五个特征值绘制而成的，主要用于反映原始数据分布的特征，还可以进行多组数据分布特征的比较。依据一组数据的最大值、最小值、中位数和两个四分位数，连接两个四分位数画出箱子；再将最大值和最小值与箱子连接，中位数在箱子中间。通过箱线图的形状可以看出数据分布的特征。对于多组数据，可以将各组数据的箱线图并列起来，从而进行分布特征的比较。

6. 散点图 散点图使用二维坐标展示两个变量之间关系的一种图形。它是用坐标横轴代表变量 x，用坐标纵轴代表变量 y，在坐标系中用一个点表示每组数据（x，y）。这样就可以形成全部数据的散点图。

7. 雷达图 雷达图是显示多个变量的常用图示方法，也称为蜘蛛图。通过将重要的变量项目等分布于圆形图表周长，从而使得各变量取值分布趋向一目了然。

8. 常用统计图的应用要点（表6-3）

表6-3 常用统计图的应用要点汇总

图形类型	数据类型	应用目的	形式说明
条图	定量/定性	比较各组之间的统计指标的差别	一个坐标轴为组名称；另一个坐标轴为频率；可多个指标变量放在一个图中，这时需要图例
百分条图	定性	比较多个指标变量的构成比	一个坐标轴为各变量名称，另一个坐标轴刻度为0~100%；必须使用图例来区分各个部分
饼图	定性	描述变量构成比	没有坐标轴，必须用图例区分各个部分
线图	定量	描述一个变量随另一个变量变化而变化的趋势	两个变量的观察值必须一一对应；横轴为自变量，纵轴为因变量
箱线图	定量	比较一个变量在多个组上的分布	一个坐标轴为各组的名称，另一个坐标轴为该变量的取值范围
散点图	定量	描述两个指标变量之间的关系	两个变量的观察值可以不一一对应；通常横轴为自变量，纵轴为因变量
雷达图	定量	描述或对比多个变量	每个变量值的大小由半径上的点到圆心的距离表示

第四节 因果推断的统计模型

一、概述

制定可以被广泛认可的中药临床安全性评价方法是一个重要议题，其核心本质是解析中药临床应用与安全性结局间是否具有因果关联。从因果推断层面，因果关联反映的是事物之间联系的一种属性。当两个事物间存在因果关联，必定有其中一事物是原因，另一事物是结果。一事物作为原因导致另一事物发生的结果，这种关系即为事物间的因果关联。因果推断，是应用相应的法则对事物之间因果关联是否成立的推理判断过程。在中药安全性评价领域，中药干预即为"因"，临床安全性结局即为"果"。

目前多数统计方法仅适用于解析事务间的相关性，相关性研究的统计结果，仅能提示事物间的相关关系，确常被误用于解释为原因与结果间的关系。因果推断的模型在变量中明确设置自变量和因变量，在统计学、数据挖掘、临床流行病学领域中得到广泛应用。目前常见的可用于因果推断的模型包括虚拟事实模型、贝叶斯网络模型、结构方程模型、概率因果模型、层次因果诊断模型等，其中以虚拟事实模型和贝叶斯网络模型是当前应用较多的因果模型最为常用。科学的本质是可靠的方法学，那么如何进行中医临床安全性的因果关联推断呢？鉴于上述现状的存在，因果模型作为研究因果关联推断的重要工具，其应用对于中药临床安全性评价具有重要意义。

开展中药临床安全性评价，应遵循因果关联模型的科学准则与方法，以对因果关系的客观评价代替主观判断，从而提高中药使用与临床安全性结局之间因果关联推断的正确性，更加准确地回答中药安全性问题相关问题。此外，将因果关联模型作为工具引入中药临床安全性研究，不仅可以精确定义药物应用于安全性结局之间的因果关系，还可以解决随机试验的非依从性问题，形成有关因果关联推断的思维模式、准则和方法。

二、虚拟事实模型的原理和构建方法

1974 年 Rubin 首次提出虚拟事实模型，属于因果作用模型，其与 Lewis 的虚拟事实（counterfactuals）的哲学理论相似，故命名为虚拟事实模型。引入潜在的虚拟结果是虚拟事实模型最核心基本概念，具体来说，即采用同一个体在不同处理因素下潜在结果来定义因果作用。定义 X 为二值变量，$X=1$ 代表接受处理或暴露，$X=0$ 代表未接受处理或未暴露。$Y_{X=1}$ 代表接受处理或暴露的结果（例如是否患病、是否发生药物临床安全性事件），$Y_{X=0}$ 表示未接受处理或未暴露下的结果。以 $P(Y_{X=1}=y)$ 代表假若总体中所有个体都接受处理或暴露下的结果 Y 的分布，$P(Y_{X=0}=y)$ 代表假若总体中所有个体都不接受处理或没有暴露下的结果 Y 的分布。处理或暴露对总体的平均因果效应定义为 $P(Y_{X=1}=1)$ 与 $P(Y_{X=0}=1)$ 的差 $P(Y_{X=1}=1)-P(Y_{X=0}=1)$。

虚拟事实模型可以给出因果作用的精确定义和描述，并能给予混杂完整的形式化定义，主要应用于两个变量间因果关系的研究，例如用于中药临床安全性评价中，一种中药干预措施与一种临床安全性结局间的因果关系研究。在临床研究中，每个个体均处于且仅处于一种处理状态下，即接受干预、或未接受干预。因此，我们仅能观测接受干预下的相应结果，未接受干预下的结果实际是无法观测的，这个观测不到的结果即为虚拟结果。当存在两个个体时，只有使个体在接受处理或暴露下的结果相等，且在未接受处理或暴露下结果相等，那么对两个个体进行不同的处理，这样才能估计其个体因果作用。

三、贝叶斯网络推断模型的原理和构建方法

贝叶斯网络（Bayesian network）由 R.Howard 与 J.Matheson 在 1981 年首次提出。贝叶斯网络是概率论和图论相结合的产物，是人工智能领域的研究热点，可根据先验知识和现有数据，基于概率的方法对未知事件进行预测，是被广泛应用的复杂多因果关系不确定性推理分析的重要模型。贝叶斯网络表现为一个赋值的复杂因果关系网络图，其以直观的网络图形描述数据间的复杂相互关系，并以概率测度的权重表达变量间时序关系、相关关系、因果关系等。

贝叶斯网络是带有概率注释的有向无环图模型，包括网络结构和参数集合两部分，基于约束和得分函数，应用自动学习贝叶斯网络结构和参数的学习算法来构建贝叶斯网络，并根据既有数据和先验知识建立数据库，通过计算机算法自动学习，建立获得相应的贝叶斯网络。

在实际应用中，贝叶斯网络模型可通过网络图形的方式直观显示事物间关系，以每个节点代表一个变量（事件），以变量间的连弧表示事件发生的直接因果关系。在评价中药干预措施与多个临床安全性结局间的复杂因果关系的实际研究中，中药干预措施、临床安全性结局指标均体现为贝叶斯网络的节点，将节点间关联强度设定为权重（贡献度），根据权重判断中药干预措施与临床安全性结局之间的潜在因果关系的强弱。贝叶斯网络的应用无较大的样本量需求，但其模型的精确度、可信度不及虚拟事实模型。

四、因果推断模型在中医临床安全性评价中的应用

中药安全性评价研究中实现对于因果关系的合理、准确推断，应特别注意以下几个关键问题：①在时间序列上，所关注的中药干预措施应先于安全性结局；②排除其他的可能解释；③中药干预措施和结局之间的关系推断，应具有统计学意义，排除由机遇所引起的关联；④结局的测量应真实可靠。

中药临床安全性评价应遵循上述准则，需要充分考量因果关联推断的相关规则与思维模式，结合中药治疗的理论特点，基于因果效应进行研究设计。在相关研究中，中药干预措施即为原因，临床安全性结局即为结果。如果研究一种干预措施，一个安全性结局指标，即一因一果；如果研究多种干预措施，一个安全性结局指标，即多因一果；如果研究一种干预措施，两个或以上的安全性结局指标，即一因多果；如果研究两个或以上的干预措施，两个或以上安全性结局指标，则为多因多果。根据干预措施和临床安全性结局指标的数量不同，可以分别探求一因一果、一因多果、多因一果、多因多果的关系。

虚拟事实模型和贝叶斯网络模型等因果模型在评价中药临床安全性评价中的应用，符合中药临床应用与安全性结局指标的因果关系特征，有助于提高中药临床安全性相关因果判定结果的客观性、真实性、科学性。

第五节　信号挖掘与风险预警方法

一、信号产生的数据来源

中药药物警戒是中药临床安全性研究的重要议题。中药药物警戒是中药不良反应（ADR）监测的扩展，其内容不仅包括对中药不良反应、非预期的缺乏疗效的监测，还包括对中药质量问题、依赖性和滥用、中毒、用药错误等的监测；既包括中药上市前的临床试验甚至临床前的研究阶段，也包括中药上市后的再评价和其不良反应预警。

根据世界卫生组织的定义，信号（signal）是"未知的或是尚未完全证明的药物与不良事件相关的信息。"在我国，中药不良反应监测信号主要来源为药品不良反应自发呈报系统（spontaneous reporting system，SRS）。中药药物警戒的关键在于如何高效收集、有效分析上市后中药的安全性观测数据，并给出具有较强说服力的客观结论，即信号的产生与分析。

作为最主要的 ADR 监测手段，药品不良反应自发呈报系统（spontaneous reporting system，SRS）是 ADR 信号的最主要来源。我国自 2003 年起，已建立了药品不良反应监测网络，覆盖全国范围各药品不良反应监测中心、医疗及防疫机构、药品生产企业、药品经营企业等。ADR 自发呈报系统实时收集的 ADR 相关完备信息，由近 70 个变量构成，包括基本信息、不良反应/事件信息、药品信息、报告单位信息、报告人信息等方面。伴随药物监管部门、临床医师、临床药师与广大患者对中药安全性的不断重视，包括病例对照研究、队列研究、临床随机对照试验等在内的传统药品不良反应信号探索设计方法，逐步暴露局限。如何基于数据挖掘技术，实现对自发呈报系统海量中药安全性数据的有效分析解读成为一个重要议题。

二、常用的信号挖掘技术

数据挖掘是从大规模、多维度、有噪声数据中挖掘隐含知识信息的重要工具，伴随人工智能和集成数据库技术的迅速发展，已有多种数据挖掘技术被广泛应用于包括不良反应监测信号数据等在内的药品安全性研究数据分析并获得广泛认可。

比值失衡测量法被广泛运用于药品 ADR 监测工作，是当前唯一用于鉴别 ADR 信号的检测技术。基于经典的四格表建立的比值失衡测量分析方法，其基本思想是估计品种实际上报 ADR 数量与预期数量或与其他药物引发的 ADR 数量的比值，当比值超过某阈值时，这种失衡现象提示了目标品种与 ADR 之间可能存在某种联系，即为"信号"。比值失衡测量法包括频数法和贝叶斯法两种，常见的频数法包括报告比数比法（reporting odds ratio，ROR）、比例报告比值比法（proportional reporting ratio，PRR）、综合标准法（medicines and healthcare products regulatory agency，MHRA 或 MCA）。贝叶斯法包括贝叶斯置信度递进神经网络法和伽马泊松分布缩减法。频数法与贝叶斯法分别被不同国家机构所应用，其原理、产生信号标准、应用现状及特征不同、各具特点。

（一）频数法

频数法被广泛应用于信号的生成，目前常用的具体方法包括比例报告比值比法、报告比数比法（ROR）、综合标准法等，所有方法均基于四格表计算建立。当目标品种与不良反应之间的计算结果超过阈值，称为失衡（disproportionality），从而生成信号。

设数据库中有 A 种药物，B 种不良反应，则药物—不良反应组合数 M=A×B，当研究第 i 种药物与第 j 种不良反应关系时，则得二维投影四格表，见下表（表 6-4）。其中 a 和 b 分别代表目标药品的目标不良反应和其他不良反应报告数，而 c 和 d 代表非目标药品的目标不良反应和其他不良反应报告数，总数 N=a+b+c+d。

表 6-4　SRS 数据二维投射

是否目标药物	是否目标不良反应		合计
	是（ADR=j）	否（ADR≠j）	
是（Drug=i）	Nij=a	b	a+b
否（Drug≠i）	c	d	c+d
合计	a+c	b+d	a+b+c+d

1. 比例报告比值比法　比例报告比值比法是对自发呈报系统进行定量分析的最早期、最基本的信号检测方法，与临床流行病学计算比例死亡比（proportionalmortality ratios，PMR）的方法类似，如果 PRR 的 95% 可信区间下限 >1，则提示生成信号。PRR 通常作为信号生成的方法与其他数据挖掘方法联合使用。日本东京大学、江苏省 ADR 监测中心、上海市 ADR 监测中心等有关机构，均使用 PRR 检测 ADR 信号。

$$PRR = [a/(a+b)]/[c/(c+d)]且95\%CI = e^{\ln PRR \pm 1.96\sqrt{\frac{1}{a} - \frac{1}{a+b} + \frac{1}{c} - \frac{1}{c+d}}}$$

PRR 通常作为信号生成的一种方法与其他数据挖掘方法联合使用。

2. 报告比数比法 报告比数比法是另一种常用的频数法，其优点是计算简单，能够估计相对危险度，减少因对照组选择带来的偏倚，并可调整以适应不同的回归分析，解析因药品交互作用引起的不良反应。若 ROR 的 95% 可信区间下限 >1，则提示生成一个信号。

$$ROR = (a/c)/(b/d) 且 95\%CI = e^{\ln ROR \pm 1.96\sqrt{\frac{1}{a} + \frac{1}{b} + \frac{1}{c} + \frac{1}{d}}}$$

ROR 与传统的流行病学"比值比"相似，是暴露于某一药品的 ADR 比值与在没有暴露于该药的情况下出现的 ADR 比值之比，"病例组"是数据库中那些出现某 ADR 的报告，"对照组"则是那些未出现某 ADR 的报告，而"暴露"指的是暴露于研究的某药品。当目标药物仅发生目标 ADR 而不出现其他 ADR，或者只有目标药物才导致目标 ADR 的情况下，ROR 值无法计算。

两相比较，PRR 与 ROR 分析原理简单相似，容易理解，缺点是算法要求四格表中四个格子均不能为零，每个因素都必须同时具有对应的报告，且如果数目较少则难以解释分析结果，易生成假阳性信号。有学者认为，ROR 较 PRR 更加具科学性，当以自发呈报系统数据作为病例对照资料研究时，PRR 不可估计相对危险度，而 ROR 可估算相对危险度，从而减少对照组选择带来的偏倚。报告比数比法被荷兰药物警戒中心 Lareb 实验室（netherlands pharmacovigilance foundation lareb）等所采用。

3. 综合标准法 综合标准法，是由英国药品和保健产品管理局（medicines and healthcare products regulatory agency，MHRA）在 PRR 法检测标准上做出调整后提出的一种包括多个指标的综合标准法。此标准将多个指标同时纳入综合考虑，以同时满足 PRR ≥ 2、χ^2 ≥ 4、病例报告数（a）≥ 3，或以 PRR 的可信区间代替 χ^2 检验，同时满足 PRR95% CI 下限 ≥ 1、病例报告数（a）≥ 3 视作信号产生。综合标准法保证了最低组合例数，结果较为稳定，其缺点是伴随报告例数的增加，灵敏度反将下降。鉴于早期的 PRR 法常与其他数据挖掘方法联合使用，目前欧盟已基本使用 MHRA 作为信号选择的标准。

（二）贝叶斯法

运用贝叶斯统计原理，引入先验信息的一种信号生成方法，具有稳定、灵活的优点。贝叶斯统计同时基于总体信息、样本信息、先验信息进行推断，重视已有样本观察值，而不考虑尚未发现样本的观察值。基于贝叶斯原理的信号生成方法，被称为贝叶斯法，其重视对于先验信息收集、挖掘，使之形成先验分布并基于此进行统计推断，方法灵活，结果相对稳定。贝叶斯统计是当今世界两大主要统计学派之一，认为在关于总体参数 θ 的统计推断中，除使用样本信息外，还应使用先验信息。WHO 国际药物监测合作中心（UMC）采用贝叶斯置信传播神经网络法（BCPNN），美国食品药品监督管理局（FDA）则采用多项伽玛泊松缩减法（MGPS）。BCPNN 法与 MGPS 法都运用了贝叶斯原理，区别在于先验分布指定的不同。BCPNN 用无信息 Beta 分布作为其先验分布；而 MGPS 采用 Gamma 分布作为其先验分布，采用经验贝叶斯方法（empirical Bayes），通过极大似然估计得到先验分布的参数。

1. 贝叶斯可信传播神经网络法（Bayesian confidence propagation neural network，BCPNN） 作为在国外应用比较成熟的早期信号检测方法，贝叶斯可信传播神经网络法在基于四格表统计的基础上融合贝叶斯判别原理，同时还考虑了比值失衡，因此其模型具有前馈性，这一优势使得应用。贝叶斯可信传播神经网络法模型可以实现定期的自主学习、演绎推断，从而不断适应数据资料的更新，实现结合新的实时信息对既往 ADR 报告进行再评价，具有优秀的信号早期发现能力。

基于信息因子（information component，IC）及其可信区间，评价药物与不良反应之间的联系强度。信息因子 IC 是 BCPNN 方法的核心所在。IC 值用以测量比较事物之间关联的强度，反映的是药品的应用与不良反应发生间联系的强弱。在目标药物与不良反应总数未知的前提下，可假定其特征服从二项分布，结合共轭先验分布及超参数等计算 IC 值均数及方差。因此，其将药物应用与不良反应发生间的 IC 值均值作为神经网络的权重，将公认的药物—不良反应数据集作为训练集，根据神经网络学习调整输出结果。

贝叶斯可信传播神经网络法结果稳定，无限制条件，时效性强，只需全面的数据传递就能训练神经网络，非常适用于大规模监测数据的挖掘。其缺点是敏感度较低、计算复杂。贝叶斯可信传播神经网络法被 WHO 乌普萨拉国际药物监测合作中心（UMC）等权威机构所采用。BCPNN 方法的核心是计算出信息成分值，计算公式为：

$$IC = Log_2 \frac{P(x,y)}{P(x)P(y)}$$

其中，$P(x)$ 指的是药物（x）出现在报告中的概率，$P(y)$ 指的是药物不良事件出现在报告中的概率，$P(x,y)$ 指药物（x）和药物不良事件（y）同时出现在报告中的概率。

IC 具体化的表达方式为：

$$IC = log_2 \left(\frac{P(AE = yes \mid Drug = yes)}{P(AE = yes)} \right) = log_2 \frac{P(AE = yes, Drug = yes)}{P(AE = yes)P(Drug = yes)}$$

当 IC 大于零时，说明药物与不良反应间可能有关。其中 $P(AE = yes)$ 表示所有不良反应 / 不良事件中，当前研究的不良事件的概率；$P(Drug=yes)$ 表示当前研究的药物在所有不良反应 / 不良事件报告中所占的比例；$P(AE=yes \mid Drug=yes)$ 表示当前研究的药物所致的所有不良反应 / 不良事件中，当前研究的不良反应 / 不良事件的条件概率。

IC 的期望、方差为：

$$E(IC) = log_2 \left(\frac{E(p_{11})}{E(p_1)E(p_1)} \right) = log_2 \left[\frac{(\alpha + \gamma_{11})(N + \alpha)(N + \beta)}{(N + \gamma)(a + b + \alpha_1)(a + c + \beta_1)} \right]$$

$$V(IC) \approx \frac{1}{(log_2)^2} \cdot \left[\frac{N - \alpha + \gamma - \gamma_{11}}{(\alpha + \gamma_{11}) \cdot (1 + N + \gamma)} + \frac{N - a - b + \alpha - \alpha_1}{(a + b + \alpha_1)(1 + N + \alpha)} + \frac{N - a - c + \beta - \beta_1}{(a + c + \beta_1)(1 + N + \beta_1)} \right]$$

则 IC 的 95% CI 为：$E(IC) \pm 2\sqrt{V(IC)}$。其中涉及 5 个先验参数 α_1, α_2，β_1，β_2，γ_{11}，

因 $P(AE = yes) = \frac{a+c}{N}$，$P(Drug = yes) = \frac{a+b}{N}$，$P(AE = yes, Drug = yes) = \frac{a}{N}$，故可选 Beta 分布作为它们的先验分布。当考虑无信息先验时，

$$P(AE = yes) \sim Beta(\alpha_1 = 1, \alpha_2 = 1), \quad P(Drug = yes) \sim Beta(\beta_1 = 1, \beta_2 = 1)$$

$$P(AE = yes, Drug = yes) = P(AE = yes) \cdot P(Drug = yes) \sim Beta(\gamma_{11}, \gamma - \gamma_{11})$$

因此：

$$\alpha = \alpha_1 + \alpha_2, \quad \beta = \beta_1 + \beta_2$$

$$\gamma = \frac{\gamma_{11}}{P(ADR=yes)P(Drug=yes)} = \frac{(N+\alpha)(N+\beta)}{(a+b+\alpha_1)(a+b+1)(a+c+1)} = \frac{(N+2)(N+2)}{(a+b+1)(a+c+1)}$$

当可信区间下限大于零，即 $E(IC) - 2\sqrt{V(IC)} > 0$，提示可能为不良反应信号。

2. 多项贝叶斯伽马泊松分布缩减法（multi-item gamma poisson shrinker，MGPS）　1998年美国研发伽马泊松分布缩减法（gamma poisson shrinker，GPS）用于信号检测，经改进为多项贝叶斯伽马泊松分布缩减法。多项贝叶斯伽马泊松分布缩减法的算法核心是计算经验贝叶斯几何均数（empirical bayesian geometric mean，EBGM），并可得到经验贝叶斯几何均数95%可信区间，并以EB05代表经验贝叶斯几何均数95%可信下限。一般认为当EB05>2，则提示生成一个信号。鉴于以EB05作为信号的发现依据较经验贝叶斯几何均数更为保守，二者作为生成信号的标准孰为优劣尚存在争议。

多项贝叶斯伽马泊松分布缩减法与伽马泊松分布缩减法应用贝叶斯统计思想，其区别在于对先验分布的确定方式。贝叶斯可信传播神经网络法将贝他分布确定为先验分布，采用贝他二项分布模型；而多项贝叶斯伽马泊松分布缩减法将伽马分布确定为先验分布，采用伽马泊松分布模型。此外在确定先验分布的超参数时，贝叶斯可信传播神经网络法不基于现有数据直接主观假定先验分布，多项贝叶斯伽马泊松分布缩减法则结合已有的数据，通过极大似然估计得到先验分布。

鉴于多项贝叶斯伽马泊松分布缩减法可实现对于患者基本资料的分层分析，可分别解析用药人群各项分层特征变量与不良反应之间的关联性，并可在样本数据较少时避免出现假阳性结果，其被美国食品药品监督管理局（FDA）所采用。

（三）信号发掘方法的比较与选择

数据挖掘技术应用在药物警戒领域中得到广泛应用，并已发展形成比较系统的各具特点的算法策略。作为最主要的两类算法策略，频数法与贝叶斯法建立在两类不同的统计学派基础上，其计算原理差异较大，各有优劣。国外有人通过灵敏度、特异度、阳性预测值、阴性预测值、Kappa统计量等指标来比较各种方法，探索适合不同国家的药品不良反应信号监测的方法。有学者基于英国黄卡数据库中ADR报告最多的前15种药品，用MCA法进行回顾性分析，发现的信号中70%为已知不良反应信号，13%为已知疾病相关不良反应，17%为未知不良反应信号。另有学者基于美国FDA不良事件报告系统（adverse event reporting system，AERS）数据库中21个药及26个相关药物不良事件对MCA即MGPS进行方法评价，结果显示MCA法对24个药物相关不良反应给出预警信号，其中6个预警信号比文献报道或更改药品说明书早了1年，16个预警信号比文献报道或更改药品说明书早了2~18年；MGPS法对20个药物相关不良反应给出预警信号，其中3个预警信号比文献报道或更改药品说明书早了1年，11个预警信号比文献报道或更改药品说明书早了2~16年。

自1998年A. Bate首次提出将贝叶斯神经网络应用与SRS信号监测后，目前BCPNN作为WHO药物安全性日常信号监测方法，并已被证实能有效地进行预警。A. Bate等在文章中回顾性分析了WHO SRS数据库，BCPNN法对卡托普利致咳嗽的关系给出预警信号，且随着监测时间的延长，预警信号越来越强烈。另有学者通过回顾性研究证实 BCPNN 方法在药物不良反应的早期预警方面具有较好的预警效果。Niklas Norén 等在 2006 年基于 Dirichlet 分布提出了改进的 BCPNN 法可信区间估计更精确，且可以处理分层变量以控制混杂因素。Eugène P.Van Puijenbroek 等基于荷兰药物警戒基地 39 790 份可疑药物不良反应报告数据库对 PRR、ROR 与 BCPNN 进行比较发现，以 BCPNN 为参照，当目标药物的目标 ADR 报告数目 a（表 6-4 中）大于 2 时，PRR 及 ROR 灵敏度皆较高（100%），但特异度较低，特别是当 a <4 时，特异度下降明显。日本学者 Kiyoshi Hubota 等基于日本 SRS 数据库进行方法比较显示 MCA 法与 BCPNN 法、ROR 法与 PRR 法之间的 Kappa 值均大于 0.9，GPS 法与 MCA 法、GPS 法与 BCPNN 法之间的 Kappa 值约 0.6，其他方法间 Kappa 值均小于 0.2。J. T. Harvey 等基于澳大利亚 ADR 监测数据库中肝胆系统不良反应数据进行方法比较得出 ROR 与 PRR 之间 Kappa 值 0.79，灵敏度 71%，特异度 100%；GPS 与 PRR 及 ROR 间 Kappa < 0.3，灵敏度 <0.2。

综上所述，比例报告比值比法、报告比数比法、综合标准法等三种方法同属频数法范畴。其中，报告比数比法与比例报告比值比法计算原理相似，二者结果一般具备较好的一致性。传统频数法，贝叶斯法及综合指标法各有优势。当前不同国家及机构采用的信号检测方法不尽相同。综合标准法因其同时考虑 PRR 值、卡方值、报告数三个指标，被认为较报告比数比法、比例报告比值比法更为严谨，可以更加及时有效地发现信号。贝叶斯可信传播神经网络法、多项贝叶斯伽马泊松分布缩减法等两种方法同属贝叶斯法范畴。二者均根据贝叶斯统计的思想，同时考虑总体信息、样本信息、先验信息，因此，被认为较频数法算法适用性更加灵活，计算结果更加稳定。

需要指出的是，目前对于不良反应信号挖掘方法的优劣评判尚无金标准，尚需结合具体上报数据的类型与质量，在实际工作中加以检验。此外，需要特别注意的是，数据挖掘结果所生成的信号，不直接等同于药品应用与不良反应之间存在联系的结论，尚需将检测到的信号经过严格的专家论证，进行基于证据的深入判断，才能获得最终结论。

我国 ADR 信息数据目前存在的问题包括：ADR 漏报率相对较高、部分 ADR 报告数据不完整、新发 ADR 报告比例不高、严重 ADR 报告比例不高、ADR 损害程度分级不系统等。相对而言，其数据质量决定了较难直接应用频数法进行信号检测，虽然贝叶斯法的结果灵敏度一般，但其对数据质量需求较低、特异度较高、结果稳定、误判率低、信号检测关联性强、适用于较大样本量，相对更加符合我国 ADR 数据来源数量、质量特点的信号分析需求。

第六节 联合用药特征分析方法

一、关联规则分析

（一）关联规则算法的原理

关联规则（association rule）是不同事件间存在的规律性，关联规则算法分析（association rule analysis）是被广泛应用于大规模单维或多维数据项目及内部隐藏关联的解析，其原理简洁、形式简单、易于解读，适用于 HIS 系统数据挖掘，常被应用于不同类别中、西药物联合用药规律的探索性研究。

Apriori 算法是最为常用的经典的关联规则数据挖掘算法，其算法核心为基于两阶段频集递推思想，对数据集进行逐层搜索以迭代识别所有的频繁项目集（frequent item sets）并据此构造关联规则。识别全部频繁项目集是 Apriori 算法的关键过程，此过程中 HIS 数据库变量关联规则模型的建立受到支持度和置信度的双重约束。

在 Apriori 算法分析过程中，每一条关联规则都呈现为 A⇒B 形式的蕴涵式，支持度（support）与置信度（confidence）是必备的重要约束参数，其公式分别为：support（A⇒B）=P（A∪B）；Confidence（A⇒B）=P（B|A），任何事件间的关联规则都是在支持度与置信度的条件约束下建立的。简而言之，对于事件 A 与事件 B 的关联规则而言：支持度即为在所有的事务中同时出现事件 A 和事件 B（两种事件同时发生）的概率，描述关联规则的频度，是对关联规则重要性的度量。置信度是在所有事务中，在出现事件 A 的基础上再出现事件 B（从一个事件发生可以推断另一个事件发生）的概率，属于条件概率，描述关联规则的强度，是对关联规则准确度的度量。最小支持度（min-support）表示筛选提取的项目集在统计意义上的最低重要性，最小置信度（min-confidence）表示建立的关联规则的最低可靠性。因此，基于关联规则的数据分析，就是寻找全部同时满足预先设定最小支持度、最小置信度条件的关联规则。

（二）关联规则算法优势与缺点

Apriori 算法是应用最为广泛的经典关联规则算法，其突出优势在于算法架构简单、易于操作、对数据要求低，可以定量地精细刻画变量间相互影响的复杂关系，逐条获取药物联合应用规则的支持度、置信度、提升度表格，阐明临床联合用药特征等关键规律，并可基于此实现药物联合用药核心网络的可视化构建。Apriori 算法的缺点为分析过程中伴随大量候选集的产生与数据库全部记录的重复扫描，由此导致的庞大计算量占据过多资源，尤其在对大规模临床数据库分析中表现得较为突出。

二、复杂网络和超网络分析

（一）应用（复杂）网络分析理念及其方法探索真实世界中医药医疗大数据

近年来医学研究里兴起了基于复杂网络（complex network）的多个研究领域，如循证医学研究领域中的网状 Meta 分析，是直接比较 Meta 分析的扩展，可同时比较多个干预措施间的有效性和安全性，依据比较结果排序，选择最佳干预措施；网络医学，旨在采用复杂网络的视角和方法进行医学以及临床疾病诊治规律的研究；网络药理学认为药物的靶点不再只是针对一个蛋白，而是要针对一个网络。

复杂网络是由数量巨大的结点和结点之间错综复杂的关系共同构成的网络结构。复杂网络具有简单网络所不具备的特性，这些特性往往出现在真实世界的网络结构中。与真实世界的有机联系使得复杂网络成为现今科学研究中的热点之一。

1. 真实世界下中西医联合治疗方案的网状 Meta 分析 现今无论中医院还是西医院以及百姓的日常用药，最为常见的用药形式是中西医联合治疗，即中西药物联合使用。那么临床医生和患者决策时，常会从多个干预措施中选择最佳治疗方案。不断增加的药物及治疗方案使医生和患者选择增多，导致临床决策出现很大的难度。理想情况下，临床决策的首选是直接比较多个干预措施的系统评价，即传统的 Meta 分析。但是真实世界的用药复杂性，并不符合这种理想状态，同时比较多个用药方案才是真实医疗实践之需。因此，基于网络分析理念的网状 Meta 分析应运而生。

网状 Meta 分析是直接比较 Meta 分析的扩展，可同时比较多个干预措施间的有效性和安全性，依据比较结果排序，选择最佳干预措施。当不存在直接比较随机对照试验时，网状 Meta 分析可基于共同对照比较多个干预措施，其结果为间接比较结果，可为临床实践提供有价值的证据。由于网状 Meta 分析的特殊优势：间接证据、同时比较多个干预措施、对结局指标的效果好坏排序并计算其概率，同时还被用于识别证据等级的差距。除此之外，通过软件处理后所形成的"网络"关系图，研究者可以对不同处理因素之间的关系强度有一个整体的认识，从而判定这些干预措施之间的比较是否具有代表性。网状 Meta 分析被认为是循证医学的二代方法学工具，已经被世界各国卫生技术评估组织认可，并在医学研究中广泛应用。

我国现有的中药制药企业约有 1 500 余家，已有中成药品种 9 000 余个，剂型 40 多种。目前中药治疗同一疾病或证候时，存在多个品种，且部分品种又有多种剂型。以治疗脑梗死的中药为例，临床上主要有三类活血化瘀药，即和血类、活血类和破血类，仅和血药就有多种单味或复合制剂，而且由于中成药品种同质性严重，且不同厂家存在竞争关系，导致难以对同一品种不同生产厂家的质量进行比较。要想通过 RCT 对这些药物的有效性和长期疗效进行验证几乎是不可能的，这样的试验耗时耗力，且难以获得足够的资金支撑。但是，通过网状 Meta 分析在中医药临床研究中进行这种多个干预比较的应用并不多见，因此，有必要将网状 Meta 分析引入中医药临床研究中来。

2. 真实世界中医临床实践的复杂网络研究　信息数据化及数字化为中医药现代化开辟道路，也为中医药研究带来了新的机遇与挑战。有学者提出了"以人为中心，数据为导向，问题为驱动，医疗实践与科学计算交替，从临床中来到临床中去"的真实世界的中医临床科研范式，并提出"真实世界的科研，是利用临床诊疗基础的数据上开展的科研"，在真实世界的条件下更能充分发挥中医辨证论治及综合疗法的优势。

中医药具有复杂性，这一复杂性来源于系统规模的复杂性、结构的复杂性、开放环境的复杂性、非线性的复杂性以及有限理性带来的不确定性的复杂性。中医药临床诊疗过程是一个患者机体反应、医生思维决策和复杂干预手段的非线性互动过程，具有局部复杂相关性、涌现性等特点。因此，复杂网络作为描述复杂系统的模型和工具，可以应用到中医领域中进行临床表征、证候、治则治法、药物之间的关系等复杂问题的探索。通过网络图形展示的形式，将复杂关系简单化，既可以揭示其特征又能用数字说明各节点关系的强度、紧密度，相对直观、定量、清晰的刻画各种复杂关系及某些节点的重要、核心地位及作用。而引入复杂网络的最大优势就在于建立网络的同时也引入了关系（可能带有关系的强度），是一种强化的二元关系。

目前已有学者利用复杂网络的分析方法对中医药临床实践的处方用药做了系列有益探索，如某些疾病的用药规律探索、某些品种的联合用药规律解析、药物配伍研究、专家用药经验分析、有效处方分析、中药复方作用靶点、中医症状基因预测等。从复杂网络的角度对网络的一些特异的指数、分布寻求对应中医方面知识，寻找与发现中药网络形成的规律和特点具有重要意义。

复杂网络分析方法比较适合网络节点相对固定，而边的数量较多的紧密型复杂网络，能够从中抽取多层次的核心子网结构。在中西药联合治疗领域中应用，特别适合中西药核心用药的知识发现分析，即从大规模临床处方中分析获得兼具共性与个性特点的治疗方案的用药知识。

（二）真实世界中医临床实践引入超网络建模分析

绝大多数情况下，用一般的网络图并不能完全刻画真实世界网络的特征。在研究超大规模的网络系统时，会出现网络中的网络的问题。如果用原来简单或有向图的方法来处理这类问题，就很难理清各个网络之间的关系。因此，就出现了超越一般网络的网络系统问题。人们常把规模巨大、连接复杂、节点具有异质性的网络称为"超网络"。

1985 年超网络概念被 Y.SHEFFI 等在研究运输系统时首次提出，在处理物流与信息、资金网络相交织的复杂网络问题时，美国科学家 A. Nagurney 首次定义高于而又超于现存网络（above and beyond existing networks）的网络为超网络（super networks）。随着超网络应用范围越来越广阔，其研究成果也层出不穷。超网络的应用范围涉及医疗卫生、决策支持、供应链、交通基础设施、电力网络、社交知识网络、互联网、风险管理、经济学等诸多领域。蛋白质网络、系统进化树网络、神经网络、新陈代谢网络、蛋白质网络、社会网络、食物网、计算机网络、知识学习网络、供应链网络等均可抽象为超网络范畴。

当前存在两种关于超网络的定义：第一种是在计算机、遗传学等领域，常用概念，泛指节点众多、网络中嵌套着网络的系统。在超网络中，网络中又包含复杂的网络，甚至每个节点都可以是一个网络系统。第二种定义是用超图（hypergraph）来定义超网络，超图概念是 C. Berge 于 1970 年提出的。凡是可以用超图描述的网络就是超网络，从超网络的特性来看，的确很多超网络无法用一般的图来表示，必须用超图来表示。超图不同于一般图论中的无向或有向图的地方在于：后者的每一个边只连接两个节点，而超图的超网络具有一条超边连接多个同质或不同质的节点的特性，这使其可以更好地描述具有多节点连接的复杂系统。一般来讲可以基于第二种定义开展，即通过超图分析实现超网络建模。

超网络的特征主要包括：多网络性、多层性、多级性、多维性、多准则性、协调性。超网络的这些特征和架构为描述和表示网络的结构，研究网络之间的相互作用和影响提供了方法和工具，可以利用数学方法、可视化工具等对网络中的流量、关联、聚合情况等进行定量分析和计算。

超网络模型可用来描述和表示网络之间的相互作用和影响。通过超网络模型，研究者既要找到不同网络之间的组合优化，又要找到关系层的组合优化。超网络的构架为研究网络之间的相互作用和影响提供了工具。它可以用一些数学工具对网络上的流量、时间等变量进行定量的分析和计算，这些数学工具包含：优化理论、博弈论、变分不等式及可视化工具等。

真实世界中临床实践的实质是临床医生为患者提供医疗服务的过程，存在着大量的复杂系统。不同患者、不同疾病、不同理化检查结果、不同中西药物使用、不同治疗结局之间的多维关联和聚合，形成了一个又一个性质各异、关系不同而又存在联系的多个网络，这些网络共同构成了一个庞大的临床诊疗超网络。

在这个巨大的超级网络里，医生诊治患者，一方面会根据相应的临床实践指南或教科书知识开出处方，另一方面，会根据自身的临床实践经验，以及患者的个体特征和意愿来处方用药。中西医结合治疗是目前中医临床干预的一种主要方式，是针对患者个体化临床表现对症使用的若干中西药物集合。联合使用中的多种药物在治疗过程中具有复杂的相互作用关系，因此，把握复杂的药物相互作用规律是中西医联合治疗方案取得疗效的关键。如何从这些复杂关联的网络和系统中寻得诊治过程的典型治疗方案，是目前临床实际中最具价值的研究问题。

超级网络中的系统和网络都存在着多节点间联系的特性，一般复杂网络方法并不能对这种特性进行很好的适用。实际上，通过多种关联维度聚合的典型治疗方案形成了拥有不同性质结点和不同性质关系的治疗方案超网络。这些不同性质的关联与链接是知识关联、挖掘、发现与创新的脉络线索。据此，已有中医药研究者尝试引入超网络的理论与方法，从中药、西药、中西药联合使用治疗方案关联维度来总结和探讨合理临床治疗方案聚合广度整合和深度聚合的主要模式，构建中西药联合治疗方案超网络聚合系统模型，并分析基于优化的中西药联合治疗方案超网络的知识发现应用，为临床实践的中西药联合应用提供了客观数据分析支持证据。

（张 寅 易丹辉 廖 星）

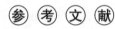

1. 贺佳.临床试验中药物安全性的统计学考虑.世界科学技术 – 中医药现代化,2017,19(7):1089–1096.

2. 武建虎,贺佳,贺宪民,等.关联规则在医学领域中应用的探索.数理医药学杂志,2005(3):240–243.

3. 尚鹏辉,詹思延.数据挖掘在药品不良反应信号检出和分析中的应用(下)——药物流行病学研究新方法系列讲座(三).中国药物应用与监测,2009,6(3):187–190.

4. 叶小飞,王海南,陈文,等.数据挖掘在药物警戒中的应用.中国药物警戒,2008(1):36–40.

5. 李博,高蕊,李睿,等.药物临床试验不良反应/不良事件关联性判定方法研究探讨.中国新药杂志,2014,23(12):1465–1470.

6. 耿直,何洋波,王学丽.因果链上因果效应的关系及推断.中国科学(A辑:数学),2004(2):227–236.

7. 罗宝章,钱轶峰,叶小飞,等.药物不良反应信号检测方法的现状与展望.药学服务与研究,2009,9(4):255–260.

8. 代菲,舒丽芯,储藏,等.简述分析几种信号监测方法在药物不良事件中的应用.药学实践杂志,2012,30(5):380–383.

9. 任经天,王胜锋,侯永芳,等.常用药品不良反应信号检测方法介绍.中国药物警戒,2011,8(5):294–298.

10. 侯永芳,刘翠丽,宋海波,等.药品不良反应信号检测模型优化及应用.中国药物警戒,2016,13(7):408–409.

11. 王丽丽,陈国宏,庄彩云,等.超网络知识系统定义、内涵及运行机制.南京航空航天大学学报(社会科学版),2019,21(1):41–46.

12. 高国伟,段佳琪,李永先.知识超网络研究综述.情报科学,2018,36(12):162–167.

13. 郭浩,张帆,陈俊杰.基于超网络判别子图的阿尔兹海默症分类.计算机工程与设计,2018,39(8):2616–2620.

14. 张帆,陈俊杰,郭浩.基于脑功能超网络的多特征融合分类方法.计算机工程与应用,2018,54(21):120–127.

15. 胡枫,李发旭,赵海兴.超网络的无标度特性研究.中国科学:物理学力学天文学,2017,47(6):17–22.

16. 索琪,郭进利.基于超图的超网络:结构及演化机制.系统工程理论与实践,2017,37(3):720–734.

17. 刘强,方锦清,李永.超网络国内外研究进展.中国原子能科学研究院年报,2016(10):168–169.

18. 赵海兴,马秀娟.复杂超网络的研究综述.青海师范大学学报(自然科学版),2016,32(3):1–10.

19. 江丽杰,何丽云,周雪忠,等.基于复杂网络的失眠中医诊治规律研究.中国中医基础医学杂志,2015,21

（12）:1540-1543.

20. 杨薇,李杨,孙磊磊,等 .27678 例缺血性中风病急性期患者核心中西药物动态变化复杂网络分析 . 中国中药杂志,2015,40(24):4783-4790.

21. 罗静,徐浩,周雪忠,等 . 基于复杂网络的不稳定型心绞痛中药配伍应用规律研究 . 中国中西医结合杂志,2014,34(12):1420-1424.

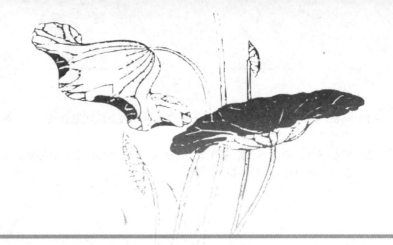

第七章

循证中医药安全性证据的研究标准与规范

中成药发挥临床疗效的同时，安全性问题亦不容忽视。报告 ADR 有两种重要的途径，首先是自发呈报系统，即由国家食品药品监督管理总局主导的，也是我国药品上市后安全监管中最常用的一种被动监测方法，作为早期预警系统，其作用是发现药品安全性信号，但具有无法计算不良反应发生率等局限性。其次是医院集中监测的主动监测模式，可计算药品不良反应发生率，观察不良反应发生特征。将医院集中监测与自发呈报系统相结合，共同推动药品上市后安全性再评价工作。为加强药品安全性监测工作，CFDA2013 年下发了《生产企业药品重点监测工作指南》（食药监安函［2013］12 号），从而指导企业开展重点监测工作。目前，医院集中监测缺乏规范，如设计不合理、漏报、过程质量控制不严格、不良反应判读不透明以及报告不规范等。因此，制定相关技术规范非常必要，有利于医疗机构规范开展医院集中监测，明确监测目的，并进行合理的监测设计、规范报告等。本章第一节和第二节第一个规范均参照国际药品上市后安全性监测模式和先进设计理念与方法以及国际相关报告规则制作流程，并在我国相关法律法规和技术文件指导的框架下，结合中成药自身特点以及我国的实际情况，制定而成。这两个规范均为本书主编团队携手行业内专家共同编制而成，都隶属为中华中医药学会团体标准，即中成药上市后安全性医院集中监测技术规范（T/CACM011-2016）/中华中医药学和《中成药上市后临床安全性医院集中监测报告规范》（T/CACM021-2017）。

第一节　中成药安全性医院集中监测技术规范

一、技术规范制作方法

（一）组建规范制定工作组

1. 遴选原则　技术规范制定工作组由药品评价专家、临床医生、药学专

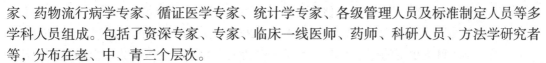

家、药物流行病学专家、循证医学专家、统计学专家、各级管理人员及标准制定人员等多学科人员组成。包括了资深专家、专家、临床一线医师、药师、科研人员、方法学研究者等，分布在老、中、青三个层次。

2. 工作组组成

（1）指导委员会：由药品评价专家、临床专家、药学专家、药物流行病学专家、循证医学专家、统计学专家、中医药行业管理者及卫生行业管理者等资深专家组成，对技术规范的制定提出决策性的建议和总体督导。

（2）撰写工作组：撰写工作组又分为文献检索小组和起草小组。由具有药品评价、临床、药学、临床流行病学知识背景的人员执笔撰写技术规范；由具有中医学、临床流行病学知识背景及较好外语水平的人员进行文献检索与评价。

（二）系统收集相关材料

在前期研究的基础上制定相关的检索策略，除了上市后中药安全性监测技术相关的资料，还进行了技术规范相关材料的补充，包括：与规范内容相关的法律法规；标准化的法律法规；编写工具；《标准化工作导则》；标准编写的相关规则与指南。具体包括：GB/T1.1-2009《标准化工作导则第 1 部分：标准的结构和编写》《中医药标准制定管理办法（试行）》《药品不良反应报告和监测管理办法》（原卫生部令第 81 号）、《常见严重药品不良反应技术规范及评价标准》《生产企业药品重点监测工作指南》《药品和医疗器械突发性群体不良事件应急预案》《WHO 药品不良反应术语集》（WHOART）或《ICH 监管活动医学词典》（MedDRA）及其配套指南、GB/T 16751.2-1997《中医临床诊疗术语 - 证候部分》《国际疾病分类标准编码［ICD-10］》《赫尔辛基宣言》（2013 年版）、《药品 ATC 编码》（2006 年版）等。广泛收集与标准相关的专业文献及相关科研成果，从而节省技术规范编写所需的时间。

文献检索来源：MEDLINE 数据库、EMBASE 数据库、中国生物医学文献数据库（西文生物医学文献数据库）、中国学术期刊网络出版总库（中国知网）、万方数据（学术期刊和学位论文库）、维普（中文科技期刊全文数据库），同时手工检索相关书籍。相关文件检索来源：WHO 网站、FDA 网站、EMEA 网站以及我国 CFDA 网站。检索关键词：traditional Chinese medicine、injection、traditional Chinese、medicine injection、registry study、safety surveillance、guideline、Adverse drug reactions、中药、中药注射剂、注册登记式研究、安全性再评价、上市后、医院集中监测、药物不良反应。

（三）编制技术规范

1. 确定技术规范内容框架　编制工作组讨论、确定了本技术规范的内容框架，包括撰写主题与范围，制定编制流程等。

2. 撰写技术规范草案　基于文献检索小组检索的所有相关材料，并且广泛征集技术规范制定完成之后的使用各方，比如各级医院、药品生产企业和科学研究单位的建议和意见，对中药上市后安全性医院集中监测大纲在撰写工作组内讨论，形成技术规范草案。

3. 撰写技术规范征求意见稿　根据标准化管理的要求，为了使技术规范更具公认性，多次召开专家论证会对本技术规范草案进行论证。同时，本《规范》（草案）在应用于"中药注射剂上市后临床安全性监测"项目实践中，广泛收集反馈的建议和意见，多次召开专家论证会对本《规范》的核心内容和关键技术进行论证，撰写工作组依据各方反馈意见，进行细致的推敲和反复讨论、修改、完善。并运用由中国标准出版社 2009 年 9 月出版的《标准的编写》附录六"标准编写模板 TCS2009"及使用指南进行编制，使编写的技术规范符合 GB/T1.1 规定的标准要求，形成"中药上市后安全性医院集中监测技术规范"征求意见稿。

4. 技术规范意见征求

（1）问卷调研：为评价技术规范的科学性和可行性，尽快提供给临床使用，采用了问卷调查的方法对技术规范的科学性和可行性进行调研，以期对技术规范进行补充和完善。

1）问卷设计：按照问卷设计的一般流程，通过文献研究和课题组的内部多次会议讨论，汇总整理本技术规范涉及的条目，以形成条目池。问卷条目选择采用五级分类法：非常完整、比较完整、基本完整、不太完整、根本不完整。

2）条目池的形成：根据问卷结构，挑选出问卷调研的主要方面，形成条目池。包括：①一般信息：被调查者的基本情况，如性别、年龄、学历、职称、工作性质等。②考虑到对于技术规范认知程度的不同可能影响最终的统计结果，设立认知程度的相关条目：包括是否熟悉中药上市后再评价研究、是否参加过中药上市后再评价相关培训、是否熟悉中药上市后再评价相关法规、是否参加过技术规范的制定、技术标准（规范）是否是您在专业领域中所需技术知识或信息的一个来源。③规范质量评价分析部分，本研究根据技术规范的特征设立了十个条目：监测流程及内容的设置是否完整、监测人群选择及监测时间的设置是否正确、监测医院的选择是否合理、监测方法中样本量计算方法是否正确、监测方法中 A、B 表设计条目是否完整、不良反应 / 事件及过敏反应的判断和处理是否完整、技术规范设计的流程可操作性如何、技术规范的结构设计是否合理、技术规范的内容是否完整、技术规范是否容易掌握。并对技术规范进行总体的评分（总分为 100 分）。④针对技术规范的应用和推广，设置技术规范是否成熟、按照技术规范进行操作是否能够实现预期研究目标、技术规范是否易于推广、技术规范推广应用前景如何、是否急需制定出技术规范提供临床及科研使用、技术规范对您所从事的专业领域所涉及的工作流程、技术工艺、科研管理、科技研发等过程是否具有一定的启发和帮助作用等条目。⑤设置开放性的问题：包括对技术规范修订完善提出建议、在应用推广时被调查者认为如何能更快地将技术规范应用于临床和科研，以及对这份问卷的评价或建议。

3）调研情况：问卷以自填式为主，以保证调查结果的真实性和客观性。调查对象是各学科专家、临床医生、科研人员、制药企业相关人员等，发放问卷 200 份，共计回收 181 份有效调查问卷。181 名被调查对象共有 52 人提出了具体修订完善的建议，他们认为中药的安全性、经济性是广大患者关心的问题，因此，中成药上市后的再评价工作非常重要，对于指导上市后中药的临床合理使用，保障人民群众用药安全，有着深刻的意义，相关技术规范的制定很有必要。规范内容全面合理，建议尽快发布实施，并广泛推广应用。

（2）期刊、网络、会议：在形成技术规范征求意见稿之后，进行了必要的内部验证，同时通过各种形式：公开论文发表，网络、会议等形式广泛征求意见。"中成药上市后安全性医院集中监测技术规范（征求意见稿）"一文在《中国中药杂志》发表；将规范草案征求意见稿全文、编制说明、联系人及联系方式挂在中华中医药学会网站公开征求意见，经过 30 天，中医药标准化办公室和起草工作组均未收到对规范的反馈意见；在世界中联中药上市后再评价专业委员会标准化审定委员会会议征求意见。

在完成技术规范的征求意见之后，撰写工作组对征求的意见进行归纳汇总和研究处理，形成意见汇总处理表，对于未采纳意见的，予以说明理由。并再次对规范文本进行了修改、完善。编制工作组根据技术规范征求意见的结果，对专家意见进行逐一认真分析后，进行了意见的汇总处理，共同对技术规范文本进行了修订、完善，形成技术规范送审稿。

二、技术规范内容

（一）监测药品

中成药，特别是 CFDA 要求开展重点监测的中成药，以及药品生产企业自发监测的中成药。开展监测前，需从药品生产企业获取监测中成药的药学、药理学、毒理学等前期研究资料，并对监测中成药的安全性相关文献进行系统梳理，为方案设计提供支持。

（二）监测人群

根据监测目的，监测期间使用被监测中成药的全部住院患者和（或）门诊患者，至少使用了一次被监测中成药，无论用药时间长短，全部作为监测人群。若出现突发群体不良事件，即同一药品一个月内出现 3 例以上类似的严重不良事件或国家食品药品监督管理总局认定的严重药品突发性群体不良事件，则需监测特定的群体。

（三）监测医疗机构

监测医疗机构的选择需考虑地域、级别、类别、条件、数量。医疗机构地域方面，需考虑我国不同地区的气候条件、生活习惯等对监测中成药安全性的影响，选择一定数量有代表性的医院；医疗机构级别方面，需选择二级或二级以上的医院；医疗机构类别方面，需结合临床使用情况合理选择适当的类别，包括西医综合性医院、中医医院、中西医结合医院等；医院条件方面，应选择医院信息系统完备的医疗机构，并且对医疗机构从事监测的积极性、人员能力等进行考察；医疗机构数量方面，需根据监测中成药使用量确定医疗机构数量。

（四）监测者

负责监测的人员应具备以下条件：在合法的医疗机构中具有执业医师或执业药师、执业护士的资格，并接受过药品监测的相关培训。具备监测所要求的专业知识和经验。熟悉申办者所提供的与医院集中监测有关的资料与文献。遵守国家有关法律、法规和道德规范。

（五）监测内容

①观察已知 ADR 的发生情况。②观察有 / 无新的 ADR 的发生情况。③靶向 ADE/ADR 的关联性、发生率、严重程度、风险因素等，包括：临床研究、医疗实践中发现的中成药安全性信号；严重不良反应，其严重程度、发生率、风险因素等仍不明确的；同类产品（相同活性成分 / 组方、相同作用机制）存在的严重类反应，且重点监测中成药品也可能存在的；省级以上药监部门或药品生产企业关注的其他 ADE/ADR。④特殊人群使用中成药的 ADR 发生情况，特殊人群包括孕妇、儿童、老年人、肝肾功能损害患者、特殊种族 / 有遗传倾向或某种合并症的患者，以及上市前临床试验缺乏安全性数据的其他人群。⑤观察到的可能与中成药使用等相关的其他安全性问题。⑥针对药品监督管理部门要求开展的重点监测内容。

（六）监测方法

1. 设计类型 注册登记研究（前瞻性、多中心、大样本医院集中监测）。

2. 样本量计算

（1）一般计算方法：中成药可按照《生产企业药品重点监测工作指南》样本量要求。一般情况下，纳入统计分析的病例数量不应少于 3 000 例，罕见 ADR、特殊反应的病例数量达不到 3 000 例的，应收集监测期内或近 5 年内的所有病例（不少于使用人数的 80%）的信息。

（2）特殊情况计算方法：对于偶发或罕见目标 ADR 发生率的中成药，应根据中成药的特点、监测目标以及相关统计学要求计算。首先，参考中成药或类似成分药物 ADR 的相关文献、中药生产企业以往已知的安全性信息及同行专家共识的结果，明确严重的 ADR 在用药人群中的发生率是否已知，然后，根据这些信息对预期严重的 ADR 发生率按照相关公式进行样本量计算。通常假定严重的 ADR 发生率服从泊松分布，考虑样本量的估算方法如下：明确预期的 ADE/ADR 发生率 λ，样本量为 N，参照国际通用的"三例原则"，即 $N=3/\lambda$。

在实际研究中，应根据中成药的特性、研究目的、文献报道、预期 ADE/ADR 发生率、监测的影响因素、相对风险比等因素，进而估算监测所需的样本含量。

3. 监测时间 每次监测时间从患者用药开始至用药结束，对患者在医院用药期间进行全程监测，必要时可行随访观察，以观察药物的延迟 ADR。

4. 监测数据的收集

（1）监测数据的收集的来源：监测数据主要来自监测表和医院信息系统（hospital information system，HIS）、实验室信息系统（laboratorial information system，LIS）、影像归档和通信系统（picture archiving and communication system，PACS）的信息。

（2）监测数据的收集内容

1）患者一般信息、诊断信息和用药信息：所有监测病例均需收集此部分信息，具体内容可包括：一般人口学资料、既往史、过敏史、家族史等一般信息；中医诊断（包括中医病名、证候）、西医诊断信息；监测中成药的用药天数、规格、用法、用量等，静脉给药需要说明溶媒、滴速、注射室温、配液放置时间，合并用药，辅助疗法等用药信息。

2）ADE/ADR 信息：ADE/ADR 信息采集所用的监测表应参照 2011 年 SFDA 颁布的《药品不良事件报告表》，根据监测中成药特性，收集相关信息，主要包括患者一般信息、可疑中成药信息（批准文号、商品名称、通用名称和剂型、生产厂家、生产批号、用法用量、用药起止时间、用药原因）、ADE/ADR 表现、发生时间、轻重程度、处理及转归，ADR 与可疑中成药的关联性评价等内容，要特别注意监测中成药是否正确辨证合理使用。填写时使用的 ADR 术语应依据《WHO 药品不良反应术语集》，中医方面的术语包括中医病名、证候，应依据 GB/T 16751.1—1997《中医临床诊疗术语疾病部分》、GB/T 16751.2—1997《中医临床诊疗术语证候部分》。

3）HIS、LIS、PACS 信息：监测医疗机构具备 HIS、LIS、PACS，可从医院信息系统定期直接提取数据，内容可包括：住院信息；诊断信息，应特别注意是否正确辨证使用；医嘱信息（用药信息）；实验室检查信息；出院信息。

（七）ADE/ADR 的判读和处理

1. ADE/ADR 的判读

（1）三级判读：参照 2011 年卫生部发布的《药品不良反应报告和监测管理办法》（中华人民共和国卫生部令 81 号）及 2010 年国家药品不良反应监测中心发布的《常见严重药品不良反应技术规范及评价标准》对不良反应 / 事件进行判定。

ADE/ADR 的判读需依次经过监测者、监测医疗机构专家委员会、高层专家委员会（省部级管理部门组织的不良反应判读专家组）的三级判读，确定最终的 ADE/ADR 及其程度。一级判读由监测者完成，对于发生可疑 ADE/ADR 者，监测者首先应判定为 ADE，再根据其因果关系判定是否为 ADR；确实难以判定者，需保留患者全部原始病历、怀疑药品及相关材料，移交至监测医疗机构专家委员会判读。二级判读由监测医疗机构专家委员会完成，需召开专家会议讨论，检查本医院监测病例全部相关记录，重点核查所有 ADE/ADR 的记录，对有疑问的病例需调阅原始病历讨论并确定 ADE/ADR。三级判读由高层专家委员会完成，针对一、二级判读结果，逐一进行审核，确定最终的 ADE/ADR。

（2）结合药学、药理学、毒理学资料进行 ADE/ADR 判读：要充分了解监测中成药的药学资料（原药材品种、产地、采集时间、储存条件、炮制、工艺、质量标准等）、药理学、毒理学相关资料，进行 ADE/ADR 的判读。

（3）结合患者机体情况进行 ADE/ADR 判读：应结合患者的年龄、性别、基础疾病、由体质因素导致的个体差异、精神因素、种族、环境等因素，进行 ADE/ADR 判读。

（4）结合监测中成药的临床用药特征进行 ADE/ADR 判读：应充分考虑监测中成药的给药途径、用药剂量、用药时间、药品批号等进行 ADE/ADR 判读。另外，使用中成药时，应方证相应。因此，判读 ADE/ADR 时，应辨别监测中成药的使用是否符合辨证论治原则。

（5）合并用药情况下的 ADE/ADR 判读：临床中，中成药合并用药的情况众多，包括中西药合并使用、中药与中药的合并使用等。判读 ADE/ADR 时，需充分考虑合并用药与 ADE/ADR 的相关性。首先，了解监测中成药的已知 ADR 类型及特征，合并用药的已知 ADR 类型及特征，以及监测中成药和合并药物合并使用时可能导致的已知 ADR 类型及特征，深入了解两者用药时间关系，最后结合具体情况进行分析判断。中药与中药配伍时，要注意是否有违反十八反、十九畏等配伍禁忌的情况。

2. ADE/ADR 的处理

（1）一般不良事件 / 反应的处理：首先应进行判读，明确是否由监测中成药所致，一旦怀疑或确定由监测中成药引起的 ADR，首先必须及时停用可疑的药品，再根据具体情况进行适当的处置，其治疗原则和其他常见病、多发病一致。

（2）严重不良反应 / 事件的处理：严重不良反应 / 事件是指因使用药品引起以下损害情形之一的反应：致死；致癌、致畸、致出生缺陷；对生命有危险并能够导致人体永久的或显著的伤残；对器官功能产生永久损伤；导致住院或住院时间延长；导致其他重要医学事件；其他。如出现上述所列情况，首先应立即停止可疑中成药使用，然后针对具体情况选择适当的方法对症处理。

对于群体严重不良反应 / 事件，按照国家食品药品监督管理总局颁布的《药品和医疗器械突发性群体不良事件应急预案》，分别由省级以上人民政府、国家食品药品监督管理总局认定后宣布启动相应的应急预案。

（八）监测质量控制

监测质量控制是保证监测数据真实、准确的关键措施。应建立质量控制三级检查制度，包括一级检查、二级监查、三级稽查，以了解监测质量以及监测中遇到的问题，并及时解决。一级检查是监测医疗机构内部执行的自检。由各监测医疗机构的主要监测者在本单位内指派一名专职的质量监查员进行质控检查。需检查100%的原始资料，频率至少每周一次。二级监查由有监测培训合格证书的监查员定期对监测医疗机构进行监查，确保各监测医疗机构能够正确地实施监测方案和记录监测数据，需检查100%的原始资料，频率为至少每2周一次。三级稽查由不直接涉及监测的有资质的人员承担，评估监测的实施情况，主要涉及监测中执行监测方案、标准操作规程（standard operating procedure，SOP）、相关法律法规的依从性等，频率至少每24周一次。

监测质量控制的主要内容包括：监测医疗机构、监测者、监测支撑条件、监测进度、监测是否执行监测方案、监测档案管理、监测文件、电子数据采集系统（electronic data capture system，EDC）数据、不良事件。

1. 监测医疗机构

（1）查验监测医疗机构的资质，应为二级或二级以上医院。

（2）应有证据表明其具有符合监测要求的病源。

（3）监测医疗机构应具有 HIS 和（或）LIS、PACS，并且能够及时提取数据。

（4）监测医疗机构应设置药品不良反应监测部门，负责 ADR 上报及 ADR 判读。

（5）监测医疗机构应成立不良反应专家委员会，负责 ADE/ADR 判读。

2. 监测者　监测者包括：监测负责人、主要监测者、数据管理员、监查员、监测机构专家委员会。检查各类监测者的资质，具有接受培训的相关证明，并能保证有足够的时间参与监测。

3. 监测支撑条件

（1）工作场地：监测医疗机构应具有开展监测必要的病房、门诊，能在监测周期内收集足够的病例，保证监测工作顺利开展。

（2）仪器设备：监测医疗机构具有监测所需的检测仪器设备等。

4. 监测进度　质量检查时，应核对监测病例数与 HIS 中提取被监测中成药在监测时间范围内的使用频次是否一致，以判断是否漏报病例。

5. 监测档案管理

（1）管理文件：管理机构下发的通知、企业公函及监测合同等。

（2）工作文件：监测方案、伦理批件、监测表样表、监测清单样表、知情同意书样稿（采集生物样本时使用）、生物样本采集登记卡样表（采集生物样本时使用）、生物样本运输交接表、质量检查清单等。

（3）SOP 文件：监测表填写 SOP、数据录入 SOP、生物样本采集 SOP（采集生物样本时使用）、ADE/ADR 处理 SOP、监测者培训 SOP 等。

（4）监测者履历/培训文件：监测者学历、职称等复印件，培训会会议记录、签到表、照片等。

（5）质量检查文件：质量检查计划、清单，已完成的各级质量检查的记录、报告等。

（6）会议资料：启动会、专家咨询会、方案论证会等会议资料。

（7）其他文件：除以上文件外的文件。

6. 监测是否执行方案　检查监测流程是否按照既定方案执行。

7. 监测文件

（1）监测表

1）真实性：与病历、医嘱相对应，保证可溯源。

2）规范性：监测表应用钢笔或签字笔书写，字迹规范清晰；记录应使用规范术语；按照填写说明规范填写。

3）完整性：完整填写监测表，勿缺项。

4）及时性：及时收集病例和填写监测表，一般要求在使用被监测中成药之后的 24 小时内填写。

5）准确性：通过与原始住院病历核对的方式，检查监测表和 ADR 病例表填写的真实准确性。

（2）监测清单：监测清单包括监测表中的主要信息，如一般信息、诊断信息、用药信息、ADE/ADR 等，目的是方便查看纳入病例的主要信息及数量。检查监测清单填写是否完整，与监测表的病例数、信息是否一致。

（3）知情同意书、生物样本采集登记卡及运输交接表：检查采集生物样本的病例是否附有知情同意书，知情同意书上的患者签名、医生签名等是否完整，是否在生物样本采集日期之前及时签署，与被采血患者电话联系，核实病例真实性与署名字迹的真实性，并核实患者是否留存了一份知情同意书。

检查生物样本采集登记卡及运输交接表的完整性、与监测清单的一致性。

（4）生物样本储存和处理：检查生物样本的数量与记录是否一致，储存和处理是否符合监测规定的条件。

8. EDC 数据　检查 EDC 数据完整性、及时性、准确性。即 EDC 数据录入是否有缺项、是否在规定时间内完成录入以及与对应的监测表内容是否一致。

9. 不良事件

（1）不良事件上报数量：从 HIS 中查看使用被监测中成药期间，是否使用了抗过敏药物等处理不良反应的药品，若使用，则查阅该患者的原始病历记录，进而判断是否漏报了ADE。另外，通过加强对监测者定期 ADR 相关知识的培训，对患者进行 ADR 知识宣教，使监测者和患者重视 ADR，并自觉自愿上报。

（2）不良事件上报质量

1）不良事件表填写的及时性：应在发生不良事件后的 24 小时内填写不良事件表。通过查看原始住院病历中的不良事件发生时间，进而判断是否及时填写。

2）不良事件表填写的准确性：通过与原始病历核查的方式，检查不良事件表填写是否准确。

3）不良事件的判读：通过检查监测医疗机构不良事件专家判读意见表或高层专家委员会不良事件判读意见表，判断其不良事件判读质量。

10. 质量控制

（1）是否制订了切实可行的监查计划及其 SOP。

（2）质量监查报告是否按计划全面详细地记录了检查及整改措施过程。如：是否按规定时间、规定数量、规定内容进行检查；对于质量监查报告中提出的问题，是否采取了整改措施及效果如何。

（九）监测数据的采集与管理

1. 监测数据的采集　监测数据采集可使用电子数据采集系统，包括在线和离线两种方式。监测医疗机构可建立单机版数据库，或通过 EDC 平台以在线方式实时对监测数据进行采集、报告。监测医疗机构应设立数据管理员，负责监测表的录入与核查。应制定数据录入规则，实行独立双人双录。

2. 监测数据的管理

（1）监测数据答疑：当监查员/数据管理员发现填写的纸质表格有疑问，如空项、漏项、字迹不清、涂改等问题时，需要问询监测者，由其解答并修改。

（2）数据清理和标准化：当监测结束，收集到所有的监测数据后，数据管理员应对所有数据进行清理，并进行标准化及编码，使数据在同一标准下进行有效整合。其中，ADE/ADR 标准化参考《WHO 不良反应术语集》，西医诊断、合并疾病等标准化参考《国际疾病分类标准编码［ICD-10］》，中医病名和证候标准化参考 GB/T 16751.1—1997《中医临床诊疗术语－疾病部分》、GB/T 16751.2—1997《中医临床诊疗术语证候部分》，西药名称标准化参考药品 ATC 编码（世界卫生组织药物统计方法整合中心 2006 年制定），网址：www.atccode.com。中成药名称可参考《国家基本医疗保险、工伤保险和生育保险药品目录》。

（十）监测数据统计分析

监测数据应由独立的第三方专业医学统计人员制定统计计划，参与从监测设计、实施至分析总结的全过程。根据监测目的利用适当的统计分析方法对数据进行合理分析，并提供统计报告。

（十一）监测文件的归档与保存

安全性监测的档案资料均须按规定保存及管理。监测者应保存监测资料 5 年以上，申办者应保存监测资料 10 年以上。监测各阶段应保存的档案如下：

1. 监测准备阶段应保存的档案（表7-1）

表7-1　监测准备阶段应保存的档案

	安全性监测保存文件	研究者	申办者
1	监测者手册	保存	保存
2	监测方案及其修正案（已签名）	保存原件	保存
3	备案函（企业自发的监测，应于企业所在地省不良反应中心备案）	保存	保存
4	监查计划、数据管理计划、统计分析计划	保存	保存
5	监测表（样表）	保存	保存
6	财务制度	保存	保存
7	多方（研究者、申办者、合同研究组织）协议（已签名）	保存	保存
8	伦理委员会批件	保存原件	保存
9	伦理委员会成员表	保存原件	保存
10	监测申请表	/	保存原件

安全性监测保存文件	研究者	申办者
11　监测者履历及相关文件	保存	保存原件
12　临床监测有关的实验室检测正常值范围	保存	保存
13　培训证明	保存	保存
14　监查报告	/	保存原件
15　监测相关生物样本的冷链运货单	保存原件	保存原件
16　监测药品的药检证明	保存	保存原件

2. 监测进行阶段应保存的档案（表7-2）

表7-2　监测进行阶段应保存的档案

安全性监测保存文件	研究者	申办者
1　监测者手册更新版	保存	保存
2　其他文件（监测方案、监测表等）的更新版	保存	保存
3　新增监测者的履历	保存	保存原件
4　医学、实验室检查的正常值范围更新	保存	保存
5　监测清单更新版	保存	保存
6　监查员访视报告	/	保存原件
7　监测表（已填写，签名，注明日期）	保存副本	保存原件
8　监测者致申办者的严重不良事件报告	保存原件	保存
9　ADR原始医疗文件	保存原件	保存
10　中期或年度报告	保存	保存
11　监测者签名样张	保存	保存
12　原始医疗文件	保存原件	/
13　申办者致药品监督管理局、伦理委员会的严重不良事件报告	保存	保存原件

3. 监测完成后应保存的档案（表7-3）

表7-3　监测完成后应保存的档案

安全性监测保存文件	研究者	申办者
1　监测清单（加盖公章）	保存	保存原件
2　全部ADR病例清单（加盖公章）	保存	保存原件
3　监测医疗机构的监测小结（加盖公章）	保存	保存原件
4　全部ADR病例讨论报告（加盖公章）	保存	保存原件
5　严重ADR或死亡病例的病历摘要及原始病历复印件	保存	保存原件
6　监测质量控制报告（加盖公章）	保存	保存原件

	安全性监测保存文件	研究者	申办者
7	数据核查报告（加盖公章）	保存	保存原件
8	统计报告（加盖公章）	保存原件	保存原件
9	监测报告（加盖公章）	保存原件	保存原件
10	监测报告必要时报省不良反应监测中心备案函	/	保存

（十二）伦理学原则

按照世界医学大会通过的《赫尔辛基宣言》，在监测实施前，监测方案需通过监测医疗机构医学伦理委员会审查，并同意实施，具体操作依据医疗机构伦理委员会管理办法执行。

（十三）监测注册

为提高监测过程的透明度，提高监测结果的认可度，减少报告及发表偏倚，在监测前，需完成监测方案的官方网上注册，如美国 Clinical Trials，网址：www.clinicaltrails.gov；中国临床试验注册中心（chinese clinical trial registry，ChiCTR），网址：www.chictr.org.cn。监测结束后，需将监测结果上传至所注册的官方网站。

（十四）专家委员会

专家委员会可以由学术委员会、数据与安全监察委员会、高层专家委员会共同组成，为监测的科学性、合理性与可操作性提供强有力的保障。专家委员会组成和具体职能如下：

1. 学术委员会

（1）组成：由临床医学 / 中医学、药学、流行病学和循证医学、统计学、政策法规、伦理学专家组成。

（2）职责：负责顶层设计，对监测设计、模式、方案的优化等提出决策性的建议。负责安全性监测方案的审批及方案的调整。对监测全程督导。关注临床监测的进程；确保按照方案执行；关注与监测问题相关的最新信息，指定专门人员对监测质量进行稽查。每 6 个月定期针对监测存在的问题召开讨论会。

2. 数据与安全监察委员会

（1）组成：由临床医学 / 中医学、药学、统计学、网络信息、流行病学和循证医学等专家组成。

（2）职责：通过定期评估临床监测数据，包括对方案执行情况和患者的安全性信息等进行评估，检查项目实施的正确性及科学性。建立明确的工作机制，并及时提交相关报告。根据数据和安全监查计划中规定的时间和措施，评价各个监测中心纳入的患者情况、数据流的形式、方案的执行情况等。审查与评价监测中所收集的数据资料质量。

3. 高层不良反应判读专家委员会

（1）组成：由临床医学 / 中医学、药学、药理学、毒理学、药事管理、流行病学和循证医学、统计学、政策法规、伦理学专家组成。

（2）职责：负责评价 ADE/ADR 与被监测药物的因果关系。提供继续进行监测、修改实施方案或出现非预期的 ADE/ADR 时终止监测的建议。

第二节 循证中医药安全性证据研究的报告规范

中成药安全性监测工作是中药行业面临的重要问题。随着国内外有关药品安全性监测的重视，以及药品生产企业有关药品安全意识的不断提升，越来越多的有关药品安全监测的研究被发表。制定适用于中成药临床安全性监测研究的报告规范，用以规范报告的内容和形式，以提高报告质量。本研究通过汇总现有中成药临床安全性监测研究成果，从中成药临床安全性监测研究的实际出发，在此基础上总结适用于中成药临床安全性监测研究的内容，根据国际报告规范制定的步骤和要素，找出关键点，以构建该报告规范的框架。

国际上有关医学研究领域的研究报告标准种类繁多，研究者们穷尽所能，对于现有医学研究领域的各种实施细节进行了规范总结。2006 年 3 月由英国 NHS 国家智库服务部所发起的作为专门促进报告规范制定和研究透明化的国际组织 EQUATOR（enhancing the quality and transparency of health research）诞生，该网站致力于推动医疗卫生研究报告的透明度和准确性，改进科研文献的质量。该网站汇聚了国际上诸多报告标准，涉及有不同研究类型的报告标准，一应具有。其建立的网上图书馆平台（http：//www.equator-network.org/）目前收录了多达 320 种各种不同研究类型的报告规范，其中能够被药品安全性监测所参考的标准主要有观察性研究报告标准 STROBE、RECORD 标准、CARE 标准等。但是尚未见专门针对药品安全性监测研究的报告标准。EQUATOR 协作网核心专家于 2010 年发表《卫生研究中报告规范的制定指南》，并将"报告规范"定义为：用于指导作者报告某种研究类型且通过明确的方法形成的一个清单、一个流程图或详述性文字。而对于报告规范的制作，其最为重要的一个特点在于其"共识过程"，也即"共识发展法（consensus development methods）"。本章基于既往研究工作和成熟的报告规范制作方法，拟定了《中成药上市后临床安全性医院集中监测报告规范》（以下简称"本规范"），旨在帮助该领域研究者更加完整、透明地报告不仅是中成药，还有其他药品上市后安全性监测研究，从而进一步促进对药品上市后安全性监测研究的规范性和可重复性。

一、报告规范制作方法

主要依据 EQUATOR 推荐的《卫生研究中报告规范的制定指南》和英国国家医疗服务体系（national health service，NHS）制定的《共识发展法及其在临床实践指南制定过程中的应用》报告中的步骤和方法。

（一）确定选题

2014 年开始，对团队承担的 12 个中药注射剂大样本的观察性监测研究的完成后如何规范撰写研究结果，表达研究所完成的任务，对研究成果的转化表现进行了专家论证，确定了制定"本规范"这个选题。

（二）组建制定工作组

最大限度地遴选具有权威性、具备相关专业知识背景的，有较高技术水平、实践经验的专家，并且涵盖相关部门的管理人员和标准制定人员。工作组分为指导委员会和撰写工作组。指导委员会由资深专家组成，对标准的制定进行把关，主要负责提出决策性的建议和总体督导。撰写工作组由具有中医学、中药上市后评价研究经验、熟悉标准规范制定等方法学的专家组成。撰写工作组分为文献检索小组和起草小组。由具有临床、药学、临床流行病学知识背景的人员执笔撰写技术规范；由具有中医学、临床流行病学知识背景及较好外语水平的人员进行文献检索与评价。

（三）系统收集相关材料

在前期研究的基础上制定相关的检索策略，除了上市后中成药安全性监测总结报告规范相关的资料，还进行了技术规范相关材料的补充，具体包括：与规范内容相关的法律法规；标准化的法律法规；编写工具；标准编写的相关规则与指南；广泛收集与标准相关的专业文献及相关科研成果，从而节省技术规范编写所需的时间。本研究参考了以下相关资料，如《生产企业药品重点监测工作指南》（食药监安函〔2013〕12号）、《药品不良反应报告和监测管理办法》（中华人民共和国卫生部令81号）、《基于临床真实世界观察性数据研究的报告指南》（reporting of studies conducted using observational routinely collected data，RECORD）、美国《企业上市后研究和临床试验指南》（2011）（guidance for industry postmarketing studies and clinical trials—implementation of section 505（o）（3）of the federal food，drug，and cosmetic act）、美国《登记注册研究使用者指南》（registries for evaluating patient outcomes：a user's guide）（第3版）、美国FDA《药物警戒质量管理规范与药品流行病学评估》、欧盟药品管理局（european medicines agency）《药物警戒实践指南》模块八：上市后安全性研究（guideline on good pharmacovigilance practices：module Ⅷ–post–authorisation safety studies）、国际草药CONSORT声明、观察性研究报告规范STROBE、比较效益研究之观察性研究质量评价清单GRACE清单、《药物流行病学教程》，以及其他相关重要的研究资料。

（四）专家共识

通过专家共识会议征集意见对条目进行补充和确定。专家意见的征集分三次进行：第一轮采用访谈的方式进行小范围的咨询，起到完善框架条目的作用；第二轮咨询通过小组会议的形式，组织相关专家讨论并给出意见；第三轮为补充咨询，扩大咨询专家范围，对条目进行完善。最后为广泛征求意见，通过网络联系和邮件联系方式，进行问卷调研。通过对前期成果的整理和三轮专家意见以及广泛意见征求的结果，最后形成了"建议"。

二、报告规范内容

（一）报告规范清单

以下为中成药上市后临床安全性医院集中监测报告规范的条目，共包括8个主条目和18个亚条目（表7-4），8个主条目为：封面、签名页、目录、缩略语、摘要、正文、参考文献、附件。

表7-4 中成药上市后临床安全性医院集中监测报告规范条目清单

项目号	条目清单
1 封面	
	1.1 中文题目：体现研究目的、监测设计类型，报告药品名称（通用名或商品名）
	1.2 监测负责单位名称（盖章）及监测负责人（签名）、数据管理单位（盖章）及数据管理负责人（签名）、统计分析单位（盖章）及统计分析负责人（签名）、监测报告撰写单位（盖章）及报告撰写负责人（签名）、申办单位名称

项目号	条目清单
2 签名页	
	2.1 全部监测单位的监测负责人（每个参加单位至少 1 名）对监测报告的声明（申明已阅读该报告，确认该报告准确描述了监测过程和结果）以及签名和日期
	2.2 列出所有监测单位名称及负责人
	2.3 报告执笔者签名和日期
	2.4 申办单位名称及联系人、联系电话、通讯地址
3 目录	
	每个章节、附件、附表的页码
4 缩略语	
	以三线表形式提供在报告中所使用的缩略语、特殊或不常用的术语定义或度量单位。列表顺序为：英文缩写，英文全称，中文全称
5 摘要	
	5.1 简明扼要，不超过 4 000 字
	5.2 提供 5~8 个关键词
正文	
6 题目	体现研究目的、监测设计类型，报告药品名称（通用名或商品名）
7 前言	7.1 对所监测药品一些基本信息的介绍和概述
	7.2 简述监测立项依据
8 前期研究基础	8.1 简述药学及药理学等前期基础研究材料
	8.2 简述该药品系统的非临床安全性评价研究（毒理学）
	8.3 简述该药品上市后（来自文献、医疗电子数据、国家不良反应监测中心自发呈报系统、主动监测等）发现的药品不良反应/事件（ADR/ADE）资料，特别是对于上市后发生的 ADR 报道，描述不良反应类型和特征，报告发生率
	8.4 根据上述材料简述该药品的安全风险信号
9 目的	阐明监测目的以及相关假说
10 方法	10.1 报告监测设计类型和研究设计的关键内容
	10.2 监测机构：描述监测数据收集的机构、地点、监测及随访起止时间
	10.3 监测对象：描述监测对象的来源、选择标准和方法。对监测程序细节的报告，如对监测过程中是否最大程度避免失访，是否所有对象的监测程序一致
	10.4 对照：简述是否设有对照及其依据。如果使用了匹配，应该描述选择匹配变量的理由和方法
	10.5 监测指标：对所有计划用于分析和实际纳入分析的变量进行定义，包括结局、暴露、预测因子、混杂因素和效应修正因子。如果分析中涉及多个变量，应该提供详细清单，介绍各变量的定义，建议列出所有"候选变量"，而不是选择性报告纳入最终模型的变量。解释定量变量如何分析。另外需要强调的是有关能够突出中成药安全性监测特点指标的设置，如对于中药"十八反"和"十九畏"的重点监测、对于含有有毒药材、重金属、农残物以及重要脏器可能存在的安全性问题相关指标的设立

项目号	条目清单
10 方法	10.6 数据来源/测量：对每个变量，描述数据来源和详细测量方法。如果存在两组或以上，描述组间测量方法的可比性
	10.7 偏倚：描述减少潜在偏倚的措施
	10.8 样本量：描述样本量的确定方法及其依据
	10.9 描述所采用的 ADR 因果关系判定标准
	10.10 简述监测过程中监测质量控制步骤和环节，可以另附完整报告
	10.11 简述监测数据管理报告中重要内容，可以另附完整报告
	10.12 统计方法
	10.12.1 （a）描述所用的所有统计方法，包括控制混杂因素的方法。（b）描述所有分析亚组和交互作用的方法。（c）队列设计：如果有失访，描述解决失访问题的方法；巢式病例 – 对照设计：如果有配对，描述如何对病例和对照进行配对。（d）描述所用的敏感性分析方法。（e）描述缺失数据的处理方法。
	10.12.2 分别描述 ADR 及其影响因素的分析方法和分析过程
11 伦理审查	11.1 提供伦理审批号
	11.2 说明监测实施符合医学伦理学原则，尤其应对被监测者相关信息的保密
	11.3 说明伦理委员会组成及批准临床监测方案情况
	11.4 说明在采集生物样本时，是否签署相关知情同意书
	11.5 对于特殊人群的知情同意书，需有特殊说明
12 国际注册	12.1 如有，可提供临床监测注册网址（如 ClinicalTrials.gov、中国临床试验注册中心）、注册时间、注册号。
13 结果	
	13.1 监测完成情况
	13.1.1 监测流程图
	13.1.2 监测完成情况
	13.2 全部监测人群及其使用监测药品的分析
	13.2.1 监测人群的描述分析
	13.2.2 所监测药品临床使用情况
	13.3 ADR/ADE 病例的描述分析
	13.3.1 报告 ADR/ADE 总发生例数、例次、ADR 总发生率（包括可信区间）及其 CIOMS 分类（十分常见、常见、偶见、罕见、十分罕见）；报告每种 ADR 的发生率（包括可信区间）及其 CIOMS 分类；报告 ADR 所导致系统损害的发生率（包括可信区间）及其 CIOMS 分类；特殊人群所发生的 ADR/ADE 需单独列出分析
	13.3.2 报告 ADR/ADE 人群基本信息和用药信息：（内容同 13.2.1 和 13.2.2）
	13.3.3 对 ADR/ADE 描述，包括：症状、体征、严重程度、实验室指标异常改变
	13.3.4 报告是否按照国内外公认的 ADR/ADE 分类标准，以合适的统计方法分析 ADR/ADE 发生的危险因素（如时间依赖性、剂量或浓度、人口学特征、合并用药、合并疾病和并发症、批次等）并进行相应因果关系判断
	13.3.5 典型病例报告
	13.4 发生 ADR/ADE 影响因素分析
	13.5 亚组分析
	如特殊人群（儿童、老人、孕妇及哺乳期妇女；肾、肝或其他重要脏器或系统损害等患者）的基本信息
	13.6 其他相关结果，如来自巢式病例对照设计的血样分析结果

续表

项目号	条目清单
14 结论	
	总结监测药品在特定样本量和特定人群中的临床实际使用情况；归纳 ADR 的发生特征及类型（新发、一般、严重）、规律、影响因素，并基于客观分析结果提出所完成的监测研究的不足和对未来研究和临床实践的启示（如对于这类中成药未来临床使用范围和用药安全的指导）
15 讨论	
	围绕监测目的，结合结果的临床相关性和重要性应根据已完成上市后安全性监测加以讨论，评估本监测结果对产品的风险 – 受益平衡的影响
	15.1 讨论 ADR 因果关系判定的过程，以及每种 ADR 特征及类型（新发、一般、严重）、规律
	15.2 讨论监测中所发生的 ADR 和既往已知的 ADR 的差异，以及 ADR 发生的影响因素。重点讨论严重和新发 ADR 病例。估计药品在不同人群中使用的风险差异，并探讨危险因素和效应
	15.3 讨论新的、罕见或非预期的发现，评论其意义，并讨论所有潜在的问题
	15.4 讨论该中成药的工艺生产是否符合国家颁布的现行标准。结合中医药有关安全性的特色理论"十八反、十九畏"进行阐述。是否辩证论治用药对发生 ADR 可能产生的影响。是否含有卫生部或药典颁布的毒性中药材，如有，则讨论其相关的毒理作用和危害。该药品的配伍禁忌，如与其他中成药的配伍禁忌；与其他西药配伍的可能禁忌，如为中药注射剂，则需考虑溶媒禁忌
	15.5 分析监测中存在的局限性，尚未解决的问题，如潜在的偏倚来源和事件的不精确性及其验证均应该讨论。需考虑到可能会影响数据质量或完整性的各种原因，用来解决这些问题的方法。还应明确说明个体患者或风险患者群所受益或特殊预防措施，及其对临床合理用药和风险控制的指导意义
16 其他信息	
	资助：给出当前监测者的资助来源和资助者角色
17 参考文献	
	按照国内外认可的标准规范格式列出与监测评价有关的参考文献目录
18 附件	

（二）报告规范内容解析

现针对 8 个主条目和 18 个亚条目相关重点内容进行解释说明如下：

1. 封面　主要从题目、研究者和研究单位、日期、版本号、是否属于"密级"等方面规范撰写内容。而对于其中的签名和盖章要求，则看报告出具后所要递交的对象，如果是递交给国家政府部门，这两项要求将使得该研究责任制更具权威性，而且对于签名人员也可以界定资质，如所有签名者必须具备副高职及其以上职称或博士学位。

2. 签名页　列出全部监测单位及监测负责人，每家监测单位至少 1 名主要参与此项监测的高级职称的在职人员对监测报告声明，申明已阅读该报告，确认该报告是否准确描述监测过程和结果。并署上签名和日期。报告执笔者签名和日期。列出申办单位名称、联系电话、通讯地址，并署上申办单位负责人签名和日期。

3. 目录规范　标示出每个章节、附件、附表的页码，让读者能预先了解该报告规范的整体框架。

4. 缩略语规范　报告中所使用的缩略语、特殊或不常用的术语定义或度量单位。列表顺序为：英文缩写、英文全称、中文全称。让读者能预先知道报告正文中将要出现的缩写及其中英文标示。

5. 摘要　简明扼要撰写摘要和关键词，字数 ≤ 4 000 字，能够使读者预先了解整体的研究设计、方法、结果和意义。具体来说需涵盖如下内容：①写明监测起止时间、地点、范围。②简述监测目的、设计类型、是否设置对照、样本量、监测人群、主要监测指标与评价标准。③简述方案实施过程的质量控制及监测偏倚控制措施。④简述实施过程中数据管理和统计分析方法。⑤简述监测结果、结论以及局限性。

6. 题目　能够体现"PE（C）HS 原则"，即监测人群 P（population）、暴露因素 E（exposure）、对照 C（control）、伤害结局 H（harm）、设计类型 S（study）。需要围绕监测目的、监测设计类型，报告所监测中成药名称的通用名或商品名来撰写。

7. 前言　参照"国际草药 CONSORT 声明"对相关草药临床试验报告规范的内容，需要关注：①产品名称：介绍药品自身成分如该药品所含每种成分的拉丁双语名、动 / 植物学权威名和科名、常用名；正确的商品名（如商标名称）或提取物名称，制造商名称；该药品在试验实施地是否经过认证（注册，登记）。②产品的特征：中药理论基础的阐释（如四性五味和归经等）；生产该药品或提取物所采用的动 / 植物部位；药品类型（生药 [鲜或干]，提取物）；提取所用溶剂的类型和浓度、草药提取比例；生药材的鉴定方法和批号。说明是否贮存了凭证标本（例如保留样品）及其贮存地和编号。③给药方案和定量描述：用药剂量、疗程及其依据；所有的定量草药产品（含生药和添加剂）的每单位剂量药物的质量、浓度等指标（适当时，可用范围来表示）。添加剂材料，例如黏合剂、辅料和其他赋形剂，也需要在报告中列出；标准化产品，必须列出活性 / 标志性成分的每单位药剂量。④定性检验：a. 产品的化学指纹及其检测方法（设备和化学参比标准品）和检测者（如试验室名称），是否贮存了产品样品（如保留样品）及贮存地；b. 描述进行过的全部特殊检验 / 纯度测定（如重金属或其他污染物测定），报告去除了哪些物质，及去除方法；c. 标准化：被标准化的对象（如产品中哪种化学成分）和方法（如化学过程或生物 / 功能性活性测定）。

另外还有对所监测药品最新获批说明书的概述，是否是国家药典、国家基本药物、国家医疗保险药品、国家中药保护品种、国家非处方药；是否为独家生产，若为多家生产，应报告所监测中成药的通用名和商品名（品牌名）；变更情况（包括中成药成分和处方、质量标准、生产工艺、说明书、批准文号以及是否为地标升部标等的变更情况）；简述上市后 5 年内的销售情况（包括销售量和销售范围，以及境外销售情况），旨在让读者能够对该药物的一些发展历史有所了解。

8. 前期研究基础　可以从四个方面对其前期研究基础进行梳理和总结：简述所监测中成药药学（如有效成分生物利用度）及药理学、上市前 Ⅰ、Ⅱ、Ⅲ 期临床试验有关安全性等前期基础研究材料；简述所监测中成药的非临床安全性评价结论；简述所监测中成药上市后来自文献、医疗电子数据、国家不良反应自发呈报系统、主动监测、公众媒体等发现的 ADR/ADE 资料，特别是对于上市后发生的 ADR 报道，描述不良反应类型和特征，报告发生率；根据前三项材料简述所监测中成药的风险评估信号和自评估结论的参考价值。

9. 目的　围绕 PE（C）HS，阐明监测目的以及相关假说。如以发现 ADR 发生严重程度、类型、特征及其转归，分析 ADR 发生的影响因素，以及相关 ADR 机制研究为目的。

10. 方法　围绕 PE（C）HS，从 12 个方面细化各个要素的具体内容。

报告监测设计类型和设计的关键内容。描述监测数据收集的医疗机构选择的代表性（地域分布与范围）、监测数据收集的地点（医疗机构的类型及级别）、监测及随访起止时间。描述监测对象的来源、选择标准和方法。对监测程序细节的报告，如对监测过程中是否最大限度地避免失访，是否所有对象的监测程序一致。报告是否设有对照及其依据。对所有计划用于分析和实际纳入分析的变量进行定义，包括结局、暴露、预测因子、混杂因素和效应修正因子。如果分析中涉及多个变量，应该提供详细清单，介绍各变量的定义，列出所有"候选变量"，而不是选择性报告纳入最终模型的变量。对每个变量，描述数据来源和详细测量方法。如果存在两组或以上，描述组间测量方法的可比性。描述存在潜在偏倚以及减少潜在偏倚的措施。描述样本量的计算方法及其依据。报告所使用的统计软件及其版本。描述所用的所有统计方法，包括控制混杂因素的方法；多因素分析方法；描述所有分析亚组和交互作用的方法；如果队列设计涉及失访则需描述解决失访问题的方法；如果巢式病例—对照设计有配对则需描述如何对病例和对照进行配对；描述所用的敏感性分析方法；描述缺失数据的处理方法。描述 ADR 及其影响因素的分析方法和分析过程。

其中需要特别注意的是，对于监测指标，尤其是突出中成药安全性特点指标、ADR 因果关系判定标准需明确描述（如采用国内外公认的 ADR 因果关系判定标准（如中国 2012 年版《药品不良反应报告和监测工作手册》中的 ADR 因果判定方法、WHO 乌普萨拉监测中心的 6 级标准、Karch 和 Lasagna 评价方法、法国 Naranjo 的 APS 评分法等）及其依据。这也是监测类研究的特色所在。

另外方法中，简述监测过程中监测质量控制步骤和环节，简述监测数据管理报告中重要内容。具体要求为：监测过程中监测质量控制步骤和环节如简述监测机构和监测人员的资质判定，如监测机构是否符合监测要求的资质；监测负责人、主要监测者、数据管理员、生物样本处理员、质控员是否具备监测所需基本条件；监测进度是否按照预期计划完成监测任务；核实监测表；核实监测清单；核实 ADR/ADE 报告表；如有生物样本采集，尚需核实生物样本采集过程和知情同意书；核实监测数据库；核实监测档案管理和质量控制过程；给出评价和建议；提供相应附件。简述监测数据管理报告中重要内容。要求将所有监测病例数据标准化后的数据库及原始数据库作为报告的存档附件。并简述数据来源、质控和分析情况；数据管理人员信息和培训；监测数据管理平台及权限管理；被监测中药品种数据库的设计和测试；数据接收；人工核查与录入；数据库的数据核查；监测信息编码；监测方案增补和修改（如有则需）；外部数据（如有则需）；数据库的锁定；数据备份与恢复；数据保存；数据保密及受试者隐私的保护；总结；提供数据管理参考标准及附件。

11. 伦理审查　凡是任何涉及人体的研究，尽管监测类研究没有干预个体诊疗过程，但仍然需要遵照国际上《赫尔辛基宣言》相关原则，而当涉及的人体生物样本的采集时，更需要获得所监测对象的书面知情同意。具体要求为：说明伦理审查机构名称、伦理委员会组成及批准临床监测方案情况及其审查意见与批号。描述监测实施符合医学伦理学原则，尤其应对被监测者相关信息的保密。说明在采集生物样本时，是否签署相关知情同意书。对于特殊人群的知情同意书，需有特殊说明。

12. 国际注册 既往是临床试验被强调需要国际注册，实际上监测类研究在国际上各大临床研究注册网站上也均可进行注册，通过注册可以使得该监测研究从设计到执行，均可透明化，也可以使业内同行获得相关信息，以免重复研究。根据实际情况，监测如有国际注册，需提供监测注册网址（如美国 ClinicalTrials.gov、中国临床试验注册中心）、注册时间、注册号。

13. 结果 结果是整个监测研究的重点报告内容，主要包括六大部分。

第一部分：报告监测完成情况，如负责单位及分中心的监测起止时间、任务数和完成数、ADR/ADE 数；以及监测流程图，需要简洁明了以流程图的形式向读者展示整个监测的过程。

第二部分：报告全部监测人群及其所使用监测药品的分析，这里涉及：①描述全部监测人群的一般信息，如性别、年龄、民族、生命体征、过敏史、家族史、基础疾病和并发症；诊断信息，如中西医诊断及中医证候、是否按说明书使用（包括适应证和非适应证及其人数、中医证候和非中医证候及其人数）、发病节气等的分布情况。报告各变量上存在缺失数据的人数及原因。详细描述失访人群的情况。②首次使用时间、停药时间、给药途径、剂量、频率、疗程、药品批次、合并使用的药品（提供合并用药的前后顺序及间隔时间）。如为中药注射剂，需报告溶媒、室温、滴速、浓度、用药持续时间、是否与其他药物混合配制、是否冲管、注射期间的其他措施、不同通路同时使用的其他药物等。

第三部分：要求将所有完整的中成药 ADR/ADE 病例资料进行存档，作为报告的附件。重点对 ADR/ADE 病例的描述分析：①报告所采用的 ADR/ADE 术语规范，报告 ADR/ADE 总发生例数、例次、ADR 总发生率及其可信区间和国际医学科学组织委员会（the council for international organizations of medical sciences，cioms）分类（十分常见、常见、偶见、罕见、十分罕见）；报告每种 ADR 的发生率（包括可信区间）及其 CIOMS 分类；报告 ADR 所导致系统损害的发生率及其可信区间和 CIOMS 分类；特殊人群所发生的 ADR/ADE 需单独列出分析。②报告 ADR/ADE 人群基本信息和用药信息：（内容同第二部分全部监测人群的分析）。③对 ADR/ADE 描述，包括：症状、体征、严重程度、实验室指标异常改变。④报告是否按照国内外公认的 ADR/ADE 分类标准，以合适的统计方法分析 ADR/ADE 发生的危险因素（如时间依赖性、剂量或浓度、人口学特征、合并用药、合并疾病和并发症、批次等）并进行相应因果关系判断。⑤典型病例报告：新的、一般的、严重的 ADR 分别提供 2~3 例典型病例报告。报告患者的基本信息和所监测中成药使用信息（分析内容同全部监测人群），重点提供：个人史如怀孕史、吸烟史、饮酒史、药物滥用史；生产厂家、溶媒及其批次、输液器及其批号、开始用药时间和用药原因。报告发生 ADR 距用药时间、ADR 主要表现及变化过程、发生地点、诊治过程、辅助检查及结果、因果关系判断标准及过程（是否有明确的时间顺序、是否再次使用所监测中成药、再次使用所监测中成药后是否出现 ADR 等）、是否补做皮肤试验、转归情况。患者因 ADR 导致死亡时，应报告直接死因和死亡时间。国内外有无类似 ADR 报道。

第四部分：发生 ADR/ADE 危险因素分析：①统计量和统计值的要求：a. 报告未校

正的估计值，如果相关，给出混杂因素校正后的估计值（包括95％可信区间）。阐明按照哪些混杂因素进行了校正以及选择这些因素进行校正的原因。b. 如对连续变量进行分组，要报告每组观察值的范围。c.RR值及其相应可信区间。②充分考虑相关影响因素如性别、年龄、过敏史、家族过敏史、基础疾病（特别关注已有肝肾功能损害患者、感染性疾病患者）和并发症、合并疾病、合并用药、是否符合说明书用药、发病节气等。评估药品使用情况（如不同时长、不同剂量、批次、联合用药等情况，如是注射剂，则应该考虑溶媒、室温、滴速、浓度、用药时间、是否冲管、是否与其他药物混合配制等）对ADR的影响。可进行如下分析结果报告：先从医学专业角度明确可能导致ADR发生的影响因素，然后利用相关统计检验方法初步探讨潜在的混杂因素，比如分层分析方法、交叉检验的方法等，同时可以利用数据挖掘的方法，如关联规则分析挖掘可能的危险因素（如合并病、合并用药之间关联规则分析），在这个过程中涉及敏感性分析和不平衡数据、缺失数据的处理、可视化分析等，最后再根据前面的结果探讨影响因素的主效应和交互效应。

第五部分：由于一般监测都是一定区域全医院、全人群的监测，因此必定会涉及不同人群的分析，即亚组分析：如特殊人群（儿童、老人、孕妇及哺乳期妇女；肾、肝或其他重要脏器或系统损害等患者）的基本信息，均需从结果中有所体现。

第六部分：其他相关结果，有些监测研究会嵌套其他类型的研究，需要对该类研究结果进行单独分析，如来自巢式病例对照设计的生物样本分析结果。

14. 讨论 围绕监测目的，结合结果的临床相关性和重要性应根据已完成的上市后临床安全性监测加以讨论，评估本监测结果对产品的风险-受益平衡的影响。讨论ADR因果关系判定的过程，以及每种ADR特征、严重程度及类型（新发、一般、严重）、规律。讨论监测中所发生的ADR和既往已知的ADR的差异，以及ADR发生的影响因素。重点讨论严重和新发ADR病例。估计所监测中成药在不同人群中使用的风险差异，并探讨危险因素和效应。尤其重视新的、罕见或非预期发现的ADR或ADE，评论其所揭示的问题。讨论是否符合说明书的功能主治，是否符合辨证论治用药对发生ADR可能产生的影响。该药品的配伍禁忌，如和其他中成药的配伍禁忌、和其他西药配伍的可能禁忌，如为中药注射剂，则需考虑溶媒禁忌。说明中成药药材资源状况，讨论该中成药的工艺生产是否符合国家颁布的现行标准。结合中医药有关安全性的特色理论进行阐述。是否含有卫生管理部门或药典颁布的毒性中药材，如有，则讨论其相关的毒理作用和危害。讨论有关合并用药对ADR发生的影响。论述2种及2种以上合并用药的必要性，分析每种药物已知的ADR，阐述合并药物在患者体内生物转化过程中的代谢特点和相关机制，说明多种药物组分或成分在体内相互作用是否产生毒性及其预后，分析中成药在合并用药中对ADR发生的作用。分析监测中存在的局限性，尚未解决的问题，如潜在的偏倚来源和事件的不精确性及其验证均应该讨论。需考虑到可能会影响数据质量或完整性的各种原因，用来解决这些问题的方法。讨论可能导致高估或低估ADR发生率的原因。还应明确说明个体患者或风险患者群所受益或特殊预防措施，及其对临床合理用药和风险控制的指导意义。

15. 结论 清晰表述所监测中成药的ADR总发生率及其可信区间和CIOMS分类（十分常见、常见、偶见、罕见、十分罕见）；每种ADR的发生率及其可信区间和CIOMS分类。归纳 ADR 的发生特征及类型（新的、一般的、严重的）、影响因素。监测所下结论须审慎，对于监测结果进行自评估，进而得出的结论是否有参考价值。

16. 其他　信息资助情况，以及参考文献和附件可以根据监测研究的实际情况酌情如实报告。当监测研究完成后，面临存档或国家政府部门的检查时，有些附件的完整保存，显得尤其重要，这其中会涉及：监测相关批件（如国家课题，企业自主函，药监局批文等）；相关专家委员会名单（伦理委员会、数据管理、安全性及终点事件判断委员会）；伦理审批文件（如有生物样本采集，需提供知情同意书）；临床监测单位情况，主要监测人员的姓名、单位、在监测中的职责及其简历（盖章）；临床监测注册文件；监测方案及监测表样章；所监测药品的说明书（盖章）；分中心小结及监测清单（负责人签字及单位盖章）；数据管理及统计分析计划和统计分析报告（出具单位需盖章）；所有监测病例数据标准化后的数据库及原始数据库。质控及监查报告（出具单位需盖章）；主要参考文献及复印件等。

该报告规范规定了重点监测报告的核心要素和主要内容。该报告规范适用于医疗机构、第三方评价机构、企业相关部门完成有关中成药重点品种医院集中监测后撰写监测报告人员使用，监测报告可以上报药品监管部门备案。该报告规范首次提出了针对中成药临床安全性监测研究的报告规范，包含了该类研究应报告的关键点，可以用于提高中成药临床安全性监测研究报告的质量。通过对中成药临床安全性监测研究报告的评价，明确了当前中成药临床安全性监测中存在的主要问题：针对中成药临床安全性监测特点的报告较为缺乏，方案形成的理论依据不足，数据统计分析路径不明确，结局报告不充分等。该报告规范建议的提出和使用，能够有助于完善报告的全面性和准确性，推进中成药临床安全性监测研究的进程，提高研究的水平。另外，虽然该报告规范是基于既往中成药监测研究经验拟定而成，但不局限于中成药的安全性监测研究，对于所有药开展药品安全性监测研究的报告也可以起到一定的借鉴和参考作用。

第三节　不良反应系统评价报告规范

1983 年卫生保健领域的早期对照试验系统评价雏形"心肌梗塞后抗心律失常药物对病死率的效果"一文发表，1987 年，Archie Cochrane 在 Iain Chalmers 等学者有关孕期和围产期卫生保健研究综合汇编文献的前言里提出系统评价（systematic review，SR）是随机对照试验史上和医疗评价中的里程碑事件，应推广使用这种方法。随着系统评价 /Meta 分析制作方法的不断完善及用户对系统评价 /Meta 分析的需求日益增大，系统评价 /Meta 分析也越来越多。多年以来，治疗证据领域里系统评价和 Meta 分析的应用，很大程度上都是以评价干预措施的有效性为主要目的的。系统评价所报告的内容虽然也根据其研究目的分为有效性结局指标和安全性结局指标评价，但是显然，从现有已发表的绝大多数系统评价来看，所涉及的内容主要是在报告干预措施的疗效指标，而安全性结局指标往往成了该篇系统评价的次要结局，报告者也只是点到为止。另外，在进行 Meta 分析时，由于大多数有效性结局指标的原始研究同质性较好，能够顺利进行定量合成，而很多安全性结局指标，由于散见于各个原始研究中，其异质性大，系统评价研究者往往对其只是进行描述，较少对其进行定量合成分析。究其原因，大多数系统评价中的原始研究，如干预性临床试验，在验证某一干预措施疗效时，主要指标是关注疗效的指标，安全性指标列为次要指标，这可能和许多不良事件或不良反应都属于"小概率事件"有关。另外，国际上出台的系列系统评价报告规范中，也一直关注的是如何去规范报告系统评价中有效性结局指标，而对于如何规范报告那些专门针对安全性结局指标的系统评价尚未有专门的报告规范。如果不能平衡地评价一项干预措施的风险和受益，以及规范地报告干预措施所带来的利弊，那显然会误导临床实践。绝大多数干预措施客观存在有效性和有害性，因此，在证据获取和评价方面也应该平等且区分对待这两种对立的属性，理所当然地系统评价研究者在开展有关安全性结局评价的系统评价时从检索、纳入到评价以及报告均应有所不同。早在 2007 年，Cochrane 协作网正式注册建立 Cochrane 不良反应方法学组（cochrane adverse effects methods group, http://methods.cochrane.org/adverseeffects/），旨在提高对干预措施不良反应的认识，促进 Cochrane 系统评价中不良反应数据的鉴定；为系统评价研究者和用户提供教育帮助，传播不良反应的评价原则并深化理解；对具体的不良反应的评价提供方法学方面的指导。Cochrane 系统评价手册第 14 章对于报道不良反应的必要性、评价不良反应的范畴、不良反应纳入的选择、不良反应的研究类型、不良反应搜索的方法，以及不良反应偏倚风险的评估等都进行了详细的阐述。

一、制作背景

2016 年初，来自加拿大 Alberta 大学的学者 Sunita Vohra 及其 PRISMA harms 团队在 BMJ 杂志上发布了有关如何规范报告安全性结局评价系统评价的报告规范清单，即 "PRISMA harms checklist: improving harms reporting in systematic reviews"。PRISMA harms 清单是该研究团队基于既有已发布的系列 PRISMA 报告规范和 EQUATOR 协作网报告规范制定程序（如包含了三轮德尔菲法）来制定的，即 PRISMA 声明的一个拓展版。最终的 PRISMA harms 清单在原有 PRISMA 报告规范四部分内容基础上增加了新内容。如在标题中，强调提及安全性结局或相关术语或某一特别关注的安全性结局指标；结果合成部分，当不良事件或不良反应为 0 时，阐述如何处理 0 事件数据；研究特征方面，需要对每一种有害结局及其判定过程进行定义，如是患者报告还是主动检索获得，及其发生时段；结果的合成情况，如描述可能的因果关系判定。另外当合成一些安全性结局信息时，针对现有 PRISMA 条目也有所改进。总体来讲，PRISMA harms 清单为针对安全性结局事件的系统评价报告提供了最低限度的条目参考。其制定宗旨就是针对无论安全性结局在研究中是主要结局还是次要结局的系统评价提供报告规范。

就目前已发表的安全性结局评价的系统评价来看，存在如下问题：多数系统评价，在标题中不提及是否进行了安全性评价；对于所评价的不良事件结局缺乏清晰的定义；对于纳入的研究设计类型缺乏明晰的界定；在评估安全性结局时，不对可能导致患者不良事件的相关危险因素及随访时间进行评估；整体评价情况来讲，有关安全性结局评价合成的系统评价远不充分，且质量也较差。基于上述问题，研究者们在原有有关 PRISMA 系列报告规范的基础上，开发了 PRISMA harms 清单。

经过三轮德尔菲法，邀请有关系统评价研究者、安全性结局评价研究者、方法学专家、临床专家、杂志编辑、其他相关用户等参与到修订和意见反馈过程中来，最终形成了目前发表的 37 条清单。PRISMA harms 清单制作团队规定该清单的适用范围是以安全性结局为主要结局或次要结局的所有系统评价研究，而且从题目、摘要、方法、结果、结论四部分更加结构化和透明化规范报告内容；评价安全性结局的系统评价可以纳入来自干预性研究和（或）观察性研究（有无对照均可）。

无论是只纳入观察性研究的不良反应系统评价还是兼顾观察性研究和干预性研究的不良反应系统评价，无论是只针对安全性结局还是兼顾安全性结局和有效性结局的系统评价，凡是涉及安全性结局的评价的系统评价，均应报告以下四个部分的内容：

清单条目 1——标题：需要特别提及是否进行安全性评价

清单条目 14——结果合成：如有相关，需要详细报告 0 事件发生的处理过程。

清单条目 18——研究特征：定义每个安全性结局，报告其被确定的方式（如患者报告，主动检索获得），及其发生过程。

清单条目 21——结果合成：描述任何可能因果关系的评估过程。

上述四个条目就是被添加到原有 PRISMA 声明中的内容，因此所有报告安全性结局的系统评价应该同时报告原 PRISMA 声明中的所有内容和这部分内容。由于是不良反应系统评价，基于原始研究对于安全性结局评价有诸多说法，如"safety""harms""不良反应 / 不良事件"等。为此，PRISMA harms 工作组将下列相关术语进行了界定，见表 7-5。

表 7-5 术语

术语	定义
药物不良反应（adverse drug reaction）	药物某种特定的不良效应
不良效应（adverse effect）	在使用某种药物或其他干预措施期间或之后发生的不利影响，且发生的该不利影响和干预之间的因果联系至少存在一定的合理性
并发症（complication）	来自于外科或其他侵入性干预措施的不良事件或效应
（harms）	某种干预措施或治疗方法的所有可能的不良结局（有可能是单一的，也有可能是多重的）；即获益的对立面
安全性（safety）	虽然没有有害结局报告的，但是这并不意味着不会发生有害结局；该词通常容易在缺乏有害结局证据时被误用
副作用（side effect）	在治疗过程中正常用量时，某种药物发生的任何非预期的效果（不良的或有益的）
毒性（toxicity）	药物相关的伤害，该术语主要适用于实验室所检测结果（虽然有时也被用于相关的临床事件）。该术语的一大缺点是"毒性"意味着因果关系。当作者不能证明因果关系时，"不正常实验室检测结果"或"实验室结果异常"的表达将更合适

二、报告清单

为了便于使用和理解，PRISMA harms 工作组，将 PRISMA harms 清单和原有 PRISMA 声明放入同一个表格中，见表 7-6。

表 7-6　PRISMA harms 清单条目

项目	条目	PRISMA 清单条目	PRISMA harms（简化）	系统评价中报告有害结局的建议
标题				
标题	1	明确本研究报告是系统评价、meta 分析，还是两者兼有	写明有害性或其他相关术语，或本系统评价关注的有害结局	
摘要				
结构式摘要	2	提供结构式摘要包括背景、目的、资料来源、纳入研究的标准、研究对象和干预措施、研究评价和综合的方法、结果、局限性、结论和主要发现、系统评价的注册号		如果伤害是作为主要或次要结局时，摘要应该报告本综述中任何伤害结局的分析情况
前言				
理论基础	3	介绍当前已知的研究理论基础		应该在前言和方法部分明确描述哪些事件被认为是伤害，同时对具体的伤害，疾病，纳入的病人给出合理的说明
目的	4	以研究对象、干预措施、对照措施、结局指标和研究类型（participants，intervention，comparison，outcomes，study design，PICOS）5 个方面为导向提出所需要解决的研究问题		PICOS 结构应该具体化，虽然在不良反应系统评价里针对 P，C，O 的选择标准会很宽（同一干预措施 I 可能会针对不同适应证，用于不同疾病人群）
方法				
方案和注册	5	如果已有研究方案，则说明方案内容并给出可获得该方案的途径（如网址），并且提供现有的已注册的研究信息，包括注册号		此处没有特殊说明
纳入标准	6	将指定的研究特征（如 PICOS 和随访的期限）和报告的特征（如检索年限、语种和发表情况）作为纳入研究的标准，并给出合理的说明		当所关注的结局没有在原始研究中被报告时，需要（基于所纳入的研究人群和干预措施）报告是如何处理这些相关研究的；还需报告特定研究设计和随访时间的选择情况
信息来源	7	针对每次检索及最终检索的结果描述所有文献信息的来源（如数据库文献，与研究作者联系获取相应的文献）		报告对已发表和未发表资料的（如来自作者、药厂和管理机构）检索情况，如果纳入了未发表资料，应该提供获取的来源及其过程
检索	8	至少说明一个数据库的检索方法，包含所有的检索策略的使用使得检索结果可以重现		如果有针对不良事件的其他检索，作者应该描述检索过程，以便能够重复

项目	条目	PRISMA 清单条目	PRISMA harms（简化）	系统评价中报告有害结局的建议
研究选择	9	说明纳入研究被选择的过程（包括初筛、合格性鉴定及纳入系统评价/和 Meta 分析的过程）		如果仅仅是纳入研究报告了所关注的不良事件，则需明确在筛选文献时是基于问题/摘要，还是全文。如果全文中没有报告伤害，需要报告是否尝试联系了原作者获得相关资料
资料提取	10	描述资料提取的方法（例如预提取表格、独立提取、重复提取）以及任何向报告作者获取或确认资料的过程		此处没有特殊说明
资料条目	11	列出并说明所有资料相关的条目（如 PICOS 和资金来源），以及做出的任何推断和简化形式		如果可以，报告每个纳入研究对于伤害及其严重程度的定义。如果可以，报告在相同的个体是否发生了多种不良事件。考虑伤害可能和研究对象的各种因素（如年龄，性别，药物使用）或医生的各种因素相关（如从医年限，培训水平）。具体描述信息是否提取了及其在后续结果中的使用情况。具体描述有关获取伤害信息特定方法的提取细节（不良事件是来自主动/被动报告及其发生的时间）
单个研究存在的偏倚	12	描述用于评价单个研究偏倚的方法（包括该方法是否用于研究层面或结局层面），以及在资料综合中该信息如何被利用		风险偏倚评估应该区分有效性和有害性结局
概括效应指标	13	说明主要的综合结局指标，如危险度比值（risk ratio）均值差（difference means）		此处没有特殊说明
结果综合	14	描述结果综合的方法，如果进行了 meta 分析，则说明异质性检验的方法	如有相关，具体描述 0 事件的处理情况	
研究偏倚	15	详细评估可能影响数据综合结果的可能存在的偏倚（如发表偏倚和研究中的选择性报告偏倚）		陈述缺失信息的程度（没有报告伤害结局的研究），任何可能导致这种缺失的因素，并告知这些因素是否和结果相关
其他分析	16	对研究中其他的分析方法进行描述（如敏感性分析或亚组分析，meta 回归分析），并说明哪些分析是预先制定的		由于不良事件通常偶发或以不同形式被报告，因此敏感性分析可能会受到不良事件的不同定义、分级、特征的影响。需报告每个亚组纳入的人数和研究数

续表

项目	条目	PRISMA 清单条目	PRISMA harms（简化）	系统评价中报告有害结局的建议
结果				
研究选择	17	报告初筛的文献数，评价符合纳入标准的文献数以及最终纳入研究的文献数。同时给出每一步排除文献的原因，最好提供流程图		如果该综述涉及报告有效性和安全性，需展示两者各自的流程图
研究特征	18	说明每一个被提取资料的文献的特征（如样本含量、PICOS 和随访时间）并提供引文出处	对每个所报告的伤害进行定义，报告其如何确定的（如病人报告，主动检索），及其发生时间	另外需要额外增加的特征描述：P，被认为很可能影响伤害结局发生危险的病人危险因素。I，如果相关，对于相关的专业技能和经验也需要报告（如该干预是一种操作过程，比如针灸或手术）。T，所有伤害结局评估的时间和随访时间
研究内部偏倚风险	19	说明每个研究中可能存在偏倚的相关数据如果条件允许，还需要说明结局层面的评估（条目 12）		考虑那些能够影响本综述中特定伤害结局可能的偏倚来源。抽样选择、脱落和不良事件的测量区别于有效性结局，正如条目 12 所描述的
单个研究的结果	20	针对所有结局指标（有效性或有害性），说明每个研究的各干预组结果的简单合并（a），以及综合效应值及其可信区间（b），最好以森林图形式报告		报告每个研究中不同干预措施的不良事件的实际发生数
结果综合	21	说明每个 Meta 分析的结果，包括可信区间和异质性检验的结果	描述任何可能的因果关系的评估过程	如果纳入的资料来自未发表文献，需明确报告资料来源及其对最后系统评价结果的影响
研究间偏倚	22	说明研究间可能存在偏倚的评价结果（条目 15）		此处没有特殊说明，见条目 15
其他分析	23	如果有，给出其他分析的结果（如敏感性分析或亚组分析，meta 回归分析，见条目 16）		此处没有特殊说明
讨论				
证据总结	24	总结研究的主要发现，包括每一个主要结局的证据强度；分析它们与主要利益集团的相关性（如医疗保健的提供者、使用者及政策决策者）		此处没有特殊说明

项目	条目	PRISMA 清单条目	PRISMA harms（简化）	系统评价中报告有害结局的建议
局限性	25	探讨研究层面和结局层面的局限性（如偏倚的风险），以及系统评价的局限性（如检索不全面，报告偏倚等）		识别罕见不良事件 Meta 分析可能的局限性（如数量和质量），以及一些之前提及的和资料收集和报告相关的注意事项
结论	26	给出对结果的概要性的解析，并提出对未来研究的提示		结论应该和结果相一致。当不良事件没有识别出来，我们应该谨慎下"该干预措施安全"的结论，因为实际中该干预措施安全与否尚未知
资金支持				
资金	27	描述本系统评价的资金来源和其他支持（如提供资料）以及资助者在完成系统评价中所起的作用		此处没有特殊说明

三、报告内容解析

为了便于理解，以下摘选自 PRISMA harms 制作组对该清单解读原文中对于每个条目的解释。

条目 1– 标题

题目应该清晰地报告系统评价的所有目的，且读者可获得，而且能够以一行高度概括作者意图的语句呈现。如果不良事件是该系统评价的主要研究目标，那应该在标题中阐明其是主要还是次要结局。可以写明该系统评价中特定的不良事件或者是任何相关伤害的术语（如风险、并发症、不良效应或不良反应）。如果伤害是共同主要结局（如同时测量有效性和伤害性），题目中应该注明这种情况。

条目 2– 摘要

通常摘要会有广泛的读者进行阅读，因此系统评价的摘要应该是对全部内容进行清晰明了的概述。正如《PRISMA 摘要声明》所提倡的，如果伤害是主要或者是次要结局，摘要应该报告本系统评价所关注伤害结局的分析情况。

条目 3– 前言

前言部分应该告知读者整篇系统评价的整体目标，并阐述所用方法的理由。不良反应系统评价既可以被设计成聚焦评价某一特定类型的不良事件，也可以是针对某一给定干预措施所有相关的不良事件。应该在前言和方法部分明晰哪些事件被认为是伤害，并对那些纳入研究的伤害、疾病和患者说明理由。

条目 4– 目的

系统评价的目的应该被明确阐述，特别是在前言结束部位。PRISMA 声明建议使用 PICOS 结构化来表述。虽然不良反应系统评价在人群、对照组、结局选择方面比较宽泛，但是 PICOS 结构也应该具体化。例如同一种干预措施可能会在比较广泛的人群中用于不同适应证，为此，会有多个对照组被纳入系统评价中。同理，如果系统评价是尝试评价任一或所有与某一干预措施相关的可能的有害结局（包括新的或非预期的），则这些潜在的结局指标（不良事件）很难在方案制订阶段就被详细地预先定义。

条目 5– 方案和注册

这一条目针对不良反应系统评价，没有特别需要强调的内容。谨遵 PRISMA 声明的内容即可。

条目 6– 纳入标准

在考虑伤害结局时，研究人群和患者特征显得尤为重要，应该详细报告。系统评价作者应该报告当他们所感兴趣的结局没有在原始研究中时，他们是如何处理这类研究的（即原始研究中没有提及不良事件，但是基于研究人群、干预措施和对照组又纳入的相关研究）。好的系统评价方法可告知读者该系统评价是否可能被一些缺失结局或缺失研究受到影响的重要信息。如果为了针对某些伤害结局选择特定研究设计类型时，透明化的报告还应该涉及作者纳入特定研究类型的选择（如仅限于随机对照试验，而不纳入其他研究设计类型）情况。基于研究所关注的不良事件的特征，不同研究设计类型各具优缺点，为此，合适的研究设计类型应该针对特定的所关注的结局而被选择报告。无论研究者选择何种方法，这都将决定纳入的研究类型，而这一过程应该清晰明了，能够使读者更好地理解不良事件是如何被确认的，资料又是如何从这些研究中被提取的。

条目 7– 信息来源

系统评价作者应该明确报告是否仅仅检索了已发表的资料，还是检索了未发表资料，或者直接向作者、药厂和管理部门索要了资料。已发表资料和未发表资料截然不同，特别是在涉及伤害结局评价时。如果系统评价纳入了未发表资料，应该报告资料来源和获取过程。

条目 8– 检索

如果有针对不良事件的额外检索，作者应该列出所有的检索过程，以便可以重复。不良反应系统评价可能会有不同于有效性系统评价的检索方法和研究选择标准。有效性系统评价基于有效性研究问题（该干预措施提供了所预期的效应吗？如治愈了该疾病）制定检索策略，进行文献筛选。往往有效性系统评价不能够充分体现干预措施的有害性，即不良反应（如与干预措施相关的非预期的效应（伤害）是什么？因此，不良反应系统评价可能需要特别的数据库检索过滤器以及相关的资料检索源。

条目 9– 研究选择

不良反应系统评价作者应该明确是否仅纳入那些报告了不良事件的原始研究，如条目 6 所示。如果是，该系统评价应该明确指出文献的筛选是基于题目或摘要出现不良事件还是全文中出现不良事件进行的。一般来讲，题目和摘要中提及不良反应的原始研究情况较少见，因此仅依据此来筛选文献会导致排除一些相关的文献。另外，有些研究可能在全文中不会报告不良反应，如果这类研究被纳入了，则需要研究者通过其他途径获得额外的信息。

条目 10– 资料提取

这一条目针对不良反应系统评价，没有特别需要强调的内容。谨遵 PRISMA 声明的内容即可。

条目 11– 资料条目

分类报告——某种有害结局可能会被原始研究作者做不同形式的报告。例如，研究出血性中风，一些原始研究可能会报告成一组"神经性事件"，而另外一些研究可能会报告成一组"心血管事件"，而还有一些可能会报告成"中风"而不再进一步细分（是缺血性还是出血性）。另外，许多不良反应可能会有不同的严重程度，且不同研究对于严重程度的定义也各有所不同。而这些注意事项应该在方案设计阶段就有所考虑。所有用于分辨不良事件的操作性定义在系统评价中应该被研究者明确定义。

事件/参与者——那些往往只报告事件数目的研究很有可能不会真实反映真正发生了这些事件的参与者人数。例如，同样的患者可能会有心肌梗死，之后有心绞痛，最后会有心血管相关的死亡。原始研究可能会以独立结局形式来报告这三种事件（即：心绞痛、心梗、死亡），但实际上这三种事件在同一个研究中是发生在同一个患者身上。参与者也可能会多次发生同一事件。如果数据可获得，应该报告同一个体发生多重事件的情况。与事件相关的各种因素——当报告不良事件时，需要考虑不良事件的发生率是否和那些与患者相关的因素（比如年龄，药物治疗的使用情况）或者是与治疗提供者相关的因素（如执业年限，受训水平）相关。这些信息应该被详细报告是否被提取及其如何被用于结果分析之中。

测量——对不良反应的不同测量方法会导致不同的结果。主动方法（主动地寻求有关不良事件的信息）通常较之被动方法（等待患者报告）能获得更多的不良事件报告。不良事件的时间和频率测量方法同样重要。例如测量如果只在研究干预结束时进行（此时，参与者可能不能确切地回忆起他们在整个研究过程中的感受情况），或在整个治疗期间定期测量。在涉及针对获得不良事件结局测量方法时，研究者应该具体报告他们是否提取了相关细节。

报告——对于那些报告质量低或者是报告不清的原始研究应该在系统评价方案时就应被预估计和提出相应的对策。

条目 12– 单个研究存在的偏倚

那些设计良好的用于评价干预措施有效性的研究很可能在评价有害结局时不一定仍然保持这些优良特质。有关有利结局和有害结局的风险偏倚评估应该单独考虑。

条目 13– 概括效应指标

这一条目针对不良反应系统评价，没有特别需要强调的内容。谨遵 PRISMA 声明的内容即可。

条目 14– 结果综合

由于不良反应通常是罕见结局，研究报告没有特定的不良反应发生是非常常见的。这种情况需要系统评价研究者考虑相关的统计学问题，最好是预先考虑并记录在研究方案中。系统评价研究者应该清晰地报告在 Meta 分析时，对于那些研究组中结局事件为 0 的情况的处理步骤。不良反应在评价有效性的研究中肯定不会是主要结局。研究者应该制订计划并具体化他们将如何处理这些没有报告不良反应的研究，以及那些仅仅提及没有发生不良事件的研究（如"研究中所有研究组没有发现严重不良事件"这样的言论并没有对严重程度进行定义），又或是那些没有报告任何不良事件的研究。研究者应该明确报告是否存在无不良事件发生或没有报告不良事件。研究者应该报告对于"没有事件被报告"的情况处理为"0 事件"还是以其他方式进行了处理。另外，研究者应该报告是否尽最大努力和原始研究作者对研究中不清晰的地方进行了确认。

条目 15– 研究偏倚

诸多证据表明有关不良反应报告偏倚的风险较之有效性结局更为常见。许多有关原始研究的报告会选择性降低对于有害结局的估计而强调干预措施有效性的评估。因此，选择性结局报告和发表偏倚（由于事先对某个干预措施的某个不良结局并不了解，因此没有关于该结局的文章发表）有别于有效性评价研究。因为这些研究往往强调有效性而忽视，甚至歪曲有害性。当有相应统计方法用于这些偏倚报告可能性的探索时，它们应该被详细描述并谨慎使用。一种常见错误就是统计检验（如漏斗图）能够确证发表偏倚不存在。研究间的风险偏倚评估应该更聚焦于缺失信息的陈述（那些没有伤害结局的研究），任何导致其缺失的因素的分析，以及这些原因是否可能和伤害结局的评价有关系。

条目 16– 其他分析

由于不良事件通常少见或以"同质异构形式"被报告，因此敏感性分析可能会受到不良事件的不同定义、分级、属性的影响（条目 11）。如果要研究有关不良结局的影响因素，研究者应该报告每组的研究数和研究人数。

条目 17– 研究选择

如果一项系统评价关注有效性和安全性两方面的评价，则最好是分别以不同形式的流程图对两者进行展示，以便读者能够清晰地了解有多少研究针对有效性结局和安全性结局分别被纳入和排除。如图 7–1 所示：

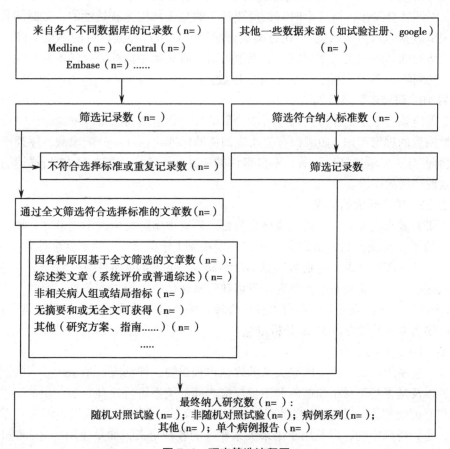

图 7–1　研究筛选流程图

条目 18– 研究特征

报告纳入研究的特征对于读者评估研究结果的效度和推广性方面具有重要作用。由于不良反应结局通常没有以标准形式报告或测量，我们建议针对每个纳入研究应该报告以下内容，可以列入"研究特征"中或单独陈述：

- 每一种不良事件的定义
- 有关不良事件确定的方法，即所使用的被动方法（患者报告的），还是主动方法（主动寻找获得的不良反应）
- 测量方法，即是否使用了任何有效测量工具及其合适的针对该工具效度的参考文献
- 如何测量其严重性和严重程度

PRISMA 声明建议遵照 PICOS 原则，对于不良反应系统评价来说，我们建议添加另外一些需要注意的特征性内容：

- 人群：那些很有可能被认为影响伤害结局的患者危险因素
- 干预措施：任何相关的职业技能和技巧（如，该干预措施为某一人工操作过程）
- 时间：记录所有伤害结局评估的时间和随访时间。伤害结局评估时间将会在不同研究中有所差异，这些差异应该重点记录下来。

研究者还应明确报告研究的选择是否基于不同的随访期。一些不良结局很可能会要经过较长时间才会发生，而这个时间长度要长于测量干预措施有效性的一般时间长度（例如，髋关节置换术后再次入院）。在方案制订阶段，针对每种被评价的不良事件，应该提前就对随访时间间隔做出具体规定。如果原始研究收集测量指标的时间不充分（结局发生必要时间的间隔），那么可能会低估事件发生数。

条目 19– 研究内部风险偏倚

研究者应该考虑系统评价内那些可能会影响特定伤害结局的偏倚来源。研究设计是作为有效性测量的理想考虑（如诸如有关风险偏倚的标准化指针：分配隐藏，序列产生和双盲）。然而，有关样本选择，脱落，不良事件的测量的评价应该如条目 12 所描述的单独区分于有效性结局的评价。

条目 20– 单个研究的结果

对于研究者来说尤为重要的是应该报告每个研究中实际发生的不良事件，特别是要具体到不同的干预措施。当原始研究报告以不同类别／分类形式（如不良事件发生率大小、特定阈值之外的频率＜即并非报告罕见不良结局＞）报告不良事件时，对于研究者而言都具有挑战性。这时需要联系原始研究作者以获得确切信息。报告本条目内容时，可以结合条目 18 来报告每个研究是如何进行不良事件评价的。以森林图的形式展示通常会很有用，即使有时候当数据并没有以 Meta 分析定量合成（如异质性显著）也可以使用。

条目 21– 结果的综合

不良反应系统评价中有关因果关系的评估也很重要，评估应该基于所获得的数据资料来进行，以及是否基于对干预措施和不良反应之间的关系进行评判，如"相关""可能相关""很有可能相关"，以及这些类别是如何被定义的。研究者应该报告因果关系是否被评估了，是如何判定的，以及用于因果关系建立的各种定义，如使用的 Bradford Hill 准则还是 WHO 因果评判工具。

当系统评价中有罕见不良结局时，结果的合成会大有不同。研究者应该明确报告对照

组数目及其对照组选择的理由。如果纳入了未发表的信息，应该明确报告数据来源以及这些研究结果对整个系统评价结果的影响。

条目22- 研究间偏倚

这一条目针对不良反应系统评价，没有特别需要强调的内容。谨遵 PRISMA 声明的内容即可。

条目23- 其他分析

这一条目针对不良反应系统评价，没有特别需要强调的内容。谨遵 PRISMA 声明的内容即可。

条目24- 证据总结

这一条目针对不良反应系统评价，没有特别需要强调的内容。谨遵 PRISMA 声明的内容即可。

条目25- 局限性

有关数据收集过程中缺失数据和异质性或不良结局定义的问题是通常应该在不良反应系统评价的局限性里进行阐述的。对于罕见不良事件的 Meta 分析（即数据的质量和数量）以及前面提及的和数据收集和报告相关的一些可能的局限性分析也很重要。

条目26- 结论

结论和结果必须一致。不常见的情况是，研究者在讨论部分报告了那些有不良事件报告的研究的局限性和弱点（如高风险，不良事件的低质量报告），而在结论部分却没有提及这些缺点。因为如果有关不良结局的数据质量和数量都处于低水平的话，通常结论应该也是值得商榷的。特别是，当不良事件并未识别，更应谨慎下诸如这方面的结论，如该干预措施"安全"，实际上该干预措施的安全性在现实中并未确知。

条目27- 资金

这一条目针对不良反应系统评价，没有特别需要强调的内容。谨遵 PRISMA 声明的内容即可。

从上述有关 PRISMA harms 的清单介绍来看，不良反应系统评价的确在诸多方面不同于既往许多已发表的不良反应系统评价在制作过程。

有效性和安全性是任何药物 / 医疗器械整个生命周期，从上市前到上市后都要同等关注的重要方面。上市前进行的临床试验样本量有限，病种单一，且有严格的纳入和排除标准，因此一些罕见的 ADR、迟发型过敏反应以及一些特殊人群（如儿童、孕妇、老年人）的不良反应难以发现。这些潜在危险往往在大量人群使用后，长期使用后才会出现。由于现实世界中难以通过伦理审批而开展专门针对安全性问题的临床试验，另外单个 RCT 研究纳入的样本量有限，时间较短，且不良反应在 RCT 中一般作为次要目的进行研究，因此其对不良反应的分析效能通常较低，特别是由于没有分母的存在，更无法获得 ADR 的发生率，往往作为不良反应评价的辅助证据，而不是既往有效性证据研究中的高级主要证据。因此，从各类原始研究获得有关不良反应的证据有限，而借助循证医学证据评价如系统评价进行二次研究将是目前最佳选择。在大量同时报告有效性和安全性以及单独针对安全性评价的临床研究被报告的现今医学研究领域，PRISMA harms 清单制作小组鼓励将有意针对安全性评价的系统评价的报告更具自身特色和规范化。有研究者报告 Cochrane 系统评价中所纳入研究不报告有害结局的比例高达 75%，而在非 Cochrane 系统评价的比例也达到 47%。这对于基于系统评价构建的临床实践指南来讲，将是一不可忽视的潜在问题。PRISMA harms 清单的制作目的不仅仅在于促进不良反应系统评价报告的透明化和规范化，更在于刺激研究者们对于任何干预措施有害性结局的报告。

（姜俊杰 刘 峘 廖 星）

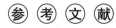

1. 廖星,陈薇,刘雅莉,等.PRISMA harms 清单简介及其对安全性系统评价报告规范的重要性.中国中西医结合杂志:1-8.
2. 廖星,谢雁鸣,王连心,等.中成药上市后临床安全性医院集中监测报告规范的建议.中国中西医结合杂志:1-7.
3. 王桂倩,廖星,谢雁鸣.药品(中成药)安全性监测报告核心要素的探讨.中国中药杂志,2016,41(24):4483-4487.
4. 谢雁鸣,廖星,赵玉斌,等.中药上市后安全性医院集中监测技术规范(征求意见稿).中国中药杂志,2013,38(18):2919-2924.

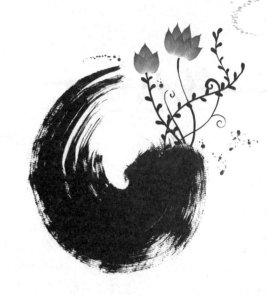

下篇

示范研究

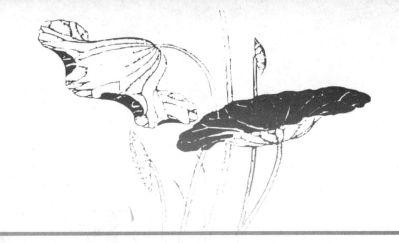

第八章

循证中医药安全性证据体概述

证据等级的分级不仅适用于疗效评价，安全性证据评价也同样适用。有关中医药临床有效性研究已经从系统评价和RCT中获得了大量研究证据。然而，有关上市后中药安全性的证据研究尚不多见。本书将基于文献分析、国家自发呈报系统数据分析、医院集中监测研究、医院信息系统数据分析、基础实验研究等种类，提出由点、线、面构成的中药安全性证据体，以此来评价中药安全性。本章将首先阐述如何构建中医药安全性证据体，继而，基于这一理论，以碟脉灵苦碟子注射液、疏血通注射液、灯盏细辛注射液、参芪扶正注射液、参麦注射液、喜炎平注射液、参附注射液、杏雪舒血宁注射液、悦安欣苦碟子注射液为范例，展示中药安全性证据体的构建过程。

第一节　中医药安全性证据体构建

20多年来，循证医学（evidence-based medicine，EBM）发展迅速，并不断渗入到医学研究和临床实践领域，基于研究质量，对各种不同类型的研究进行分级评判形成不同级别的证据，已经被医学界广泛接受，并使广大医学工作者从中受益。但是，随之而来也出现了"证据分级"的不当使用，比如用于干预措施效果评价的证据分级被滥用、误用到病因、诊断、预防或者药品不良事件/反应（adverse drug event/reaction，ADE/ADR）评价等。正如有研究者指出，证据分级不仅仅针对于临床干预疗效的评价，临床实际应用中除了疗效还有其他诸多方面的问题，如病因、诊断、药品不良反应等。再比如早期证据评价体系将所有的随机对照试验（randomized controlled trial，RCT）都置于观察性研究之上，作为证据最高级。作为金标准的RCT无可厚非地用于评价干预措施的疗效，但是对于疗效以外的评价，RCT有很大的局限性，譬如难以进行药品罕见、长期的不良反应的研究。根据传统的证据分级体系，临床医生可以很快从最高级别的证据，综合多个RCT的系统综述获得有关某种干预措施的疗效信息，但是对于非疗效相关的临床问题，如干预措施的风险，则无法全面的从以疗效评价为目的的这种证据评价体系中获得最佳证据，往往要转向观察性研究设计。观察性研究也可以提供"最佳"证据，甚至如病例系列、病例叙事（anecdotes）也能提供客观证据。虽然病例报告不是最佳的证据源，但是在有关报告药物 ADR 特别是罕见 ADR 时，有着不可忽视的作用。20 世纪 90 年代以来，循证医学的迅猛发展，临床证据的分类分级和临床推荐意见强度系统的逐渐成熟，但其内容复杂、应用局限、标准各异，对指导全球范围内各级医疗机构的循证实践并非万能。经典的证据评价等级自创制以来，一直在更新和发展，先后经历了"老五级""新五级""新九级"和"GRADE"等多个阶段。但其仍以强调临床有效性证据为主，没有包括生物医学领域的全部证据，可看作是对其他领域证据分级和推荐强度的示范标准。由于现有相关的循证医学证据分级分类标准在应用到安全性研究实际中有诸多不适用之处，亟需要开发出一套有别于既往服务于有效性证据评价的体系，而符合安全性证据现状的证据分级分类标准。以为未来越来越多的安全性研究提供参考依据和指导。

基于本书研究团队多年来在这方面的深入研究经验，咨询国际知名循证医学专家，如牛津大学循证医学中心学者 Jeremy Howick（认为研究药品安全性证据非常有必要），GRADE 工作组 Yngve Falck-Ytter 教授（有关 evidence body 的定义），首次提出从点、线、面、体等不同角度来构建"上市后中药安全性证据体"。

从点的角度，安全性评价的证据可以来自不同来源的单个研究设计类型，既可以来自于常见的 RCT 或其他研究类型中所报告的不良结局，也可以来自于单个个案报告，或者以安全性监测为目的的大样本注册登记研究。在此特别强调，若是"死亡"这类严重不良反应，往往证据可以按照"全或无"来定论。

从线的角度，来自同一研究类别的证据，如均为来自观察性研究的若干研究，或均为来自干预性研究的若干研究形成针对安全性结局的证据。

从面的角度，鉴于安全性事件的发生为"小概率事件"，往往发生一例可能不会引起足够重视，即没有代表性。因此，我们考虑从地域代表性、医院类型、住院部和门诊部、临床研究中的多中心，以及国家自发呈报系统和一些主动监测研究中所发现的证据。

从体的角度，我们认为点、线、面的角度是为了更好地理解安全性评价证据不同于既往有效性证据，不能单从研究设计类型的来固化证据级别，应该从证据的多源性来考虑。根据当前可获得的证据，安全性证据评价应该从多源头考虑，而不应局限于某一类型的研究证据。目前安全性证据来源有：前瞻性大样本长期安全性注册登记研究，国家不良反应中心自发呈报系统（SRS）数据分析，系统综述和 RCT 以及其他研究类型中报告的 ADR，真实世界医疗电子数据（HIS）分析，文献中 ADR 个案报告，ADR 专家判读意见和共识，ADR 机制研究。图 8-1 是对于证据体构建的模式图：

因此，安全性证据体的概念（body of evidence for harm，BEH）可以定义为：由针对某个安全性研究的 PICO 问题，全面搜集两种以上的不同来源的证据，比如来自定量研究、定性研究证据、干预性研究、观察性研究、临床研究、机制研究、单个病例报告、大样本研究，自发呈报系统中的 ADR 报告、医院 HIS 数据中有关安全性的处方序列分析。正如以图 8-1 示，安全性证据体的构成可以是来自不同来源的多种研究类型以及研究方法。由于经典的 RCT 在现有条件下对于安全性评价不具备应用的充分条件，因此，以往将 RCT 推崇为最高级别证据的评价模式，需要有所调整和改变，一种情况可以将好的高质量的观察性研究，如以安全性评价为主要目的的大样本、长期、前瞻性队列研究可以被视为安全

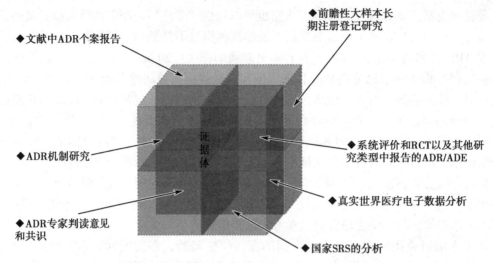

图 8-1 "上市后中药安全性证据体"模式图

性证据评价的最高级证据。且当有其他来源的证据佐证时，其证据强度将有所提升。另外一种情况是，对于严重的 ADR，如死亡、致畸等证据，可以以全或无的证据形式进行评价，也就是说有一例报告即可视为最佳证据。而对于新发的 ADR、一般的 ADR 则需要从证据的多源角度加以共证，以提高其可信性。需要强调的是，对于安全性证据评价，其主要内容是基于 ADR 的有无来获得证据，如果多个证据源均有同一 ADR 的报告，显然就这个 ADR 的证据强度是较大和可信的，这种评价并非像有效性证据评价那样基于不同的研究设计类型而划分证据层级，因此，也很少出现证据结果不一致的现象。当然，就研究质量的评价来讲，循证医学中的严格评价内容同样适合于安全性证据的评价。不同的研究类型可以参考不同的方法学质量评价标准。

第二节　中成药不同剂型安全性评价概况

药物剂型是药效的首要因素，也是药物安全性不可忽视的一个重要因素。2015 版《药典》中记载了 26 种中药制剂剂型。不同药物剂型会有不同的给药途径，而这对于药物在人体内的代谢和分布有莫大关系，而且是与药物不良反应发生最为直接的影响因素。

一、不同剂型发生 ADR 的概述

基于 2017 年国家药品不良反应监测数据库中 2017 年 1 月 1 日至 2017 年 12 月 31 日各地区上报的数据，原国家食品药品监督管理总局组织国家药品不良反应监测中心编撰了《国家药品不良反应监测年度报告（2017 年）》。2017 年全国药品不良反应监测网络共收到国家基本药物不良反应 / 事件报告 59.2 万份（占总体报告的 41.4%），较 2016 年减少 0.2 个百分点，其中严重报告 5.5 万份，占 9.2%；其中化学药品和生物制品占 84.1%，中成药占 15.9%。2017 年药品不良反应 / 事件报告中，涉及怀疑药品 157.1 万例次，其中中药占 16.1%；2017 年严重不良反应 / 事件报告涉及怀疑药品 16.1 万例次，其中中药占 10.6%。涉及的药品给药途径分布中，注射给药占整体报告的 64.7%，严重报告中涉及注射给药途

径的占 77.6%。中药注射剂报告数量排名前 5 位的是理血剂、补益剂、开窍剂、清热剂、解表剂。监测数据显示，注射剂不良反应 / 事件报告总体以过敏反应为主，严重报告占比相对较高。

2017 年国家基本药物中成药部分六类中，药品不良反应 / 事件报告总数由多到少依次为内科用药、骨伤科用药、妇科用药、外科用药、耳鼻喉科用药、眼科用药，其中内科用药报告数量占 86.8%。内科用药中排名前 5 位的分别是祛瘀剂、温理剂、开窍剂、清热剂、扶正剂，此五类药品报告占内科用药报告总数的 89.9%。2017 年国家基本药物目录中成药部分药品不良反应 / 事件报告中，累及器官系统排名前 5 位的是皮肤及其附件损害（28.8%）、胃肠系统损害（23.9%）、全身性损害（14.4%）、神经系统损害（8.3%）、心血管系统损害（5.6%）。中药不良反应 / 事件报告中，男性和女性患者比例接近 0.85 : 1。其中 14 岁以下儿童患者占 7.7%，65 岁以上老年患者占 27.0%。中药严重不良反应 / 事件报告涉及老年患者的报告比例为 36.8%，高于老年患者在中药整体报告的比例。药品不良反应 / 事件报告涉及的怀疑药品中，中药例次数排名前 10 位的类别分别是理血剂中活血化瘀药（31.1%）、清热剂中清热解毒药（9.5%）、补益剂中益气养阴药（8.7%）、开窍剂中凉开药（8.2%）、解表剂中辛凉解表药（5.6%）、祛湿剂中清热除湿药（4.9%）、祛湿剂中祛风胜湿药（3.0%）、祛痰剂中清热化痰药（2.3%）、补益剂中补气药（1.7%）、理血剂中益气活血药（1.5%），排序与 2016 年一致。中药不良反应 / 事件报告中，注射剂和口服制剂所占比例分别是 54.6% 和 37.6%。中药严重不良反应 / 事件报告的例次数排名前 10 位的类别与中药整体情况基本一致。中药不良反应 / 事件报告按照给药途径分布，静脉注射给药占 54.0%，其他注射给药占 0.6%，口服给药占 39.4%，其他给药途径占 6.0%。中药严重不良反应 / 事件报告按照给药途径分布，静脉注射给药占 84.1%，其他注射给药占 1.0%，口服给药占 13.2%，其他给药途径占 1.7%。总的来看，中药不良反应 / 事件报告数量比 2016 年略有下降。从药品类别看，主要涉及活血化瘀类、清热解毒类、益气养阴类、凉开类等中药；从严重报告涉及的给药途径看，静脉注射给药占比较高，提示仍需要继续关注中药注射剂的用药风险。

二、中成药不良反应发生的常见原因

（一）生产工艺方面

药材原材料品种繁多，产地、采收季节不同，药材炮制方法的不同，使的药材有效成分和药性，毒性都会存在很大差异。加之部分不法商贩的偷工减料，炮制方法不当或未严格按照传统中药炮制方法炮制的中药材，也导致了中成药制品不良反应的发生。

（二）未严格按照说明书使用

一是超剂量用药，不按规定疗程用药；二是非适应证用药、未坚持中医理论指导和辨证用药。合并用药不当原因综合治疗方案中，中成药经常会和其他药物合并使用。中成药与中成药（中药）合用时，临床医师不注意中成药的处方组成，剂量，未能严格遵循中药"十八反""十九畏"的配伍禁忌。在临床治疗过程中，中成药与西药联合使用不当等。

（三）遗传和某些后天因素

使得不同人对相同药物的敏感性和耐受性也不同。部分过敏体质患者和特异性遗传体质患者往往出现与药物的药理、毒理、用法、用量无关的不良反应，此外，肝、肾功能异常患者、老人以及儿童和孕产妇等特殊人群，用药时也容易产生不良反应。

三、三种常见剂型 ADR 发生的特征及其影响因素

（一）中药注射剂

中药注射剂为目前临床用药的主要剂型之一，其通过静脉注射或肌内注射给药，药效发挥快，能够较好满足中医在临床急救中的需要。中药注射剂主要有溶液型注射剂（含水针和静脉注射剂）、注射用粉针和冻干制品、注射用混悬剂和注射用乳剂，临床应用最广泛的为静脉滴注也是不良反应最常见的给药途径。随着临床应用增多，中药注射剂的安全性问题频繁发生，过敏反应甚至过敏性休克的报道日趋增多。每年国家 ADR 监测数据均显示中药注射剂所导致的 ADR 所占比例最大。从早期的鱼腥草类注射剂曾一度被停止生产到最近《药品不良反应信息通报（第 48 期）》的喜炎平注射液和脉络宁注射剂因严重不良反应被通报的事件，注射剂所导致的 ADR 一直是被关注的重点。中药注射剂所导致的 ADR 中过敏反应所占比例较大。中药注射剂过敏反应高发的因素除临床不合理用药外，其本身物质成分繁多，无法明确致敏成分，很多中药注射剂，如鱼腥草注射液等，上市前期的基础研究难以预防其致敏的发生。因而中药注射剂中致敏成分以及了解其致敏机制是保证用药的安全性亟待解决的关键性问题。目前研究中药注射剂所引发的过敏反应物质基础尚不明确，缺少体外评价方法，在临床使用中的中药注射剂若需要降低致敏反应发生率，还需要研究其致敏原的结构特征，进一步完善现有的临床前过敏试验评价方法。

1. 不良反应发生特征　中药注射剂常导致两种类型的过敏反应：Ⅰ型过敏反应及类过敏反应，部分中药注射剂还会引起Ⅱ型过敏反应。在临床发生的急性过敏反应中，类过敏反应发生频率占 77%，在中药注射剂引发的过敏性休克中又约占 3/4，由此看来，类过敏反应其发生率远高于Ⅰ型过敏反应，且在临床中有增多趋势。类过敏反应其激发无需免疫系统参与，也无抗体参与，第一次用药即可产生，临床表现和过敏反应类似，其机制为非免疫机制直接刺激或补体途径激活肥大细胞或嗜碱性粒细胞释放组胺、炎症因子等生物活性介质，致使类似过敏症状出现。

2. 影响因素

（1）中药和生产工艺方面：中药注射剂多为复方，即使是单味药制剂，其成分也较为复杂，多为蛋白质、多肽、多糖等大分子物质，既具有免疫原性，又具有免疫反应性，增加了 ADR 发生的概率。中药注射剂现在普遍存在基础研究薄弱、提取工艺不成熟，部分制剂生产工艺落后、质量控制难，杂质含量大，且药物在运输或储存中又可能产生新的杂质。杂质一旦输入人体，就会通过机体免疫系统产生抗体和致敏淋巴细胞，当该患者再次接触这类中成药就发生变态反应，导致 ADR 发生。同时，中药注射剂一般都有颜色，影响了澄明度的检查，这些都可能引发不良反应。

（2）中药注射剂 ADR 的发生临床中一些不合理使用情况有关。

1）超剂量或常规大剂量使用：超剂量或高浓度使用中药注射剂，使进入体内的药液浓度过高，超过人体的普遍耐受能力而容易诱发 ADR。

2）溶媒使用不符合要求：未按药品说明书中溶媒的规定配药，在临床实际治疗中特殊病患则需要变换溶媒易引发 ADR，如某些药品说明书要求某些药品需在规格为 500ml 的溶媒中使用，如果选择了规格为 250ml 的溶媒，由于稀释后 pH 值的改变或与氯化钠注

射液的盐析作用，引起不溶性微粒增加，造成局部血管堵塞、血供不畅，增加 ADR 的发生率。

3）合并用药不合理：临床用药中合并用药较为常见，且多为中药注射剂之间或中西药注射剂之间联合用药。由于中药注射剂成分复杂，在与其他药物配伍应用的情况下，况且目前临床尚无中药注射剂配伍禁忌表，易产生配伍变化，影响药物疗效，更易产生 ADR。其次可能被忽略的是护理人员在配药时，同一注射器多次抽取多种不同类型注射剂（包括中药注射剂和西药注射剂）造成不同注射剂之间联合用药；同样问题也存在同一输液患者因静脉滴注不同液体时，两种不同液体在输液管相混合而造成配伍上发生变化，不溶性微粒增加，也是引起不良反应的原因之一。

（二）口服药制剂

虽然口服中药制剂的发生率相对较中药注射剂低，但由于中药口服制剂的品种多、使用广泛，所以因所造成的用药安全性问题也很突出。口服中草药后不良反应是在服药后 10~30 分钟（此外由于服药时间过长造成蓄积性中毒，一旦达到中毒量，其反应出现也是在服药后很短时间出现。口服中成药与西药一样也存在着众多不良反应、配伍禁忌等安全隐患。中成药存在"十八反""十九畏"，若用药不当，很可能因为药物成分相似而导致重复给药，进而容易导致不良反应的发生。

1. 不良反应发生特征　一项研究显示，新的严重不良反应多发生在口服中药（占新的严重不良反应的 63.16%）。由于口服中药药效较化学药温和，发生不良反应在时间上存在滞后性，且大多为患者自己在家服用，所以其口服药的不良反应不易被辨识、发现和报告。从口服中药不良反应的发生分析，80% 在用药以后，有的中药的不良反应很可能在停药后才发生，所以对中药的不良反应的发现难度也加大，有可能已用其他药而误认为是其他药引起的不良反应，所以对中药不良反应的监测应包括对患者用药史的了解。另外，胃肠道是口服中药进入体内的首个处置脏器，具有一些特定理化特性的中药对胃肠道可能具有直接或间接的影响。例如，性味苦寒的中药会影响胃肠道的功能；祛风湿药可引起消化系统的不良反应，这可能与其中所含的乌头碱（或其他生物碱）及具有细胞毒性的二萜环氧化合物有关。研究显示含制何首乌口服中成药主要有肝损伤、胃肠道反应、过敏反应等几类不良反应报道。肝损伤的发生率最高。中西药联合配伍治疗时，应注意其配伍禁忌，应用得当能互补提高治疗效果，促进患者康复，配伍不当，不仅不能提高治疗效果还会导致患者出现不良反应。有研究指出，麦芽与抗生素不能同时使用，抗生素会影响麦芽中的消化酶、酵母菌，使其失去应有的功效，从而影响临床疗效。

2. 影响因素　中药用量用法错误、未经辨证实施论治、中西药配伍使用、患者自身原因、其他原因均会导致患者在中药使用过程中出现不良反应。

西药的用法与用量往往直观可见，已详细在包装说明书上写明。中药治疗具有较高的灵活性，其用法用量是经历长期的临床实践摸索出来的，且往往根据患者病情体质的不同，用药和用法也有所不同。用药方法不当，会降低其治疗效果，甚至会导致患者出现不良反应。中药材取自自然界的植物、矿物等，多种中药材可以直接熬制入药，但有一部分中药材本身具有一定的毒性，需特殊加工炮制后方可入药，否则不仅无法用于治疗疾病，还会产生毒性，引发不良反应。患者的体质、年龄、性别、病症均有所差异，同一味中药并不适用所有患者，其治疗效果、不良反应均会有所不同。如男性患者使用麝香后不会出现明显不良反应，女性患者使用麝香后可能会导致流产甚至血崩等症状。60岁以上患者的不良反应明显多于其他年龄段，且随着年龄的增加，其不良反应患者人数随之增加，分析其原因可能是由于老年患者的身体系统功能下降，肝肾功能在一定程度上出现衰竭，血液中的蛋白含量下降，导致口服中药进入患者体内后其代谢排泄速率明显降低。老年患者随着身体各系统功能的衰弱，其病情较为复杂，临床用药多采用药物联用或长期用药治疗，因此导致其不良反应发生率增加。

（三）皮肤外用中成药

中药外用指中药材经研磨、提纯或浸泡等加工方式，制成粉剂、酊剂、膏剂等，外涂于皮肤或黏膜，作用广泛，应用方便。随着临床使用的增多，中药外用发生不良反应的报道逐渐增多，以皮肤过敏反应最为常见。皮肤外用药物局部不良反应指由于局部使用外用药在局部皮肤黏膜引起的不良反应，主要是外用药接触性皮炎，其他少见反应有色素改变、脱毛等。中成药外用药种类不少，在临床使用中，也可因为成分的不同，而发生以下的不良反应。

1. 不良反应发生特征

（1）刺激性皮炎：最常见，局部皮肤反应多数是刺激性皮炎。机制是外用药通过直接损伤皮肤或激活皮肤细胞释放炎性介质而致皮炎，与过敏无关。特点是无需致敏，初次接触就可以发生反应。如果刺激性足够强，任何人均可以发病。皮肤薄嫩部位、局部皮肤有损伤以及特应性皮炎患者更易发。局部通常有烧灼感、疼痛或瘙痒。皮损表现为与药物使用区域边界清楚一致的红斑、水肿、水疱、大疱或红斑、脱屑，或区域内散在的丘疹或脓疱、糜烂或溃疡。慢性累积性刺激皮炎可以出现皮肤肥厚、鳞屑及皲裂。

（2）变应性接触性皮炎：相对少见，机制为迟发型变态反应。仅发生在已经对外用药中某些成分过敏的患者。多在用药12h后发生反应，48h左右可以达到高峰。去除接触致敏原后炎性反应不能马上消退，多维持1周左右。临床多表现为湿疹样，有明显瘙痒，局部出现红斑、水肿，可以有密集丘疹、丘疱疹、水疱或大疱、糜烂、渗出。一般无疼痛，不出现脓疱、坏死及溃疡。皮损可以超出用药部位，向周边蔓延或在远隔部位出现。也可以出现多形性红斑样、扁平苔藓样皮损及色素改变等。

（3）速发型接触性反应：更少见。机制可以是过敏反应，也可以不是过敏反应。过敏机制引起者可以诱发严重全身过敏反应。临床表现主要为接触性荨麻疹。反应在接触外用药后数分钟至数小时内发生，并在24小时内消退。轻者表现为一过性潮红或红斑，典型者为风团，重者出现全身风团及严重全身过敏反应。也可以出现湿疹样改变。去除接触物后反应可以很快消退。自觉症状可以有烧灼感、刺痛或瘙痒。

（4）光毒性及光变应性接触性皮炎：指皮肤使用外用药后，再照光所引起的局部皮肤反应。其中由变态反应引起的反应称为光变态反应，表现同变应性接触性皮炎；由非免疫性机制引起的反应称为光毒性反应，表现类似日晒伤，可以遗留明显的色素沉着。

2. 影响因素

（1）年龄性别因素：有研究认为，药物经皮吸收影响因素方面，成熟新生儿的皮肤通透性与成人相同，不同性别的经皮吸收一般也无差异；但妇女由于有不同的生理周期，对药物的反应可能更敏感；老年人由于皮脂腺分泌减少，也会对瘙痒反应更明显。成人不良反应发生率高的原因，可能与自主用药有关。

（2）制剂与药材因素：酊剂中的乙醇具有溶解皮脂的作用，软膏剂中的烃类具有皮肤水合作用，贴剂具有封包作用，乳膏剂的渗透促进剂具有促进药物透皮吸收的作用，这些都能破坏角质层的屏障功能。外用药物在发挥治疗作用的同时，易引发局部甚至系统性不良反应的发生。

中药材的质量：中药材的质量直接关系到药物疗效及可能产生的作用，受产地、种植或养殖环节、采收季节、加工炮制等多元素影响。如受污染的中药可能导致过敏反应，目前污染物种类繁多，污染途径各不相同，主要有农药、重金属、霉菌毒素、二氧化硫、有机溶剂残留。所以控制中药材中有害残留是提高中药质量、保证中药安全性的关键。

中药及其制剂成分复杂，有些成分本身就是致敏原，还易引起交叉反应。如土鳖虫、蟾蜍等所含异体蛋白可作为不完全抗原，与机体的蛋白质结合成全抗原，刺激机体的网状内皮系统产生相应的抗体，当抗体再次接触类似的抗原后，体内的抗体就与抗原在致敏的肥大细胞、淋巴细胞上发生作用，使这些细胞被破坏而释放出组胺等物质而引起过敏反应。另外，致敏中药中的许多成分为变应原，如乳香、没药中的树脂、树胶等均可导致毛细管扩张，通透性增加而出现皮疹，皮炎及血管神经性水肿等症。除此，很多中药有光敏性成分，如补骨脂素、佛手柑内酯等香豆素类化合物，可增强紫外线的光敏作用而发生光变应性皮炎。

（3）药物在皮肤的保留时间：局部用药一般在皮肤的停留时间较长，往往需要重复用药，也易引起 ADR/ADE 的发生。长期大量的接触外用药物可增加皮肤的渗透，也可能出现较重或较急的刺激反应。人体皮肤斑贴激发试验也要求受试物与皮肤必须有充分的接触，一般应封闭 48 小时后判断刺激结果。

（4）合并用药：单独使用一种外用药物可能不会引起皮肤反应或仅引起很小的反应，但同时使用多种药物就可能导致刺激作用增强。皮肤病治疗常需要多种外用药物合并使用，也易引起局部用药 ADR/ADE 的发生，有时还难以区分是何种药物引发的 ADR/ADE。

（廖　星）

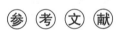

1. 原国家食品药品监督管理总局组织国家药品不良反应监测中心编.国家药品不良反应监测年度报告（2017 年）.中国药物评价,2018,35(2):154-160.

2. 林云刚.中药制剂不良反应特点分析与安全使用管理探讨.中国处方药,2018,16(6):46-47.

3. 陈青.中药制剂不良反应特点及影响因素分析.临床医药文献电子杂志,2018,5(43):144-145.

4. 张雨恬,王韧,李文姣,等.中药注射剂(类)致敏成分检测技术进展.中南药学,2017,15(9):1185-1190.

5. 刘光金,刘耀龙,张红梅,等.中药注射剂不良反应探讨及预防对策.世界中西医结合杂志,2017,12(1):81-84.

6. 张强.口服中药的安全性分析及预防中药所致不良反应的方法.中国处方药,2016,14(10):44-45.

7. 宋海波,杜晓曦,任经天,等.不良反应监测对中药安全性评价的启示.中国中药杂志,2015,40(8):1620-1623.

8. 李邻峰,刘玲玲,董福慧,等.皮肤外用药局部不良反应评价专家共识.中国全科医学,2015,18(4):483-484.

9. 伍军,林晓亮,江丽君,等.中药不良反应监测发展状况与案例分析.中国药物经济学,2014,9(1):22-25.

10. 张立坤,竺炯,史万忠,等.中药外用致皮肤过敏反应分析.河北中医,2011,33(11):1736-1739.

11. 陈馥馨,高晓山.285 篇中草药口服中毒报告的启示.中医杂志,1991,(4):47.

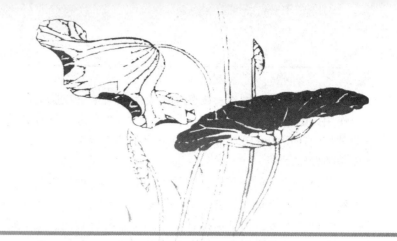

第九章

碟脉灵苦碟子注射液安全性证据研究

苦碟子注射液系由菊科植物抱茎苦荬菜制备的纯中药单味制剂，其原料标准收载于卫生部药品标准蒙药分册。原料药材为菊科苦荬菜属（ixeris）的抱茎苦荬菜的干燥地上部分。苦碟子注射液含有八大类共 30 多个化合物，大类成分为黄酮类、有机酸类、核苷类、氨基酸类、糖类、无机盐类等。苦碟子注射液无辅料，直接接触药品的包装材料为低硼硅玻璃安瓿。其说明书载：活血止痛、清热祛瘀。用于瘀血闭阻的胸痹，适用于冠心病、心绞痛患者，亦可用于脑梗死者。静脉滴注，一次 10~40ml，一日 1 次；用 0.9% 氯化钠注射液或 5% 葡萄糖溶液（glucose solution，GS）稀释至 250~500ml 后应用，14天为一疗程。碟脉灵苦碟子注射液（以下简称"碟脉灵"）由通化华夏药业有限责任公司生产，批准文号为国药准字 Z 20025450。文献散在报道了有关该注射液安全性的各种研究，但是鲜有全面系统将其安全性资料进行证据整合的研究。为此，针对碟脉灵的既往安全性研究，从多源证据整合的角度从六个证据源展开分析，形成碟脉灵安全性证据体，以期为其临床安全用药和进一步的深入研究提供参考。

第一节 安全性证据来源

一、安全性文献分析

安全性系统综述可以对已发表和未发表的研究进行系统的梳理和分析，能够获得来自临床研究中以及临床一线医生有关 ADR/ADE 个案报告。虽然大多数研究以有效性评价为主要目的，但是研究在实施过程中，研究者同时也会关注干预措施的不良结局。对于这些不良结局进行梳理，特别是个案的报告，可以获得有关 ADR 的某些特征性证据和详细的发生过程，能够为后期专门针对安全性结局评价的研究提供线索。为此，对 2016 年 1 月以前有关苦

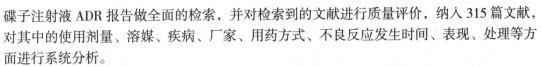

碟子注射液 ADR 报告做全面的检索，并对检索到的文献进行质量评价，纳入 315 篇文献，对其中的使用剂量、溶媒、疾病、厂家、用药方式、不良反应发生时间、表现、处理等方面进行系统分析。

（一）纳入标准

1. 研究类型　纳入研究类型包括随机对照试验、非随机对照试验、队列研究、病例对照、病例系列、病例报告。

2. 研究对象　单独或联合服用苦碟子注射液的患者，患者无疾病诊断、病程、服药时间限制、无性别、年龄、区域限制。

3. 结局指标　研究结果报告 ADR/ADE。不良反应分级标准：不良反应结局：导致死亡；危及生命；致癌、致畸、致出生缺陷；导致显著的或永久的人体伤残或者器官功能损伤；导致住院或住院时间延长；导致其他重要医学事件，如不进行治疗可能出现上述所列情况，因使用药品出现以上损害情景反应之一的称为药品严重不良反应。其他为轻度不良反应。

（二）排除标准

1. 重复文献、重复发表或所用文献有明显数据重叠的文献；

2. 文中未关注或未提及"不良反应"或"安全性"或"毒副作用"；

3. 无法获得全文的文献。

（三）检索方法

英文检索以检索词"kudiezi""yueanxin""diemailing""kudiezi injection"在题名或摘要中检索以下数据库 The Cochrane Library（1993—2016 年 1 月），MEDLINE（1997—2016 年 1 月），EMBASE（1974—2016 年 1 月），The Web of Science（1997—2016 年 1 月），Clinical trials（2016 年 1 月）。中文检索以检索词"苦碟子""碟脉灵""悦安欣"在题名或摘要中检索以下数据库：中国期刊全文数据库 CNKI（1979—2016 年 1 月），中国生物医学文献数据库 CBM（1978—2016 年 1 月），中文科技期刊全文数据库 VIP（1989—2016 年 1 月），万方数据库（1998—2016 年 1 月）。相关会议论文、学位论文等灰色文献都在上述数据库已检索。

（四）数据提取及文献质量评价

1. 文献筛选　两人根据纳排标准筛选文献，将题录导入 Note Express3.1 软件，进行文献筛重、剔除，最后阅读全文筛选不符合的文献，最终汇总，当筛选不一致时由第三方定夺。

2. 数据提取　在 Excel 中制定"文献信息提取表"，两位研究者根据试验设计提取关于患者性别、年龄、样本数、疾病诊断、干预措施、观察的安全性结局指标等方面的数据。如遇分歧，交由第三位研究者核对。提取数据时特殊情况根据 Cochrane 手册处理，如：①三组对照试验：两组未使用苦碟子的试验合在一起对比苦碟子组；两组均使用苦碟子但剂量不同按病例系列提取。②随机对照试验：两组均使用苦碟子降级为两个病例系列提取。

3. 纳入研究　偏倚风险评估随机对照试验采用 Cochrane 系统评价员手册 5.1.0 的偏倚风险评估工具进行质量评价，并使用 Revman5.3 软件生成文献质量评估图。非随机对照试验采用 Downs and Black 清单进行质量评价。观察性研究如队列、病例对照等采用 NOS 标准进行质量评价。病例系列采用 IHE 进行质量评价。由于目前没有统一的病例报告的质量评价标准，故采用 CARE 报告标准进行质量评价。

（五）结果分析

1. 文献检索　初始检索到相关文献 2 720 篇，最终纳入单独或联合使用苦碟子注射液，并且文献中提及了 ADR/AE 的研究共 414 篇。

2. 纳入研究的一般情况　共纳入 414 篇文献，其中 18 篇在研究目的或观测指标中提及 ADR/AE，但在结果中未进行描述；78 篇在观察指标和结果未提及 ADR/AE，而在讨论中有"该药副作用小、安全性高"等相关描述；这两类研究不做质量评价和信息提取。还有 3 篇病例报告内容重复未提取，最终纳入 315 篇文献，纳入研究的一般情况见表 9-1。

表 9-1　315 篇文献不同研究类型的分布情况

研究类型	文献数	使用 KDZ（人）	未使用 KDZ（人）	ADR/AE（人）
随机对照试验	230	13 527	10 178	170
非随机对照试验	29	1 707	1 419	29
病例系列	31	2 813	0	85
病例报告	25	25	0	25
合计	315	18 072	11 597	309

注：KDZ 为苦碟子注射液。

3. 方法学质量评价结果

（1）随机对照试验采用 Cochrane 系统评价员手册 5.1.0 的偏倚风险评估工具进行质量评价，共纳入 230 个研究。202 个研究质量被评为"C"级，28 个研究被评为"B"级，没有 A 级研究。

（2）非随机对照试验根据 Downs and Black 清单，16 分以上为高质量研究。共纳入 29 个研究，均为低质量研究。

（3）病例系列按照 IHE 评价，14 分以上为高质量研究。共纳入 31 个研究评价，只有 3 个高质量研究，其余均为低质量研究。

（4）病例报告：按照 CARE 评价，7 分以上为高质量研究。共纳入 25 个研究，只有 2 个高质量研究，其余均为低质量研究。

4. ADR/AE 结果

（1）病例报告：纳入 25 个病例报告涉及 25 名患者共发生了 25 例不良反应。按照 ADR/ADE 分级标准，共 11 例严重不良反应，14 例中轻度不良反应。

从患者的使用剂量、溶媒、疾病、厂家、用药方式、不良反应发生时间、表现、处理等方面分析苦碟子注射液不良反应情况。纳入 25 个研究均明确提出使用剂量，1 个为 10ml，9 个为 20ml，4 个为 30ml，11 个为 40ml，均未超出说明书范围；溶媒除 3 个为 500ml 0.9% 氯化钠注射液，7 个为 250ml 0.9% 氯化钠注射液，2 个为 500ml GS 外，其余均为 250ml GS；用药方式均为静脉滴注；9 个研究超出了说明书适应证范围；10 个研究的厂家是沈阳双鼎制药有限公司，7 个是通化华夏药业有限公司，其余 8 个未提及厂家；不良反应的出现时间跨度很大，1 例用药后 5 分钟就出现，1 例用药后 8 日才出现；11 例出现严重不良反应，均为严重过敏反应，表现为高热寒战、胸闷气短、呼吸困难、呕吐、四肢冰冷、意识模糊等症状；其余 14 例轻度不良反应，其中 6 例过敏反应，表现为皮肤瘙痒、皮疹、喉头水肿、哮喘、药疹等，3 例出现血压升高、头痛头晕等，1 例出现心慌胸闷，1 例出现泌乳，1 例出现迟发型过敏反应，表现为心前区及后背发紧，全身抖动，2 例出现四肢疼痛，并伴腹痛和全身乏力等症状。不良反应 1 例未处理，其余均采用停药、对症处理等的方法；最终都缓解或恢复正常。

（2）其他研究类型（RCT、非随机对照试验、病例系列）：对部分研究数据处理：共纳入 289 个研究，其中 230 个 RCT 研究中，经过拆分和转变后，最终得到 311 个研究，包括 210 个 RCT，28 个非随机对照试验，73 个病例系列。

不良事件情况分析，6 个研究报告了 13 例 AE，其中死亡 5 例，发生心血管事件（再狭窄）1 例，发生心肌梗死 1 例，发生急性肠炎、中风后精神异常、消化道出血、脑出血、急性左心衰等 6 例，其余研究均未提及 AE 发生情况。

不良反应情况分析，12 个研究报告了 ADR，但未进行具体有关 ADR 人数的统计；2 个研究报告了 ADR 的人数，但未进行具体症状的描述；以上 14 个研究不做分析。297 个研究共报告了 292 例 ADR，有 2 例严重不良反应，表现为心脏毒性反应；其余研究均未发生 ADR。根据《WHO 药品不良反应术语集》中累及的系统—器官代码检索目录分类，292 例不良反应分布特点见表 9-2：

表 9-2　292 例不良反应分布特点

所属系统	用药情况	ADR 例次	ADR 主要表现
中枢及外周神经系统损害	单用	1	轻微头胀痛
	联合	5	轻度头晕
		22	头晕
		19	轻微头痛
		34	头痛
		12	轻度头胀
		10	轻度头胀痛
		1	头胀痛
		2	头昏
		1	轻度头昏
胃肠系统损害	单用	0	
	联合	6	轻度恶心
		7	恶心
		3	腹胀并恶心
		4	腹胀
		7	呕吐
		5	口干
		11	胃肠不适

续表

所属系统	用药情况	ADR 例次	ADR 主要表现
肝胆系统损害	单用	0	
	联合	11	转氨酶升高
泌尿系统损害	单用	0	
	联合	4	肌酐、尿素氮升高
心血管系统损害	单用	0	
	联合	2	心脏毒性
		2	血压下降
		7	心悸
心外血管损害	单用	1	面色潮红
	联合	19	面色潮红
		8	皮肤潮红
		4	脸红
皮肤及其附件损害	单用	1	药疹
	联合	1	轻度皮疹
		4	皮疹
		1	药疹
		3	皮肤过敏
		2	皮肤瘙痒
		8	脱发
血小板、出血凝血障碍及白细胞	单用	0	
	联合	1	血小板减少
		3	牙龈出血
		3	中性粒细胞减少
		2	鼻腔出血
用药部位损害	单用	0	
	联合	10	穿刺静脉红线形成
		41	注射部位皮下瘀斑
代谢和营养障碍	单用	0	
	联合	1	血钾升高
其他	联合	3	睡眠增多

不同剂量分析中：7 个研究用药剂量为 50ml/d，发生 3 例 ADR；2 个研究用药剂量为 60ml/d，发生 5 例 ADR；均超出了说明书范围。5 个研究未提及用药剂量，其余 297 个研究中，用药剂量为 20ml/d 和 40ml/d，发生 ADR 的例数最多。

不同溶媒与滴速分析中：297 个研究，其中 1 例采用注射方式，其余均采用静脉滴注。分析了 16 794 名患者数据，其中以 0.9% 氯化钠注射液 250ml 或者 5% GS 250ml 作为溶媒使用的最多，共 9 142 例，占 54.44%，共发生 203 例 ADR/AE。21 个研究经调整滴速或减慢滴速后，ADR 消失。

适应证情况：297 个研究中，符合说明书适应证用药临床试验共 187 个，其中 45 个研究报告 ADR/AE215 例；不符合说明书适应证用药临床试验 110 个，其中 24 个研究报告 ADR/AE90 例。

联合用药：297 个研究中，其中联合用药共 272 篇，使用苦碟子注射液的患者共 15 130 例，报道 ADR/AE 共 65 篇，出现 ADR/AE 患者共 290 例，占 1.92%；非联合用药共 25 篇，使用苦碟子注射液患者共 2 010 例，报道 ADR/AE 共 4 篇，出现 ADR/AE 患者共 15 例，占 0.75%

中枢及外周神经系统损害的 ADR 率的 Meta 分析：选择报告最多的中枢及外周神经系统损害的 ADR 进行 Meta 分析。苦碟子注射液造成中枢及外周神经系统损害的表现主要是头晕、头昏、头胀及头痛。仅考虑病例系列（RCT 和 NON-RCT 研究忽略对照组），分别按照疾病、用药剂量和用药时间进行 ADR 发生率的合并分析。纳入 36 个研究，合计 2 199 例苦碟子用药者发生 117 例 ADR，Meta 分析显示，加权合并的 ADR 发生率为 2.9%（95% CI：0.022-0.036；I^2=63.24%，P=0.002）。亚组分析结果显示疾病种类、用药剂量、用药时间的 ADR 发生率差别很小，各个亚组可信区间之间有交叉，提示 ADR 发生率差异无统计学意义。

5. 发表偏倚　用中枢及外周神经系统 ADR 发生率的文献绘制 Begg 漏斗图分析其发表偏倚，漏斗图分析显示存在不对称情况，但 Begg'test 显示无统计学差异（P=5.26）。

基于全面系统文献评价的分析，能够使决策者初步掌握药品 ADR 的相关信息，特别是其中有关专门针对 ADR 的个案报告，能够较为详细地提供有关药品发生 ADR 的实际情况，但是其他研究设计类型中所出现的 ADR 由于并不具备针对性，故出现的 ADR 信息，由于 ADR 报告的判断过程以及报告形式不规范（个案报告也存在），对于 ADR 真实因果关系的判定存在一定的误差。

二、国家自发呈报系统数据分析

虽然大样本的 HIS 数据可以在真实世界中对 ADR 发生的影响因素做积极的探索，但是鉴于其回顾性的分析，且针对的是数据分析人员自定义的可疑 ADR，并非真正具有确定因果关系的 ADR，为此需要在有确定因果关系的人群中进行分析，这样才能够更加明确 ADR 人群发生的特征以及可能的影响因素。该研究针对国家自发呈报系统数据，采用描述分析、PRR、BCPNN 等方法进行碟脉灵 ADR 预警分析。

（一）数据来源和标准化处理

基于 SRS，对来自 2009 年 1 月至 2012 年 12 月间报告的 846 例碟脉灵 ADR 病例进行分析。根据中华人民共和国医药行业标准《化学药品（原料、制剂）分类与代码》（YY0252-1997），对提取的苦碟子注射液的"通用名（碟脉灵注射液）"进行统一规范；依据 WHO 不良反应术语集（WHO-ART），对不良反应术语进行规范化处理。将检测的初步结果与碟脉灵注射液的产品说明书进行比较，产品说明书没有列出的不良反应，即认为是一个可疑 ADR。

（二）一般描述

846 例 ADR 报告中：其中"一般 ADR"为 785 例，占 92.79%，"严重 ADR"为 62 例，占 7.33%。新发 ADR 有 319 例，其中新发一般为 288 例，新发严重为 31 例。严重 ADR 中死亡报告 1 例。846 例 ADR 病例中，仅有 31 例报告了既往 ADR 病史，仅有 6 例报告了家族史。所有病例报告中 ≥ 60 岁的病例最多，共有 453 例，占 53.55%。共有 518 例报告了性别，男女比例为 271/247。当天发生 ADR 的最多，有 422 例，占 44.94%。246 例 ADR 病例报告判断为该药已知 ADR 的病例，占 29.08%。

（三）ADR 频次与 ADR 结局

根据《世界卫生组织药品不良反应术语集》（WHOART）对 846 例 ADR 报告的信息进行编码处理，所有出现的 ADR 共有 902 次（每份病例报告可能出现一种以上的 ADR），按照频次最多的前十位的 ADR 有：皮疹（111 次）、瘙痒（85 次）、新生儿白细胞减少（85 次）、头晕（67 次）、憋气（58 次）、恶心（58 次）、心悸（58 次）、寒战（54 次）、头痛（46 次）、发热（33 次）。902 个 ADR 涉及的系统与器官，最多的为"皮肤及其附件损害"（307 次），其次为"全身性损害"（217 次）、"中枢及外周神经系统损害"（134 次）。而 61 例严重 ADR 报告中，ADR 共涉及 69 种，其中以"寒战"（9 次）、"憋气"（9 次）、"过敏样反应"（8 次）报告最多。

全部 ADR 经停药和（或）对症处理，大部分为治愈或好转。846 例 ADR 病例，好转病例为 437 例，占 51.65%，治愈 406 例，占 47.99%。461 例 ADR 病例判断停药或减量后该药 ADR 消失或减轻。

（四）ADR 关联系评价

对于 ADR 关联系评价，主要从 4 个方面进行了探索：ADR 是否是该药已知 ADR 之间的关系评价；出现 ADR 停药或减量后与 ADR 结局的评价；再次使用相同药品后与同样 ADR 之间的关系评价；出现 ADR 与合并用药的作用、患者病情进展、其他治疗之间的关系。

1. ADR 是否是该药已知 ADR 之间的关系评价 846 例 ADR 病例报告中，判断用药与 ADR/ADE 的出现有合理时间关系的有 487 例，占 57.57%，12 例判断为无，347 例记载不详。碟脉灵注射液说明书记载该药品可能导致的 ADR 为：偶见皮疹、瘙痒、发热、寒战、头晕、头痛、恶心、腹痛、心悸、气促、乏力、乳房胀痛、血压下降等。846 例 ADR 病例报告中，判断为该药已知 ADR 的病例有 246 例，占 29.08%，137 例判断为否，判为不明的为 116 例。

2. 出现 ADR 停药或减量后与 ADR 结局的评价 846 例 ADR 病例报告中，停药或减量后，该药 ADR 是否消失或减轻的判断上，461 例判断为"是"，4 例为"否"，31 例"不明"，3 例为"未停药或减药"。

3. 再次使用相同药品后与发生同样 ADR 之间的关系评价 846 例 ADR 病例报告中，再次使用相同药品后再次发生 ADR 的病例有 18 例，没有发生的有 9 例，关系不明的有 72 例，未再使用该药的有 400 例。

4. 出现 ADR 与合并用药的作用、患者病情进展、其他治疗之间的关系评价 846 例 ADR 病例报告中，有 10 例判断所出现的 ADR 是与合并用药的作用、患者病情进展、其他治疗有关，308 例无关，181 例判断为不明。

（五）ADR 预警信号分析

846 例全部 ADR 病例报告中，出现的 ADR 有 3 007 次，有 10 种 ADR 出现超过 100 次，分别是皮疹、瘙痒、寒战、憋气、恶心、头晕、心悸、过敏样反应、头痛和发热。对于出现频次最多的这 10 种 ADR，每一季度计算一次警戒信号，且同时使用报告率比例法和贝叶斯置信传播神经网络法分别进行预警信号计算发现。该药品最早出现预警信号的 ADR 为"心悸"（2011 年第一季度）。PRR 法在 6 个季度里对"心悸""憋气""头痛""瘙痒"均有预警信号，但是 BCPNN 法，则只在 3 个季度里对"心悸""头痛""瘙痒""过敏样反应"有预警信号。在 2011 年第一季度，两种方法都对"心悸"有预警。2011 年第四季度 PRR 方法对"憋气"和"头痛"预警，而 BCPNN 则对"过敏样反应"有预警。两种方法在 2012 年第一季度都对"瘙痒"有预警。此外，PRR 法在 2012 年第二季度、第三季度以及第四季度分别对"瘙痒""憋气""头痛"都有预警，而 BCPNN 法却没有预警。这和上面分析结果（2012 年第一季度和第二季度以及第三季度，该药品的 ADR 报告增加明显）相对比，PRR 显然更为敏感。

两种方法分析发现，其中前三种 ADR 在所有季度分析里均无预警信号发现。"头晕"PRR 分析发现 2012 年第一季度和第二季度发现预警信号，而 BCPNN 则在 2012 年第二季度发现预警信号。"头痛"PRR 分析发现 2011 年第四季度发现预警信号，而 BCPNN 则未发现信号。

这部分研究基于自发上报的 ADR 数据进行客观分析，对于该药品有关 ADR 的研究以及临床实践能够提供一定参考信息。研究发现所有病例报告中：≥ 60 岁的病例最多，共有 453 例，占 53.55%。临床实践中老年患者普遍存在多病共存、多药联合使用的情况，加之肝肾功能低下，因此当中药注射剂在临床上应用时，比较容易导致 ADR 的发生。这部分研究发现频次最多的前三位 ADR 有：皮疹（111 次）、瘙痒（85 次）、新生儿白细胞减少（85 次）。ADR 累及系统与器官最多的为"皮肤及其附件损害"（307 次）。这提示为该药品的常见 ADR 表现，应该在临床上有所警示，并进一步探索这三种 ADR 发生的机制。PRR 法和 BCPNN 法，均为目前国际上通用的经典的 ADR 信号检测方法，其中 PRR 为单因素统计分析，BCPNN 为多因素统计分析。两种方法的预警分析发现，该药品最早出现预警信号的 ADR 为"心悸"（2011 年第一季度）。两种方法的对比分析发现 PRR 方法较之 BCPNN 方法更为敏感。该研究中使用这两种方法进行了一种回顾性的探索挖掘分析，旨在能够为将来的 ADR 信号的预警分析提供具有实际应用价值的工具。

基于 SRS 的分析，较之于文献分析，更具针对性，针对的都是来自国家强制要求所报告的 ADR 信息，其 ADR 判定有一定的规范性，且其因果关系较为明确，能被视为有关药品 ADR 信息最为直接的证据来源，但是由于 SRS 的报告形式属于"发生一例，则报告一例"的被动模式的监测，除非能够获得同一时间所有范围的该药品的销售量以及患者使用药物量的数据，可以推测 ADR 的发生率，否则在没有确切分母的情况下，无法计算某一药品 ADR 的发生率。此外，由于目前国际上并无 ADR 信号检测的金标准，无法确定哪一种检测方法更有优势。因此，在仅仅依靠这种 SRS 的 ADR 数据，比较单一，缺乏综合性考虑，不能排除伪信号的出现。

三、医院信息系统数据分析

由于来自文献系统评价中的证据信息大多数是临床研究的报告，其ADR发生的人群信息也是在特定的研究环境中获得，且样本量也较小，不能反映真实世界中的大范围人群使用某种干预措施的实际情况。为此，从大样本的医院HIS数据中进行积极的探索，能够更好地发掘有关ADR在不同人群、不同使用情况下的真实信息。该研究基于全国18家医院信息系统数据，采用描述分析、卡方分析、倾向性评分等方法，分析不同剂量、不同疗程使用碟脉灵对肝肾功能的影响。

（一）数据来源与标准化处理

数据来源于18家大型三甲医院HIS数据库中的全部使用苦碟子的住院患者信息，共有患者24 225位，共包括五部分信息表：患者一般信息、西医诊断、中医诊断、医嘱记录、实验室理化指标来自实验室指标信息系统（laboratory information management system，LIS）。从中提取出具有谷草转氨酶（AST）、谷丙转氨酶（ALT）、肌酐（Cr）和尿素氮（BUN）四个理化指标，同时年龄在18~80岁的患者，共15 228例作为分析对象。在提取分析数据之前，对HIS和LIS数据库进行标准化，标准化的流程主要涉及剔除患者一般信息中的重复数据、信息表不一致的数据、无用医嘱记录、医嘱名称的标准化、中西医诊断名称的标准化、用药剂量单位的标准化以及理化指标检测值的标准化等。

（二）统计方法及统计软件

描述性分析、CMH分层卡方检验、未使用倾向性评分加权的Logistic回归、倾向性评分加权的Logistic回归、带协变量调整的倾向性评分加权Logistic回归等统计方法。统计软件为SAS软件9.2版，R软件2.15版。

（三）数据分析定义和提取

1. 不同使用剂量对肝肾功能指标变化的影响分析　前期针对47001条完整有单词使用剂量的记录进行整体描述分析，按照剂量值将患者单次使用剂量分段：小于10ml、10~40ml、41~80ml、81~200ml、大于200ml。其中以10~40ml为最多，占86.82%；<10ml占0.14%；>40ml占13.05%。

使用碟脉灵前后7天有两次ALT、AST、Cr和BUN检测者，若该时间段内有多次检测则取距开始用药前最近的一次检测与停止用药后最近的一次检测。若一个患者住院期间有多次使用碟脉灵记录，则选择用药疗程最长的记录。根据数据库大描述分析定义：以单次用药剂量>40ml作为一组人群提取标准，≤40ml作为另一组人群提取标准。

2. 不同使用疗程对肝肾功能指标变化的影响分析　分析患者用药疗程时，患者用药疗程有效记录数为52 768条，其中连续医嘱（停药时间大于开始用药时间）为29 116条，临时医嘱（停药时间与开始用药时间相同）为23 652条。最初分析患者用药疗程时只考虑29 116条连续医嘱时发现如将用药疗程分为五段：1~3天、4~7天、8~14天、15~28天、大于28天，其中以1~14天多见，占90.19%，15天以上的占9.8%。

使用碟脉灵前后7天有两次ALT、AST、Cr和BUN检测者，若该时间段内有多次检测则取距开始用药前最近的一次检测与停止用药后最近的一次检测。若一个患者住院期间有多次使用碟脉灵记录，则选择用药疗程最长的记录。根据数据库大描述分析定义：以单次用药疗程>14天作为一组人群提取标准，≤14天作为另一组人群提取标准。

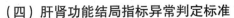

（四）肝肾功能结局指标异常判定标准

以 ALT、AST、Cr、BUN 检测值高于该数据正常范围的 20% 作为判断其是否发生异常变化的依据。无论用药前 ALT、AST、Cr、BUN 正常与否，若用药前正常，但用药后异常，或者用药前异常，用药后更加异常，则记录该患者为"用药后异常变化"；用药后指标正常，则记录该患者为"无异常变化"；若用药前后都异常，但用药后异常程度减小，也记录该患者为"无异常变化"。

（五）混杂因素的界定

根据提取的 HIS 数据的实际情况以及医学专业知识判断，考虑 71 个与分组变量和安全性结局（用药后四个指标是否异常变化）可能有关的混杂因素（协变量）。具体变量包括性别、年龄（分段处理）、医疗费用类别（医疗保险、公费、自费）、入院病情（危、急、一般）、住院费用、住院天数（危、急、一般）、是否超疗程 / 超剂量、病危天数、病重天数、合并疾病（选取频率最高的前 10 种，以及合并其他疾病统一合并为一种，共 11 种）、合并用药（选取除苦碟子注射液以外的使用药频率最高的前 50 种，以及其他用药统一合并为一种，共计 51 种）。

（六）结果分析

通过对 71 个混杂因素的倾向评分估计筛选针对 ALT 异常变化协变量影响的重要程度进行排序计算 KS 值和 P 值，同时将每个协变量及其亚变量进行两组间的平衡。在倾向性评分 GBM 算法平衡混杂因素后，再考虑安全性结局和分组变量之间的关系。同时，对三种 Logistic 回归方法进行了对比。三种分析方法为：

1. 未加权 Logistic 回归，该方法不考虑协变量，其估计可能有偏倚；

2. GBM 倾向评分加权的 Logistic 回归，通过倾向评分加权，可平衡大部分协变量，消除估计中的潜在偏倚，比方法一更准确；

3. 带协变量调整的倾向性评分加权 Logistic 回归。有时，倾向评分方法并不能平衡所有的协变量，所以把这些协变量也加入到 Logistic 回归模型中，可获得比上述方法更准确的估计。按照这三种方法对不同剂量 / 疗程组与肝肾功能异常变化的关系进行对比分析，以便从多个角度说明两组人群之间的差异性。以下两表分别是三种 Logistic 方法在不同使用剂量 / 疗程估计肝肾功能四个指标的对比分析（表 9-3，表 9-4）

表 9-3　三种 Logistic 方法在不同使用剂量估计肝肾功能四个指标的对比分析

Logistic 回归方法	ALT		AST		Cr		BUN	
	系数	P	系数	P	系数	P	系数	P
未加权	0.454	0.186	−0.175	0.712	0.367	0.4	−0.609	0.549
倾向性评分加权	0.745	0.071	0.421	0.43	0.005	0.991	−0.922	0.382
带协变量调整	0.762	0.077	0.537	0.330	0.086	0.862	−0.854	0.421

表 9-3 结果显示，四个指标经过三种方法的对比分析发现，所有 P 值都大于 0.05，统计学上表示两组对比没有差异，即从本研究方法的探索分析来说，不能说明是否超剂量使用碟脉灵会导致患者肝肾功能异常变化。

表 9-4 三种 Logistic 方法在不同使用疗程估计肝肾功能四个指标的对比分析

Logistic 回归方法	ALT		AST		Cr		BUN	
	系数	P	系数	P	系数	P	系数	P
未加权	−0.138	0.48	−0.848	0.002	−0.607	0.058 6	−0.402	0.396
倾向性评分加权	−0.002 7	0.906	−0.060 7	0.001 5	−0.027 5	0.061	−0.006 4	0.499
带协变量调整	−0.001 47	0.95	−0.062	0.001 5	−0.028	0.060 6	−0.006 7	0.647 8

表 9-4 结果显示 ALT、Cr、BUN 分析结果显示 P 值都大于 0.05 均无统计学差异，不能说明 >14 天使用苦碟脉灵会导致 ALT、Cr、BUN 发生异常。虽然针对 AST 的分析显示三种估计方法 P 值都小于 0.05，有显著统计学差异。但综合来说，也不能说明 >14 天使用碟脉灵会对肝肾功能异常变化有影响。

通过运用倾向评分加权法消除了 71 个已知混杂因素在组间的差异，如年龄、性别、住院病情等。而 3 种 Logistic 回归对比分析发现，不同疗程使用碟脉灵与常用疗程使用碟脉灵人群两组患者人群之间肝肾功能指标除了 AST 显示有统计学差异外，其他结果均无统计学无差异。故不能说明不同疗程使用碟脉灵会导致肝肾功能异常变化。基于 HIS 大样本的回顾性探索性分析，可以回溯导致真实世界中发生可疑 ADR 的可能原因，并排查一些关键信息，如剂量的影响和疗程的影响。这种回溯分析可以用于摸索 ADR 发生的规律和特定人群，较之特定研究环境下的 ADR 报告，更具现实意义。但是其 ADR 的真实判断细节以及因果关系的判定强度却欠佳。

四、大样本医院集中监测

由于 SRS 系统来自国家药品不良反应监测中心，属于国家强制性的 ADR 上报系统，其系统中上报的 ADR 病例具有明确的因果关系判断，且均是来自临床一线最为直接的证据。通过对来自于 SRS 中的 ADR 病例分析，可以详细了解到某药物发生 ADR 的特征信息及其最为相关的影响因素，以及重要的严重的 ADR 信息。对于中药上市后再评价具有最为直接有效的指导作用。但是其存在诸如漏报、缺分母，无法计算 ADR 发生率的问题，在一定程度上使得该证据源的利用也存在一定不足。为此，大样本的前瞻性队列设计可以对此加以弥补。该研究采用医院集中监测设计方法，监测 2012 年 4 月至 2014 年 12 月期间，全国 25 家医院碟脉灵的使用情况以及 ADR 发生情况，并对发生过敏反应的患者，以免疫毒理指标为切入点，进行过敏反应机制的探索。

（一）研究目的

明确碟脉灵苦碟子注射液不良反应发生率，包括已知不良反应发生率、新的不良反应发生率、各 ADR 症状的发生率和各亚人群的 ADR 发生率等；明确碟脉灵苦碟子注射液不良反应临床特征；探讨碟脉灵苦碟子注射液不良反应发生影响因素；掌握碟脉灵苦碟子注射液临床用药情况。

（二）样本量和监测人群

监测人群来自 2012 年 4 月至 2014 年 12 月期间的 25 家监测医院，预估计监测所有使用碟脉灵苦碟子的患者，至少为 3 万例。

（三）研究设计类型

多中心，大样本，注册登记式医院集中监测（前瞻性单队列研究设计）；巢式病例对照设计。前瞻性巢式病例对照研究的方法，将观察过程中使用碟脉灵苦碟子注射液发生过敏反应的患者作为过敏组，未发生不良反应的患者作为对照组，过敏组和对照组的匹配比为 1 : 4。匹配因素为：同性别、年龄 ±5 岁、同季节、同药品批次等。

（四）监测信息采集

监测期限：结合文献报道不良反应发生时间，监测周期为从开始用药即第一滴药水进入人体开始即密切观察 30 分钟，观测不良事件发生情况，30 分钟以后采取医护人员定期检查的方法或由患者主动汇报的方法观察。

所有监测数据的采集，先填写纸质监测表，并及时将纸质数据通过中药上市后临床再评价公共服务平台（http://www.crpcm.com），将监测表数据录入到"中药注射剂监测平台"中相应品种数据库中。数据实行双份录入，数据录入员均进行数据库统一培训并制定数据录入规则。

患者在监测期间首次用药时需要采集 A 表和 C 表信息，当发生 ADR 或 ADE 时，需填写 B 表，当 ADR 被判定为过敏反应时，需采集生物样本。

（五）主要监测指标

碟脉灵苦碟子注射液用药患者在监测期间发生的所有不良事件和不良反应。依据原卫生部 2011 年 5 月 24 日发布的《药品不良反应报告和监测管理办法》（原卫生部令第 81 号），监测者应认真观察患者在住院期间发生的任何不良事件，要求患者如实反映用药后的病情变化，避免诱导性提问。在观察疗效的同时注意观察不良反应或未预料到的毒副作用（包括症状、体征及实验室检查）。无论不良事件是否与试验药物有关均应在观察表中详细记录，包括不良事件出现时间、症状、体征、程度、持续时间、实验室检查指标、处理方法、经过、结果、延长观察时间等，并应详细记录合并用药的情况，以便分析不良事件与试验药物相关性，记录时应签名并注明日期。监测的具体指标如下：①入组时患者基本人口学资料、既往史、个人史、家族史；②使用碟脉灵注射液的用药时间、剂量、用药速度、配伍用药、用药途径、配制药物时间等；③患者使用碟脉灵注射液期间的合并用药等；④ ADR/ADE 发生情况，如开始时间、临床表现、转归和相应处理及对原患疾病的影响等。

（六）偏倚控制、数据管理和统计分析

偏倚控制：制订防漏报机制，根据各监测中心实际情况采取药师牵头、医师牵头或护师牵头模式，通过与医院信息系统数据复核，防止监测人群被漏报，通过专人负责、多重巡检最大限度地减少 ADR 漏报。

数据管理：监测表同步、独立双份录入在线数据库，机器校验和人工核查结合，经过数据清理、标准化后进入统计分析。

统计分析：应用 SAS9.2 统计软件进行基于频数与率的描述性分析。正态分布计量资料的描述基于均数、标准差、最小值、最大值，偏态分布计量资料的描述基于中位数、上四分位数和下四分位数、最小值、最大值。分类资料的描述基于频数及百分比。所有的统计检验均采用双侧检验，P 值小于或等于 0.05 将被认为所检验的差别有统计学意义。应用 SPSS Clementine12.0 进行关联规则分析；应用 R 软件进行影响因素分析，包括基于 DMwR

程序包进行 SMOTE 抽样、基于 grpreg 程序包建立 Group LASSO 分析模型、基于 glinternet 程序包进行强分层带交互效应的变量选择。

（七）伦理审批及其要求

遵循《赫尔辛基宣言》（2008 年版），国家食品药品监督管理局印发的《关于做好中药注射剂安全性再评价工作的通知》附件 2《中药注射剂安全性再评价基本技术要求》、国家医学科学组织委员会颁布的《人体生物医学研究国际导的指南》有关伦理学要求及其他中国有关药品管理法律法规，公正、尊重人格，力争使受试者最大限度地受益和尽可能避免伤害。监测所用方案和观察表等研究相关资料通过伦理委员会批准，并且对不采取生物样本的患者免除知情同意。对于所提取的 HIS、LIS 数据，由专业软件工程师在数据处理过程中对其个人信息进行多重加密，从而保护患者隐私。所嵌套的前瞻性巢式病例对照设计采集被监测者血液样本时，需维护被监测者知情同意权这一项基本权利，采血之前详细、明确告知被监测者采血的目的、用途、采血方式、采血量以及可能存在的风险等，不干涉被监测者的决定，如果被监测者同意采血，则签署《血样采集知情同意书》。

（八）研究结果

1. 监测人群基本信息描述 "碟脉灵苦碟子注射液上市后安全性医院集中监测"共纳入全国共 25 家医院，完成有效监测病例 30 233 例，监测病例以来自西医院人群占多数（19 463 人，占比 64.38%），医院级别以三级医院为主（25 288 人，占比 83.64%）。所有监测病例中发生不良反应 / 事件（ADR/ADE）84 例，其中 ADR30 例。30 233 例有效监测病例中男性 14 949 例，女性 15 284 例。使用碟脉灵注射液的患者主要是老年人群，年龄中位数为 62 岁；30 233 例患者中，2 553 例（占 8.44%）有过敏史，过敏药物主要为西药，且多为抗生素类。

2. ADR/ADE 人群分析 84 例 ADE，经专家三级判读：确定 ADR30 例，总体不良反应发生率为 0.99‰，按泊松分布估计碟脉灵注射液 ADR 发生率的 95% 置信区间为 0.6‰~1.3‰，属于"罕见"；54 例 ADE 中，有 25 例为死亡病例，不良事件发生率为 1.79‰（95% CI：1.31‰~2.26‰）。

ADR 发生类型为一般的共 27 例，严重 ADR1 例（过敏性休克），新发 2 例。ADR 以用药 30 分钟以内发生较多，共计 16 例，占比 53.33%。30 个 ADR 病例中，一共有 70 例次的 ADR 表现，其中多见的为：心悸 11 例次，呕吐 7 例次，寒战、皮肤瘙痒、皮疹均为 6 例次；所累及系统以全身性损害 17 例次，皮肤及其附件损害 13 例次，心率及心律紊乱 11 例次，交感和副交感神经系统损害 10 例次较多。新发一般 ADR 有：上消化道出血、大便潜血阳性、腹部烧灼不适、腹泻、肝功能异常、巩膜黄染、黑便、皮肤紫斑、双眼发干，均为 1 例次。

30 例 ADR 患者中，17 人证候中含有"瘀"或"热"，属于符合说明书辨证用药。30 例 ADR 患者均有合并用药，且均合并有西药。ADR 人群在使用碟脉灵的同时，氨溴索与头孢美唑的相互联合用药较常见，或以血小板聚集抑制药与抗血栓形成药的相互联合用药较常见。

对 ADR 发生的影响因素开展的探索性研究获得如下线索，但由于 ADR 病例较少，混杂因素较多，关于影响因素的结论具有较大局限性。

从 ADR 的发生来看，中医院 ADR 发生率比西医院高（0.66‰：0.33‰），三级医院明显高于二级医院（0.76‰：0.23‰），女性 ADR 发生率比男性高（0.69‰‰：0.30‰），65~80岁人群 ADR 发生较多，共计 16 例，占比 53.33%。

列联分析的结果提示以下因素两两组合容易导致使用碟脉灵时发生 ADR：用药疗程1~2 天且剂量为 31~40ml 的人群；高浓度且滴速在 0~60 滴/分的人群；较高浓度且滴速在0~60 滴/分的人群；高浓度且剂量为 21~30ml 人群；滴速为 0~60 滴/分且合并用药药理为 β-内酰胺类抗生素的人群；女性且不辨证的人群。

基于 SMOTE+ Group LASSO 的影响因素筛选分析的结果提示：①主效应分析显示：年龄≤ 18 岁患者、性别为女、有过敏史、疗程短（1~2 天）、合并用药为氨溴索、小牛血去蛋白提取物、其他溶媒、溶媒为 10% GS 的患者发生 ADR 倾向较之其他大。②交互效应显示：有过敏史、不冲管、不符合适应证、10% GS、溶媒为其他（木糖醇注射液）、合并用药为天麻素注射剂、泮托拉唑钠注射剂、氨溴索、小牛血去蛋白提取物、前列地尔，疗程为 1~2 天，高剂量 >40ml；用药浓度较高和高的且不冲管的人群、用药浓度较高且不符合适应证、用药浓度高、注射前不冲管且合并使用天麻素注射剂；注射前不冲管且合并使用泮托拉唑钠注射剂、非适应证且使用其他溶媒、非适应证且合并使用天麻素注射剂。

OR 值有统计学意义的指标有 5 个，女性相对于男性更倾向发生 ADR；有过敏史较之无过敏史更容易发生 ADR；合并氨溴索、前列地尔更容易发生 ADR；青少年较之老年人更容易发生 ADR。

碟脉灵苦碟子注射液总体不良反应发生率为 0.99‰，属罕见不良反应。对 ADR 发生的影响因素开展了层层递进的探索性分析：首先单独对比了各可能的影响因素之间 ADR发生率的区别，寻找差异较大的因素；其次开展了交叉列联分析，探索了各可能的影响因素在不同的前提条件下 ADR 发生率的差异；最后基于 SMOTE + Group LASSO 筛选影响因素，分析主效应及交互效应。结果提示性别、有过敏史、合并氨溴索、前列地尔可能是碟脉灵注射液发生 ADR 的影响因素或保护因素。

基于大样本的主动监测，是在尚未发生 ADR 时，对于一定时期和一定范围的主动监测，可以计算出 ADR 发生率，并有针对性地探索前期发现的可疑影响因素。由于研究者目的明确，专门针对 ADR 的发生而进行设计，为此，在研究过程中，有关 ADR 的因果关系判断和报告，较之于其他证据源，其所获得 ADR 信息更加真实可靠。从临床实际中可以发现发生在人体身上的各种 ADR 表现，并探索其发生的各种影响因素，但是对于其微观层面 ADR 发生的机制，却很难获得信息，如该研究中，虽然在设计之初，一旦患者发生 ADR，理应抽取血患者血样，进行检测，然而现实情况中，患者均拒绝抽取血样，故无法获得这方面的证据。为此，通过进一步的动物模型探索，或许能够为某种突出的 ADR提供机制方面的信息。

五、ADR 基础实验研究

上述主动监测中所发生的 ADR 表现主要是心悸、呕吐、寒战、皮肤瘙痒、皮疹，且多发生在用药 30 分钟以内，这与中药注射剂多引发过敏反应发生是较为符合的。而导致过敏反应的原因主要与药物提取工艺、人体个体差异及药物使用三个方面密切相关。前面通过主、被动监测对碟脉灵苦碟子临床使用与人体个体差异进行了分析，下面通过动物过敏实验对碟脉灵可能引发过敏反应的相关工艺流程进行探索。

碟脉灵生成工艺主要分为四个步骤，高温灭菌、加碳过滤、3万分子量超滤、1万分子量超滤。本次选择的是加碳过滤与1万分子量超滤的碟脉灵进行过敏反应比较。通过对碟脉灵超滤工艺对过敏反应发生影响分析碟脉灵过敏反应发生的类型和特点。

（一）豚鼠主动全身过敏试验

1. 碟脉灵对致敏豚鼠全身过敏反应症状的影响　阴性对照组豚鼠在激发给药后无明显异常表现。卵白蛋白组豚鼠在激发后反应明显，给药后约1分钟出现躁动、呼吸急促、流涎、抽搐，在3分钟内迅速死亡。超滤组豚鼠过敏症状主要表现较轻的喘息，喷嚏。碟脉灵未超滤组豚鼠表现为呼吸急促，2分钟左右活动开始减少，表现为呼吸抑制，喷嚏、流涎、鼻腔水样分泌物增加等症状，虽然表现抽搐但未出现死亡。可见卵白蛋白组全身过敏反应十分明显，碟脉灵未超滤组也有明显过敏反应，与阴性对照组和碟脉灵超滤组对比均有统计学差异。

2. 碟脉灵对致敏豚鼠血清免疫学指标的影响

（1）对血清总IgE、C3、C4含量的影响：与阴性对照组比较，卵白蛋白组血清总IgE和C3水平显著升高（$P<0.05$或$P<0.01$），C4含量也有增加趋势，属于全身过敏反应的表现；碟脉灵未超滤组总IgE水平显著升高，与阴性对照组比较有统计学意义（$P<0.01$），亦高于碟脉灵超滤组（$P<0.01$）和卵白蛋白组，C3、C4含量与各组比较无明显差异；碟脉灵超滤组总IgE和C3水平均接近于阴性对照组，较卵白蛋白组显著降低（$P<0.05$或$P<0.01$）。

（2）对血清IL-4、IL-10含量的影响：卵白蛋白组豚鼠血清IL-4、IL-10水平较阴性对照组有升高，但无统计学意义。碟脉灵未超滤组血清IL-10含量明显高于阴性对照组（$P<0.01$），IL-4也有升高趋势；碟脉灵超滤组IL-10含量与阴性对照组和卵白蛋白组含量均无差异，但IL-4含量明显低于碟脉灵超滤组，且低于阴性对照组和卵白蛋白组。

（3）对血清PGD2、LTC4含量的影响：卵白蛋白组豚鼠血清PGD2、LTC4含量均有升高，但与阴性对照组比较无统计学意义；碟脉灵未超滤组和碟脉灵超滤组豚鼠血清上述两个因子的含量均高于阴性对照组和卵白蛋白组，其中碟脉灵未超滤组LTC4含量和碟脉灵超滤组PGD2含量与阴性对照组或卵白蛋白组比较均有统计学意义（$P<0.05$或$P<0.01$），但上述指标在碟脉灵超滤组和碟脉灵未超滤组间无明显差异。

（4）对血清TNF-α、IFN-γ、IL-2含量的影响：卵白蛋白组豚鼠血清TNF-α、IFN-γ含量较之阴性对照组有所升高，但无统计学意义，而IL-2含量降低。碟脉灵未超滤组和碟脉灵超滤组豚鼠血清中TNF-α水平和碟脉灵未超滤组IFN-γ、IL-2水平显著高于阴性对照组和卵白蛋白组（$P<0.05$或$P<0.01$），碟脉灵超滤组IL-2水平也明显高于卵白蛋白组（$P<0.05$），IFN-γ水平明显高于阴性对照组（$P<0.01$），但低于碟脉灵未超滤组（$P<0.05$）。

（二）被动皮肤过敏实验

1. 碟脉灵对小鼠被动皮肤过敏试验皮肤蓝斑形成的影响　当皮内注射相应的抗体血清后，各组小鼠一般状态无明显变化。48小时后注射伊文思蓝，阴性对照组小鼠背部皮肤均未出现大于5mm的蓝斑，阳性率为0；卵白蛋白组阳性率达88.89%，蓝斑平均直径达

（4.3±3.0）mm；与卵白蛋白组比较，碟脉灵未超滤组和碟脉灵超滤组小鼠蓝斑直径均显著减小（$P<0.05$ 或 $P<0.01$），且碟脉灵未超滤组直径较碟脉灵超滤组更低，阳性率也更低（$P<0.05$）。

2. 碟脉灵对小鼠被动皮肤过敏试验皮肤蓝斑吸光值的影响　卵白蛋白组皮肤 OD 值与阴性对照组比较无明显差异；碟脉灵未超滤组 OD 值明显高于阴性对照组和碟脉灵超滤组（$P<0.01$），碟脉灵超滤组 OD 值较卵白蛋白组明显下降（$P<0.01$），与阴性对照组相近。

（三）结果分析

1. Ⅰ型过敏反应是碟脉灵发生过敏反应的主要类型　该实验过程中卵白蛋白组激发后跳跃、抽搐、喘息症状明显 3 分钟内全部死亡，实验各组多只豚鼠过敏症状表现强烈，尤其是呼吸道的喘息症状非常明显。血清学检测显示，未超滤碟脉灵组与卵白蛋白组 IgE浓度较之阴性对照组有明显增加。过敏反应中活性物质如组胺、PGD2、LTC4 等可引起平滑肌收缩，毛细血管扩张和通透性增强，腺体分泌物增多。PGD2 与 LTC4 是 IgE 二次介导的主要组分和病理产物。实验结果显示在未超滤组与超滤组显示豚鼠体内 PGD2 与 LTC4超滤组 PGD2 增加明显，LTC4 未超滤组增加明显。

未超滤碟脉灵与阴性对照组比较细胞因子总 IgE、IL-2、IL-4、IL-10、PGD2、LTC4、TNF-α 的含量均较阴性对照组升高，此情况符合速发型超敏反应的细胞学特点。未超滤碟脉灵的某个成分或某些成分可能通过 IgE 介导免疫激发后引起体内一些炎性介质的释放，最终导致气道的高反应性和肺部的炎性渗出。引起实验豚鼠出现呼吸系统症状。

2. 碟脉灵可能同时引发Ⅳ型过敏反应　实验结果显示，未超滤碟脉灵与超滤碟脉灵均引起豚鼠体内 TNF-α、IFN-γ 含量明显增加，而超滤组 IgE 未见明显升高，同时 C3、C4 也未见明显变化。提示碟脉灵可能同时引发了Ⅳ型过敏反应。

3. 超滤工艺可能有助于减少碟脉灵所含致敏物质　超滤技术能够有效地减少残留在注射剂中的大分子热原和过敏性物质，增加其使用的安全性。实验结果显示经 10 000 分子超滤的碟脉灵在常规剂量内较之未超滤的过敏症状明显减轻，经超滤碟脉灵较超滤前碟脉灵豚鼠血清 IL-4、IL-10、LTC4、IFN-γ 均有所下降，提示超滤前更易引发过敏反应。未经超滤的碟脉灵半成品中含有大量的大分子物质和植物蛋白，此类物质分子量一般在10 000 以上。通常认为外界的大分子物质直接进入血液后容易引发过敏反应。碟脉灵未经超滤的药液经 0.45μm 孔径滤膜过滤。可能将大量的多糖、植物蛋白等大分子物质存留，极易引发速发型超敏反应。说明超滤减少了过敏反应的发生。

超滤工艺可以减少碟脉灵所含的大分子致敏物质。但实验结果提示碟脉灵引起的过敏因素不只是制剂中残留的一些大分子成分引起的，可能与注射剂中的一些小分子成分有关。超滤后碟脉灵仍含有的有机酸或黄酮以及其他可能存在的未知成分。碟脉灵已分离得到的有机酸类化合物有 6 个（单咖啡酰基酒石酸、咖啡酸、绿原酸、阿魏酸、菊苣酸），黄酮类有 7 种，核苷类有 10 种，成分十分复杂。另外超滤不仅仅与分子量的大小有关，与膜的选择、分子结构等都有一定的关系。

由 IgE 介导的Ⅰ型过敏反应是碟脉灵发生过敏反应的主要类型，其主要发生机制可能为碟脉灵所含大分子物质通过 IgE 介导免疫激发体内各类炎症介质释放产生免疫反应，减少大分子物质可能是防止碟脉灵发生过敏反应的重要途径。

第二节　安全性证据体

碟脉灵苦碟子注射液自上市以后，其安全性方面的研究证据在不断积累。上述各个证据源的证据均有所长和有所短，如何将其进行综合和融合，对于药品上市后的安全性评价具有重要意义。为此，从证据体的角度出发，对上述不同证据源所提供的证据信息进行对比，并形成框架图，构成一个完整和连续的证据链条，对于该药品的临床安全使用将具有重要的指导作用。根据本章第一节，有关中药上市后安全性证据体评价体系构建的模式，以下为碟脉灵注射液安全性证据体的构建框架。

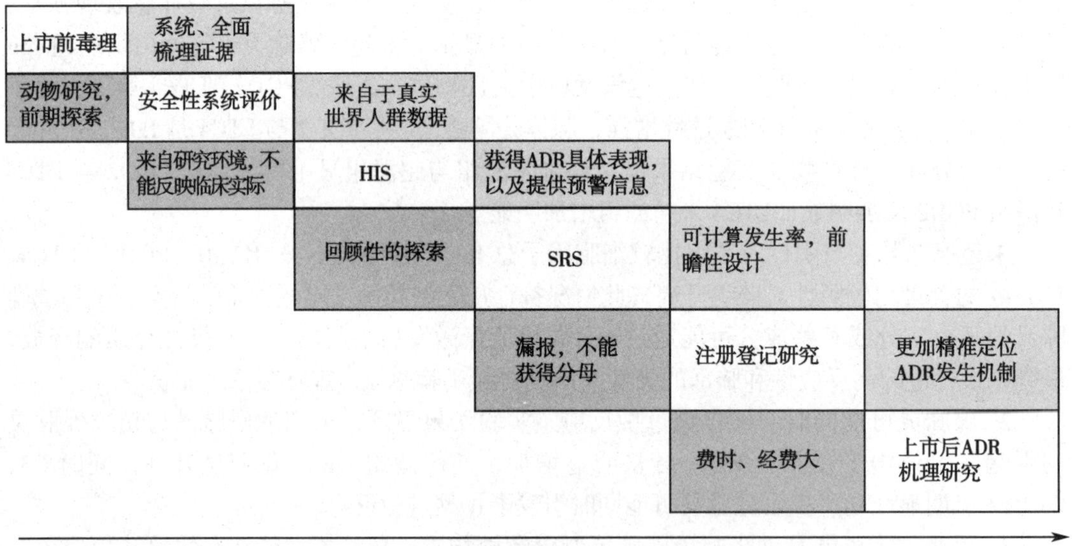

图 9-1　碟脉灵注射液安全证据体的构建

如图 9-1 所示，随着时间的推移，碟脉灵安全性证据的积累不断丰富，安全性信息也由碎片化逐渐得以整合，并聚焦。上市前的毒理研究数据主要来自于动物实验，主要从药物是否有毒出发，虽然前期报告毒理方面的研究，并没有发现该药有明显的毒性，但是并不能反映其在临床实际中人体上的真实反应。而前期的安全性系统评价，数据来自于不同研究类型的零散报告，由于样本量的局限，以及研究环境的设置，虽然能够获得相关的 ADR 信息，但除了 ADR 个案报告，其他研究类型均以有效性评价为主要目标，并非专门针对安全性评价。另外，来自于 HIS 大样本的探索分析，虽然用药和人群信息都来自真实世界，但由于是回顾性的分析，存在多种混杂偏倚和不确定性。来自 SRS 中的数据，可以较为纯粹地针对 ADR 病例进行特征性分析，但是由于其存在漏报，以及不能获得全面药物使用人群的信息，无法计算 ADR 的发生率。为此，专门针对 ADR 主动监测的注册登记研究，能够基于真实世界的大样本人群，在一定时期和一定范围里，获得 ADR 的发生特征和所有使用该药物的人群信息，从而计算出 ADR 的发生率。基于前期的发现，再进一步开展有针对性的 ADR 机制研究，特别以人体生物样本为基础的机制研究，将能进一步对 ADR 的发生精准定位。以下是六个证据源从不同侧面对碟脉灵注射液安全性获得评价（表 9-5）。

表 9–5　六个证据源对碟脉灵注射液安全性的评价

上市前毒理	安全性系统综述	HIS	SRS	注册登记研究	上市后 ADR 机制研究
无明确发现	中枢及外周神经系统损害较多，主要为：头晕、头昏、头胀及头痛	不同剂量和疗程没有对可疑肝肾功能的改变有影响	皮疹、瘙痒、新生儿白细胞减少为多发。ADR 累及系统与器官最多的为"皮肤及其附件损害"，最早出现预警信号的 ADR 为"心悸"	ADR30 例，总不良反应发生率为 0.99‰；心悸，呕吐，寒战、瘙痒、皮疹为多发；新发一般 ADR 有：上消化道出血、大便潜血阳性、腹部烧灼不适、腹泻、肝功能异常、巩膜黄染、黑便、皮肤紫斑、双眼发干；以全身性损害，皮肤及其附件损害，心率及心律紊乱，交感和副交感神经系统损害较多	Ⅰ型过敏反应是碟脉灵发生过敏反应的主要类型；可能同时引发Ⅳ型过敏反应；超滤工艺可能有助于减少该药所含致敏物质

　　从表 9–5 可知，从安全性系统综述、SRS、注册登记研究中的发现有所同，也有所不同，如均报告以神经系统受损较常见，但是文献中报告以头部不适为主，SRS 则以皮疹和瘙痒等为主，而注册登记研究则以心悸、呕吐、寒战、瘙痒、皮疹为主。文献分析的 ADR 个案主要以过敏反应为主，而上市后 ADR 机制研究也以过敏反应为突破口开展，发现Ⅰ型过敏反应是该药的主要类型，同时可能引发Ⅳ型过敏反应，且工艺的改善有助于减少含致敏物质。注册登记研究能够获得该药 ADR 总体发生率（0.99‰），且同样获得了与 SRS 系统中 ADR 的相同信息，如皮疹、瘙痒、心悸、寒战等。安全性系统综述、HIS、SRS、注册登记研究对 ADR 的发生进行了影响因素的分析，但是，显然后两者更具有针对性，是针对有明确因果关系判断的 ADR 病例进行的分析，因此，证据更具直接性。另外，上市后 ADR 机制研究则可以有侧重点去研究某一类 ADR 的发生机制以及某一特殊影响因素，可以进一步明晰 ADR 发生的机制及其影响因素。

　　综上所述，碟脉灵注射液上市后安全性证据体的形成正是从多源证据的角度出发，从不同角度去获得该中药的安全性证据。这些证据源之间可以相互补充，可以相互佐证，形成不同级别强度的证据信息。根据前述的中药安全性证据体理论：Ⅰ级证据是当长期、大样本、前瞻性的注册登记监测研究结果和 SRS 数据分析结果发现一致时，如本研究在 ADR 特征表现方面，针对有明确因果关系的 ADR 病例进行了分析，其中对于相同表现的 ADR 以及相同影响因素的分析，可以起到相互佐证的作用；Ⅱ级证据是当系统评价和大样本 RCT 中报告的 ADR/ADE 一致时，该研究中系统评价专门从安全性结局评价角度做了比较全面和系统的梳理，为此，并没有单独报告来自大样本的 RCT 中的信息，但是这部分的研究结果可以和上述Ⅰ级证据的阐述相呼应；Ⅲ级证据是医院真实世界医疗数据回顾性队列分析结果和来自国家药品不良反应中心 SRS 数据分析结果一致时，对 HIS 数据的探索性分析，并没得出阳性结果，因此，这一级的证据，仍以 SRS 的分析结果为主；Ⅳ级证据是多个医院临床实际中 ADR 个案病例讨论报告和文献中 ADR 个案报告以及其他研究类型报告的 ADR/ADE 一致时，这一级的证据，在安全性系统评价中已经进行了文献 ADR 个案的报告分析，然并没有获得来自医院临床实际中 ADR 病例讨论的信息，所以这一级的证据仍然以来自安全性系统评价中的个案报告为主；Ⅴ级证据是专家意见和共识以及政府部门颁布的相关规范和标准，这一级别的证据在开展的注册登记研究中，对于发生的 30 例 ADR 病例进行了多次的专家讨论，而该药品并没有被药监局通报，为此主要证据来自于前者。

总体来说，基于碟脉灵安全性证据体的分析，该药的 ADR 总发生率为 0.99‰，为"罕见"。主要表现为：皮疹、瘙痒等症状，SRS 中 ADR 出现了一例死亡病例。为此，该药在临床使用中，通过避开相关影响 ADR 发生的因素，如合并用药情况（氨溴索、前列地尔）、过敏体质者以及改进制作工艺（通过超滤工艺可以减少大分子致敏物质）等方面防范其可能的 ADR。

（廖 星 阎博华）

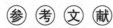

参 考 文 献

1. CFDA.关于印发中药注射剂安全性再评价生产工艺评价等 7 个技术指导原则的通知［EB/OL］.http://www.sda.gov.cn/WS01/CL0058/54917.html,2010-09-29/2016-05-06.

2. CFDA.国家食品药品监督管理局安监司关于征求《关于推动生产企业开展药品重点监测工作的通知（征求意见稿）》意见的函［EB/OL］.http://www.sda.gov.cn/WS01/CL0778/79321.html,2013-03-25/2016-05-06.

3. 廖星,曾宪斌,谢雁鸣,等.运用倾向性评分方法探索真实世界苦碟子注射液治疗冠心病的疗效.中国中药杂志,2013,38(18):3172-3179.

4. 廖星,申浩,谢雁鸣,等.苦碟子注射液(碟脉灵)安全性文献分析报告.中国中药杂志,2012,v.37(18):2786-2788.

5. 廖星,张辉,谢雁鸣,等.真实世界中苦碟子注射液不同疗程对肝肾功能指标变化影响的分析.中国中药杂志,2013,38(18):3084-3091.

6. 阎博华,彭成,谢雁鸣,等.基于 SRS 的苦碟子注射液(碟脉灵)ADR 信号分析 - 决策树和神经网络模型比较研究.时珍国医国药,2016,27246(2):455-458.

7. 廖星,唐浩,谢雁鸣,等.真实世界中苦碟子注射液不同使用剂量对肝肾功能指标变化影响的分析.中国中药杂志,2014,39(18):3585-3592.

8. 廖星,申浩,谢雁鸣.苦碟子注射液(碟脉灵)疗效评价文献的分析.中国中药杂志,2012,37(18):2810-2813.

9. 廖星,华国强,谢雁鸣,等.构建苦碟子注射液再评价证据体的研究.中国中药杂志,2014,39(18):3626-3629.

10. 廖星,曾宪斌,谢雁鸣,等.基于苦碟子注射液 HIS 数据临床实效研究.中国中药杂志,2012,37(18):2723-2726.

11. 廖星,曾宪斌,谢雁鸣,等.回顾分析真实世界中苦碟子注射液治疗冠心病和脑梗死的联合用药.中国中药杂志,2013,38(18):3110-3115.

12. 廖星,曾宪斌,谢雁鸣,等.运用倾向性评分方法探索真实世界苦碟子注射液治疗冠心病的疗效.中国中药杂志,2013,38(18):3172-3179.

13. 常艳鹏,李霖,谢雁鸣,等.苦碟子注射液治疗脑梗死疗效的实效研究.中国中药杂志,2013,38(18):3155-3160.

14. PRISMA harms checklist:improving harms reporting in systematic reviews.BMJ,2016,353 ;i2229.

15. 廖星,谢雁鸣.上市后中药临床安全性循证证据体评价研究.中国中西医结合杂志,2017(1):109-114.

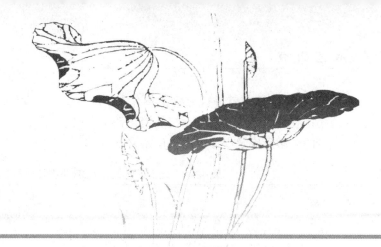

第十章

疏血通注射液安全性证据研究

　　疏血通注射液（以下简称"疏血通"）的成分是水蛭和地龙的提取物，功效活血化瘀、通经活络。适用于瘀血阻络所致的缺血性中风病中经络急性期，症见半身不遂、口舌歪斜、言语謇涩。本节关于疏血通安全性证据的数据来源分别是文献计量分析、国家自发呈报系统数据分析、医院集中监测研究、医院信息系统数据分析4个方面，通过梳理疏血通安全性证据来源并对其进行整合，得出安全性结论，以期为临床及科研提供安全性的数据支持。

第一节　安全性证据来源

一、安全性文献分析

　　通过检索历年发表的疏血通安全性文献，并采用文献计量方法进行分析，以期通过既往文献获得疏血通安全性线索。疏血通安全性文献计量研究纳入2012年以前的国内外期刊文献数据库中关于疏血通的不良反应报道，对不良反应例数、表现、发生时间、转归、处理、患者年龄、性别等进行计量分析，以了解疏血通不良反应发生情况。检索词为"疏血通注射液"，检索策略优先考虑查全率，检索式为：题名或关键词或摘要中包含"疏血通注射液"的所有文献。检索的中文数据库为中国生物医学文献服务系统，万方数据库、中国期刊全文数据库和中国科技全文数据库，外文数据库为Embase数据库（包含Medline），检索词为"Shuxuetong"，检索策略同上，检索年限均为数据库开始时间至2012年2月。纳入符合如下条件的文献：①使用疏血通注射液治疗各种病症的临床对照研究（包括随机对照试验与非随机对照试验）、病例报告（个案报告和病例系列报告）、不良反应监测报告。②患者的性别、年龄、原发疾病不限。③单独使用疏血通注射液或与其他药物联合使用，用药方式为静脉滴注，用药剂量不限。同时，排除如下文献：①重复报告病例或文献。②不良事件的因果关系不明确者。最终纳入文献88篇，其中临床研究65篇，个案报告20篇，不良反应监测或分析报告3篇。

对纳入的 88 篇文献进行分析，共有 174 例不良反应发生，不良反应涉及的系统或器官主要集中在循环系统、神经系统、消化系统、皮肤及其附属器等方面，不良反应类型主要以全身的过敏反应及皮疹为主。具体见表 10-1。

表 10-1 疏血通注射液 ADR 类型及涉及系统

ADR 类型	主要临床表现	个案报道病例数	临床研究病例数	总病例数	构成比 /%
过敏性休克	血压下降、胸闷、大汗、面色苍白、呼吸困难、发绀、意识不清等	6	0	6	3.4
全身过敏反应	胸闷、憋气、喉头水肿、心悸、烦躁、面色潮红、周身发痒等	9	9	18	10.3
过敏性眼部反应	结合膜充血、水肿、视物不清、眼花等	1	7	8	4.6
皮疹	荨麻疹、丘疹、红斑、大疱疹、局部出血倾向等	7	70	77	44.3
消化系统反应	消化道出血、恶心、呕吐、腹泻等	4	36	40	23.0
其他	头晕、头痛	1	8	8	4.6
	低热	0	8	8	4.6
	轻度嗜睡	0	3	3	1.7
	静脉炎	1	0	1	0.6
	实验室检查轻度异常（血）	1	4	5	2.9

关于发生 ADR 患者的年龄，仅对 20 篇有详细报道的 29 例 ADR 病例进行分析，具体结果见表 10-2。

表 10-2 疏血通注射液不良反应个案报道中患者的年龄、性别分布

年龄段	男	女	总计	百分比
20~39	2	0	2	6.9
40~59	6	6	12	41.4
60~79	6	2	8	27.6
80 以上	2	1	3	10.3
未描述	3	1	4	13.8

对临床研究和个案报道中分析，共有 174 例不良反应发生，不良反应以过敏反应为主，涉及全身多个系统和器官，尤其是皮肤、循环系统、消化系统、全身反应系统等。年龄在 40 岁以上的患者发生 ADR 的比例最高，这可能与该年龄段人群疏血通注射液的使用率有关，因为疏血通主要用于"瘀血阻络所致的卒中急性期或急性期脑栓塞"，而中老年人群正是这类疾病的好发人群。不良反应中只有 1 例应用疏血通注射液达到了 20ml，其余均在常规用量范围内，溶媒的应用也不存在超范围选择的情况。对于个案中 ADR 患者，在用药 2 小时以内发生 ADR 的例数为 9 例（占 31%），另外有 3 例描述在用药 150ml 时发生不良反应，提示应在用药过程中加强监护，密切关注患者病情的变化，遇到不良反应及

时处理，防止向严重方向发展。

该研究结果提示多个研究疏血通 ADR 的发生率差别较大，因此，仍需借鉴大样本、前瞻性主动监测得出的结果，重新评估疏血通的 ADR 发生率。并且，来源于多个文献的数据质量参差不齐，需参考自发呈报系统数据分析、主动监测等其他研究得出的结论，对疏血通的安全性进行较为精确的评估。

二、国家自发呈报系统数据分析

自发呈报系统是医生上报的药品不良反应数据，通过对自发呈报系统数据的分析，可获得药品不良反应特征等相关信息，发现可能的不良反应信号，从而进行不良反应信号预警。与文献计量分析相比较，自发呈报系统数据分析获得的不良反应信息更为准确。本研究以疏血通 2009—2012 年疏血通的 SRS 数据为研究对象，采用常用不良反应信号预警方法——报告率比例法（proportional reporting ratio，PRR）、贝叶斯置信传播神经网络法（bayesian confidence propagation neural network method，BCPNN）统计数据，并采用倾向性评分方法平衡混杂因素，分析疏血通可能的不良反应信号。得出的结果如下。

（一）ADR 表现

2009—2012 年疏血通 ADR 病例报告 3 302 份，ADR 4 773 例次（每份 ADR 病例报告可能涉及多个 ADR），涉及全身多个系统和器官，前 10 位 ADR 表现分别是：皮疹 824 例，占 17.26%；瘙痒 602 例，占 12.61%；寒战 441 例，占 9.24%；头晕 243 例，占 5.09%；过敏样反应 226 例，占 4.73%；发热 224 例，占 4.69%；憋气 209 例，占 4.38%；心悸 205 例，占 4.29%；恶心 174 例，占 3.65%；头痛 162 例，占 3.39%。涉及的系统为皮肤及附件损害、全身性损害、神经系统损害、心血管系统损害、消化系统损害、呼吸系统损害。

（二）信号预警

采用 PRR 法与 BCPNN 法将前 10 位 ADR 表现进行预警，每一季度计算一次预警信号。结果如图 10-1 所示。

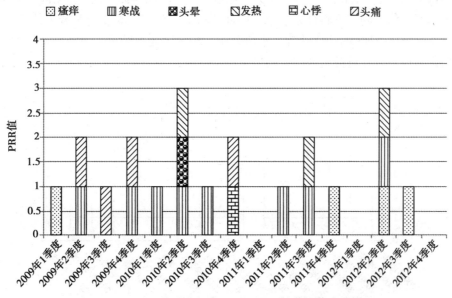

图 10-1　PRR 方法分析前 10 位 ADR 的药物警戒趋势图

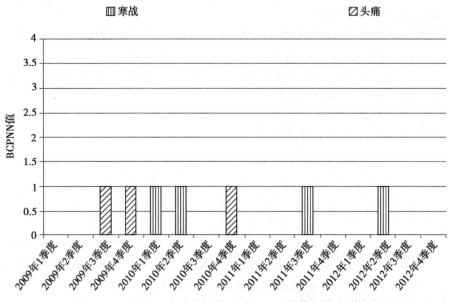

图 10-2　BCPNN 方法分析前 10 位 ADR 的药物警戒趋势图

由图 10-2 可知，PRR 法预警的 ADR 种类相对较多，而 BCPNN 法预警的相对较少。PRR 法预警的结果中，被预警的 ADR 名称及次数依次为：瘙痒 4 次、头痛 4 次、寒战 8 次、头晕 1 次、发热 3 次、心悸 1 次。BCPNN 法仅预警了两种 ADR，名称及次数依次为：头痛 3 次、寒战 4 次。BCPNN 法预警的 ADR 在 PRR 法预警结果中均已出现，并完全吻合。两种方法均有如下预警信号：2009 年第 3、4 季度，2010 年第 4 季度均预警了头痛；2010年第 1、2 季度，2011 年第 3 季度，2012 年第 2 季度均预警了寒战。

（三）预警统计量可信区间随时间变化趋势

对于可疑的 ADR 或重点监测的 ADR，应观察其预警统计量可信区间随时间变化的趋势。如果该信号成为 ADR 的可能性较大，则随着数据的积累，ADR 信号将越来越强烈，估计精度，即可信区间宽度将越来越窄。因此，可通过观察各季度的预警统计量及可信区间的趋势，推测该 ADR 的变化趋势。本研究中，根据上述的结果，头痛与寒战均被预警，现评价二者的预警统计量可信区间，结果见图 10-3~ 图 10-6。

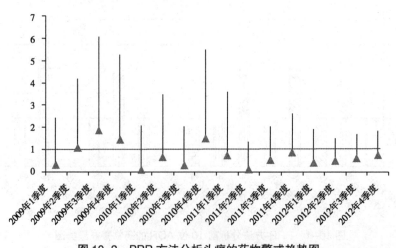

图 10-3　PRR 方法分析头痛的药物警戒趋势图

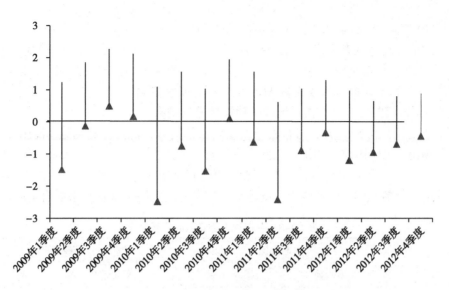

图 10-4 BCPNN 方法分析头痛的药物警戒趋势图

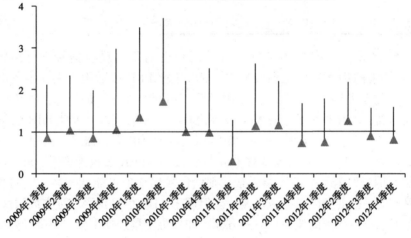

图 10-5 PRR 方法分析寒战的药物警戒趋势图

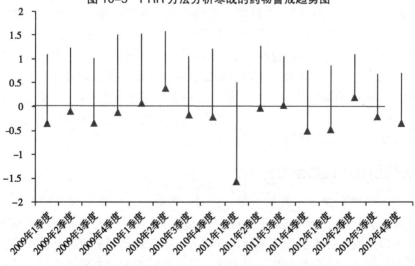

图 10-6 BCPNN 方法分析寒战的药物警戒趋势图

由图 10-3 至图 10-4 可知，在头痛的信号预警中，两种方法均显示：可信区间逐渐变窄，提示估计精度逐渐增高，则头痛可能成为可疑的 ADR 信号。在寒战的信号预警中，两种方法亦显示可信区间呈逐步收缩的趋势，估计精度增高，与头痛相比，寒战的 PRR 值与 IC 值均较稳定，提示寒战成为 ADR 信号的可能性更大。

（四）结合倾向性评分方法重新评价预警信号的结果

由上述的结果可知，头痛与寒战为可能的预警信号，但目标药物组（使用疏血通组）与其他药物组（未使用疏血通组）之间存在年龄、家族史、病情等混杂因素的不平衡，因此，采用倾向性评分方法平衡诸混杂因素，再进行 ADR 信号预警。本研究考虑如下混杂因素：性别、年龄、体重、家族史、既往史、用药时间间隔，平衡结果如表 10-3：

表 10-3 平衡混杂因素后的预警结果

	PRR 值		IC 值	
	平衡前	平衡后	平衡前	平衡后
头痛	1.216 195	0.935 776	0.213 7	−0.185 99
寒战	1.396 023	1.211 616	0.387 073	0.004 163

这部分研究采用了 PRR 法与 BCPNN 法对疏血通不良反应信号进行预警。PRR 法与 BCPNN 法均为药物不良反应预警较常用的方法，PRR 法适用于大样本量的数据，而 BCPNN 法除可用于大样本量数据外，亦适用于 ADR 例数小于 3 的情况。PRR 法与 BCPNN 法的一致性不高，PRR 法的敏感度相对较高而特异性相对较低，致使 PRR 法预警的 ADR 种类较 BCPNN 法多。研究结果显示：PRR 法预警的 ADR 为：瘙痒、头痛、寒战、头晕、发热、心悸，而 BCPNN 法仅预警头痛和寒战。可见，PRR 法较为敏感。SRS 数据中存在着大量的混杂因素，若不平衡混杂因素，则伪信号出现的可能性加大。倾向性评分方法可在一定程度上平衡混杂因素，减少偏倚。但用于 ADR 信号预警亦存在局限性。一方面，此方法不能去除非观察性的偏倚；另一方面，如果协变量选择不恰当将降低效能，但如果样本量足够大，即使协变量选择不当也不会受到较大影响。

基于 2009 年 1 月至 2012 年 12 月国家药品不良反应监测中心疏血通的 SRS 数据，研究结果表明，寒战的风险值较稳定，具有统计学意义，且风险有继续增加的趋势。随着报告数量的增加，预警精度将有所提高。提示临床上使用疏血通时，对于较易发生不良反应的特殊人群，例如老年人、儿童、肝肾功能低下的患者等，需密切关注是否会发生全身性的过敏反应，特别是预防寒战的发生。然而，自发呈报系统提供的数据缺点是无法计算 ADR 发生率，且存在低报、漏报的缺点，因此，仍需进行大样本医院集中监测研究，以获取疏血通不良反应发生率及特征。

三、医院信息系统数据分析

医院信息系统数据来源于真实世界，针对一段时间、一段范围内的医院信息系统数据进行药品安全性分析，分析结果更贴近于临床实际。由于医院信息系统数据内容较为丰富，因此，可以采用统计方法，从不同角度切入，进行药品对肝肾功能的影响、过敏反应影响因素等不同侧面的安全性分析，对上述三种研究结果起到补充的作用，从而丰富疏血通安全性证据体内容。疏血通医院信息系统数据分析从全国 18 家三甲医院 HIS 数据库中，获取使用疏血通的数据，进而进行疏血通安全性分析，包括不同疗程使用疏血通对肝肾功能影响的分析、疏血通过敏反应影响因素分析。以下为分析结果：

（一）不同疗程使用疏血通注射液对肝肾功能影响的分析

临床上，一般来说，疏血通的使用疗程是 14 天，超过 14 天属于较长疗程。长时间使用疏血通是否会对患者肝肾功能产生不良影响？因此，该研究利用 HIS 数据，对比疗程超过 14 天、14 天及 14 天以下的病例肝肾功能是否有差异，进而判断疏血通是否对肝肾功能产生不良影响。

该研究从 18 家三甲医院 HIS 数据库中，按照如下标准纳入数据。①使用疏血通的患者。②年龄在 18~80 岁，包括 18、80 岁。③使用疏血通前 7 天内和停药后 7 天内均至少具有一次谷草转氨酶、或谷丙转氨酶、或肌酐、或尿素氮的测定值。按照上述纳入标准，提取 18 家三甲医院 HIS 数据，继而，将用药天数大于 14 天的纳入超疗程组，小于或等于 14 天的纳入正常疗程组。每组中，将使用疏血通前 7 天内的最后一次理化指标值定义为"用药前理化指标值"，停药后 7 天内的最早一次理化指标值定义为"用药后理化指标值"。由于不同医院理化指标的正常范围不同，因此，搜集各家医院理化指标范围并根据不同医院分别考虑异常值情况，理化指标达到正常范围上限的 200% 定义为异常。无论用药前指标正常与否，若用药后指标正常，则记录该患者为"用药后正常变化"；若用药前后都异常，但用药后异常程度减轻，亦记录该患者为"用药后正常变化"；若用药前正常，但用药后异常，或者用药前异常，用药后异常程度更高，则记录该患者为"用药后异常变化"。

临床上，影响肾功能的因素众多，包括使用剂量、合并用药、合并疾病、入院病情等。该研究采用倾向性评分法去除已知的混杂因素，对于谷丙转氨酶、谷草转氨酶、肌酐、尿素氮 4 个指标的相应数据分别进行平衡。个别协变量仍未被平衡，指标为谷丙转氨酶时，未被平衡的协变量包括：是否超剂量、住院天数；指标为谷草转氨酶时，未被平衡的协变量包括：是否超剂量、注射用哌拉西林钠舒巴坦钠、住院天数；指标为肌酐时，未被平衡的协变量包括：是否超剂量、其他用药、住院天数；指标为尿素氮时，未被平衡的协变量包括：其他用药、住院天数。未被平衡的协变量需要在下面的分析中采用带协变量调整的倾向性评分加权 Logistic 回归进行平衡。谷丙转氨酶、谷草转氨酶、血肌酐、尿素氮 4 个指标的带协变量调整的倾向性评分结果如表 10-4：

表 10-4　带协变量调整的倾向性评分分析结果

指标	回归系数（标准误）	P
谷丙转氨酶（选用的协变量为是否超剂量、住院天数）	–0.02（0.016）	0.204
谷草转氨酶（选用的协变量为住院天数、注射用哌拉西林钠舒巴坦钠、是否超剂量）	–0.02（0.015）	0.154
肌酐（选用的协变量为住院天数、是否超剂量、其他用药）	–0.02（0.013）	0.079
尿素氮（选用的协变量为住院天数、其他用药）	–0.004（0.01）	0.663

由表 10-4 可知，4 个指标的 P 值均大于 0.05，说明超疗程组与正常疗程组比较，导致谷丙转氨酶、谷草转氨酶、肌酐、尿素氮指标异常变化的可能性相同，无统计学差异。

未发现"超疗程使用疏血通对肝肾功能有损害"的情况。

针对超疗程使用疏血通的病例进行分析，结果显示，超疗程组与正常疗程组比较，导致肝肾功能指标异常变化的可能性相同，无统计学差异。基于现有数据，未发现超疗程使用疏血通对肝肾功能有损害的情况。肝肾功能异常变化属于不良反应表现之一，而引起中药注射剂不良反应的因素较多，工艺质量、储存方式、溶媒、滴速、剂量、疗程、患者过敏史、年龄、病情等均可能成为发生不良反应的因素。该研究未发现超疗程引起肝肾功能损害的情况，仅说明基于本研究的数据，疗程可能不是引起肝肾功能损害的重要因素。然而，临床中用药仍需注意疗程，不可随意延长疗程。因患者年龄、性别、体质不同存在着个体差异，使用疏血通时，要坚持中病即止原则，防止长期用药。

（二）基于巢式病例对照研究分析可疑过敏反应影响因素

临床上，如果患者使用中药注射剂发生过敏反应时，往往需要使用地塞米松、苯海拉明等抗过敏药物，因此，该研究选取用药记录中含有抗过敏药物的病例作为病例组，按照年龄 ±5 岁，性别相同作为匹配条件，病例组：对照组为 1∶4 的比例选择对照组，比较两组与过敏反应相关的影响因素差异，从而得出疏血通发生过敏反应可能的影响因素。

以全国 18 家三级甲等医院 HIS 中使用疏血通的数据为研究对象。采用回顾性 NCCS 的设计方法，根据开始至停止使用疏血通后是否使用地塞米松注射液等抗过敏药物，将研究对象分为病例组和对照组。具体如下：病例组：开始使用疏血通至停止使用的时间范围在 0~24 小时，期间仅使用一次；停止使用后的 24 小时内使用了地塞米松注射液，且使用疏血通前与使用中均未使用地塞米松注射液者。对照组：开始至停止使用疏血通时间 >7 天，且用药期间未使用地塞米松注射液、异丙嗪（非那根）、氯雷他定、维生素 C 注射液 + 葡萄糖酸钙注射液等常用抗过敏药物者。按照上述方法进行匹配，结果病例组 208 例。对照组以年龄 ±5 岁，性别相同作为配比条件，采用随机抽样法在符合条件的患者中按照 1∶4 比例进行配比，结果共 832 例，经检验，匹配效果良好。

基于现有的 HIS 数据库信息，结合临床实际情况，考虑可能成为过敏反应影响因素的有入院病情、过敏史、溶媒、单次用药剂量、合并用药。故根据数据的不同，选择对应的统计方法，进行上述过敏反应影响因素的筛选，结果如下。入院病情为疏血通可疑过敏反应的影响因素，病情危急的患者与病情一般的患者比较，发生过敏反应的倾向更大。过敏史非疏血通发生过敏反应的影响因素。溶媒可能是疏血通可疑过敏反应的影响因素，使用 0.9%氯化钠注射液作为溶媒的患者可能更容易发生过敏反应。单次给药剂量是疏血通发生过敏反应的影响因素，单次给药剂量相对较大的病例组导致过敏反应的倾向可能更大。合并用药腺苷钴胺、阿司匹林、前列地尔是可疑的过敏反应影响因素。

基于上述结果，得出疏血通可疑过敏反应影响因素可能是入院病情、溶媒、单次给药剂量、合并用药。首先，入院病情危重的患者较病情一般的发生过敏反应倾向更大，原因可能为病情危重患者对药物的敏感性和耐受性相对较低，因而容易发生药物蓄积而引发过敏反应，提示临床上对于病情危重的患者使用疏血通时，应谨慎对待。第二，溶媒是药物的载体，由于药物成分复杂，且受温度、储存时间等因素影响，当药物与不同的溶媒混合后，其 pH 值、不溶性微粒、热原等的变化均可能不同。其中，不溶性微粒的增加是药物与溶媒混合后的常见问题，也是发生过敏反应的主要原因。该研究结果显示，使用 0.9% 氯化钠注射液作为疏血通的溶媒比 5% GS 发生过敏反应的倾向更大，原因可能是疏血通与氯化钠注射液混合后产生的不溶性微粒相对较多，从而更易引发过敏反应。第三，给药剂量亦是发生过敏反应的影响因素。任何药物的不良反应均与剂量有关，随意加大剂量可能造成不良反应。该研究结果显示，单次给药剂量相对较大的更容易发生过敏反应，提示临床上应严格按照说明书推荐剂量使用疏血通。第四，联合用药是药物相互作用的基础，药物相互作用的结果是将单一药物的疗效变成多个药物的综合疗效，而不良反应的出现则是药物相互作用不良效应的体现。因此，联合用药产生的不良反应不容忽视。该研究结果显示，疏血通与腺苷钴胺、阿司匹林、前列地尔合用后，发生过敏反应的可能性相对较大，提示临床上将疏血通与上述三种药物联合使用时应谨慎。

四、大样本医院集中监测

前述的文献计量分析、自发呈报系统数据分析各有局限性，大样本医院集中监测研究在获得药品不良反应发生率、发生特征等安全性重要信息方面，较其他方法更有优势。疏血通医院集中监测的设计方法同"碟脉灵"。研究目的是获得疏血通不良反应发生率、不良反应临床特征、不良反应发生影响因素以及真实世界疏血通用药情况。监测从 2012 年 4 月开始实施，到 2015 年 12 月结束，共计 4 年。监测范围涉及中南地区、东北地区、西南地区、华东地区、华北地区，全国共有 4 家大型三甲综合医院牵头，61 家医疗机构共同参与。监测指标是被监测人群的一般信息、用药信息，不良事件，以及发生过敏反应患者的免疫学指标等。不良反应 / 事件的评价标准按照国家食品药品监督管理总局药品评价中心 / 国家药品不良反应监测中心公布的 2005 年《药品不良反应报告和监测管理办法》执行。

采用频数描述方法分析病例的一般信息，用关联规则方法分析合并疾病之间以及合并用药之间的相关性，用交叉列联方法、卡方检验初步筛选不良反应的影响因素，再用 Group LASSAO 方法做进一步分析。结果如下所示。

（一）不良反应病例监测结果

共监测病例 32 546 例。32 546 例病例中，发生不良事件 194 例，不良反应 64 例，不良反应发生率 1.97‰。64 例不良反应中，一般的 ADR54 例，严重的 ADR1 例，新发的 ADR9 例。一般不良反应表现以过敏反应为主，包括皮肤瘙痒占 53.85%、皮疹占 36.92%、感冒状占 15.38%、呼吸困难占 10.77%、心悸占 10.77%、头痛占 9.23%、胸闷占 9.23%、皮肤肿胀占 7.69%、头晕占 7.69% 等。严重不良反应是上消化道出血。新发不良反应表现是头晕、胃部不适、腰痛、静脉炎等。

不良反应发生时间多为用药后 30 分钟以内，共 26 例，占 40.63%，2~24 小时共 16 例，占 25%。发生不良反应人群中，46~80 岁的 54 例，说明多为中老年人。男 37 例，女 27 例，男女比例相当。用药天数 1~7 天者 58 例。用药方式均为静脉滴注。溶媒中，5% GS42 例，占 65.63%，0.9% 氯化钠注射液 22 例，占 34.38%。溶媒用量 ≤ 250ml 的 62 例，占 96.88%。疏血通单次使用剂量 ≤ 6ml 的 49 例，占 76.56%。注射前未冲管的 50 例，占 78.13%。注射后未冲管的 54 例，占 84.38%。

影响因素分析中，交叉列联结果显示：ADR 发生集中在药物剂量是 6ml、溶媒用量是 ≤ 250ml 的人群中。46~65 岁、滴速 0~60 滴，溶媒是 5% GS、溶媒用量是 ≤ 250ml 的、用药天数 1~2 天、无过敏史的人群，而注射前或注射后使用药物对 ADR 发生无显著性影响。卡方检验结果显示：有过敏史的人群较无过敏史人群更易发生过敏反应。Group LASSO 结果显示以下单个因素可能更容易导致 ADR：用药天数 1~2 天、合并用药有硫辛酸注射液、有过敏史、注射前连续使用了其他注射剂、溶媒用量是 250~500ml、药物剂量 8~10ml。两变量交互作用影响因素结果显示，如下情况更易发生 ADR：年龄 45~65 岁的使用 5% GS 作为溶媒的人群、年龄 45~65 岁的注射前使用了其他注射剂的人群、65~80 岁的男性。提示临床当使用合并用药是硫辛酸、有过敏史的情况时应谨慎使用、密切观察，避免不良反应发生。

（二）全部监测病例监测结果

32 546 例病例中，级别方面，来自三级医院的 28 388 例，占 87.22%；来自二级医院的 4 158 例，占 12.78%。性质方面，来自中医院的 28 388 例，占 87.22%；来自西医院的 4 158 例，占 12.78%。地域方面，中南地区的 11 073 例，占 34.02%；东北地区的 9 082 例，占 27.91%；西南地区的 5 249 例，占 16.13%；华东地区的 5 013 例，占 15.4%；华北地区的 2 129 例，占 6.54%。

32 546 例病例中，年龄方面，18 岁以下的 106 例，占 0.33%；18~45 岁的 3 444 例，占 10.58%；46~65 岁的 14 356 例，占 44.11%；66~80 岁的 11 661 例，占 35.83%；81 岁及以上的 2 979 例，占 9.15%。由此可见，多数集中在 45 岁以上的中老年人。性别方面，男性 17 672 例，占 54.3%；女性 14 874 例，占 45.7%。男性略多于女性。

32 546 例病例中，前 10 位西医诊断分别是：高血压 15 750 例，占 18.03%；冠心病 8 249 例，占 9.44%；糖尿病 7 975 例，占 9.13%；脑梗死 6 839 例，占 7.76%；高脂血症 3 522 例，占 4.03%；短暂性脑缺血 1 298 例，占 1.49%；颈椎间盘疾患 1 083 例，占 1.24%；后循环缺血 1 057 例，占 1.21%；心律失常 977 例，占 1.12%；心功能不全 941 例，占 1.08%。

疏血通用药特征包括用药时间、使用方式、单次使用剂量、溶媒、注射室温、配液放置时间、滴速、是否冲管及更换输液器。用药时间的分布如下：8~14 天 14 964 例，占 45.99%；3~7 天的 8 622 例，占 26.5%；1~2 天的 2 626 例，占 8.07%；>14 天的 4 528 例，占 13.92%。32 546 例病例中，使用方式是静脉滴注的 32 522 例，占 99.93%；穴位注射的 22 例，占 0.07%；肌内注射的 2 例，占 0.01%。32 546 例病例中，单次使用剂量是 6ml 以下的 28 024 例，占 86.11%；6~8ml 的 2 774 例，占 8.52%；8~10ml 的 1 632 例，占 5.01%；10~20ml 的 116 例，占 0.36%。6ml 是说明书提供的用量，说明大部分符合说明书用药。32 546 例病例的使用溶媒中，10% GS23 252 例，占 71.44%；0.9% 氯化钠注射液 8 727 例，占 26.81%；5% GS35 例，占 0.11%；其他 532 例，占 1.63%。溶媒用量 250ml 以下的 32 210 例，占 98.97%；250~500ml 的 334 例，占 1.03%。32 546 例病例中，注射室温是 16~26℃的 30 620 例，占 95.25%；16℃以下的 974 例，占 3.03%；26℃以上的 554 例，占 1.72%。32 546 例病例中，配液放置时间 30 分钟以下的 26 369 例，占 82.09%；30 分钟~4 小时的 5 748 例，占 17.89%；4~24 小时的 5 例，占 0.02%。32 546 例病例中，滴速是 60 滴以下的 30 279 例，占 94.24%；60~80 滴 1 851 例，占 5.76%。32 546 例病例中，注射前冲管的 5 102 例，占 15.68%；未冲管的 27 444 例，占 84.32%。注射前更换输液器的 841 例，占 2.58%；未更换输液器的 31 705 例，占 97.42%。注射后冲管的 6 093 例，占 18.72%；未冲管的 26 453 例，占 81.28%。注射后更换输液器的 922 例，占 2.83%；未更换输液器的 31 624 例，占 97.17%。

真实世界中，合并用药情况诸多，包括中西药合并使用、中药和中药合并使用。32 546 例患者的合并用药中，西药 27 414 例，占 72.81%；中药 10 237 例，占 27.19%。

前 10 位合并用药分别是：舒血宁注射液 2 461 例，占 4.07%；依达拉奉注射液 2 199 例，占 3.64%；前列地尔 1 817 例，占 3.01%；阿司匹林肠溶片 1 693 例，占 2.8%；奥扎格雷钠 1 506 例，占 2.49%；奥拉西坦 1 491 例，占 2.47%；小牛血去蛋白提取物注射液 1 412 例，占 2.34%；天麻素注射液 1 243 例，占 2.06%；单唾液酸四己糖神经节 1 206 例，占 2%；小牛血清去蛋白注射液 1 098 例，占 1.82%。抗凝血药 4 886 例，占 8.37%；细胞代谢改善药 2 995 例，占 5.13%；血管扩张药 2 700 例，占 4.62%；前列腺素药 2 674 例，占 4.58%；神经营养药 2 607 例，占 4.47%；自由基清除药 2 199 例，占 3.77%；降糖药 2 147 例，占 3.68%；非甾体抗炎药 1 832 例，占 3.14%；肽能神经营养药物 1 804 例，占 3.09%；β 内酰胺类抗生素 1 767 例，占 3.03%。

基于以上监测结果，即：32 546 例监测病例中，共发生 ADR64 例，不良反应发生率为 1.97‰，属于偶见不良反应，说明其在临床中应用的安全性良好。64 例不良反应中，一般 ADR54 例，严重 ADR1 例，新发 ADR9 例。一般不良反应表现以过敏反应为主，包括皮肤瘙痒、皮疹、感冒状、呼吸困难、心悸、头痛、胸闷、皮肤肿胀、头晕等。严重不良反应是上消化道出血。新发不良反应表现是头晕、胃部不适、腰痛、静脉炎等。说明疏血通的不良反应以过敏反应为主。

第二节 安全性证据体

疏血通安全性证据来源于四个方面，分别是文献计量分析、自发呈报系统数据分析、医院集中监测、医院信息系统数据分析。这四个方面并非孤立存在，而是相互联系的有机整体。文献计量分析可以从既往发表的文献中，分析得出疏血通不良反应发生特征等安全性线索，分析方法简便易行，但不同的文献结果差异大、质量参差不齐，需要结合其他研究结果再下结论。较之文献计量分析，自发呈报系统数据分析得到的不良反应特征等结论更接近于临床实际情况，但因没有整体用药人群数量，所以，无法得出不良反应发生率。大样本的医院集中监测是前瞻性研究，可以获得不良反应发生特征及发生率等安全性信息，相对于前两种研究，得到的结论更加准确。如果文献计量分析或自发呈报系统数据分析的结果能够佐证与医院集中监测结果时，那么其安全性结论的证据级别将有所提升。另外，医院信息系统数据来源于真实世界，数据内容较为丰富，因此，可运用不同的统计方法，进行除不良反应特征等的安全性分析，如对肝肾功能的影响、过敏反应影响因素等。这些安全性结论从另一种角度说明疏血通的安全性，对疏血通安全性证据体的构建起到补充完善的作用。

如果同一类型的两个研究，安全性结论一致，可以构成证据"线"，如果三种类型研究结论一致，可以构成"面"，而所有的安全性证据，可以有机整合，构成"证据体"，从而得出安全性结论。基于以上疏血通安全性证据来源：前瞻性大样本医院集中监测研究结果显示：不良反应发生率为 1.97‰，以过敏反应为主。合并用药硫辛酸注射液、是否有过敏史是可能的影响因素；自发呈报系统数据分析结果显示：寒战是可能的不良反应预警信号；医院信息系统数据分析结果显示：不同疗程使用疏血通对肝肾功能影响分析未发现使用疏血通对肝肾功能有影响，疏血通的疑似过敏反应影响因素可能是入院病情、溶媒、单次给药剂量、合并用药；文献计量分析结果显示疏血通不良反应以过敏反应为主，多个研究疏血通 ADR 的发生率差别大。

疏血通的证据体构成如图 10-7 所示。医院集中监测研究结论与文献计量分析结论一致，即"疏血通的不良反应主要是过敏反应"，其中，皮疹是两个研究共同出现的症状。那么，疏血通的不良反应是以皮疹为主要表现的过敏反应这一结论的证据级别加强。另外，医院集中监测研究结果显示，疏血通的不良反应发生率是 1.97‰，属于偶见不良反应，因此，安全性良好。在医院信息系统数据分析中，得到"不同疗程使用疏血通对肝肾功能未发现不良影响"的结论。两种研究的目的虽不同，但均从不同角度说明了疏血通良好的安全性。因此，通过对疏血通证据来源的梳理，进行有机整合，构成疏血通安全性证据体，最终结论是：疏血通注射液安全性良好，不良反应是以皮疹为主要表现的过敏反应。

安全性证据级别的划分方面，根据前述的中药安全性证据体理论，即："Ⅰ级证据是当长期、大样本、前瞻性的注册登记医院集中监测研究结果和来自国家药品不良反应中心 SRS 数据的结果一致时；Ⅱ级证据是当系统评价和大样本 RCT 中报告的 ADR/ADE 一致时；Ⅲ级证据是医院真实世界医疗数据回顾性队列分析结果和来自国家药品不良反应中心 SRS 数据分析结果一致时；Ⅳ级证据是多个医院临床实际中 ADR 个案病例讨论报告和文献中 ADR 个案报告以及其他研究类型报告的 ADR/ADE 一致时；Ⅴ级证据是专家意见和共识以及政府部门颁布的相关规范和标准"。本研究的文献计量分析结果与医院集中监测研究结果一致，均显示疏血通的不良反应为过敏反应，且以皮疹为主。那么，对照安全性证据级别理论，应属于Ⅳ级证据。本研究将不同的疏血通安全性相关证据加以梳理总结、整合，得出安全性结论，以期为中药安全性证据体研究领域进行有益的尝试。

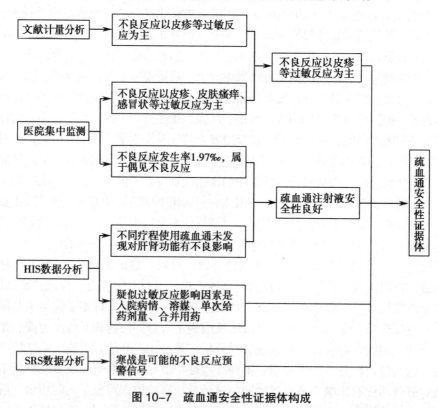

图 10-7 疏血通安全性证据体构成

（姜俊杰 支英杰）

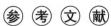

参 考 文 献

1. 姜俊杰,杨志欣,谢雁鸣,等.真实世界研究疏血通注射液在老年人中的应用及不良反应特征分析.中西医结合心脑血管病杂志,2016,14(21):2476-2480.

2. 姜俊杰,谢雁鸣,张寅,等.32 546 例疏血通注射液医院集中监测研究.中国中药杂志,2016,41(20):3852-3858.

3. 贾敏,谢雁鸣,姜俊杰.疏血通注射液治疗进展性脑梗死的文献计量分析.中医药导报,2016,22(17):56-58.

4. 姜俊杰,廖星,谢雁鸣,等.基于巢式病例对照研究的疏血通注射液可疑过敏反应影响因素分析.中国中药杂志,2014,39(18):3555-3558.

5. 姜俊杰,张辉,谢雁鸣,等.真实世界中不同疗程使用疏血通注射液对肝肾功能影响的分析.中国中药杂志,2014,39(18):3581-3584.

6. 姜俊杰,廖星,谢雁鸣.疏血通注射液安全性证据体的构建.中国中药杂志,2014,39(18):3630-3632.

7. 支英杰,张辉,谢雁鸣,等.基于 HIS 系统的 16 059 例脑梗死患者使用疏血通注射液的现状分析.中国中药杂志,2013,38(18):3116-3120.

8. 支英杰,杨伟,谢雁鸣,等.基于 HIS 数据库分析疏血通注射液对血尿素氮异常变化率的影响.中国中药杂志,2013,38(18):3048-3052.

9. 支英杰,张辉,谢雁鸣,等.基于 HIS 系统的真实世界的 59 287 例疏血通注射液临床实效研究.中国中药杂志,2012,37(18):2714-2717.

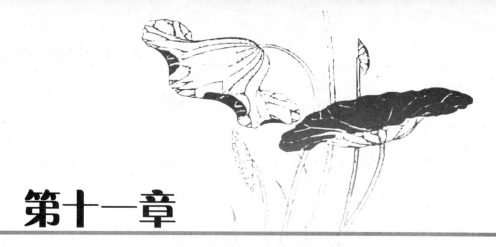

第十一章

灯盏细辛注射液安全性证据研究

灯盏细辛注射液（以下简称"灯盏细辛"）是云南道地药材灯盏细辛中提取酚酸类成分制成的灭菌水溶液，主要含野黄芩苷（$C_{21}H_{18}O_{12}$）和总咖啡酸酯（$C_{25}H_{24}O_{12}$），具有活血祛瘀，通络止痛的功效，是用于缺血性中风、冠心病心绞痛治疗的常用中药注射剂。本节将系统梳理灯盏细辛安全性相关研究，包括安全性文献计量分析、基于国家自发呈报系统数据的 ADR 预警分析、医院信息系统安全性数据分析、大样本医院集中监测研究，并将上述研究整合，形成灯盏细辛安全性证据体，得出安全性结论，以期为临床合理安全用药提供科学依据。

第一节 安全性证据来源

一、安全性文献分析

该研究通过检索 2018 年以前的关于灯盏细辛安全性相关文献，纳入含有配伍禁忌文献 12 篇，临床安全性病例系列文献 1 篇，个案报道 15 篇，采用列表方式将其中的安全性信息予以归纳总结。

（一）资料来源

检索的主要数据库包括：中国医院数字图书馆（CNKI/CHKD）、中国期刊全文数据库、维普数据库（VIP）、万方数据库等，采用跨库检索，文献检索年限 1949–2018 年，检索词为"灯盏细辛"，检索策略优先查全率，检索式为：题名包含"灯盏细辛"或关键词包含"灯盏细辛"。检索后根据摘要筛选文献，剔除非相关文献。

（二）纳入排除标准

1. 纳入标准　不良反应个案报告和不良反应病例系列研究。

2. 排除标准　干预措施不是灯盏细辛或是灯盏细辛其他类型、非注射液

（例如灯盏花注射液、灯盏细辛胶囊、灯盏细辛口服液等）；重复发表的文献；专家评论、编辑意见、新药说明或新闻报道、征文启事、会议通知等。

　　（三）结果分析

　　纳入灯盏细辛安全性文献 30 篇，经过获取全文阅读后删除重复发表文献 3 篇，剩余27 篇中含有配伍禁忌文献 11 篇，临床安全性病例系列文献 1 篇，个案报道 16 篇。

　　1. 配伍禁忌　文献分析灯盏细辛注射液安全性文献中涉及配伍禁忌文献 11 篇，主要配伍禁忌见表 11-1。

表 11-1　灯盏细辛注射液主要配伍禁忌

配伍药品	配伍方式及表现	文献数量
悉复欢（乳酸环丙沙星）	当含有灯盏细辛的 GS 滴入含有悉复欢注射液的莫菲氏滴管内约 3 分钟，病员诉静脉穿刺上方手臂疼痛，护士检查发现输液管下端近过滤器处有淡黄色絮状物及淡黄色沉滓	1
拜复乐（盐酸莫西沙星 0.9%氯化钠注射液）	当两组液体连续静脉滴注时，输液管及莫菲氏滴管中迅速出现乳黄色絮状沉淀	1
氨茶碱注射液	用同一注射器先配制氨茶碱组溶液，注射器未用无菌液冲洗，接着抽吸灯盏细辛注射液加入 0.9% 氯化钠注射液中，灯盏细辛溶液由茶色转变为暗草绿色	1
盐酸莫西沙星	灯盏细辛 10ml 溶解于 20ml0.9% 氯化钠注射液中，再取盐酸莫西沙星 5ml 直接混合，发现试管中立即出现白色絮状混浊液，静置 30 分钟后，出现白色微粒结晶	1
依诺沙星注射液	点滴完灯盏细辛注射液，未用无菌液冲洗输液管，接着换输注依诺沙星滴入时，滴壶中立即出现淡黄色絮状沉淀	1
盐酸川芎嗪	点滴完盐酸川芎嗪后续接灯盏细辛注射液静脉点滴，入壶立即出现黄色结晶	1
乳酸左氧氟沙星（来立信）	点滴灯盏细辛注射液结束后，更换乳酸左氧氟沙星（来立信）100ml 注射液时，输液管中立即出现混浊及沉淀物	1
5%（10%）GS	灯盏细辛与 GS 配伍可析出黑色沉淀	3

　　灯盏细辛注射液与 GS 配伍后其微粒数有明显增多现象，且比与 0.9% 氯化钠注射液配伍后的微粒数高出许多，这可能是引起药物不良反应的主要原因，因此，建议临床在使用该药时选择 0.9% 氯化钠注射液作为溶媒。

　　灯盏细辛注射液与乳酸环丙沙星、盐酸莫西沙星 0.9% 氯化钠注射液、氨茶碱注射液、盐酸莫西沙星、依诺沙星注射液、盐酸川芎嗪、乳酸左氧氟沙星存在配伍禁忌，因此建议临床上应间隔用药，若在两种药物连续使用时，须在两组液体之间加生理盐水冲管或更换输液器，以免发生不良反应，提高用药安全性。

2. 安全性个案文献分析　安全性文献个案报道16篇，共涉及27例个案。灯盏细辛的最早的个案报告文献发表于2004年，刊载于《药物不良反应杂志》，报告灯盏细辛导致频发房性早搏；最近1篇个案报告文献发表于2012年，刊载于《上海医学》，报道了灯盏细辛致过敏2例。灯盏细辛不良反应个案文献发表的年份如下：2012年（2篇）、2008年（3篇）、2007年（2篇）、2006年（2篇）、2005年（3篇）、2004年（4篇）。

27例病案资料的年龄、性别、原患疾病、过敏史情况、给药途径、用量、溶媒、ADR发生时间、ADR类型及临床表现、因果关系评定与转归等进行综合评价。

（1）年龄与性别分布：27例病案资料中，男性17例，占62.96%，女性10例，占37.04%；最大年龄82岁，最小年龄17岁，45岁以上的中老年组患者较多（22例，占81.48%）。

（2）过敏史：标明是否存在过敏史15例，其中1例有"既往丹参注射液不良反应史"，1例"麻黄素类药物过敏史"，13例表述为"无过敏史"，还有12例原文里未描述是否有过敏史。

（3）用药原因及患者原患疾病分布：标明用药原因及患者原患疾病有26例，1例不详。用药原因以冠心病、脑梗死为主（10例占41.67%），符合说明书适应证。也有高血压、脑供血不足、脑血管病、椎基底动脉供血不足等。

（4）药物批号：标明了批号的不良事件个案共计6例，涉及5批次药物，分别为：20070136（1例），20050816（2例），20050812（1例），20040421（1例），20030508（1例）。

（5）剂量：27例共有5种用量，24例患者未超出说明书20~40ml的用量，3例存在超说明书剂量使用，特别是2例患者使用100ml存在超说明书剂量2倍以上的不合理用药，值得引起重视。

（6）溶媒：标明溶媒的不良事件个案共计19例，共使用了3种（类）溶媒，分别为：0.9%氯化钠注射液（13例）、5% GS（5例）、10% GS（1例），还有8例未描述。由于灯盏细辛注射液说明书明确应使用0.9%氯化钠注射液250~500ml稀释后缓慢滴注，有文献报道灯盏细辛注射液与GS配伍可析出黑色沉淀，因此临床应引起重视，避免使用GS作为溶媒。

（7）联合用药情况：标明联合用药的不良事件个案共计4例，结果如下：乳酸环丙沙星（1例），波依定、倍他乐克（1例），头孢呱酮钠，依替米星（1例），西力欣（1例）。

（8）不良反应发生时间：27例不良反应最早发生于输液开始3分钟，最晚发生于连续输液第10天，连续用药2日以上出现反应的病例有17例（62.96%），说明该药不良反应存在一定的潜伏期，且时间长短不一，提示临床医护人员应加强整个用药过程中的观察，以便及早发现及时处理。

（9）ADR表现：27例个案报道中，严重不良事件共计22例，其中过敏性休克10例、急性肾衰竭2例、多器官功能损害1例、肝功能异常4例、过敏性哮喘1例、房性早搏1例，其他不良事件涉及8个系统60余种表现，详细如表11-2：

表 11-2　25 例个案 ADR 表现

累及系统	例数	主要临床表现	ADR 分类
过敏性休克	10	面色苍白、心慌、胸闷，口唇发绀、血压骤降、意识丧失	￥
急性肾衰竭	2	畏寒、高热、休克、无尿	￥
多器官功能损害	1	畏寒、高热、休克、无尿，后出现心衰、肺水肿	￥
心血管系统	1	头痛、心悸、呼吸困难、房性早搏	￥
消化系统	4	发热、呕吐、小便失禁，继发肝功能异常	￥
呼吸系统	1	憋气、呼吸困难、过敏性哮喘	￥
过敏反应	5	发热、胸闷、呼吸困难、抽搐、血压升高	￥
皮肤反应	2	发热、皮肤红疹、瘙痒	&
输液反应	1	手臂疼痛	&
合计	25		

注："￥"代表严重不良反应；"&"代表一般不良反应。

　　基于文献的安全性分析提示中老年患者、超说明书剂量、溶媒为 GS、合并用药是灯盏细辛注射不良反应发生的危险因素，不良反应存在一定的潜伏期，提示临床医护人员应加强整个用药过程中的观察，以便及早发现及时处理。有文献报道灯盏细辛注射液与乳酸环丙沙星、盐酸莫西沙星生理盐水、氨茶碱注射液、盐酸莫西沙星、依诺沙星注射液、盐酸川芎嗪、乳酸左氧氟沙星存在配伍禁忌，因此，建议临床上应间隔用药，若在两种药物连续使用时，须在两组液体之间加生理盐水冲管或更换输液器，以免发生不良反应。

二、国家自发呈报系统数据分析

　　2009 年 1 月 1 日至 2012 年 12 月 31 日，国家药品 ADR 监测中心共收到灯盏细辛注射液药品 ADR/ 事件 1 390 例病例报告。根据国家药品 ADR 监测中心病例报告数据库中相关数据，该研究从 ADR 上报数量，ADR 表现、严重程度及转归，ADR 对原患疾病的影响，患者一般情况（性别、民族、家族过敏史、既往过敏史、年龄），给药剂量是否超说明书，适应证是否超说明书，溶媒种类，合并用药等角度对本品 ADR/ADE 事件进行了分析。采用比例报告比法（PRR）和贝叶斯置信传播神经网络法（BCPNN）进行数据挖掘分析及信号预警。结果如下：

（一）ADR 表现

　　结果发现 ADR 报告中，严重 ADR 报告 71 例，占 5.11%；男性（613 例）多于女性（593 例）；以 60 岁以上的老年人多见（64.03%）；ADR 排在前 10 位的症状是：瘙痒、皮疹、头晕、寒战、心悸、头痛、发热、憋气、恶心、潮红；ADR 累及系统与器官最多见

"皮肤及其附件损害"（551次）。

（二）信号预警

运用PRR法和BCPNN法对1 390例ADR病例报告中出现频数前10位的症状进行药物警戒，每一季度计算一次警戒信号。两种方法均提示"头痛""头晕""瘙痒""寒战""心悸""发热""潮红"出现预警信号。具体预警结果分析见图11-1~图11-6。

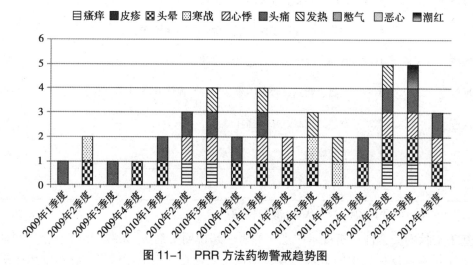

图11-1　PRR方法药物警戒趋势图

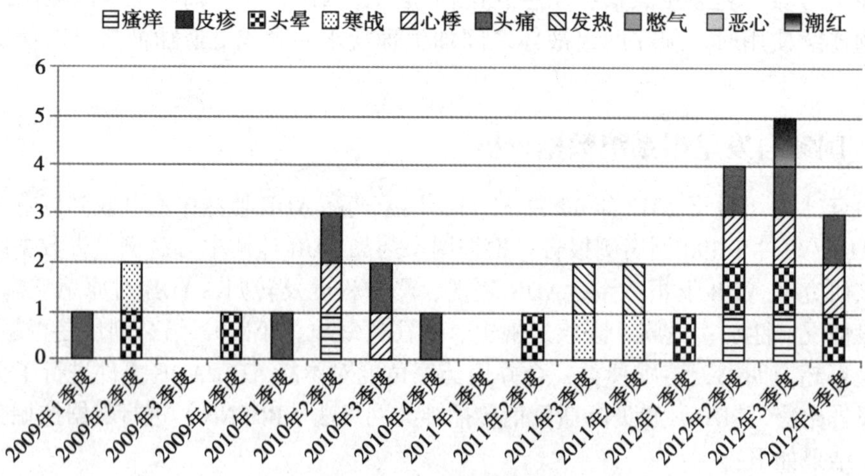

图11-2　BCPNN方法药物警戒趋势图

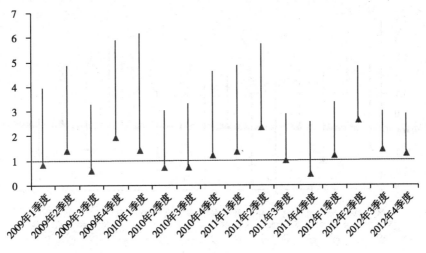

PRR

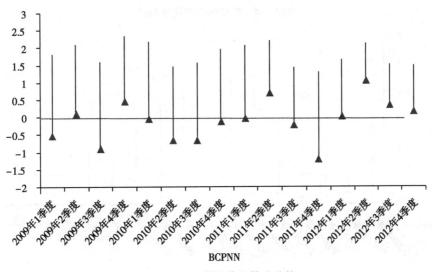

BCPNN

图 11-3 头晕的药物警戒趋势

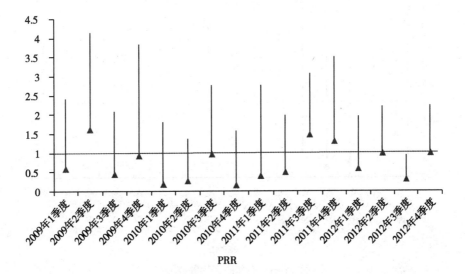

PRR

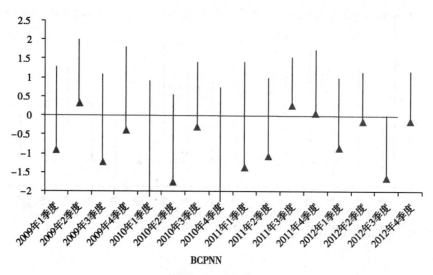

图 11-4 寒战的药物警戒趋势

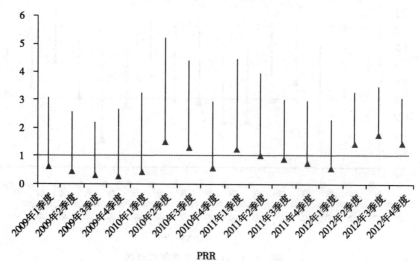

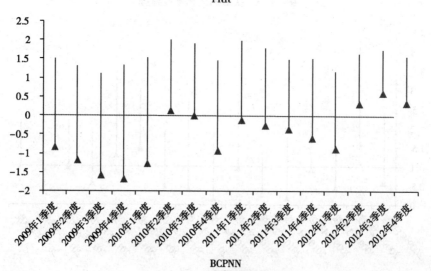

图 11-5 心悸的药物警戒趋势

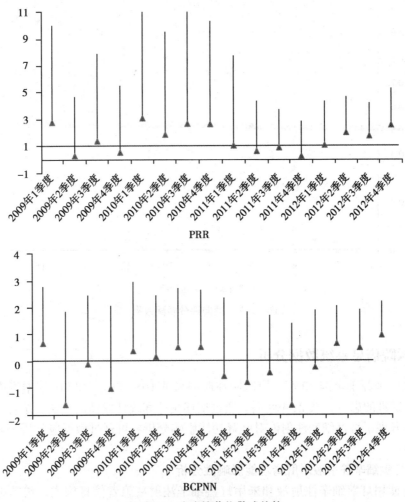

图 11-6　头痛的药物警戒趋势

选用倾向评分法控制平衡混杂因素，使不同特征的数据间更具可比性。倾向评分的匹配因素：性别、年龄、体重、家族 ADR 史、既往 ADR 史、开始用药与发生 ADR 时间间隔、新发与病情程度、用药季节等 17 个变量（图 11-7）。

经倾向评分法控制混杂因素后，PRR 法和 BCPNN 法均提示，"头痛""头晕""心悸""寒战"是灯盏细辛注射液的不良反应预警信号。

前期文献研究表明，灯盏细辛 ADR 个案报道主要是严重不良反应个案报道，例如过敏性休克或肝肾损害等，缺乏一般不良反应资料，因此，无法得出较为全面客观的安全性评价。该研究来自国家药品不良反应监测中心 4 年内的灯盏细辛 1 390 例 ADR 病例，数据来自全国地域，且样本量较大，对于灯盏细辛的安全性研究参考价值较大。无论全部 ADR 患者以及严重 ADR 患者均以 60 岁以上的老年人多见（>64%），提示临床使用时要特别关注老年人群的用药安全。经倾向评分匹配后的 PRR 法和 BCPNN 法均提示，"头痛""头晕""心悸""寒战"是灯盏细辛的不良反应预警信号，这些 ADR 症状已经在药品说明书上记载，而 ADR 临床表现频数较高的"憋气""恶心""过敏样反应""呕吐"，未见药品说明书记载，虽然没有得出预警信号，但临床使用时仍需重点关注。

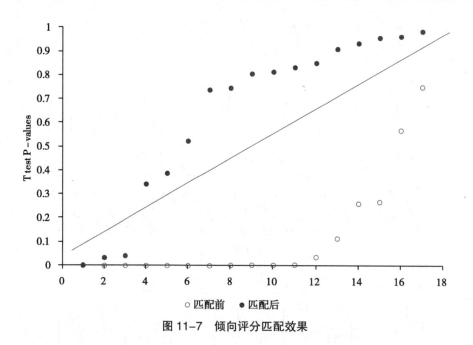

图 11-7　倾向评分匹配效果

三、医院信息系统数据分析

　　研究数据来源于全国 20 家三甲医院住院患者的 HIS 数据库和 LIS 数据库中所有使用灯盏细辛注射液的患者，共 21 498 例。通过描述统计和统计建模的方法，结合药物使用说明书，主要开展了灯盏细辛注射液对肝肾功能影响分析、可疑过敏反应分析等药物安全性方面的内容。

（一）灯盏细辛注射液对肝肾功能影响性分析

　　数据由使用灯盏细辛注射液和未用灯盏细辛注射液患者信息构成，包括患者一般信息、医嘱记录、实验室理化指标检查等。使用灯盏细辛注射剂者 21 498 例，未用灯盏细辛注射剂者 24 225 例。从两组人群中分别提取测量了谷丙转氨酶（ALT）、谷草转氨酶（AST）、血肌酐（CRE）和血尿素氮（UREA）四个指标，同时年龄在 18~80 岁的患者作为研究对象。数据提取与安全性结局指标的定义同"碟脉灵"。最终提取的四个理化指标的人群提取情况见表 11-3。

表 11-3　提取数据的频数情况

指标	人数	使用灯盏细辛注射液	未使用灯盏细辛注射液
	总人数	21 498	24 225
谷草转氨酶	满足提取条件人数（%）	801	2 246
	用药后异常变化人数（%）	72（8.99）	307（13.67）
	用药后正常变化人数（%）	729（91.01）	1 939（86.33）
谷丙转氨酶	满足提取条件人数（%）	840	2 129
	用药后异常变化人数（%）	58（6.90）	230（10.80）
	用药后正常变化人数（%）	782（93.10）	1 899（89.20）

续表

指标	人数 总人数	使用灯盏细辛注射液 21 498	未使用灯盏细辛注射液 24 225
肌酐	满足提取条件人数（%）	909	2 566
	用药后异常变化人数（%）	48（5.28）	183（7.13）
	用药后正常变化人数（%）	861（94.72）	2 383（92.87）
尿素氮	满足提取条件人数（%）	860	2 557
	用药后异常变化人数（%）	29（3.37）	81（3.17）
	用药后正常变化人数（%）	831（96.63）	2 476（96.83）

1. 分析方法 采用 Logistic 回归、不带协变量的倾向评分加权 Logistic 回归、带协变量的倾向评分加权 Logistic 回归 3 种方法，统计软件采用 SAS 软件 9.2 版和 R 软件中的 Twang 包。混杂因素界定根据提取数据的实际情况以及医学背景，考虑 57 个与分组变量和安全性结局可能有关的所有混杂因素（协变量）。具体变量包括病例的年龄、性别、职业、入院病情、住院天数、费别、总费用，以及在其理化指标测定期间内的合并用药（频数前 50 种）。

2. 结果分析 比较使用灯盏细辛、未使用灯盏细辛两组的肝肾功能指标是否有差异，表 11-4 分别是未平衡混杂因素的 Logistic 回归、平衡混杂因素的 Logistic 回归结果。

表 11-4 平衡混杂因素前后三种 Logistic 回归结果

指标	Logistic 回归		不带协变量的倾向评分加权的 Logistic 回归		带协变量的倾向性评分加权 Logistic 回归	
	回归系数	P	回归系数	P	回归系数	P
谷丙转氨酶	−0.873e−02	0.007 23	−0.543 8	0.048 9	−1.872 991	1.8e−14
谷草转氨酶	−1.4183e−03	0.004 730	−0.374 9	0.029 7	−4.410e−01	0.021 16
肌酐	−4.862e−01	0.002 056	−0.685 7	0.000 65	−0.770 852	0.000 69
尿素氮	−3.506e−01	0.063 58	−0.718 7	0.018 6	−0.709 857	0.019 7

通过平衡 71 个协变量后发现，P 值均小于 0.05，说明未发现使用灯盏细辛注射液对肝肾功能造成异常影响。

（二）可疑过敏反应影响因素分析

灯盏细辛注射液临床使用中存在过敏反应文献报道，但是 HIS 数据仓库中缺乏过敏反应记录，因此采用巢式病例对照研究设计，应用 Logistic 回归的方法，通过对比发生可疑类过敏反应与未发生过敏反应患者入院病情、过敏史、单次用药剂量、疾病及合并用药情况，筛选可疑类过敏反应发生的危险因素，探讨各因素对可疑过敏反应影响的相关性。

1. 数据提取方法

（1）病例组：开始使用灯盏细辛注射液前和使用灯盏细辛注射液期间未使用地塞米松注射液，并且停用灯盏细辛注射液 24 小时内使用地塞米松注射液等抗过敏药物（苯海拉明、异丙嗪、扑尔敏、赛庚啶、息斯敏、特非拉丁、地塞米松、氯雷他定、地氯雷他定、西替利嗪、咪唑斯汀、依巴斯汀、非索非那定、左西替利嗪、维生素 C+ 葡萄糖酸钙等）。

病例组的患者共 73 例。

（2）对照组：开始使用灯盏细辛注射液后，未使用过上述抗过敏药，且开始使用灯盏细辛注射液至停止使用灯盏细辛注射液时间大于 7 天。以年龄 ±5 岁，性别相同作为配比条件，采用随机抽样法在符合条件的患者中按照 1：4 比例进行配比。按匹配条件选取对照组的患者共 292 例。

2. 统计方法　主要分析方法为卡方检验、Logistic 回归分析，采用 SPSS18.0 分析软件。

3. 结果分析

（1）入院病情、过敏史、单次用药剂量分布：病例组与对照组相比，入院病情两组间有显著差异（$P<0.01$），从统计学上讲两组在入院病情中对可疑类过敏反应的发生有显著影响；由于有过敏史的患者人数分布过少，因此未能发现其与可疑类过敏反应之间的关系（$P=0.294$）；灯盏细辛注射液说明书单次用药剂量为 20~40ml，以是否超过说明书推荐剂量来比较病例组与对照组单次用药剂量对发生可疑类过敏反应的影响，未发现 2 组间存在显著差异（$P=0.227$）。

（2）可疑类过敏反应危险因素筛选：采用单因素条件 Logistic 回归，采用逐步选择法筛选变量，分别探讨可疑类过敏反应发生病例组与对照组入院病情、过敏史、单次用药剂量、疾病是否为危险因素。入院病情急危者为可疑类过敏反应发生的危险因素（$P=0.000\,6$，$OR=6.359$，95％置信区间 >1）；使用灯盏细辛注射液同时使用维生素 B_6 注射液（$P=0.000\,4$，$OR=6.108$，95％置信区间 >1）或注射用氨溴索（$P=0.001\,4$，$OR=2.710$，95％置信区间 >1）时，发生可疑类过敏反应的危险性更大。

以上单因素 Logistic 回归分析筛选出的变量包括入院病情、维生素 B_6 注射液、注射用氨溴索，采用多因素 Logistic 回归分析，再次对灯盏细辛注射液可疑类过敏反应危险因素进行筛选，结果入院病情的危急程度（$OR=5.642$），使用灯盏细辛注射液同时使用维生素 B_6 注射液（$OR=9.545$）或注射用氨溴索（$OR=9.545$）时，95％置信区间均大于 1，是发生可疑类过敏反应的危险因素。

四、大样本医院集中监测

灯盏细辛医院集中监测从 2012 年 8 月开始实施，到 2014 年 12 月结束，共计 2 年余。监测范围涉及广东、山东、江苏、河南、宁夏、天津六片区，46 家监测医院，完成监测病例 31 724 例。经中国中医科学院中医临床基础医学研究所伦理委员会审查并通过，伦理号为 2012NO902。2012 年 7 月 6 日通过美国 "Clinicaltrial.gov" 国际注册并获得注册号（NO. NCT01612585）。灯盏细辛监测的设计方法同 "碟脉灵" 注射液。

（一）监测完成情况

共完成监测病例 31 724 例。其中广东地区 19 家医院，山东片区 7 家医院，江苏片区 3 家医院，河南片区 6 家医院，天津片区 4 家医院，宁夏片区 7 家医院。西医院占比 45.33％，中医院 54.67％；三级甲等医院 83.23％，二级甲等医院 16.77％。

（二）患者一般特征

患者性别分布为男性 14 711 例（51.85％），女性 13 661 例（48.15％），缺失 3 352 例。年龄以 46 岁以上中老年人群为主（79.04％）。2 302 例（8.4％）患者有个人过敏史，其中大部分是对药物过敏（94.14%），过敏药物以青霉素和磺胺为多。不良反应表现以皮疹最为多见。

（三）西医诊断及中医证候

西医诊断脑梗死患者 13 368 例（42.14%）最多，冠心病、心绞痛 6 049 例（19.07%）其次，临床使用基本符合说明书用药。按照系统分类可见灯盏细辛注射液治疗循环系统疾病最多（25.30%），神经系统疾病次之（14.30%）。符合说明书的中医病名诊断中，中风 8 479 例（26.76%）最多，其次为胸痹 1 185 例（3.74%），其他中医诊断较多为眩晕、消渴病、头痛病。主要中医证类最多为气、血证类，其次为风痰证类。中医证候以风痰阻络证最多，气滞血瘀证次之。患者合并疾病特发性高血压 9 315 例（29.36%）最多，其次为非胰岛素依赖型糖尿病 1 994 例（6.29%）、高脂血症 1 699 例（5.36%）。

（四）灯盏细辛注射液用药情况

31 693 例（99.91%）患者用法为静脉点滴，占绝大多数；最小给药量为 10ml，最高为 60ml，主要集中在 20~40ml（99.45%）；患者用药天数最短 1 天，最长 25 天，用药天数中位数为 8 天，平均值为 8.5 天，用药天数最多为 8~14 天（13 380 例占 43.30%）；溶媒种类为 0.9% 氯化钠注射液的 29 086 例占 91.69%，使用 5% GS 的 2 374 例占 7.48%；使用 10% GS 的 26 例占 0.08；使用其他溶媒 237 例占 0.75%。配液后放置时间在 0.5h 以内，平均值为 17.09 分钟，中位值为 15 分钟；滴速全部在 80 滴 / 分以内，中位值为 50 滴 / 分，平均值为 49.94 滴 / 分。

合并使用西药为 23 434 例占 91.57%，合并使用中药 7 107 例占 27.77%；合并使用最多的西药为脑代谢改善药，其次为脑血管病用药物、其他抗贫血药物、前列腺素药、中枢兴奋药物等；合并使用的中药以祛瘀剂最多，其次为治风剂、清热剂、扶正剂、温里剂。合并用药药理作用最多为肽能神经营养药物，其次为维生素类药物、抗血小板药物、脑代谢改善药、自由基清除剂、钙离子通道阻滞剂。合并用药最多西药是甲钴胺注射液，其次为神经节苷脂、依达拉奉注射液、前列地尔；合并用药最多的中药是天麻素注射液，其次为舒血宁注射液。合并用药关联规则分析灯盏细辛使用人群合并用药中最常见配伍为甲钴胺注射液、前列地尔、神经节苷脂、依达拉奉注射液。

22 208 例患者在灯盏细辛注射液静脉输注前后，还合并使用了其他注射剂，9 645 例患者进行了注射前后冲管处理；有 708 例（2.24%）患者注射前后更换输液器；有 310 例（0.98%）注射期间采用冷敷、热敷措施。

（五）不良反应发生率

监测期间共发 ADE19 例。根据 2005 年 9 月国家食品药品监督管理局药品安全监管司及国家药品不良反应监测中心颁布的《药品不良反应报告和监测工作手册》，采取临床一线医生报告、监测中心药品不良反应 / 事件监测专家委员会评判、组织国内高层专家判读的不良反应三级判定方法，判定 ADR 共 15 例。ADR 发生率为 0.47‰（95% CI：0.234‰ ~0.712‰），根据 2005 年国际医学科学组织委员会（CIOMS）推荐标准，属于罕见不良反应（发生率 0.1‰ ~1‰）。其中，新发不良反应 2 例，发生率为 0.06‰（95% CI：−0.024‰ ~0.15‰），表现为下肢浮肿、腹痛；一般不良反应 13 例，发生率为 0.41‰（95% CI：0.187‰ ~0.632‰），以皮疹、瘙痒等为主。西医院 ADR 比例高于中医院（0.63‰：0.34‰）；三级甲等医院 ADR 发生率低于二级甲等医院（0.42‰：0.75‰）。

（六）ADR 表现和累及系统

参考 WHO 不良反应术语集分类和编码。15 例 ADR 中，皮肤瘙痒兼皮疹 5 例，面部红肿、血压升高 1 例，皮肤瘙痒无皮疹 1 例，心悸、早搏加重 1 例，头痛、心悸 1 例，头痛 1 例；面红、胸闷 1 例，累及全身 8 个不同系统损伤（表 11-5）。

表 11-5　ADR 表现和累及系统

不良反应累及系统和表现	代码	例数	发生率‰（95% CI）	发生率判断
皮肤及其附件损害	0100	14	0.44（0.21‰~0.632‰）	罕见
皮疹瘙痒	0024	9	0.28（0.098‰~0.469‰）	罕见
皮疹	0027	4	0.12（0.003‰~0.25‰）	罕见
面红	0207	1	0.003（−0.03‰~0.093‰）	十分罕见
心血管系统一般损害	1100	8	0.25（0.077‰~0.427‰）	罕见
心悸	0221	7	0.22（0.057‰~0.384‰）	罕见
早搏	0766	1	0.003（−0.03‰~0.093‰）	十分罕见
血压升高	0762	1	0.003（−0.03‰~0.093‰）	十分罕见
全身性损害	1000	6	0.19（0.038‰~0.34‰）	罕见
感冒状	1222	6	0.19（0.038‰~0.34‰）	罕见
呼吸系统损害	1810	2	0.06（−0.024‰~0.15‰）	十分罕见
胸闷和呼吸困难	0415	2	0.06（−0.024‰~0.15‰）	十分罕见
中枢及外周神经系统损害	0410	2	0.06（−0.024‰~0.15‰）	十分罕见
头痛	0109	2	0.06（−0.024‰~0.15‰）	十分罕见
肌肉骨骼系统损害	02001810	1	0.003（−0.03‰~0.093‰）	十分罕见
背痛	0717	1	0.003（−0.03‰~0.093‰）	十分罕见
胃肠系统损害	06001810	1	0.003（−0.03‰~0.093‰）	十分罕见
腹痛	0268	1	0.003（−0.03‰~0.093‰）	十分罕见
代谢和营养障碍	181008001	1	0.003（−0.03‰~0.093‰）	十分罕见
水肿	0401	1	0.003（−0.03‰~0.093‰）	十分罕见
交感副交感神经系统损害	06000420	1	0.003（−0.03‰~0.093‰）	十分罕见
口干	0218	1	0.003（−0.03‰~0.093‰）	十分罕见

（七）不良反应影响因素

交叉列联分析结果显示：高浓度、脑苷肌肽注射液是不良反应可疑影响因素。主效应分析显示：年龄分段 18~45 岁及年龄分段 46~65 岁；药物剂量分类 >40ml；合并用药为脑苷肌肽注射液；高浓度人群发生 ADR 可能性更大。交互效应分析显示：年龄分段为 46~65 岁人群，药物剂量分类 >40ml 的时候发生 ADR 可能性大。

（八）基于巢式对照的过敏反应机制探讨

共采集 3 名过敏反应患者血样，匹配 12 例患者。匹配因素为：同性别、年龄 ±5 岁、同季节、同药品批次等。结果患者血清 C3、C4、CD3、CD4 等指标较对照组升高，提示其过敏反应主要为类过敏反应。提示临床：使用灯盏细辛应在说明书剂量范围内使用，46~65 岁人群，合并用药为脑苷肌肽注射液时应重点关注不良反应的发生。

灯盏细辛大样本、多中心的医院集中监测 31 724 例患者发生 ADR15 例，均为一般 ADR，累计全身皮肤及附件等 6 个系统，ADR 表现以皮肤瘙痒最多。有双下肢浮肿和腹痛各 1 例，未见说明书记载，定为新的 ADR。未监测到既往文献报道的肝肾功能损伤等严重 ADR 表现，可能与肝肾功能损伤是长期过程，该监测时间为住院患者入院期间和门诊患者用药疗程结束，因此还需要后续对用药患者继续随访观察。不良反应影响因素分析显示合并用药中奥扎格雷注射液、甲钴胺可能是造成不良反应的影响因素，此外还发现临床存在超说明书剂量或超说明书药物浓度使用情况，应对临床医师加强合理用药培训，以期从多角度对灯盏细辛的用药风险进行管理。

第二节　安全性证据体

面向灯盏细辛注射液临床安全性问题，开展了与国际接轨的 31 724 例前瞻性、多中心、大样本医院集中监测；开展了基于国家药品不良反应中心自发呈系统（SRS）1 390 例不良反应/不良事件报告的风险信号预警；开展了来自医院信息系统（HIS）21 498 例灯盏细辛注射液患者的电子医疗数据研究，将处方序列分析、巢式病例对照设计等药物流行病学方法应用到肝肾功能和可疑致敏因素分析中；开展了循证医学灯盏细辛注射液文献评价；同时，面向混杂数据，采用倾向性评分、SMOTE 抽样的方法，纳入 Group LASSO 模型等控制混杂和数据筛选、挖掘技术，获得灯盏细辛注射液临床安全性评价结论，但由于多源证据各具自身的优势与局限性，因而，应将多源证据综合集成安全性证据体（表 11-6）。

表 11-6　灯盏细辛注射液安全性证据体

类型	ADR 发生率	发生特征	影响因素
多中心随机对照	1.17%	发热寒战、皮疹、恶心、头晕心慌	/
主动监测	0.47‰	皮疹、瘙痒、头痛、面红、血压升高、心悸、胸闷、早搏加重、下肢浮肿、腹痛等	年龄 >65 岁、超剂量、浓度过高、联合用药
SRS	/	"头痛""头晕""心悸""寒战"等	60 岁以上的老年人
HIS	/	/	入院病情、联合用药
文献研究	/	头晕、心悸、干咳、胸闷、皮疹、瘙痒	年龄、过敏史、溶媒、联合用药
综合评价	/	皮疹、瘙痒、头痛、面红、心悸、胸闷等	过敏史、溶媒、超剂量、浓度高、联合用药

由上可见，不良反应发生率为 0.47‰，在 0.1‰~1‰之间，属于十分罕见不良反应，

不良反应多发生在用药当天 30 分钟内，主要表现为皮疹、瘙痒、头痛、面红、血压升高、心悸、胸闷、早搏加重、下肢浮肿、腹痛等；患者有过敏史，剂量较高，合用脑苷肌肽注射液等药品，可能是 ADR 的影响因素。尤其当出现"头痛""头晕""心悸""寒战"等预警信号时，临床尤应重视，以使用药风险控制到最小，为临床安全用药提供警示。

（黎元元）

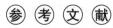

1. 黎元元,唐浩,李霖,等.运用倾向性评分法探讨灯盏细辛注射液使用剂量对肾功能的影响.中国中西医结合杂志,2016,36(12):1430-1434.
2. 黎元元,雷蕾,谢雁鸣.31 724 例灯盏细辛注射液安全性医院集中监测研究.中国中药杂志,2015,40(24):4757-4761.
3. 王凤姣,谢雁鸣,廖星,等.灯盏细辛注射液佐治冠心病心绞痛随机对照试验的系统评价和 Meta 分析.中国中药杂志,2015,40(16):3298-3307.
4. 李永秀,杨薇,谢雁鸣,等.倾向性评分方法分析灯盏细辛注射液对 1 641 例患者 AST 和 ALT 的影响.中药新药与临床药理,2015,26(3):401-405.
5. 黎元元,郭婷,谢雁鸣.灯盏细辛注射液上市后安全性循证药学研究.世界中医药,2014,9(9):1148-1151.
6. 黎元元,程豪,谢雁鸣.灯盏细辛注射液治疗脑梗死合并用药的真实世界研究.中国中药杂志,2014,39(18):3551-3554.
7. 黎元元,向永洋,谢雁鸣,等.基于自发呈报系统 1 390 例灯盏细辛注射液不良反应报告预警分析.中国中药杂志,2013,38(18):2998-3002.
8. 杨薇,程豪,谢雁鸣,等.灯盏细辛注射液疑似类过敏反应病例相关影响因素分析——巢式病例对照研究.中国中药杂志,2013,38(18):3024-3027.
9. 黎元元,谢雁鸣.灯盏细辛注射液不良反应个案文献计量学分析.中国中药杂志,2012,37(18):2789-2791.

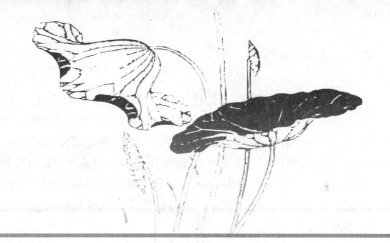

第十二章

参芪扶正注射液安全性证据研究

参芪扶正注射液采用我国传统的扶正补气中药党参、黄芪为原料，以现代高新技术提取分离出黄酮苷、皂苷等有效成分，配制成 250ml 的大容量注射剂。中医学认为党参有补中益气、生津养血作用，黄芪有补气升阳、中卫固表作用。现代研究认为党参有增加红细胞、血红蛋白、白细胞及提高机体免疫和抗突变作用，能遏制细胞多药耐药性的发展；黄芪有提高 T 细胞免疫功能及增加自然杀伤细胞活性的作用，且对癌症患者淋巴细胞功能有完全性免疫恢复作用。参芪扶正注射液综合了二者的药用价值，发挥两者的功效，在肿瘤治疗过程中具有良好的发展前景。其药品说明书标识该药具有益气扶正的功效。用于肺脾气虚引起的神疲乏力，少气懒言，自汗眩晕；肺癌、胃癌见上述证候者的辅助治疗。本节关于参芪扶正注射液安全性证据的数据来源分别是文献计量分析、国家自发呈报系统数据分析、HIS 医疗电子数据数据分析、医院集中监测研究 4 个方面，通过梳理参芪扶正注射液安全性证据来源并对其进行整合，得出安全性结论，以期为临床及科研提供安全性的数据支持。

第一节　安全性证据来源

一、安全性文献分析

检索中国生物医学文献服务系统（中文库）、万方数据资源库群、CNKI 中国期刊全文数据库和维普医药资源信息系统。检索时段为：建库时间到 2013 年 1 月 8 日。共检索到 1999—2012 年参芪扶正注射液 ADR 临床个案报告共 16 篇，多病例分析报告 1 篇。将以上 17 篇文献纳入分析，研究采用文献分析方法对文献的发表情况，患者的性别、年龄、过敏史、原发病、用法用量、溶媒、ADR 表现、发生时间、发生过敏反应后患者接受的处理措施及预后、配伍禁忌等用药信息逐项分析，以了解参芪扶正注射液的 ADR 的特征和影响因素。同时，获取参芪扶正注射液安全性相关信息，为临床合理使用参芪扶正注射液提供有益参考。16篇ADR个案报道中有17个案例信息，17例报告中无死亡报告，但有6例严重ADR，1例过敏性休克，5例严重过敏样反应。参芪扶正注射液17例个案的ADR累及7个系统/器官的26种临床表现，见表12-1，以呼吸系统损害、皮肤损害和全身性损害为主要临床表现，ADR症状多见：血小板减少、皮疹、寒战、发冷、心悸、呼吸困难、下肢水肿、眼睑水肿、浅静脉炎等。ADR最晚发生于连续输液7天之后，最早发生于输液开始2分钟后。

表 12-1　ADR 主要临床表现

累及系统/器官	例次	主要临床表现
全身性损害	11	过敏性休克（1）、寒战（5）、发热（2）、双下肢发麻（1）、皮下及黏膜出血（1）、多汗（1）
呼吸系统损害	21	呼吸困难（7）、发绀（3）、胸闷（3）、鼻塞（2）、喉头发紧（2）、咳嗽（2）、双肺可闻及少量哮鸣音（2）
皮肤损害	14	皮疹（5）、肤痒（4）、肤红（2）、静脉炎（2）、水疱（1）
胃肠系统损害	7	恶心（3）、呕吐（3）、腹部不适（1）
眼部损害	7	结膜充血（3）、眼睑水肿（2）、流泪（2）
心血管系统损害	3	心悸（3）
中枢及外周神经系统损害	1	烦躁不安（1）

参芪扶正注射液涉及的不良事件一般为过敏反应和类过敏反应，由于没有大样本的安全性监测，尚不清楚其ADR发生率。因此，开展多中心、大样本的前瞻性临床安全性监测，规范操作，确实掌握其ADR发生率及影响ADR发生的因素十分必要。在参芪扶正注射液的不良事件文献的分析中，得到一些可能的线索。①用药患者无论有无过敏史，都有可能发生重度ADR，所有的用药患者，用药期间应密切观察患者情况。②参芪扶正注射液的过敏反应既有速发型，也有迟发型。提示临床使用中要对患者进行全程监测，特别是在静滴30分钟之内应密切观察患者情况。③参芪扶正注射液用于肺脾气虚引起的神疲乏力、少气懒言、自汗眩晕，以致肺癌、胃癌见上述证候者的辅助治疗，实证、热证患者不宜使用，不对症用药易导致ADR的发生。④参芪扶正注射液的严重ADR表现以呼吸系统损害、皮肤损害和全身性损害为主，临床医护人员在发现以上症状时，应考虑为参芪扶正注射液的ADR/AE，及时采取相应的措施。对发生ADR患者应采取立即停药，抗过敏、抗休克等对症治疗，几乎所有的ADR都可以得到控制。⑤个案报道中有部分重要信息的缺失和错误，如合并用药、过敏史、滴速、药品批号，建议临床医护人员在发现ADR/AE时，应及时、准确、详细地记录各项相关信息，为参芪扶正注射液临床应用和研究提供可靠、准确的参考依据。

这部分研究结果有利于规范、合理使用中药注射剂，降低各种ADR/AE发生的可能性，为临床安全用药提供以下警示：①严格按适应证、用法用量用药，严禁超适应证用药。②严格按照说明书的要求配制、操作，注意剂量、药液的稀释度、滴注速度、配伍禁忌与疗程。尽量减少联合用药，必须使用要注意中间需进行冲洗滴管、独立使用装药注射器、密切观察病情等。③避免配伍禁忌。参芪扶正注射液与其他药物合并使用也可能导致 ADR 的发生，具体配伍禁忌还需进一步研究。④对于发生的可疑不良事件/反应，应该请专门的不良事件/反应专家进行评判，且进行及时、有效的对症处理。

二、国家自发呈报系统数据分析

2009 年 1 月 1 日至 2012 年 12 月 31 日，国家药品不良反应监测中心共收到参芪扶正注射液药品不良反应/事件 1 230 例病例报告。根据国家药品不良反应监测中心病例报告数据库中相关数据，现从 ADR/AE 上报数量，ADR/AE 表现、严重程度及转归，ADR/AE 对原患疾病的影响，患者一般情况（性别、民族、家族过敏史、既往过敏史、年龄），给药剂量是否超说明书，适应证是否超说明书等角度对本品不良反应/事件进行了分析。发现本品的不良反应/事件主要累及皮肤及其附件损害、全身性损害为主。其中严重病例报告 44 例，约占所有报告的 5.64%，死亡报告 1 例。

（一）ADR/AE 上报数量

2009—2012 年国家药品不良反应监测中心共收到参芪扶正注射液药品不良反应/事件 1 230 例病例报告。根据数据库中无 ADR/AE 上报日期，粗估 2009—2012 年每个季度 ADR/AE 的上报数量，如图 12-1 所示，参芪扶正注射液不良反应报告病例上报总体呈现缓慢上升趋势，但 2009 年第 4 季度至 2010 年第 2 季度报告数量呈现一个高峰，具体原因有待今后结合多方面因素进行分析。结合销量来看，不良反应报告跟销量的增加呈现与季节有一定的相关性。

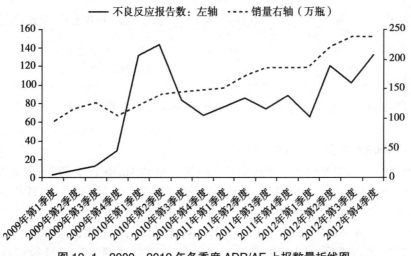

图 12-1　2009—2012 年各季度 ADR/AE 上报数量折线图

（二）ADR/AE 在各系统的分布

2009—2012 年 ADR/AE 病例报告 1 230 例，ADR/AE 事件 1 780 次（每份病例报告可能出现一种以上的 ADR/AE），涉及全身多个系统和器官，如表 12-2 所示：

表 12-2　参芪扶正注射液不良反应表现各系统分布情况

累及系统 / 器官	ADR/n	构成比 /%	ADR/AE 主要表现
皮肤及其附件损害	583	25.81%	皮疹、瘙痒、多汗、皮肤湿冷、皮炎、皮肤干燥、面部水肿、皮肤黏膜淋巴结节
全身性损害	478	21.16%	寒战、过敏样反应、发热、高热、疲劳、苍白、腰背痛、胸痛、疼痛、无力、变态反应、口干、盗汗、多汗、感染、焦急不安、肌肉骨骼痛
中枢及外周神经系统损害	448	19.83%	头晕、头痛、抽搐、情绪不稳定、震颤、失眠、感觉异常、舌麻痹、睡眠障碍、发音困难、嗜睡、四肢麻痹
胃肠系统损害	178	7.88%	恶心、呕吐、腹痛、呃逆、腹泻、胃功能紊乱、胃肠胀气、非特异性胃肠道病
心外血管损害	140	6.20%	潮红、血管痉挛、血管神经性水肿
用药部位损害	111	4.91%	静脉炎、局部麻木、注射部位反应、注射部位瘙痒、注射部位皮疹、注射部位麻木、注射部位疼痛
心血管系统损害	109	4.82%	心悸、心动过速、高血压、心律失常、房颤
呼吸系统损害	71	3.14%	发绀、呼吸困难、换气不足、咳嗽、哮喘、喉水肿、呼吸兴奋、喉痉挛、咯血
视觉损害	10	0.44%	视觉异常、眶周水肿、干眼病、结膜出血
其他	93	4.12%	血尿、白细胞减少、阴道出血、尿潴留、肾痛、尿频

由表 12-2 可知：参芪扶正注射液对人体的损害以"皮肤及其附件损害""全身性损害"为主。

（三）ADR/AE 频次

2009—2012 年 ADR/AE 病例报告 1 230 例，ADR/AE 事件 1 780 次（每份病例报告可能出现一种以上的 ADR/AE），其中出现频次在 10 次以上的主要 ADR 表现为"皮疹""瘙痒""寒战""憋气""发热""静脉炎""恶心""心悸""过敏样反应""呕吐"。严重 ADR/AE 病例报告 44 例，ADR/AE 事件 70 次，主要是："寒战""发热""憋气""心悸""呼吸困难""过敏性休克""潮红""过敏样反应""呕吐""多汗"（表 12-3）。

表 12-3　频次居前 10 位的 ADR 临床表现

ADR 临床表现	频数	构成比	说明书是否有该 ADR 表现
皮疹	355	19.94%	有
瘙痒	194	10.90%	无
寒战	166	9.33%	有
憋气	113	6.35%	无
发热	112	6.29%	有
静脉炎	82	4.61%	无
恶心	80	4.49%	无
心悸	77	4.33%	有
过敏样反应	68	3.82%	无
呕吐	54	3.03%	有

（四）信号预警

本范例 ADR 临床表现的发生频次的统计结果显示，说明书未列出的临床表现约占 51.80%，其中出现频次最多 10 种分别是"瘙痒""憋气""静脉炎""恶心""过敏样反应""头晕""潮红""呼吸困难""荨麻疹"和"头痛"。为进一步发现预警信号，本研究以已获得的 12 种中药注射剂的 SRS 数据为背景，将以上 10 种 ADR 按照每一季度计算一次警戒信号，并通过 PRR 和 BCPNN 方法得到药物警戒趋势图，具体见图 12-2 和图 12-3。

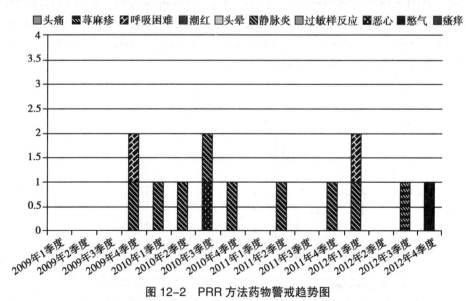

图 12-2　PRR 方法药物警戒趋势图

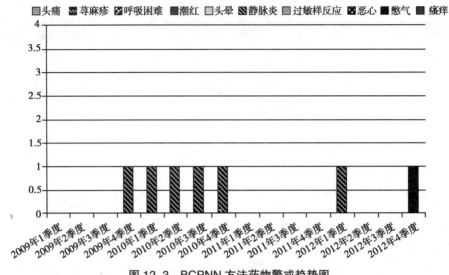

图 12-3　BCPNN 方法药物警戒趋势图

　　如图 12-2 所示，频数法 PRR 方法预警的信号种类（5 种）和频次（13 次）较多，其中"静脉炎" 8 次，"呼吸困难" 2 次，"恶心""荨麻疹""憋气"各 1 次。图 12-3 所示的贝叶斯法 BCPNN 方法预警的信号仅有 2 种，频次为 7 次，其中"静脉炎" 6 次，"憋气" 1次，这些信号在 PRR 方法中均有显示，并且完全一致。2009 年 4 季度至 2010 年 4 季度、2012 年 1 季度均预警了"静脉炎"；2012 年 4 季度均预警了"憋气"。

　　（五）预警统计量可信区间随时间变化趋势

　　本范例将 PRR 方法和 BCPNN 方法共同预警的信号"静脉炎"和"憋气"，分别用PRR 方法和 BCPNN 方法检测信号的强度和可信区间宽度。其中以药品 ADR 关联程度 IC值为纵轴，时间为横轴。图中的竖线表示 IC 值的 95％可信区间，竖线的长度表示可信区间的宽窄，信号越强烈，则可信区间宽度（估计精度）越窄。实体三角形表示 IC 值的95％可信区间下限，当实体三角形高于 0 时，也就是 IC 值的 95％可信区间大于 0 时，被认为是一个强的信号，具体预警趋势见图 12-4 和图 12-5。

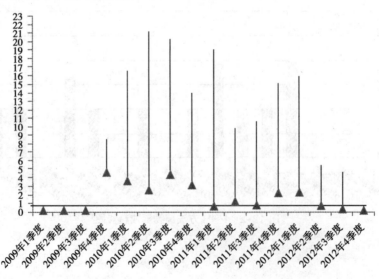

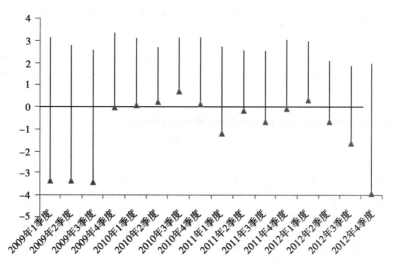

图 12-4　PRR 方法（上）与 BCPNN 方法（下）分析静脉炎警戒趋势图

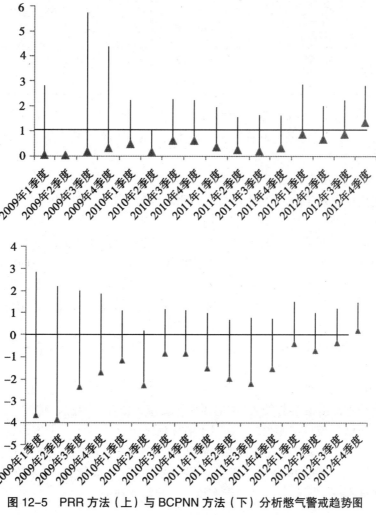

图 12-5　PRR 方法（上）与 BCPNN 方法（下）分析憋气警戒趋势图

图 12-4 显示，通过 PRR 方法和 BCPNN 方法检测，可疑信号"静脉炎"在 2009 年 4 季度至 2012 年 1 季度之间，均认为是强信号，提示"静脉炎"为参芪扶正注射液的高度可疑 ADR 信号。图 12-5 显示，通过 PRR 方法和 BCPNN 方法检测，可疑信号"憋气"只在 2012 年 4 季度被认为是强信号，但可信区间缩窄，提示"憋气"为参芪扶正注射液的一般可疑 ADR 信号。

（六）结合倾向性评分方法重新评价预警信号的结果

由以上结果可知，静脉炎与憋气为可能的预警信号，但目标药物组（使用参芪扶正注射液组）与其他药物组（未使用参芪扶正注射液组）之间存在年龄、家族史、病情等混杂因素的不平衡，因此，采用倾向性评分方法平衡诸混杂因素，再进行 ADR 信号预警。本研究考虑如下混杂因素：性别、年龄（0~17 岁、18~44 岁、45~59 岁、60~74 岁、75~89 岁、90 岁及以上）、体重、家族史、既往史、用药时间间隔、发病季节（春夏秋冬）。平衡混杂因素后，再次使用 PRR 法和 BCPNN 法对"静脉炎"与"憋气"两个 ADR 信号重新预警，结果如表 12-4 所示。

表 12-4　平衡混杂因素后的预警结果

| | PRR | | BCPNN | |
	匹配前	匹配后	匹配前	匹配后
静脉炎	2.373 950 7	1.298 405 2	1.175 701 1	−0.221 04
憋气	1.318 624 2	1.064 790 7	0.346 658 2	−0.144 457

由表 12-4 可知结果提示：两种预警方法结果不一致。使用 PRR 方法匹配前预警"静脉炎"和"憋气"，匹配后预警同样预警。使用 BCPNN 方法匹配前预警"静脉炎"和"憋气"，匹配后均不预警。

（七）关联规则分析

关联规则模型导入年龄、性别、体重、间隔天数、既往 ADR 史、家族 ADR 史、报告是否新发、报告类型（一般或者严重）、用药剂量、溶媒，以及频数前 5 位的 ADR 症状表现等因素，各因素之间关联性如图 12-6 所示，粗线表示关联性强，细线则表示关联性次之，虚线表示的关联性再次之，而没有线连接的关联性更次之。可见 ADR 家族史、憋气、一般或严重报告与过敏样反应之间关系最为密切；ADR 家族史、心悸、恶心、ADR 既往史、发热等之间的关联性次之；而过敏样反应与发热、恶心、ADR 既往史等之间的关系更为微弱。

由图 12-6 可知，"憋气"与是否有家族 ADR 史及一般或严重报告有相对密切的关系（线条相对较粗）。

通过对 2009 年到 2012 年 SRS 收集的 1 230 例参芪扶正注射液 ADR 报告进行分析，结果显示参芪扶正注射液引起的 ADR 主要为"皮疹、瘙痒、寒战、憋气、发热、静脉炎、恶心、心悸、过敏样反应和呕吐"。采用比值比法（PRR）和贝叶斯置信传播神经网络法（BCPNN）对其预警结果进行分析认为"静脉炎""憋气"为参芪扶正注射液的预警信号，"参芪扶正—憋气"之间的关联强度偏强，但"参芪扶正—静脉炎"之间的关联强度偏弱，预警信号的强度不高，因此，本结论仍有待进一步深入研究。

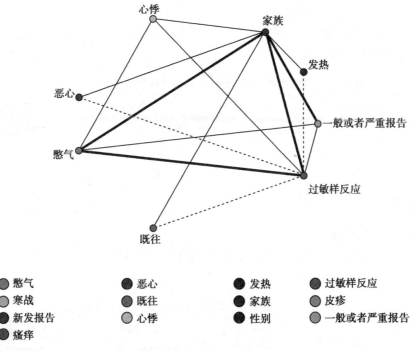

心悸　　　　家族　　　　发热　　　　一般或者严重报告　　　　恶心　　　　憋气　　　　过敏样反应　　　　既往

●憋气	●恶心	●发热	●过敏样反应
●寒战	●既往	●家族	●皮疹
●新发报告	●心悸	●性别	●一般或者严重报告
●瘙痒			

图 12-6　关联规则分析

三、医院信息系统数据分析

选择全国 20 家三级甲等综合医院 HIS 医疗电子数据库，其中使用过参芪扶正注射液的 51 898 例住院患者信息进行分析。数据由使用参芪扶正注射剂和未用参芪扶正注射剂患者信息构成，包括患者一般信息、医嘱记录、实验室理化指标检查等。其中，使用参芪扶正注射剂者 51 898 例，未用参芪扶正注射剂者 56 232 例。数据提取方法、安全性结局指标的界定、统计方法、混杂因素的选择同第九章第一节第三部分处理方式。分析结果如下所示。

（一）谷丙转氨酶和谷草转氨酶

应用以上研究方法，对使用参芪扶正注射液对谷丙转氨酶、谷草转氨酶指标异常变化的影响结果见表 12-5。

表 12-5　谷丙转氨酶、谷草转氨酶分析表

组别	ALT			AST		
	是否异常 N/（%）		P	是否异常 N/（%）		P
	否	是		否	是	
观察组	397 (90.43)	42 (9.57)	0.194	319 (89.61)	37 (10.39)	0.575 1
对照组	4 508 (88.37)	593 (11.63)		3 991 (88.63)	512 (11.37)	

从统计学角度，使用参芪扶正注射液对谷丙转氨酶、谷草转氨酶指标异常变化的影响均不显著（皆为 $P>0.05$），说明临床应用参芪扶正注射液不会影响患者的肝功能。三种 Logistic 回归统计结果如表 12-6。

表 12-6 三种方法对谷丙转氨酶、谷草转氨酶异常变化分析表

统计方法	谷丙转氨酶		谷草转氨酶	
	回归系数	P	回归系数	P
无倾向性评分加权 Logistic 回归	−0.217 85	0.195	−0.100 8	0.575
倾向评分加权 Logistic 回归	−0.026 40	0.128	−0.016 1	0.403
带混杂因素倾向评分加权 Logistic 回归	−0.026 60	0.12	−0.163	0.399

（二）肌酐和尿素氮

同样采用三种 Logistic 回归统计方法研究参芪扶正注射液用药后对肌酐和尿素氮等肾功能指标的影响，结果如表 12-7：

表 12-7 三种方法对肌酐、尿素氮异常变化分析表

统计方法	肌酐		尿素氮	
	回归系数	P	回归系数	P
无倾向性评分加权 Logistic 回归	−0.525	0.372	−0.267	0.602
倾向评分加权 Logistic 回归	−0.334	0.600	−0.254	0.655
带混杂因素倾向评分加权 Logistic 回归	−0.337	0.597	−0.257	0.652

由表 12-7 可见，参芪扶正注射液用药后对肝肾安全性未见明显影响。

这部分研究采用回顾性病例对照研究，通过收集 HIS 数据，分析参芪扶正对肝肾功能的影响。可以看出，数据经过了未控制混杂因素—控制单个混杂因素—控制多个混杂因素的过程，分析结果仍显示两组的肝肾功能指标变化无显著性差异，因此，尚不能说明参芪扶正注射液对肝肾功能产生影响，从一定角度说明了参芪扶正注射液的安全性。

四、大样本医院集中监测

参芪扶正注射液医院集中监测从 2013 年 1 月到 2015 年 3 月，共计 2 年余。在全国 35 家医院共计完成监测 30 026 例。经中国中医科学院中医临床基础医学研究所伦理委员会审查并通过。2012 年 7 月 6 日通过"Clinicaltrial.gov"国际注册并获得注册号（NO. NCT01812 876）。参芪扶正监测的设计方法同"碟脉灵"，见第九章第一节第四部分。

（一）基本情况

参芪扶正医院集中监测共计完成 30 026 例。监测的 30 026 例使用参芪扶正注射液的患者，男性（15 136 人，占 50.41%）略多于女性（14 890 人，占 49.59%）；46~65 岁中年居多（14 747 人，占 49.11%）；西医医院患者数量（22 502 人，占 74.94%）多于中医医院（7 524 人，占 25.06%）；三级医院患者数量（28 770 人，占 95.82%）多于二甲医院（1 256 人，占 4.18%）；199 人（占 0.66%）有过敏史，15（占 0.05%）人有家族过敏史，

与本人关系：父母 10 人，兄弟姐妹 1 人；西医诊断除参芪扶正注射液说明书适应证（肺癌、胃癌共 7 306 人，占 24.99%），也多用于说明书以外疾病者，如其他消化器官恶性肿瘤、乳房恶性肿瘤、内分泌、营养和代谢疾病；合并疾病以循环系统疾病、消化系统疾病为主；有中医诊断者，以内科癌病、消渴病为主；中医辨证以虚证类为主。监测的 30 026 例使用参芪扶正注射液的患者中，合并疾病以循环系统疾病、消化系统疾病、内分泌，营养和代谢疾病为主。参芪扶正注射液的用法绝大多数静滴（30 025 人，占 99.99%），用量绝大多数为 250ml（29 865 人，占 99.46%）；用药天数以 4~7 天居多（10 738 人，占 35.76%）；注射室温平均在 23.56℃；滴速平均在 51.23 滴 / 分；注射持续时间平均 92.82 分钟；合并用药西药（57 436 例次，占 82.76%）多于中药（11 962 例次，占 17.24%），以祛瘀剂、抗菌药物居多；如抗酸药物及抗溃疡病药物、营养剂、免疫增强剂；注射期间有 237 例（占 0.79%）患者与其他药物配合使用，以西药居多（190 例次，占 87.16%），如维生素类营养剂；共 11 931 例患者注射前连续使用其他注射剂，以西药居多（14 019 例次，占 75.59%），如抗酸药物及抗溃疡病药物等；共 15 817 例患者注射后使用其他注射剂，以西药居多（15 199 例次，占 82.92%），如免疫增强剂等；共 184 例患者注射本药物期间同时使用其他注射剂，以西药居多（183 例次，占 86.73%），如化疗用药等；根据关联规则分析，两种合并用药，以抑制胃酸分泌和抗肿瘤密切相关；三种合并用药以抑制胃酸分泌、止吐和抗肿瘤密切相关；四种合并用药以抑制胃酸分泌、止吐、抗肿瘤、免疫增强密切相关；共 7 912 例（占 26.35%）患者进行了注射前冲管，6 877 例（占 22.90%）患者进行了注射后冲管；共 59 例患者（占 0.20%）注射前更换了输液器，102 例患者（占 0.34%）注射后更换了输液器；ADR 患者注射期间 2 例热敷、1 例冷敷辅助措施。

（二）ADR 病例分析

51 例 ADR 患者中，男性患者略多于女性患者 1 人，男女比例基本相当；ADR 患者平均年龄为 58.27 岁，46~65 岁及 66~80 岁中老年人居多，符合参芪扶正注射液适应证患者年龄特点；51 例 ADR 患者中，绝大多数为汉族（49 例），另外藏族、满族各 1 例；西医医院 ADR 患者（34 例）略多于中医医院（17 例）；三级医院 ADR 患者（49 例）多于二级医院（2 例）；51 例 ADR 患者中，7 例有个人过敏史，其中以药物过敏为主（8 种，西药 7 种，以抗菌药为主；中药 1 种，为黄芪），另有 1 例食物过敏史（河虾）；ADR 患者有家族过敏史 3 人；51 例 ADR 患者中，无既往史 7 人，过敏史、吸烟史各 4 人，饮酒史、手术及外伤史各 3 人，冠心病、胃溃疡史各 1 人。51 例 ADR 患者中，西医诊断以说明书适应证肺癌、胃癌为主，也有用于乳腺癌、肺炎、卵巢癌等。具有中医诊断的 ADR 患者，主要用于内科癌病、胎动不安病、消渴病、肺胀病等。中医辨证主要有气虚证等虚证类；51 例 ADR 患者，合并呼吸系统疾病、肌肉骨骼系统和结缔组织疾病、精神和行为障碍等居多，合并病最多为 4 种，合并两种疾病时，以特发性（原发性）高血压、非胰岛素依赖型糖尿病为主；合并三种疾病时，以特发性（原发性）高血压、慢性缺血性心脏病、非胰岛素依赖型糖尿病为主；合并四种疾病时，以慢性缺血性心脏病、脂蛋白代谢疾患和其他脂血症、静脉炎和血栓静脉炎、肾和输尿管的其他疾患，不可归类在他处者为主。51 例 ADR 患者生命体征基本平稳，用药方式全部为静滴，用量全部 250ml 说明书规定用量，患者用药天数平均 8 日，其中 2~3 天、4~7 天居多。注射室温多数在 16~26℃，注射平均滴速为 51.04 滴 / 分，持续时间平均为 87.92 分，ADR 发生距用药时间 30 分钟 ~2 小时居多。

共 34 例患者注射前连续使用其他注射剂，以西药居多，主要有活血剂、抗酸药物及抗溃疡病药物等，如泮托拉唑、奥美拉唑、促肝细胞生长素注射液。30 例 ADR 患者注射后是否连续使用其他注射剂，以西药居多，主要有利胆剂/胆石溶解剂保肝药、抗凝剂、免疫增强剂，如前列地尔注射液、硫普罗宁和头孢类药物等。51 例 ADR 患者皆未在注射本药物期间同时使用或配合使用其他注射剂。117 例次患者有合并用药，西药居多（90 例次），主要有活血剂、抗酸药物及抗溃疡病药物、抗菌药等，如泮托拉唑、头孢类药物、胸腺法新等。51 例 ADR 患者中，注射期间有 4 例口服药品。对合并用药进行关联规则分析，其中，合并使用两种药物，以泮托拉唑和头孢类药物居多；合并使用三种药物，以泮托拉唑、消癌平注射液、胸腺法新居多；合并使用四种药物，以泮托拉唑、美罗培南、硝酸异山梨酯、左氧氟沙星居多；合并使用五种药物，以前列地尔注射液、螺内酯片、肾肝宁、呋塞米、比索洛尔居多。51 例 ADR 患者中，23 例患者注射前冲管，14 例患者注射后冲管，3 例患者注射前更换了输液器，3 例患者注射后更换了输液器，注射期间 1 例热敷、皆未采用冷敷辅助措施。注射期间均未摄入易致过敏饮食。对于 ADR 患者的处理，27 例停药；23 例用药处理，以西药为主（22 例），主要为调节水、电解质及酸碱平衡药物、钙剂、含维生素等，如地塞米松、异丙嗪、苯巴比妥等。对 ADR 患者进行分析，用药与不良反应的出现均有合理的时间关系；大多数（29 例）停药或减量后反应消失或减轻；31 例未再使用本药品；对原患疾病均无影响；皆无后遗症表现；ADR 皆为好转（30 例）及痊愈（21 例）。

（三）不良反应发生率

根据 2005 年 9 月国家食品药品监督管理局药品安全监管司及国家药品不良反应监测中心颁布的《药品不良反应报告和监测工作手册》，本监测发生 ADE2 663 例，判断为 ADR 共 51 例，包括 1 例严重的不良反应，计算总的 ADR 发生率为 1.70‰（95% CI：1.233~2.164）。根据 2005 年国际医学科学组织委员会（CIOMS）推荐标准，属于偶见不良反应（发生率：1‰~10‰）。进一步分层分析，西医诊断为肺癌、乳腺癌、卵巢癌、慢性肾衰竭、合并子宫平滑肌瘤、非胰岛素依赖型糖尿病，联合应用门冬氨酸鸟氨酸、胸腺法新、天麻素注射液等 ADR 百分比较高。

（四）不良反应特征

多发生距用药 30 分钟至 2 小时，表现为皮疹、瘙痒、心悸、恶心、发热、疼痛、高热、呕吐、头晕、注射部位疼痛。

（五）不良反应影响因素

根据交叉列联结果并根据医学专业知识进行推论，过敏史、注射前未冲管、年龄（尤其 45~65 岁、66~80 岁）、是否西医适应证（尤其非西医适应证 18~45 岁、46~65 岁）、是否符合中医辨证、联合用药等可能是 ADR 发生的影响因素。进而进行影响因素挖掘，根据主效应分析及医学专业知识判断：西医诊断为肺癌、乳腺癌、慢性肾衰竭、肺炎、淋球菌性骨髓炎，合并子宫平滑肌瘤、非胰岛素依赖型糖尿病、肝的其他疾病，联合应用门冬氨酸鸟氨酸、胸腺法新、血栓通、天麻素注射液、泮托拉唑是不良反应可能的影响因素，经卡方检验判断：西医诊断为乳腺癌、慢性肾衰竭、支气管肺炎，合并疾病为子宫平滑肌瘤、非胰岛素依赖型糖尿病、肝的其他疾病，联合应用门冬氨酸鸟氨酸、胸腺法新、血栓通、天麻素注射液、泮托拉唑是不良反应可能的影响因素。没有合并病子宫平滑肌瘤、卵巢癌、流感和肺炎、慢性肾衰竭，合并使用胸腺法新、血栓通、门冬氨酸鸟氨酸、天麻素注射液等可能不易发生 ADR。

参芪扶正注射液 ADR 发生率为 1.70‰（95% CI：1.233~2.164），根据 2005 年国际医学科学组织委员会（CIOMS）推荐标准，属于偶见不良反应，但因为 ADR 较少，需药品全生命周期持续监测。西医诊断为乳腺癌、慢性肾衰竭、支气管肺炎，合并子宫平滑肌瘤、非胰岛素依赖型糖尿病、肝的其他疾病，以及联合应用门冬氨酸鸟氨酸、胸腺法新、血栓通、天麻素注射液、泮托拉唑等药品时，尤其用药后 30 分钟至 2 小时，应该重点观察询问，将临床用药风险控制到最小。

第二节　安全性证据体

参芪扶正注射液安全性证据来源包括与国际接轨的 30 026 例前瞻性、多中心、大样本医院集中监测、基于国家药品不良反应中心自发呈报系统（SRS）1 230 例不良反应/不良事件报告的药物警戒研究、来自医院信息系统（HIS）51 898 例患者电子医疗数据的关联分析与数据挖掘，并将处方序列分析、巢式病例对照设计等方法集成创新到肝肾功能和过敏因素分析中，以及循证医学系统评价。对以上参芪扶正注射液安全性多源证据的综合利用，整合不同证据的优势与局限性，例如，发挥医院集中监测数据准确可靠、可以计算出 ADR 的发生率、探讨 ADR 的发生特征及危险因素的优点，弥补 SRS 不能计算 ADR 发生率的不足；同时，发挥 SRS 监测方式简单、经济、监测范围广泛、参与人员多、不受时间空间限制、可以及早发现潜在的 ADR 信号、使 ADR 得到早期预警等优点，弥补主动监测在数据的时间、地域代表性具有一定的局限性、且费用较高的局限性；而基于 HIS 大数据进行肝肾安全性的分析，不影响医生处方习惯和处方药品，偏倚性小，可以研究潜伏期较长的 ADR；同时，文献分析可以了解临床 ADR 特征，但受到发表偏倚等限制，而主动监测恰好可以弥补这些局限性。

表 12-8　参芪扶正注射液安全性证据体

证据级别	方法及结论
Ⅰ	医院集中监测与 SRS 结论一致：出现皮疹、瘙痒、心悸、恶心、发热、呕吐等表现，前瞻性研究显示，患有乳腺癌、慢性肾衰竭、支气管肺炎，合并子宫平滑肌瘤、非胰岛素依赖型糖尿病、肝的其他疾病等，以及联合应用门冬氨酸鸟氨酸、胸腺法新、血栓通、天麻素注射液、泮托拉唑等药品，可能是产生 ADR 的影响因素
Ⅱ	HIS 显示：用药后未见肝肾安全性指标异常
Ⅲ	文献分析结果：ADR 往往表现为皮疹、寒战、发冷、心悸、呼吸困难、下肢水肿、眼睑水肿、浅静脉炎

由表 12-8 可见，基于多源证据取长补短，四种证据源综合集成得到结论：参麦注射液不良反应的发生率为 1.70‰（95% CI：1.233~2.164），根据Ⅰ级证据得出结论：ADR 往往表现为皮疹、瘙痒、心悸、恶心、发热、呕吐等，前瞻性研究显示，患有乳腺癌、慢性肾衰竭、支气管肺炎，合并子宫平滑肌瘤、非胰岛素依赖型糖尿病、肝的其他疾病等，以及联合应用门冬氨酸鸟氨酸、胸腺法新、血栓通、天麻素注射液、泮托拉唑等药品，可能

是产生 ADR 的影响因素。因而，有利于指导临床安全合理用药、保障百姓用药安全，为生产企业完善药品说明书安全性内容，制定风险控制计划，以及为药品监管部门审核验收提供依据，为药品安全态势有序可控奠定方法基础，具有广泛的社会效益。

（王连心）

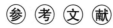

参 考 文 献

1. 王连心,谢雁鸣,艾青华,等.30 026 例参芪扶正注射液真实世界联合用药注册登记研究.中国中药杂志,2016,41(24):4500-4509.

2. 王连心,谢雁鸣,艾青华,等.医院集中监测嵌套巢式病例对照设计的 30 026 例参芪扶正注射液上市后临床安全性研究.中国中药杂志,2015,40(24):4739-4745.

3. 郝腾腾,谢雁鸣,廖星,等.参芪扶正注射液联合一线化疗治疗非小细胞肺癌的系统评价及 Meta 分析.中国中药杂志,2015,40(20):4094-4107.

4. 艾青华,谢雁鸣,李霖,等.运用倾向评分法研究真实世界参芪扶正注射液对门冬氨酸氨基转移酶的影响.中医杂志,2014,55(18):1596-1600.

5. 艾青华,曾宪斌,谢雁鸣,等.PSA 结合 NCCS 研究参芪扶正注射液疑似过敏反应影响因素.中国中药杂志,2014,39(18):3563-3566.

6. 艾青华,谢雁鸣,尤丽,等.基于 HIS 数据分析不同疗程参芪扶正注射液对肝功能的影响.中国中药杂志,2014,39(18):3606-3608.

7. 艾青华,黎元元,谢雁鸣.参芪扶正注射液上市后安全性再评价研究.中国中药杂志,2014,39(18):3633-3636.

8. 艾青华,谢雁鸣,李霖,等.运用倾向评分法研究参芪扶正注射液对 ALT 水平的影响.中华中医药杂志,2014,29(5):1687-1691.

9. 黎元元,赵敏,谢雁鸣,等.参芪扶正注射液对肾功能影响的临床实效分析研究.中国中药杂志,2013,38(18):3031-3038.

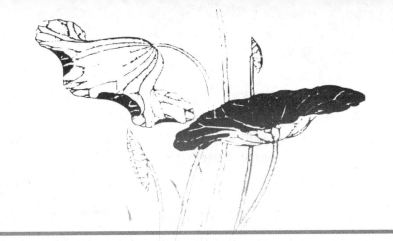

第十三章

参麦注射液安全性证据研究

参麦注射液是由古方"生脉散"衍变而来，并根据明代秦景明《症因脉治》卷二记载的"参冬饮"古方，运用现代科技经剂型改革而成的中药注射剂，由红参、麦冬两味药组成。功能主治为益气固脱，养阴生津，生脉。现代药理学研究证实红参含人参皂苷和少量挥发油、糖类、多种维生素以及多种氨基酸等生物活性物质，具有兴奋中枢、强心、抗过敏性休克及增强机体对一切刺激适应能力的作用，麦冬含甾体皂苷、谷甾醇、氨基酸和葡萄糖等生物活性物质，具有强心、抗心律失常、增强心脏耐缺氧能力和抗菌等功效。本节面向临床安全性，开展了与国际接轨的 32 358 例前瞻性、多中心、大样本医院集中监测；开展了基于国家药品不良反应中心自发呈报系统（SRS）4 220 例不良反应 / 不良事件报告的药物警戒研究；开展了来自医院信息系统（HIS）32 844 例患者电子医疗数据的关联分析与数据挖掘，以基于多源证据指导临床安全合理用药、保障百姓用药安全。

第一节　安全性证据来源

一、安全性文献分析

对中国期刊全文数据库、维普数据库及万方数据群进行检索，对有关参麦注射液安全性及不良反应的临床研究报道进行分析，以期初步了解参麦注射液不良反应的特征，为临床安全用药提供借鉴，也为前瞻性的安全性监测研究提供思路。

通过检索中国期刊全文数据库、维普数据库及万方数据群等主要数据库。纳入所有类型的临床研究，包括 RCT、quasi-RCT、临床对照研究（controlled clinical trials，CCT）、病例对照研究、队列研究、病例集、不良反应个案报道等。只要报告参麦注射液不良反应 / 不良事件（ADR/AE）均纳入分析。采用跨库检索，检索词为"题名"OR"主题词"为"参麦"，然后进行二次检索，"题名"OR"主题词"为"不良反应""输液反应""休克""过敏"。将检索的电子版文献全文下载，并将多个数据库检索的重复文献、无关文献及非主题文献进行剔除。根据文献内容分类，选取临床研究报告，提取文献中出现不良反应患者的性别、年龄、所患疾病等基础信息，参麦注射液使用剂量、疗程、溶媒等用药信息，以及参麦注射液出现不良反应的时间、症状等信息进行分析。

对纳入的 144 篇文献进行分析，涉及参麦注射液不良反应 / 不良事件的临床研究共74 篇，全部为个案报告，109 例使用参麦注射液患者发生 ADR 的时间多为 30 分钟以内的速发反应，其中发生时间为 5 分钟以内的为 48 例，5~30 分钟的为 40 例，占 ADR 发生的绝大多数，一般速发反应多为过敏反应，其原因可能与患者特异性体质等因素有关。以 ADR 的主要表现为分类标准，分为轻、中、重三类，轻者包括皮肤或附件损害（荨麻疹及药疹）、腹痛 / 腹胀、轻度发热、感冒症状等；中者包括呼吸系统损害（如胸闷、喉中喘鸣音，气短、口唇发绀）、循环系统损害（如心悸、心慌、面色苍白、汗出）、消化系统损害（呕吐）等；重者为全身性损害（大汗淋漓、面色苍白、呼吸短促、烦躁不安、二便失禁、四肢厥冷、皮肤潮湿等过敏性休克症状）等。具体的 ADR 分布如表 13-1 所示。可见，参麦注射液的不良反应主要表现为过敏反应，以过敏性休克为主。

表 13-1 参麦注射液 ADR 症状分布

ADR 表现		病例数
轻度	皮肤瘙痒 / 药疹	14
	全身轻微不适	10
	腹痛 / 腹胀	5
	其他	3
中度	呼吸系统损害	31
	循环系统损害	19
	消化系统损害	5
重度	全身损害 / 休克	22

发生不良反应的文献报道中，男性患者 48 例，女性患者 61 例，总体来说，出现不良反应的女性患者略多于男性患者，这可能与女性自身的生理特点及对致敏原的敏感性有关。

文献报道发生不良反应的 109 例病例中，10 岁以前未见，11~20 岁有 3 人，21~30岁有 17 人，31~40 岁有 23 人，41~50 岁有 29 人，51~60 岁有 15 人，61~70 岁有 12 人，71~80 岁有 8 人，81 岁及以上有 2 人。可见，参麦注射液不良反应基本各年龄段皆有发生，并以中年人相对较多，这可能与参麦注射液的适应病症多发生在中年，以中年人用药居多、因而发生不良反应的可能性也相对较大有关；也可能与中老年患者多存在不同程度的器官、系统功能减退，对药物剂量的个体差异大，对药物的代谢与耐受力降低，药效阈值变窄等原因有关。

文献报道发生不良反应的 109 例病例中，青霉素 / 头孢类药物过敏史者有 4 人，磺胺类 / 大环内酯类过敏史者有 2 人，中药注射剂过敏史者有 2 人，提及过敏史、但未注明具体过敏药物者 3 人，明确无过敏史者 15 人，文献中未说明者 83 人。目前尚未有研究说明哪类药物的过敏反应与参麦注射液的不良反应关系密切，但是有药物过敏史的患者发生参麦注射液不良反应的可能性相对较大，临床应用应高度重视。

文献报道发生不良反应的 109 例病例中，参麦注射液用于主治或辅助治疗的原患疾病具体分布情况如下：冠心病 10 例，肺心病 4 例，病毒性心肌炎 5 例，肿瘤 33 例，白血病 2 例，表现为乏力等临床 8 例，低血压 / 低血容量 7 例，高血压 5 例，眩晕 5 例，其他疾病（含未说明）30 例。可见，参麦注射液治疗疾病的分布情况以肿瘤居多，另外为其他疾病或未说明具体疾病的总和，基本用于治疗说明书规定的冠心病、肺心病、病毒性心肌炎、肿瘤、白血病等疾病和中医证候（如气阴两虚症见乏力等），但也有用于治疗说明书以外的其他疾病，这本身便为用药安全带来了一定的风险。

对发生 ADR 的 109 例使用参麦注射液患者的用药剂量、溶媒类型、联合用药情况等用药信息进行描述性分析，以进一步了解参麦注射液不良反应的发生特征：

用药剂量：发生 ADR 患者参麦注射液的使用剂量分布情况主要为：用药剂量为 1~20ml 有 25 人，21~40ml 有 23 人，41~60ml 有 20 人，61~80ml 有 17 人，81~100ml 有 9 人，未说明剂量者有 15 人。可见，各用药剂量段均有不良反应发生，尚不能说明用药剂量与 ADR 发生之间有何具体关系。

使用溶媒：参麦注射液为多家生产，但说明书中推荐的溶媒大多为 5% GS 或遵医嘱，从文献报道得知，不同浓度的 GS 和 0.9% 氯化钠注射液为常用溶媒，但使用剂量有所不同。由于参麦注射液含有多种有效成分，遇光或遇热本身就容易发生沉淀或变质，同时也易受溶媒性质、pH 条件和温度等因素的影响，因而选择稀释溶媒时应该按说明书的规定慎重执行以保障用药安全。

联合用药情况：发生 ADR 的 109 例使用参麦注射液患者信息中，参麦注射液主要与基础疾病西医常规治疗用药、抗感染 / 抗炎治疗用药、能量合剂类药品、中药注射液等联合使用。有学者经研究建议临床中尽量减少参麦注射液与其他药物配伍应用，尤其与抗生素类药物混合应用。

可见，在药物说明书及常用注射药物配伍禁忌表中未查及参麦注射液与其他药品存在配伍禁忌。上述分析表明，在说明书范围内用药，未发现给药途径、用药用量、溶媒等因素对不良反应的影响不同，然而，不同个体由于性别、年龄、生理、病理状态等不同，对药物的敏感性往往出现不同，如参麦注射液在临床广泛应用于肿瘤的治疗，但同时出现不良反应也较多，这可能由于与大型输液或西药注射剂配伍后，因溶剂性质改变致变态反应发生率较高。这就要求临床医师在防范参麦注射液乃至中药注射剂不良反应发生方面起到积极作用，尽量做到详细询问患者的食物、药物过敏史及家族过敏史，并应做到中药注射剂单独使用、滴度放慢、疗程不宜过长（不宜超过 14 天）等，以警惕不良反应的发生，保障用药安全。

通过文献分析，可以初步了解参麦注射液不良反应的发生与药品生产质量控制、临床合理用药及患者个体因素等关系密切，但若想进一步得到不良反应发生率，尚需进行前瞻性安全性监测研究。

二、国家自发呈报系统数据分析

基于参麦注射液来自国家食品药品监督管理局药品评价中心（国家药品不良反应监测中心）SRS 数据库中 2009 年 1 月 1 日~2012 年 12 月 31 日间参麦注射液不良反应/事件 4 220 例病例报告。每个 ADR 报告病例包括患者一般信息（性别、年龄、ADR 家族史、既往 ADR 史等）、医嘱记录（用药原因、原患疾病、给药方式、用药剂量等）、不良反应信息（名称、程度、发生时间、结局等）等主要内容。对不良反应报告中的疾病名称基于国际通用疾病分类"ICD-10"，自拟疾病分类标准，对不良反应名称则按照"WHO 药品不良反应术语集"进行统一数据清理和编码。应用 SPSS17.0 统计软件进行数据分析；采用 matlab 软件进行编程，运用传统频数法中的报告率比例法与贝叶斯法中用于信号监测的贝叶斯置信传播神经网络法将信息内容转化为代码，计算出药物预警信号，形成药物预警趋势图，并基于倾向性评分法对预警信号进行分析验证。

（一）ADR 表现

国家药品不良反应监测中心提供的参麦注射液药品不良反应/事件共 4 220 例病例报告。其中，ADR 事件 6 794 次（每个 ADR 病例报告可能出现多种 ADR），涉及全身多个系统和器官，主要累及皮肤及其附件损害、全身性损害、胃肠系统损害、呼吸系统损害等，有憋气、皮疹、过敏样反应、瘙痒、寒战、心悸、潮红、头晕、恶心、呼吸困难等主要症状表现；其中严重不良反应病例 430 例，严重 ADR 事件 655 次，主要表现为过敏样反应、憋气、过敏性休克、呼吸困难、寒战、心悸、头晕、发绀、皮疹、潮红等主要症状。

对参麦注射液 ADR 情况按时间作进一步分析，每个季度 ADR 的上报数量如图 13-1 所示，除 2009 年外，即使销售量明显上升，ADR 报告数也保持稳定。

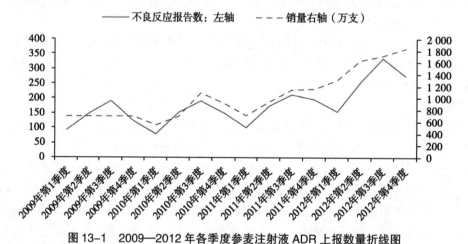

图 13-1　2009—2012 年各季度参麦注射液 ADR 上报数量折线图

（二）预警信号

采用 BCPNN 方法和 PRR 方法对上述 4 220 例参麦注射液 ADR 病例报告中出现频数前 10 位的症状，即憋气、皮疹、过敏样反应、瘙痒、寒战、心悸、潮红、头晕、恶心、呼吸困难等进行每季度药物警戒。BCPNN 法结果显示：憋气、过敏样反应、心悸、潮红、头晕、呼吸困难等出现预警信号。PRR 法与 BCPNN 法所得到的结果一致，如图 13-2 和图 13-3 所示。

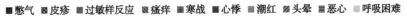

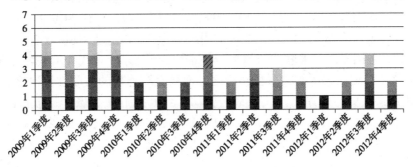

图 13-2　BCPNN 方法参麦注射液药物警戒趋势图

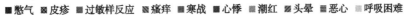

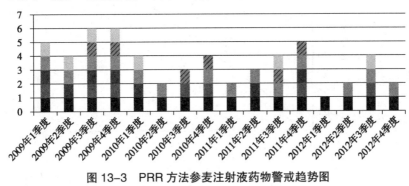

图 13-3　PRR 方法参麦注射液药物警戒趋势图

（三）基于倾向性评分对预警结果的验证

应用 BCPNN、PRR 等数据挖掘方法得出的结果仅仅是药物警戒知识发现过程的第一步，对分析观察性研究的数据，一个最大的阻碍就是可能存在的混杂扭曲或遮蔽了真实的内部关联。应用 PS 匹配法对 SRS 数据进行混杂矫正并探讨其适用性与效果，匹配因素为：性别、年龄、体重、家族 ADR 史、既往 ADR 史、开始用药与发生 ADR 时间间隔、新发与病情程度，对所出现的不良反应进行分析，结果显示如表 13-2 所示，基于 BCPNN 方法和 PRR 方法，"憋气""过敏样反应"和"潮红"匹配前和匹配后都预警，而"心悸"匹配前预警，匹配后不预警。

表 13-2　倾向性评分结果

	PRR		BCPNN	
	匹配前	匹配后	匹配前	匹配后
憋气	6.048 127	4.986 506	1.576 968	0.889 784
过敏样反应	1.947 448	1.891 525	0.687 088	0.429 962
心悸	1.078 447	0.968 721	0.051 678	−0.091 13
潮红	1.970 585	1.720 548	0.691 592	0.353 06

（四）参麦注射液不良反应关联分析

关联规则是一种重要的数据挖掘方法，选取置信度 80% 以上，支持度 0.05% 以上的关联规则，基于 Clementine 12 软件对参麦注射液不良反应涉及的相关因素进行关联分析与数据挖掘。关联规则模型导入年龄、性别、体重、间隔天数、既往 ADR 史、家族 ADR 史、报告是否新发、报告类型（一般或者严重）、用药剂量、溶媒，以及频数前 5 位的 ADR 症状表现等因素，各因素之间关联性如图 13-4 和图 13-5 所示，粗线表示关联性强，细线则表示关联性次之，虚线表示的关联性再次之，而没有线连接的关联性更次之，可见 ADR 既往史、ADR 家族史与瘙痒之间关系最为密切；ADR 家族史、瘙痒、恶心、呼吸困难、使用是否过量等之间的关联性次之；而 ADR 既往史与恶心、呼吸困难、用药是否过量，瘙痒、心悸、头晕，头晕与 ADR 家族史等之间的关系更为微弱。

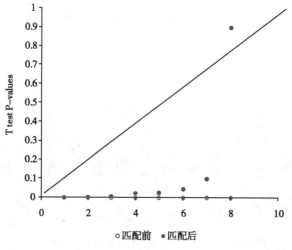

图 13-4 倾向性评分结果图

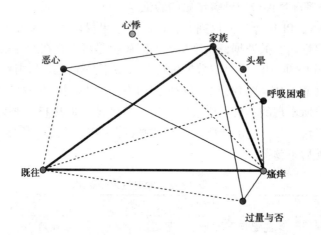

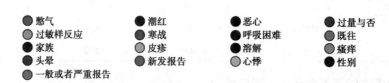

图 13-5 ADR 关联分析图

由上可见，基于 BCPNN 法与 PRR 法对参麦注射液预警，前者出现预警信号少且出现时间晚，而后者出现预警信号多且出现时间早，两种方法取长补短更能相得益彰，同时，采用倾向性评分方法既是对混杂的控制，也是对两种方法的验证，证明 PRR 方法和 BCPNN 方法结果完全一致，预警结果显示"憋气""过敏样反应"和"潮红"为参麦注射液预警信号。另外，基于关联规则对参麦注射液不良反应涉及的相关因素进行关联分析与数据挖掘，证实 ADR 既往史、ADR 家族史与瘙痒之间关系最为密切，其次为 ADR 家族史与瘙痒、恶心、呼吸困难、使用是否过量等。当然，基于 SRS 数据对参麦注射液不良反应药物警戒及预警信号分析，但由于参麦注射液 ADR 上报数量相对于其实际使用量而言较少，因而，所得结论有待于进一步临床前瞻性评价，同时对发生不良反应相关因素进一步关联分析也是另外一个需探索的重点。

三、医院信息系统数据分析

基于中国中医科学院中医临床基础医学研究所建立的来自全国数十家三级甲等综合医院 HIS 数据仓库中使用参麦注射液的住院患者，对其一般信息、诊断信息、医嘱信息、实验室检查记录等几方面进行分析。采用 Logistic 统计模型，探索引起疑似过敏反应的影响因素；评价是否使用参麦注射液人群对肝功能指标（谷丙转氨酶，谷草转氨酶）、肾功能指标（肌酐，尿素氮）影响是否存在差异。数据提取与处理、数据分析方法同"碟脉灵"。

（一）基于处方序列分析—巢式病例对照设计的疑似过敏反应研究

对来自全国 20 家三级甲等医院信息系统（HIS）32 844 例 HIS 参麦注射液数据，采用处方序列分析—巢式病例对照设计的方法，探索参麦注射液疑似过敏反应影响因素。令使用参麦注射液前和使用参麦注射液期间均未使用过地塞米松、异丙嗪（非那根）、氯雷他定、维生素 C 和葡萄糖酸钙等抗过敏药，但在停用参麦注射液 24 小时内使用过敏药者作为过敏组，并进一步将过敏组分成三个亚组，分别为开始使用参麦注射液至停止使用参麦注射液时间为 0~1 天、1~2 天、2~7 天，将其作为过敏组 a、过敏组 b 与过敏组 c。同时，将开始使用参麦注射液后，未使用过地塞米松、异丙嗪（非那根）、氯雷他定、维生素 C 和葡萄糖酸钙等抗过敏药，并且开始使用参麦注射液至停止使用参麦注射液时间大于 7 天的患者作为对照组。并且，巢式病例对照设计的原理，采用随机抽样方法在纳入标准的患者中按照 1∶4 比例进行配比，以年龄 ±5 岁、性别相同作为配比条件，同时一个患者作为一组的匹配后便不再作为下一组匹配的备选对象。

符合纳入标准的过敏组有 491 人，其中包括过敏组 a359 人，过敏组 b35 人，过敏组 c97 人；对照组有 1 964 人，按匹配条件给过敏组匹配对照，则对照组 a 有 1 436 人，对照组 b 有 140 人，对照组 c 有 388 人。过敏组 c97 人，其中有过敏者 3 人（占分析总数 3.09%），病情危急一般者 94 人（占分析总数 96.91%），对照组 c388 人，其中有过敏者 46 人（占分析总数 11.86%），病情危急一般者 342 人（占分析总数 88.14%）。经卡方检验，P=0.007 9<0.05，有统计学意义，两组过敏史比例不同。可见，参麦注射液使用 2~7 天亚组的过敏组与对照组患者的过敏史不同，可能是导致过敏反应发生的因素之一。无论是哪个亚组，溶媒均是导致过敏反应发生的可疑因素之一。同时，单次给药剂量偏高是过敏反应发生的可疑因素之一。运用条件 Logistic 回归建模分析，采用逐步选择法

筛选变量，根据联合用药的频数选择参与 Logistic 回归建模分析的联合用药，以对何种药物与参麦注射液联用使用容易或不容易引发过敏做出初步判断。首先，对过敏组 a 与对照组 a 进行比较，根据联合用药频次情况，选择频次大于或等于 100 的药物，共 33 种药物参与建模分析。过敏组与对照组相比，参麦注射液与地西泮、美托洛尔联合使用发生过敏的情况往往更少，同时并未筛选到可疑的联合用药因素。可疑因素未筛出。然后，进行过敏组 b 与对照组 b 的比较，根据联合用药频次情况，选择频次大于或等于 10 的药物，共 47 种药物参与建模分析。过敏组与对照组相比较，参麦注射液联合使用甘露醇、甲硫氨酸维 B_1、维生素 B_6、依达拉奉等药物的患者发生过敏的可能性往往很大，而联合使用肝素的患者发生过敏的情况往往较少。进行过敏组 c 与对照组 c 的比较，根据联合用药频次情况，选择频次大于或等于 20 的药物，共 69 种药物参与建模分析。过敏组与对照组相比较，参麦注射液联合使用高渗氯化钠、肌苷、泮托拉唑等药物发生过敏的可能性往往较大，而与氢氯吡格雷、三磷酸胞苷、硝酸异山梨酯发生过敏反应的可能往往更少。

由上可见，参麦注射液与地西泮、美托洛尔、氢氯吡格雷、三磷酸胞苷、硝酸异山梨酯、肝素联合使用发生过敏的情况往往更少，可能由于适应病症较为相似。参麦注射液联合使用甘露醇、甲硫氨酸维 B_1、维生素 B_6、依达拉奉、高渗氯化钠、肌苷、泮托拉唑等药物的患者发生过敏的可能性往往很大，为临床用药提供警示。

（二）参麦注射液对肝肾功能影响的安全性分析

选取 HIS 数据库中参麦注射液和另一种益气中药注射剂的患者信息，包括患者一般信息、西医诊断、中医诊断、医嘱记录、实验室理化指标检查。从两组人群中分别提取具有谷丙转氨酶（ALT）、谷草转氨酶（AST）、肌酐（CRE）和血尿素氮（UREA）四个指标的患者作为研究对象。采用巢式病例对照研究的方法，对照组是用匹配方法进行选择的，即对数据信息队列内的每一个新病例，在其内部按年龄、性别等因素选择条件相同或相近、尚未发生相同结局的一个或几个数据对象作为该病例的对照，通常每个病例选择 4~5 个匹配作对照。

使用与未使用参麦注射液的患者定义：①在所有用参麦的患者中，提取具有分析理化指标的患者，将其用参麦前的最近一次理化指标值定义为"用药前理化指标值"，并把用药前理化指标值正常的人群提出。然后考虑用药后的理化指标值，若当次用药期间及用药后七天内的所有指标观测都正常，则记录该患者为"用药后正常变化"；若这段时间只要有一次指标观测异常，则记录该患者为"用药后异常变化"，并记录第一次异常前患者的所有混杂因素情况。若患者在医嘱开始前没有做理化指标检测，则将医嘱开始当天的检测值定义为"用药前理化指标值"，若当天也没有检测，此患者不属分析对象；②在所有未用参麦患者中，提取具有分析理化指标的患者，将其入院后的第一次理化检验值定义为"用药前理化值"，其他情况和①的提取原则一样。但必须确保第一次异常值出现在使用了某种用药之后。从而，我们得到分组变量"是否用参麦"，用参麦组记为 1，未用参麦组记为 0；安全性结局变量"用药后是否异常"，用药后异常变化记为 1，用药后正常变化记为 0。如此提取数据的优势在于一旦监测到安全性指标发生异常变化，就可以实时分析是否是由某种中成药导致的反应。由于不同医院理化指标的正常范围不同，因此，需要搜集各家医院理化指标范围并根据不同医院分别考虑异常值情况。

根据提取的 HIS 数据的实际情况以及医学背景，考虑 57 个与分组变量和安全性结局（理化指标是否发生异常变化）可能有关的所有混杂因素（协变量）。具体变量包括性别、年龄、职业、医疗费用类别（医疗保险、公费、地方普通、新农合、自费、医疗照顾）、入院病情（危、急、一般）、住院费用（万元）、住院天数、合并用药（共 50 种）等。采用包括 Logistic 回归、不带协变量的倾向评分加权 Logistic 回归、带协变量的倾向评分加权 Logistic 回归，报告中估计倾向评分的方法为 GBM，通过不断迭代优化 K–S 统计量，并使其达到最小，使得用参麦注射剂组和对照组之间的混杂因素达到很好的平衡。

纳入分析的患者共有 32 115 例，年龄在 18~80 岁之间的 20 103 例；用另一种益气中药注射剂的患者共有 51 898 例患者中，年龄在 18~80 岁之间的 27 718 例。

谷丙转氨酶：分别建立模型评价使用参麦注射液与不使用参麦注射液两组患者人群之间谷丙转氨酶测量结果的差异，即使用参麦注射液与未使用参麦注射液引起谷丙转氨酶发生异常的可能性的大小，倾向评分加权后又考虑了未平衡的协变量，相对来说结论较为可靠，回归系数大于 0（0.16），$P>0.05$（0.122），从统计分析结果可见，使用参麦注射液与不使用参麦注射液导致谷丙转氨酶发生异常的可能性没有显著差异。

谷草转氨酶：选用多巴胺、复方苦参注射液、硝酸异山梨酯、职业、复方维生素作为协变量，使用倾向评分加权后又考虑了未平衡的协变量，相对来说较为可靠，回归系数大于 0（0.066），$P>0.05$（0.538），即用参麦注射剂比未用参麦注射剂导致谷丙转氨酶发生异常变化的可能性要大，但是统计学差异不显著。

血肌酐：选用多巴胺，复方苦参注射液，硝酸异山梨酯，胰岛素，复方维生素作为协变量，结果显示，回归系数大于 0（0.238），$P>0.05$（0.224），使用参麦注射液与不使用参麦注射液导致血肌酐发生异常的可能性没有显著差异。

血尿素氮：选用去乙酰毛花苷，硝酸甘油，硝酸异山梨酯，阿司匹林作为协变量，回归系数大于 0（0.316），$P>0.05$（0.092），即用参麦注射剂比未用参麦注射剂导致谷丙转氨酶发生异常变化的可能性要大，但是统计学差异不显著，提示使用参麦注射液与不使用参麦注射液导致血尿素氮发生异常的可能性没有显著差异。

可见，参麦注射液用药前后并未造成肝肾等重要脏器功能损坏。

基于 HIS 真实世界电子医疗数据分析，参麦注射液使用前后对肝肾功能没有明显影响。过敏史、溶媒、使用剂量偏高，并且参麦注射液联合使用甘露醇、甲硫氨酸维 B_1、维生素 B_6、依达拉奉、高渗氯化钠、肌苷、泮托拉唑等药物，导致过敏反应发生的可能性往往很大，警示临床安全合理用药。

四、大样本医院集中监测

参麦注射液医院集中监测从 2011 年 11 月到 2015 年 3 月，共计 3 年余。共连续监测来自全国东西南北中五个区域 51 个监测中心的使用参麦注射液的患者 32 358 例。经中国中医科学院中医临床基础医学研究所伦理委员会审查并通过。参麦注射液监测的设计方法同"碟脉灵"注射液。监测结果如下：

（一）基本情况

共得到监测病例 32 358 例。所监测的 32 358 例使用参麦注射液的患者中，西医医院患者数量（21 597 人，占 66.74%）多于中医医院（10 761 人，占 33.26%）；三级医院患者数量（23 509 人，占 72.65%）多于二级医院（8 849 人，占 27.35%）；1 414 人（占 4.37%）有过敏史，其中药物过敏史占大多数（1 317 人，占 93.14%）；4 人（占 0.01%）有家族过敏史。西医诊断以参麦注射液说明书适应证为主（如冠心病、肿瘤占大多数），也有用于说明书以外疾病者，如其他循环系统疾病、呼吸系统疾病、消化系统疾病；中医诊断以肝系病类、肺系病类、心系病类为主；中医辨证以阴阳气血津液痰证候类、脏腑经络证候类为主。参麦注射液的用法以静滴为主（32 147 人，占 99.88%），用量以 40~60ml 居多（21 281 人，占 65.77%），主要是 50ml（18 066 人，占 56.15%）与 100ml（7 740 人，占 24.06%）为主；用药天数以 3~7 天居多（11 005 人，占 34.01%）；溶媒类型以 5% GS（15 735 人，占 49.02%）为主；溶媒用量多不少于 250ml（30 554 人，占 94.43%）；注射室温平均在 23.22℃；配液放置时间平均在 18.97 分钟；滴速平均在 44.21 滴/分；注射持续时间平均在 79.88 分钟。合并用药西药（49 844 例次，占 81.00%）多于中药（11 695 例次，占 19.00%），以祛瘀剂、抗菌药物居多；注射期间有 394 例患者与其他药物配合使用，以西药居多（269 例次，占 93.08%），如胰岛素、盐类、维生素类等；共 14 214 例患者注射前连续使用其他注射剂，以西药居多（15 826 例次，占 78.80%），如质子泵抑制剂、抗菌药物、祛瘀剂等；共 13 771 例患者注射后使用其他注射剂，以西药居多（11 511 例次，占 75.22%），如循环系统药物、维生素类药物、质子泵抑制剂等；共 1 348 例患者注射本药物期间同时使用其他注射剂，以西药居多（1 607 例次，占 92.68%），如硝酸酯类、质子泵抑制剂、抗休克血管活性药物等；根据关联规则，两种合并用药，以质子泵抑制剂与维生素类、头孢菌素类、血管扩张药密切相关；三种合并用药以质子泵抑制剂、血管扩张药、维生素类药密切相关；质子泵抑制剂、血管扩张药物、维生素类药物、头孢菌素类药物密切相关。共 5 805 例患者进行了注射前冲管，4 867 例患者进行了注射后冲管；共 507 例患者注射前更换了输液器，462 例患者注射后更换了输液器；32 358 例患者注射期间皆未采用冷敷、热敷辅助措施。

（二）ADR 发生率及表现

新发不良反应 3 例，以抽搐、口唇麻木、心率减慢为主；严重不良反应 4 例，包括过敏性休克 1 例，呼吸困难 3 例；一般不良反应 23 例，以皮疹、发热等为主（表 13-3~ 表 13-5）。

表 13-3　参麦注射液不良反应类型

不良反应类型	例次	ADR 发生率（‰，95% CI）
新的	3	0.34（0.139~0.541）
严重	4	0.25（0.076~0.419）
一般	23	0.22（0.056~0.377）
合计	30	0.93（0.596~1.259）

表 13-4　参麦注射液不良反应名称

不良反应名称（编码）	例次	ADR 发生率（‰，95% CI）
罕见不良反应		
寒战（731）	11	0.34（0.139~0.541）
呼吸困难（514）	8	0.25（0.076~0.419）
憋气（752）	7	0.22（0.056~0.377）
高热（894）	6	0.19（0.037~0.334）
瘙痒（24）	5	0.15（0.019~0.290）
恶心（380）	4	0.12（0.002~0.245）
发热（725）	4	0.12（0.002~0.245）
心悸（221）	4	0.12（0.002~0.245）
十分罕见不良反应		
潮红（207）	3	0.093（−0.012~0.198）
过敏样反应（714）	3	0.093（−0.012~0.198）
呕吐（228）	3	0.093（−0.012~0.198）
头晕（101）	3	0.093（−0.012~0.198）
局部麻木（62）	2	0.062（−0.024~0.147）
皮疹（27）	2	0.062（−0.024~0.147）
胸痛（718）	2	0.062（−0.024~0.147）
支气管痉挛（511）	2	0.062（−0.024~0.147）
发绀（501）	2	0.062（−0.024~0.147）
抽搐（152）	1	0.031（−0.030~0.091）
低血压（212）	1	0.031（−0.030~0.091）
多汗（43）	1	0.031（−0.030~0.091）
过敏性休克（713）	1	0.031（−0.030~0.091）
昏迷（91）	1	0.031（−0.030~0.091）
焦躁不安（163）	1	0.031（−0.030~0.091）
口干（218）	1	0.031（−0.030~0.091）
乏力（716）	1	0.031（−0.030~0.091）
麻木（62）	1	0.031（−0.030~0.091）
睡眠障碍（195）	1	0.031（−0.030~0.091）
头痛（109）	1	0.031（−0.030~0.091）
心动徐缓（208）	1	0.031（−0.030~0.091）
眼睑炎（1 007）	1	0.031（−0.030~0.091）
腰背痛（717）	1	0.031（−0.030~0.091）

表 13-5　按 WHO 对 ADR 累及器官系统分类

不良反应累及器官系统	代码	发生例次	ADR 发生率（‰，95% CI）
全身性损害	1810	28	0.87（0.545~1.186）
呼吸系统损害	1100	10	0.31（0.118~0.501）
中枢及外周神经系统损害	410	10	0.31（0.118~0.501）
神经紊乱	500	8	0.25（0.076~0.419）
皮肤及其附件损害	100	7	0.22（0.056~0.377）
胃肠系统损害	600	7	0.22（0.056~0.377）
交感副交感神经系统损害	1030	5	0.15（0.019~0.290）
心率及心律紊乱	420	5	0.15（0.019~0.290）
心血管系统一般损害	1010	3	0.093（-0.012~0.198）
肌肉骨骼系统损害	200	1	0.031（-0.030~0.091）
视觉损害	431	1	0.031（-0.030~0.091）

（三）ADR 特征

30 例参麦注射液 ADR 患者全部为静滴，用量以 40~60ml 居多，进一步参麦注射液具体用量进行分析，以 50ml、100ml 用量为最多。患者绝大部分在用药第一天即发生 ADR。近半数患者未用溶媒，其次主要用 0.9% 氯化钠注射液和 5% GS。除未用溶媒者，主要溶媒用量 250ml。注射室温平均在 23℃，多在 16~22℃ 正常室温内。配制后放置 30 分钟内注射者居多。注射持续时间平均 53.83 分钟。ADR 多数出现在用药当日 30 分钟内，以 5 分钟最多。60 例次患者有合并用药，西药居多，主要有抗菌药物、循环系统其他药物、肝病辅助治疗药物等，如氨溴索、环磷腺苷、泮托拉唑。3 例次 ADR 患者注射期间配制使用其他注射剂。共 20 例次患者注射前连续使用其他注射剂，以西药居多，主要有抗酸药物及抗溃疡病药物、循环系统其他药物、肝病辅助治疗药物等，如泮托拉唑、氨溴索、环磷腺苷。15 例次 ADR 患者注射后是否连续使用其他注射剂，以西药居多，主要有激素类药物、肝病辅助治疗药物、抗菌药物，如环磷腺苷、阿莫西林克拉维酸和苯海拉明。30 例 ADR 患者皆无在注射本药物期间同时使用其他注射剂。并用药品以西药居多，主要为循环系统其他药物、抗菌药物和抗酸药物及抗溃疡病药物，如泮托拉唑、环磷腺苷、氨溴索等。30 例 ADR 患者中，6 例患者注射前冲管，8 例患者注射后冲管。30 例 ADR 患者中，1 例患者注射前更换了输液器，3 例患者注射后更换了输液器。30 例 ADR 患者注射期间皆未采用冷敷、热敷辅助措施。23 例 ADR 患者停药，9 例采取吸氧，18 例用药处理，处理用药皆为西药，共 30 种。处理药品有 H1 受体阻断药物、盐类、激素类药物等，主要有地塞米松、苯海拉明、0.9% 氯化钠注射液、甲泼尼龙等药品。30 例 ADR 中，28 例对原患疾病影响不明显，2 例使病程延长，皆无后遗症表现。根据用药与不良反应的出现有无合理的时间关系（26 例，86.67%），停药或减量后，反应是否消失或减轻（25 例，83.33%），基本没有再次使用可疑药品（2 例，6.67%），基本不需从合并用药的作用、患者病情的进展、其他治疗的影响来解释（7 例，23.33%）。

（四）ADR 影响因素

选用 SMOTE 抽样方法，它通过将小子类扩增，大子类缩小以达到平衡的目的。在使用 SMOTE 抽样方法解决了数据不平衡的问题，通过 Group LASSO 方法由原变量拆分的多个哑变量集合为一个组，并保证这种情况下对应的一组变量都可以同时被选入或者不被选入模型（表 13-6）。

表 13-6 影响因素 OR 值表

影响因素	点估计值	95%置信区间	
粒细胞减少症	>999.999	<0.001	>999.999
慢性肺心病	156.265	<0.001	>999.999
休克	>999.999	<0.001	>999.999
病毒性心肌炎	>999.999	<0.001	>999.999
过敏史	0.185	0.109	0.314
冠心病	374.587	<0.001	>999.999
解毒	767.605	<0.001	>999.999
喹诺酮	1.24	0.17	9.049
男性	1.413	0.892	2.238
脑梗死	0.675	0.237	1.917
其他的心脏心律失常	0.476	0.186	1.223
前列腺疾病用药	1.341	0.184	9.764
祛痰药	0.461	0.22	0.965
适应证	0.002	<0.001	>999.999
特发性（原发性）高血压	0.775	0.41	1.465
年龄分层	<0.001	<0.001	>999.999
年龄分段 0~18 岁 vs 66 岁以上	0.486	0.141	1.675
年龄分段 19~45 岁 vs 66 岁以上	0.729	0.337	1.578
年龄分段 46~65 岁 vs 66 岁以上	0.343	0.203	0.579
≤ 40ml vs >100ml	101.43	<0.001	>999.999
40~60ml vs >100ml	535.364	<0.001	>999.999
60~80ml vs >100ml	0.442	<0.001	>999.999

续表

影响因素	点估计值		95%置信区间
80~100ml vs >100ml	303.588	<0.001	>999.999
心力衰竭	2.727	0.372	19.999
胰岛素依赖型糖尿病	1.132	0.346	3.7
肿瘤	>999.999	<0.001	>999.999

结合统计结果及医学专业知识推论，发现患者有过敏史，西医诊断为冠心病、肿瘤、病毒性心肌炎，合并其他手术后状态、其他炎性肝脏疾病、乳房恶性肿瘤、其他呼吸性疾患、脑梗死，剂量为 80~100ml，合用祛痰药、解毒药、血管扩张药、质子泵抑制剂、喹诺酮类抗菌药等药品，注射前未冲管者，可能是 ADR 的影响因素；并且，合并病脑梗死，当溶媒为 5% GS、剂量 40~60ml 时；西医诊断为肿瘤，当溶媒种类为 5% GS；当合并用药药理作用为祛痰药，溶媒种类为 5% GS 时，可能容易发生 ADR。对可能的影响因素进行卡方检验，结果为患者有过敏史可能是 ADR 发生的影响因素。其他因素根据医学专业知识判断，有导致 ADR 发生的趋势。尤其当合并病脑梗死，溶媒为 5% GS、剂量 40~60ml 时；西医诊断为肿瘤，当溶媒种类为 5% GS；当合并用药药理作用为祛痰药，溶媒种类为 5% GS 时，可能容易发生 ADR。

第二节　安全性证据体

中药注射剂临床安全性评价多源证据各具自身的优势与局限性，因而，应将多源证据综合集成：医院集中监测是在一定的时间、一定范围内对某一医院或某一地区所发生的 ADR 及药品利用情况进行详细记录，可以用来探讨 ADR 的发生规律，其优点是资料详尽，数据准确可靠，能够计算出 ADR 的相对发生率，并探讨其危险因素；但局限性是由于监测是在一定时间、一定范围内进行的，因此数据的时间、地域代表性具有一定的局限性，且费用较高。自发呈报系统（SRS）是 WHO 国际药物监测合作中心成员国大多采用的方法，其优点在于监测方式简单、经济，监测范围广泛，参与人员多，不受时间、空间限制，是罕见 ADR 的主要发现方式，并可以及早发现潜在的 ADR 信号，从而形成假说，使 ADR 得到早期预警；但其局限在于不能准确计算出某种 ADR 的发生率，另外，报告信息不够完善，会导致报告偏倚，从而会引起因果关系的确定归因过度或归因不足。处方序列分析相对于前瞻性队列研究费用较低，不影响医生处方习惯和处方药品，偏倚性小，可以研究潜伏期较长的 ADR，可能在今后相当长的一段时间内仍然是对新药进行上市后安全性监测的有效方法之一；但局限在于因记录数据库设计目的的不同可能出现结果偏倚；并受医疗计算机化程度等诸多因素限制，前期工作量大，需多部门协作，组织实施复杂。巢式病例对照研究等药物流行病学研究方法，可以判断出药品和 ADR 之间的关联强度，能够及时、广泛收集较大量 ADR 信息，但是局限性在于绝大多数病例因果关系不足，且需要有大型的数据库支持（图 13-6）。

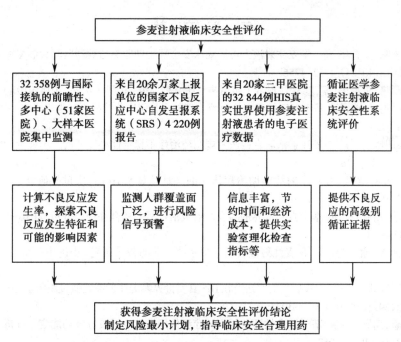

图 13-6 参麦注射液安全性多源证据分析

表 13-7 参麦注射液安全性证据体

证据级别	方法及结论
I	医院集中监测与 SRS 结论一致：出现憋气、瘙痒、过敏样反应等表现，具有个人过敏史及超剂量使用是可疑的影响因素
II	基于文献系统评价：往往出现头晕、心悸、胸闷、瘙痒等症状，具有个人过敏史及联合用药可能是影响因素
III	HIS 与 SRS 结论一致：具有个人过敏史，超剂量使用可能是 ADR 的影响因素
IV	ADR 个案报道和文献分析一致：出现皮疹、瘙痒等过敏样反应
V	参照国家药品不良反应监测年度报告，参麦注射液以过敏反应为主

由上可见（表 13-7），虽然不具备高质量的临床研究，但多个源头的研究结果都具备一致性，五种证据源可以形成一体化证据源，得出参麦注射液不良反应的发生率为 0.93‰，根据 I 级证据得出结论：出现憋气、瘙痒、过敏样反应等表现，具有个人过敏史及超剂量使用是可疑的影响因素。因而，基于不良反应发生率、发生特征、可能的影响因素，可以形成较强的警戒信息，指导临床安全合理用药，使临床用药风险最小化，进而保证百姓的用药安全，直系民生，维护社会的和谐稳定；并为药品生产企业乃至药品产业进一步积极改进，制定参麦注射液风险控制计划，完善药品说明书中不良反应等安全性内容提供依据；也为药品监管部门相关监管执法、风险防控、审核验收提供依据，为该药品安全态势有序可控、稳中向好奠定基础。

（王连心）

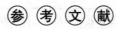

1. 王连心,谢雁鸣,艾青华,等.参麦注射液上市后临床安全性主动监测与被动监测大数据综合评估.中国中药杂志,2015,40(24):4752-4756.

2. 王连心,谢雁鸣,艾青华,等.参麦注射液上市后再评价系列研究.世界中医药,2014,9(9):1137-1140.

3. 胡元春,谢雁鸣,杨薇,等.基于HIS的参麦注射液治疗肿瘤临床用药特征真实世界研究.中国中药杂志,2014,39(18):3509-3513.

4. 申浩,胡晶,谢雁鸣,等.参麦注射液联合西医常规用药治疗不稳定性心绞痛的系统评价.中华中医药杂志,2014,29(1):285-288.

5. 王连心,唐浩,谢雁鸣.参麦注射液辅助治疗休克的文献计量及HIS真实世界研究.中国中药杂志,2013,38(18):3104-3109.

6. 姜俊杰,唐浩,谢雁鸣,等.基于真实世界的参麦注射液治疗冠心病合并用药分析.中国中药杂志,2013,38(18):3137-3140.

7. 王连心,向永洋,谢雁鸣,等.参麦注射液自发呈报系统的药物警戒研究.中国中药杂志,2013,38(18):2987-2993.

8. 王连心,唐浩,谢雁鸣,等.巢式病例对照研究在HIS真实世界参麦注射液疑似过敏因素分析中的应用.中国中药杂志,2013,38(18):3019-3023.

9. 王连心,程豪,谢雁鸣,等.基于倾向性评分的不同疗程使用参麦注射液肝肾功能变化分析.中国中药杂志,2013,38(18):3053-3059.

10. 姜俊杰,唐浩,谢雁鸣,等.基于医院信息系统的参麦注射液不同使用剂量对肾功能作用分析.中国中药杂志,2013,38(18):3060-3067.

11. 王连心,谢雁鸣,杨薇,等.基于HIS真实世界的参麦注射液临床实效研究.中国中药杂志,2012,37(18):2710-2713.

12. 王连心,谢雁鸣.基于文献计量分析的参麦注射液临床安全性评估.中国中药杂志,2012,37(18):2779-2781.

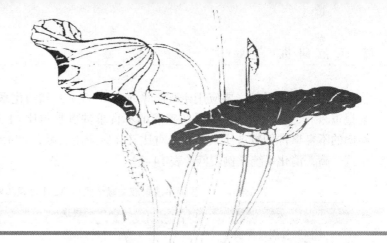

第十四章

喜炎平注射液安全性证据研究

喜炎平注射液是穿心莲总内酯经磺化而得到的穿心莲内酯磺酸盐灭菌水溶液，具有清热解毒、止咳止痢的作用，用于支气管炎、扁桃体炎、细菌性痢疾等疾病。喜炎平注射液属独家产品，进入全国乙类医保目录和吉林、辽宁、天津等十余个省直辖市基药目录，临床用于感染性疾病，在儿科应用广泛。为充分评估喜炎平注射液的临床安全性，开展了包括毒理学研究、文献评价、SRS 数据分析、HIS 数据分析和前瞻性主动监测等多项研究，探索了基于临床的多源证据，从点到线到面到体，一步步构建喜炎平注射液的安全性证据体。这项研究初步明晰了喜炎平注射液的安全性，为其风险防控和临床合理用药奠定了坚实的基础。

第一节 安全性证据来源

一、安全性文献分析

文献研究是其他研究的基础，也可为其他研究的开展提供线索。本着文献先行的原则，检索了建库至 2012 年 2 月 20 日的文献，数据库包括万方数据资源库群、CNKI 中国期刊全文数据库和维普医药资源信息系统，下载文献题录和原文，通过阅读原文排除基础研究和重复发表文献，共获得相关文献 1 408 篇，其中安全性文献 348 篇，包括了 35 篇个案报道。从个案报道来看，喜炎平注射液的不良事件涉及 8 个系统 60 余种表现，如表 14-1。

针对不良事件患者的年龄、过敏史、原发病、合并用药等开展了分析。从年龄分布来看，喜炎平注射液的不良事件主要集中于 10 岁以下儿童，占比达 56.25%；参考 HIS 数据，喜炎平注射液主要用于儿科，10 岁以下使用人次高达 70.22%，因此尚不能说明儿童的不良事件发生率高于成人。从过敏史来看，发现严重不良事件可能与药物过敏史有关。严重不良事件占总数的 37.14%，其中涉及的 2 例死亡病例报道都有药物过敏史。对于这种药物过敏史与严重不良事件的关联性，有必要开展试验和机制研究。从原发病来看，临床应用文献提示其主要应用于呼吸系统（39.83%）和消化系统疾病（26.03%）。但从个案报道来看，原发病为呼吸系统疾病的不良事件例数占比 61.36%，而原发病为消化系统疾病的不良事件例数占比 9.09%，对比其临床应用文献，提示呼吸系统疾病不良事件发生比例较高，消化系统比例较低（表 14-2）。

表 14-1　喜炎平注射液文献个案中 ADR 表现和累及系统

系统	表现	例数
中枢和外周神经损害	晕厥	1
	意识丧失	1
	意识模糊	1
	神志不清	2
	神志恍惚	1
	牙关紧闭	1
	惊厥	1
	烦躁	4
	头晕	4
	躁动	1
	神志模糊	2
	精神萎靡	2
	四肢发麻	1
	口唇、颜面、舌体麻木	1
消化系统损害	二便失禁	1
	呕吐	3
	腹痛	1
	腹胀	1
	恶心	4
心血管系统损害	血压测不到	3
	心慌	4
	发绀	14
	四肢厥冷	8
	全身青紫	1
	面色青紫	1
	皮肤青紫	1
	发斑	2
	皮肤潮红	1
	面色苍白	5
	颜面发绀	1
	心悸	2

续表

系统	表现	例数
发热及全身损害	四肢湿冷	1
	畏寒	1
	高热	1
	全身出汗	1
	大汗	1
	冷汗	1
	寒战	7
皮肤及附件损害	红斑	1
	皮疹	9
	丘疹	1
	风团	4
	水肿	2
	颜面、颈部、四肢肿胀	2
	瘙痒	11
	面色潮红	5
	肢体硬结	1
视觉系统损害	双目凝视	1
	视物不清	1
呼吸系统损害	呼吸困难	9
	胸闷	11
	憋气	9
	呼吸急促	3
	气短	2
	喉头发痒	1
	喉鸣	2
	气促	2
	咳嗽	2
	流泪	2
	鼻塞	2
泌尿系统损害	肾衰竭	1
	无尿	1

表 14-2　文献个案中 ADR 患者原发病分布

原发病		例数
呼吸道感染（1）	呼吸道感染	1
上呼吸道感染（9）	上呼吸道感染	6
	急性上呼吸道感染	3
肺炎（4）	支原体肺炎	2
	肺炎	1
	支气管肺炎	1
支气管炎（5）	急性支气管炎	2
	慢性支气管炎	2
	支气管炎	1
急性扁桃体炎		2
咽痛（4）	咽痛	3
	发热咽痛	1
咳嗽		2
发热		9
腹痛		2
腹泻		1
呕吐		1
关节痛		2
皮疹		1
烫伤后感染		1

从合并用药来看，1/3 的不良事件合并使用了维生素 C 注射液，而有效性文献中提到合并使用维生素 C 注射液的文献仅占 0.53%。因此喜炎平注射液与维生素 C 注射液合并使用的安全性应开展进一步的研究。

喜炎平注射液安全性文献评价发现其不良事件多为瘙痒、皮疹、胸闷、憋气、发绀等，不良事件在儿童的发生率不一定高于成人，不良事件可能与过敏史、原发病、合并用药等相关。

二、国家自发呈报系统数据分析

喜炎平注射液国家自发呈报系统数据从 2005 年开始，截至 2012 年（共 9 633 例），来源于国家药品不良反应监测中心，由制药企业提供。研究首先根据《世界卫生组织药品不良反应术语集》对 SRS 数据中的 ADR 名称进行整理和编码，而后使用 matlab 软件进行编程，实现了 PRR 和 BCPNN 算法，针对报告次数 500 以上的不良反应/事件（包括皮疹、瘙痒、过敏样反应、寒战）计算药物预警信号；应用了倾向评分法控制混杂因素，寻找喜炎平注射液的常见 ADR。结果图 14-1。

报道共涉及 ADR11 922 次，大部分是用药后当天或者 1 天后出现。皮疹为最常见 ADR，占比 35.56%，其次为瘙痒、过敏样反应和寒战，提示喜炎平注射液的 ADR 主要是过敏或类过敏反应；ADR 涉及多个系统，其中最多的是皮肤及其附件损害，占比 48.92%，其次为全身性损害，占比 17.97%。严重 ADR 主要表现为过敏性休克（17.40%）、寒战（15.75%）、呼吸困难（11.60）等。全部 ADR 经停药和（或）对症处理，大部分为治愈（48.17%）或好转（51.50%）（表 14–3）。

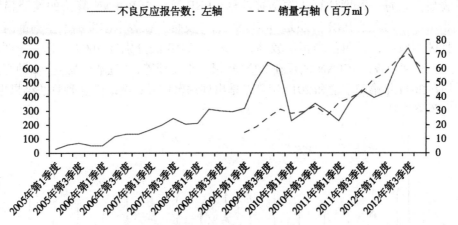

图 14–1　SRS 报告数量与销售量的比较

表 14–3　SRS 数据中 ADR 表现及累及系统—器官

系统—器官		频数	百分比
全身性损害		2 478	17.97%
皮肤及其附件损害		6 746	48.92%
胃肠系统损害		1 041	7.55%
呼吸系统损害		409	2.97%
循环系统	心血管一般损害	302	2.19%
	心率及心率紊乱	273	1.98%
	心外血管损害	213	1.54%
	血小板，出血和凝血障碍	37	0.27%
	红细胞异常	2	0.01%
神经系统	交感副交感神经系统损害	1 175	8.52%
	中枢及外周神经系统损害	375	2.72%
	神经紊乱	316	2.29%
	视觉损害	29	0.21%
	听觉和前庭功能损害	8	0.06%
免疫系统	免疫功能紊乱	14	0.10%
	白细胞和网状内皮系统异常	4	0.03%
泌尿系统损害		33	0.24%
用药部位损害		235	1.70%
代谢和营养障碍		89	0.65%
肌肉骨骼系统损害		10	0.07%

　　以 12 种中药注射剂（喜炎平注射液、参附注射液、参麦注射液、灯盏细辛注射液、碟脉灵苦碟子注射液、悦安欣苦碟子注射液、疏血通注射液、舒血宁注射液、丹参多酚酸盐注射液、参芪扶正注射液、痰热清注射液、热毒宁注射液）的 SRS 数据为背景，针对报道 500 次以上的喜炎平注射液 ADR/ADE（包括"皮疹""瘙痒""过敏样反应""寒战"）开展预警研究，每一季度计算 1 次预警信号。PRR 算法与 BCPNN 算法的预警趋势见图 14-2~ 图 14-5。无论是 PRR 法还是 BCPNN 法，"皮疹"在各个季度的发生率都高于平均水平，且区间收缩，说明预测精度较高；"瘙痒"PRR 法分别在 2009 年第二季度、2010 年第二、三季度预警，BCPNN 法仅在 2009 年第二季度预警；"过敏样反应"2 种算法结果一致，均在 2011 年第四季度和 2012 年第二季出现预警信号；"寒战"2 种算法结果也一致，均未出现预警信号。

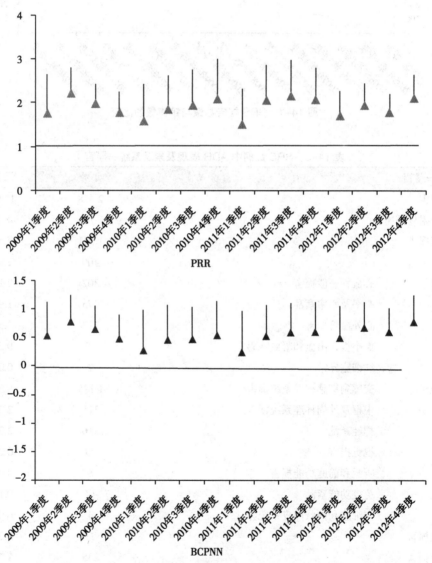

图 14-2　喜炎平对于皮疹的药物警戒趋势

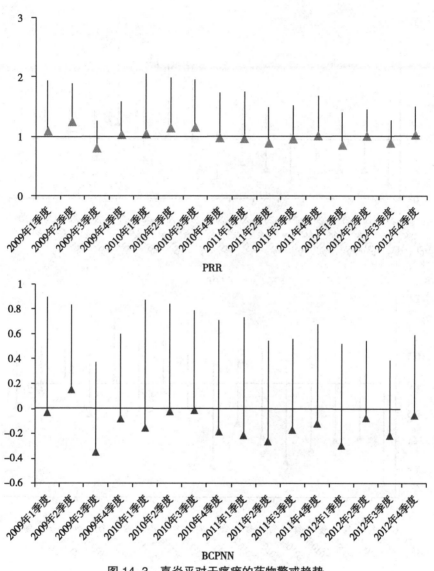

图 14-3 喜炎平对于瘙痒的药物警戒趋势

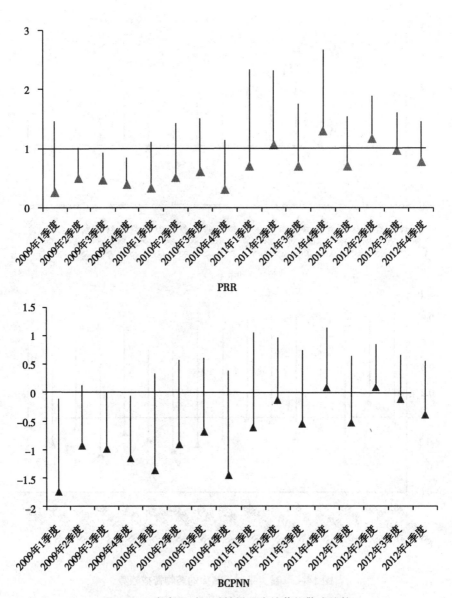

图 14-4 喜炎平对于过敏样反应的药物警戒趋势

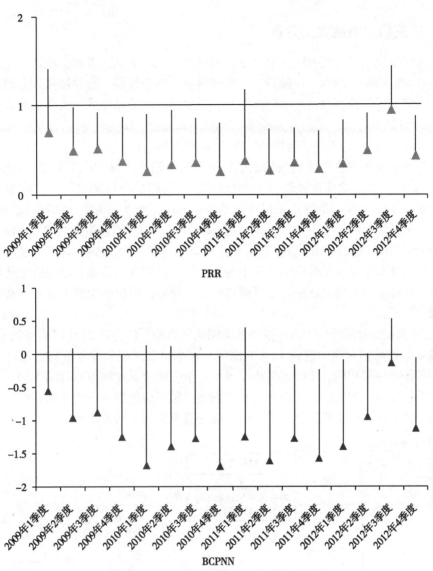

图 14-5 喜炎平对于寒战的药物警戒趋势

应用 GBM 倾向评分法控制患者性别、年龄、体重、既往 ADR 史、家族 ADR 史、ADR/ADE 发生距离开始用药的时间间隔、是否新发 ADR、一般 ADR/ADE 或严重 ADR/ADE 共 8 个影响因素。再次运行 PRR 和 BCPNN 算法，"皮疹""瘙痒" 2 个 ADR/ADE 表现总体发生率高于背景药物的平均水平；"过敏样反应"的发生率则与背景药物水平相当。皮疹在每年度和季度的 ADR 发生率均高于背景药物；瘙痒在 2009 年第二季度发生预警；过敏样反应在 2011 年第四季度和 2012 年第二季度发生预警；寒战则没有出现预警信号。提示皮疹可能为喜炎平注射液常发的 ADR，寒战可能不是其 ADR，而瘙痒和过敏样反应发生率高于背景药物平均水平时须关注其安全性。

三、医院信息系统数据分析

分析全国 9 家三甲医院 HIS 中喜炎平注射液住院患者数据。参照集成数据仓库构建模式，选取其人群特征、性别、住院费别、给药科室、给药途径、合并用药等方面进行描述分析；采用多元回归模型探讨患者年龄与用药剂量之间的关系；采用关联规则方法统计患者合并用药的分布情况；采用卡方检验、Wilcoxon 检验、Logistic 回归和基于倾向评分调整后的 Logistic 回归探讨不同联合用药方案之间的疗效差异。

研究发现：使用喜炎平注射液的人群，男女比例相当，14 岁以下儿童占 44.11%，用药人次则占 88.72%；给药途径静注占 99.54%；用药剂量与说明书相比整体偏小；疗程 2~8 天的患者占 68.84%；治疗疾病以呼吸系统和泌尿系统疾病为主；证候以湿热、风热、痰热为主；剂量随年龄的变化呈抛物线变化，65 岁以前剂量随着年龄的增大逐渐增大，65 岁以后剂量随年龄增大逐渐降低。喜炎平注射液用于上呼吸道感染时常与维生素 C、肌苷、三磷酸胞苷和复方氨基酸联用，其中与维生素 C 联用尤为普遍；联用以上药物的整体方案可能会增强喜炎平注射液治疗上呼吸道感染的疗效，但仅联用维生素 C 则很可能不会增强疗效。

分析 50 例疑似过敏反应患者（停药前未用地塞米松，停药后 24 小时内使用地塞米松）信息，按照巢式病例对照的设计 1:4 的比例为每个患者匹配未发生疑似过敏反应的对照者，匹配条件是性别相同，年龄差异小于 5 岁。卡方检验对比两组患者的不同。疑似过敏反应分析提示不同的溶媒可能会对喜炎平注射液过敏反应的发生产生不同影响；合并用药利巴韦林、庆大霉素、头孢西丁、细辛脑可能是喜炎平注射液发生疑似过敏反应的影响因素（图 14-6）。

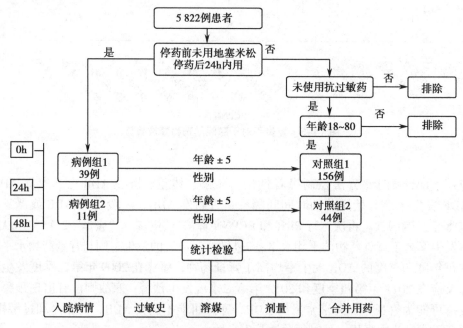

图 14-6　HIS 数据中疑似过敏反应的分析路径

以 ALT、AST、SCr、BUN4 个指标的变化为观察指标，采用倾向评分控制混杂因素，分析喜炎平注射液对肝肾功能的影响。带协变量的 GBM 加权倾向评分的 Logistic 回归分析提示喜炎平注射液可能与谷丙转氨酶和肌酐的升高有一定联系，需开展进一步的研究（图 14-7）。

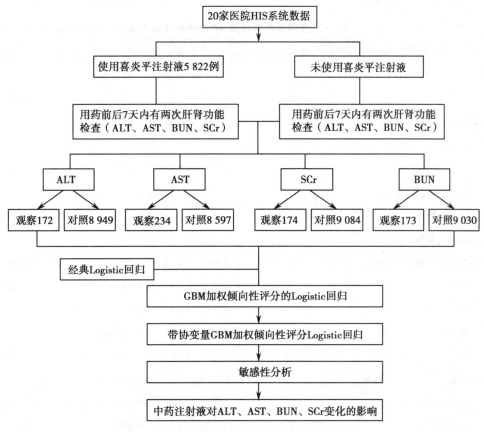

图 14-7　HIS 数据中肝肾功能损伤的分析路径

四、大样本医院集中监测

喜炎平注射液医院集中监测共进行 3 年余，涉及全国 11 个省市，27 家医院。通过了中国中医科学院中医临床基础医学研究所伦理委员会的伦理审批（批件号：No.201205），在美国临床试验网站 ClinicalTrials.gov 进行方案注册（ID：NCT01612572）。喜炎平注射液监测的设计方法同"碟脉灵"。监测结果如下：

参加监测的 27 家医院中，西医院 21 家，中医院 6 家；三级甲等医院 22 家，三级医院 1 家，二级甲等医院 4 家；东北地区 8 家，华南地区 4 家，华中地区 8 家，华北地区 2 家，西南地区 5 家。

该项监测共登记病例 35 627 例，其中男性 21 339 例，女性 14 259 例，性别缺失 29 例，男女比例 1.5 ∶ 1。使用喜炎平注射液的患者主要是儿童，年龄中位数为 3.4 岁；14 岁及以下的患者占 64.9%；3 岁以下婴幼儿占 46.7%；年龄最小为刚出生，最大 103.8 岁。

35 627 例患者中，1 715 例（占 4.8%）有过敏史，过敏药物主要为抗生素。

共有 50 例患者发生了不良事件（ADE），经过三级判定（监测医院专家委员会、牵头单位专家委员会、总项目专家委员会），确定其中 32 例为 ADR，总体 ADR 发生率为 0.90‰，为罕见级别，按泊松分布估计喜炎平注射液 ADR 发生率的 95% 置信区间为 0.61‰~1.27‰。ADR 状态均为"一般的"，未监测到严重 ADR（表 14-4）。

表 14-4　医院集中监测中 ADR 表现及发生率

项目	例数	百分率（95% CI）	分级
不良事件	50	1.40‰（1.04‰~1.85‰）	偶见
不良反应	32	0.90‰（0.61‰~1.27‰）	罕见
不良反应类型			
严重的	0	0.000 0‰	
一般的	32	0.90‰（0.61‰~1.27‰）	罕见
新的严重的	0	0.00‰	
新的一般的	0	0.00‰	
不良反应累及系统			
皮肤及其附件损害	21	0.59‰（0.36‰~0.90‰）	罕见
皮疹	19	0.53‰（0.32‰~0.83‰）	罕见
皮疹伴瘙痒	4	0.11‰（0.03‰~0.28‰）	罕见
瘙痒	1	0.03‰（0.001‰~0.156‰）	十分罕见
潮红	1	0.03‰（0.001‰~0.156‰）	十分罕见
全身性损害	5	0.14‰（0.05‰~0.33‰）	罕见
寒战	1	0.03‰（0.001‰~0.156‰）	十分罕见
寒战伴发热	4	0.11‰（0.03‰~0.28‰）	罕见
心外血管损害	1	0.03‰（0.001‰~0.18‰）	十分罕见
口唇发绀伴四肢末梢稍凉	1	0.03‰（0.001‰~0.156‰）	十分罕见
消化系统损害	6	0.17‰（0.06‰~0.37‰）	罕见
恶心、呕吐	6	0.17‰（0.06‰~0.37‰）	罕见

儿童（≤ 14 岁）发生 ADE 23 例，经过三级判定，确定其中 17 例为 ADR，儿童 ADR 的发生率为 0.83‰，为罕见级别，按泊松分布估计其 ADR 发生率的 95% 置信区间为 0.48‰~1.33‰（表 14-5）。

表 14-5　医院集中监测中儿童（<14 岁）ADR 表现及发生率

项目	例数	百分率（95% CI）	分级
不良事件	23	1.12‰（0.71‰~1.68‰）	偶见
不良反应	17	0.83‰（0.48‰~1.33‰）	罕见

续表

项目	例数	百分率（95% CI）	分级
不良反应类型			
严重的	0	0.000 0‰	
一般的	17	0.83‰（0.48‰~1.33‰）	罕见
新的严重的	0	0.000 0‰	
新的一般的	0	0.000 0‰	
不良反应累及系统			
皮肤及其附件损害	16	0.78‰（0.45‰~1.27‰）	罕见
皮疹	13	0.63‰（0.33‰~1.08‰）	罕见
皮疹伴瘙痒	2	0.10‰（0.01‰~0.35‰）	罕见
潮红	1	0.05‰（0.00‰~0.27‰）	十分罕见
全身性损害	1	0.05‰（0.00‰~0.27‰）	十分罕见
发热伴寒战	1	0.05‰（0.00‰~0.27‰）	十分罕见
心外血管损害	1	0.05‰（0.00‰~0.27‰）	十分罕见
发绀伴四肢稍凉	1	0.05‰（0.00‰~0.27‰）	十分罕见

全部 32 例 ADR 中，皮肤及其附件损害 21 例（65.63%），包括皮疹 19 例、皮疹伴瘙痒 4 例、瘙痒 1 例、潮红 1 例；全身性损害 4 例（16%），包括寒战 1 例、寒战伴发热 3 例；心外血管损害 1 例（4%），表现为口唇发绀伴四肢末梢稍凉；消化系统损害 6 例（18.75%），表现为恶心呕吐。

从 ADR 的发生来看，中医院 ADR 发生率比西医院高（1.67‰：0.61‰），男性 ADR 发生率比女性高（1.06‰：0.39‰），原发病为循环系统疾病（2.52‰）和呼吸系统疾病（19.07‰）ADR 发生率高，符合适应证的人群 ADR 发生率高于非适应证人群（1.196‰：0.68‰），给药频率 2 次 / 日者 ADR 发生率（1.73‰）最高于 1 次 / 日者；非说明书溶媒的 ADR 发生率高于说明书溶媒的 ADR 发生率（2.14‰：0.66‰）；合并地塞米松磷酸钠注射液（24.00‰）、硫辛酸注射液（6.01‰）、维生素 C 注射液（1.50‰）ADR 发生率高于总体发生率。对以上因素进行卡方检验，西医院和中医院之间、男性和女性之间、说明书溶媒和非说明书溶媒之间、合并地塞米松磷酸钠注射液和不合并地塞米松磷酸钠注射液之间、合并硫辛酸注射液和不合并硫辛酸注射液之间具有统计学差异。说明书溶媒中，溶媒为 5% GS 的 ADR 发生率低于非 5% GS 的患者，卡方检验有统计学差异。

列联分析的结果提示：≤ 1 岁的患者，如果滴速 40–59 滴 / 分，则易发生 ADR；溶媒使用 0.9% 氯化钠注射液时合用维生素 C 风险大；溶媒为其他，没有过敏史的患者，或合用维生素 C 的患者，或浓度为常规浓度的患者，或非说明书证候的患者，发生 ADR 的可能性较大；适应证人群风证类患者 ADR 发生的风险大。

ADR 影响因素分析的结果提示：年龄 44~60 岁或 ≤ 1 岁、溶媒为 5% GS 或 0.9% 氯化钠注射液、符合适应证、合并维生素 C 注射液的患者更易出现 ADR；年龄 3~6 岁或

12~44 岁、合并盐酸氨溴索注射液、有消化道炎症的患者更不易发生 ADR。从交互效应来看，年龄 <44 或 >60 岁的患者，如果有过敏史，其发生 ADR 可能性大；同时使用 5% GS 和 0.9% 氯化钠注射液的患者，其发生 ADR 可能性大；合并使用盐酸氨溴索注射液的患者，如果年龄 ≤ 1 岁，其发生 ADR 的可能性大；合并使用注射用二丁酰环磷腺苷钙的患者，如果年龄 44~60 岁，其发生 ADR 可能性大；未合并使用维生素 C 注射液的患者，如果年龄 ≤ 1 岁，其发生 ADR 可能性大；使用非 5% GS 作为溶媒，如果患者年龄在 6~12 岁，其发生 ADR 可能性大；非适应证人群如果年龄 1~3 岁，其发生 ADR 可能性大；合并使用注射用二丁酰环磷腺苷钙，又合并了盐酸氨溴索注射液，其发生 ADR 可能性大；消化道炎患者，如果年龄 1~3 岁，其发生 ADR 可能性大；使用溶媒为 5% 葡萄糖氯化钠注射液，如果年龄为 3~6 岁，其发生 ADR 可能性大；如果适应证人群患有消化道炎症，其发生 ADR 可能性大；年龄 ≤ 1 岁的患者未合并使用注射用二丁酰环磷腺苷钙，其发生 ADR 可能性大；适应证人群未合并使用注射用二丁酰环磷腺苷钙，其发生 ADR 可能性大；年龄 ≤ 1 岁，使用 5% GS 的患者，其发生 ADR 可能性大；年龄 18~44 岁的非适应证人群发生 ADR 的可能性大；未合并盐酸氨溴索注射液的适应证人群发生 ADR 可能性大；使用 5% 葡萄糖氯化钠注射液作为溶媒的 44~60 岁患者，发生 ADR 的可能性大；患有消化道炎症的 3~6 岁发生 ADR 的可能性大；非适应证人群如果年龄 3~6 岁或 12~18 岁，其发生 ADR 的可能性大；溶媒为 5% GS 的患者，如果合并使用注射用二丁酰环磷腺苷钙，其发生 ADR 的可能性大；适应证人群 44~60 岁的患者，其发生 ADR 的可能性大。

五、ADR 基础实验研究

（一）毒理研究

分别对成年 SD 大鼠、成年 Beagle 犬、幼龄 SD 大鼠、幼龄 Beagle 犬进行喜炎平注射液的急性毒性与长期毒性试验。成年 SD 大鼠的结果显示，28 天静脉推注喜炎平注射液 50mg/kg、150mg/kg、400mg/kg 未见明显的毒副反应，也未见明显的中毒靶器官（靶组织）。

对成年 Beagle 犬静脉输注喜炎平注射液，进行急性毒性与长期毒性试验。结果发现静脉点滴时 Beagle 犬对喜炎平注射液的最大耐受量为 300mg/kg，按照体重计算，约为人临床用量的 30 倍；成年 Beagle 犬 28 天静脉推注喜炎平注射液无明显毒副反应，主要不良反应为一过性的胃肠道症状及对注射部位的刺激作用，胃肠道症状在停药后可完全恢复，注射局部的刺激反应有一定程度恢复性，未见其他明显的中毒靶器官（靶组织）。

给幼龄 SD 大鼠静脉输注喜炎平注射液，进行急性毒性试验与长期毒性试验。结果发现，观察期内总体生长情况良好，只有在 4.17g/kg（按照人与幼鼠公斤体重折算相当于临床剂量的 500 倍）出现死亡现象，3.33、2.66、2.13g/kg 组均未出现死亡，提示在该试验剂量范围内该药安全性较高。幼龄 SD 大鼠连续一个月静脉注射"喜炎平注射液"（高剂量相当于人单日临床最高使用剂量的 45 倍，等效剂量的 8.1 倍），仅对大鼠 GLU 有轻微升高影响，并且可逆；中毒靶器官（靶组织）未显示，安全剂量为 375mg/（kg·d），无毒（影响）剂量 75mg/（kg·d）。

对幼龄 Beagle 犬静脉输注喜炎平注射液，进行长期毒性试验，结果发现，幼龄 Beagle 犬连续一个月静脉滴注喜炎平注射液 25、50 和 100mg/（kg·d）剂量（高剂量相当于人单日临床最高使用剂量的等效剂量 6.8 倍），未见明显的毒副反应，也未见明显的中毒靶器官（靶组织），安全无毒剂量大于 100mg/（kg·d）。

（二）遗传毒性研究

以小鼠为研究对象，进行遗传毒性试验，结果发现，喜炎平注射液各剂量组未见诱发基因突变作用；对小鼠骨髓嗜多染红细胞未见诱发微核作用；对中国仓鼠肺成纤维细胞（CHL）染色体畸变诱发作用为阴性；三项试验结果表明喜炎平注射液均未显示遗传毒性，提示其临床安全性高。

（三）过敏试验

以豚鼠为研究对象进行喜炎平注射液全身主动过敏试验，结果显示：当喜炎平注射液剂量为 8mg/kg 和 32mg/kg 时（约为人用剂量的 1 倍和 4 倍），喜炎平注射液未引起豚鼠过敏反应。另外，喜炎平注射液豚鼠被动皮肤过敏试验结果为阴性。

第二节　安全性证据体

上市药物的安全性证据往往呈现碎片化特征。这是由于上市药物一般都已经过较严格的安全性评估，大概率的安全性问题已被解决；如果药物未能解决大概率的安全性问题，除非具有针对重大疾病的不可替代性，否则在临床试验前即会被淘汰。上市药物的不良事件如果不是由于质量问题则往往是散在和偶发的。

因此药物的临床安全性评价与有效性评价从理念上根本不同。有效性评价是对人群绝大多数情况的评价，因此要通过统计学发现规律；而安全性评价的研究对象则一定程度上是统计学绝大多数之外的个案，是统计学认为可忽略的部分。因此安全性评价需要从有效性评价的窠臼中走出来，从多源证据中找到线索的相互印证和统一指向，以此来发现药物的 ADR。主动监测是目前获得中药不良反应发生率的最有效方法；同时罕见和偶发的不良反应，以及不良反应的类型、表现、影响因素等也只有通过主动监测才能获得相对确定的证据。自发呈报系统是我国目前药物上市后安全性数据的主要来源，数据规模大、监测范围广、参与人员多，具有不可替代的优势。医院信息系统数据是真实临床的第一手记录，随着医疗信息化的发展，其科研价值与日俱增。文献是各种研究的荟萃，是获知相关研究的主要渠道，更是发现罕见或偶发不良反应的重要线索。前瞻性的主动监测采用多中心、大样本、登记注册式医院集中监测的方式，以不良反应发生率和不良反应特征为主要目标；HIS 数据从临床应用特征、疑似过敏反应、对肝肾功能影响展开分析；SRS 数据通过数据挖掘发现安全性预警信号；文献数据通过对不良反应个案的分析发现线索。将上述研究整合起来，形成证据体系，分析其证据的指向，从而提高证据的确定性，发现强的警戒信息。

因此上市药物的安全性证据研究一个十分重要的任务就是证据整合，分析多种来源的碎片化证据，按照证据之间的内在逻辑有机整合，形成证据体。根据中药注射剂安全性研究的特点，以前瞻性、多中心、大样本、登记注册式医院集中监测为核心，整合多个证据源的循证证据，包括临床安全性文献证据、SRS 风险信号、基于 HIS 的安全性证据，强调证据之间的相互印证和统一指向，从安全性的角度促进合理用药，构建了喜炎平注射液从适应证、适用人群，到给药途径、溶媒、剂量、疗程、合并用药等的全方位证据体系。

如图 14-8 所示，喜炎平注射液医院集中监测发现的 ADR 主要包括皮疹瘙痒、恶心呕吐、发热寒战、发绀，这 4 个主要症状在安全性文献中都有报道，可是占比稍有不同。安全性文献中发绀排在第二位，而恶心呕吐排位最后，这可能是因为发绀相比恶心呕吐表现较为凶险，所以发绀的报道会相对较多，存在发表偏倚。这 4 个症状除发绀，其他在 SRS 数据中也都存在，并且排名一致。其中皮疹瘙痒占比最高，具绝对优势，并且分为皮疹、瘙痒和过敏样反应 3 个症状来表述，三者合计占到不良事件的一半以上。但反过来看，文献报道面色苍白和面色潮红则既未在医院集中监测中观察到，也未在 SRS 数据中发现，这从一个侧面反映面色苍白或面色潮红可能并非喜炎平注射液的 ADR 表现。

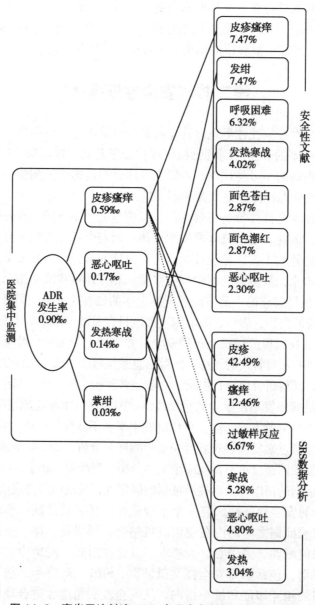

图 14-8　喜炎平注射液 ADR 表现在各数据源之间的关系

如图 14-9 所示，对喜炎平注射液医院集中监测数据的分析发现其 ADR 发生的影响因素可能包括性别（男性高于女性），原发病（呼吸系统高于总体、循环系统高于总体），给药（2 次 / 日高于 1 次 / 日），溶媒（非说明书高于说明书、5% GS 低于非 5% GS），合并用药（硫辛酸注射液和维生素 C 注射液）。然而由于医院集中监测 ADR 例数较少，尚不能判断以上线索就一定成立。但是综合安全性文献分析、SRS 数据分析、HIS 数据分析，我们发现原发病（呼吸系统较高）在 2 个来源的证据中出现；合并用药（维生素 C 注射液）在

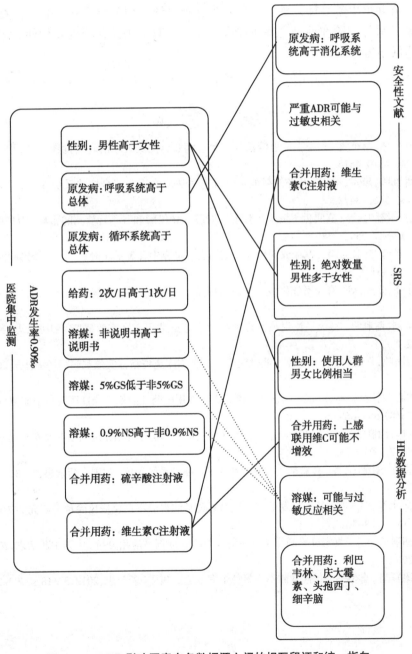

图 14-9 ADR 影响因素在各数据源之间的相互印证和统一指向

2个来源的证据中出现;而 HIS 数据分析中溶媒如何具体影响 ADR 的发生虽然未能明晰,但溶媒作为一个重要的 ADR 影响因素却得到了印证。与此类似,医院集中监测发现 ADR 男性多于女性,而 SRS 数据也印证了这一点儿。那么是不是男性 ADR 发生率要高于女性呢? 这要考虑喜炎平注射液临床应用是否也是男性多于女性。HIS 数据为这个问题提供了答案:使用人群男女比例相当。这就从侧面提示男性的 ADR 发生率可能高于女性。

　　综合以上四个方面的证据,根据证据的相互印证和统一指向,并分析其内在逻辑,形成安全性证据体:认为喜炎平注射液的 ADR 包括皮疹、瘙痒、发热、寒战、恶心呕吐;认为溶媒、合并维生素 C 注射液、原发病为呼吸系统疾病可能是喜炎平注射液 ADR 发生的影响因素,另外风险在性别之间可能存在不同,喜炎平注射液的女性使用者发生 ADR 的风险可能低于男性。

（王志飞）

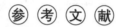

参 考 文 献

1. 王志飞,范海伟,谢雁鸣.喜炎平注射液治疗手足口病联合用药方案的真实世界研究.中国中药杂志,2016,41(24):4510-4515.

2. 陈媛媛,谢雁鸣,廖星,等.喜炎平注射液符合说明书适应症用药安全性的系统评价.中国中药杂志,2016,41(18):3463-3472.

3. 王婷,杨靖,谢雁鸣,等.真实世界喜炎平注射液对谷丙转氨酶和谷草转氨酶的影响.中华中医药杂志,2016,31(7):2547-2551.

4. 杜立娟,谢雁鸣,王志飞,等.基于倾向性评分法的真实世界中喜炎平注射液对肾功能影响的分析.北京中医药,2016,35(3):202-206.

5. 王志飞,陈晓,张雯,等.喜炎平注射液上市前后药品循证证据研究.中国中药杂志,2014,39(18):3637-3640.

6. 王志飞,霍剑,谢雁鸣.喜炎平注射液治疗上呼吸道感染常用方案实效研究.中医杂志,2014,55(16):1418-1422.

7. 王连心,谢雁鸣,常艳鹏.喜炎平注射液过敏反应患者临床免疫指标实效观察.中医杂志,2014,55(15):1335-1338.

8. 杨伟,王连心,谢雁鸣,等.10 029 例感染性疾病患者常用中药注射剂安全性医院集中监测分析.中医杂志,2014,55(8):666-669.

9. 王连心,杨伟,谢雁鸣,等.4 023 例使用喜炎平注射液患者真实世界临床应用情况及安全性分析.中医杂志,2014,55(7):571-575.

10. 王晶,任吉祥,谢雁鸣,等.喜炎平注射液治疗手足口病的系统评价.中国中药杂志,2013,38(18):3215-3222.

11. 王志飞,向永洋,谢雁鸣.基于自发呈报系统的喜炎平注射液不良反应风险预警研究.中国中药杂志,2013,38(18):3008-3012.

12. 王志飞,谢雁鸣.基于真实世界的喜炎平注射液 HIS 临床剂量应用分析.中国中药杂志,2012,37(18):2727-2729.

13. 王志飞,谢雁鸣.喜炎平注射液文献不良事件个案报道.中国中药杂志,2012,37(18):2792-2795.

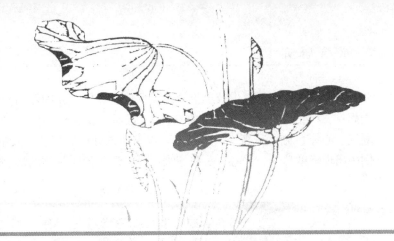

第十五章

参附注射液安全性证据研究

参附注射液是中医回阳救逆古方参附汤经分离提取，灭菌制成，由红参和附子组成。红参有补气救脱、宁神益智等功效，常用于气虚欲脱、血脱亡阴之证；附子有回阳救逆、祛寒止痛等功效，常用于亡阳厥逆、脉微欲绝之证。参附注射液具有回阳救逆，益气固脱的功效。主要用于阳气暴脱的厥脱证（感染性、失血性、失液性休克等）；也可用于阳虚（气虚）所致的惊悸、怔忡、喘咳、胃疼、泄泻、痹证等。随着临床研究的不断深入，参附注射液的应用范围越来越广泛，是临床治疗心衰、休克、心肌梗死及肿瘤放疗、化疗的辅助用药，取得了良好疗效。作为中药注射剂的代表性品种，参附注射液在安全性研究方面开展了较全面的工作，产生了大量的安全性证据。对这些证据的综合分析和有机整合，可以进一步明晰参附注射液的安全性问题，为临床科学决策和合理用药提供了坚实的基础。

第一节　安全性证据来源

一、安全性文献分析

检索中国生物医学文献服务系统（中文库 1987.1-2012.3），获取文献题录；检索 CNKI 中国期刊全文数据库（1987.1-2012.3），获得文献题录。合并以上题录，形成文献目录，按目录从万方数据资源库群、CNKI 中国期刊全文数据库和维普医药资源信息系统中下载摘要和全文。检索的截止日期为 2012 年 3 月 15 日，检索词为"参附注射液"，检索策略优先查全率，检索式为：题名包含"参附注射液"或关键词包含"参附注射液"或摘要包含"参附注射液"或全文包含"参附注射液"。检索后根据摘要筛选文献，增加纳排标准，剔除非相关文献后下载全文，根据全文筛选文献，再次剔除非相关文献。

最终检索到符合纳入标准的文献并下载全文的文献共计 1 304 篇（英文文献 3 篇），用药人数 53 446 人，有 72 篇文献提及参附注射液临床应用的副反应，涉及病例共 204 例，其中较严重的不良反应有 5 例，立即停药并对症治疗后好转，未出现死亡病例，严重不良反应发生率为 0.9‰。普通不良反应 199 例，临床表现为口干舌燥、面部潮红、心悸、血压升高等，多在停药或未特殊处理后好转。其中 10 篇文献在报道在观察病例中出现轻度口干、恶心、头痛、大便干，但未说明具体的病例数（表 15-1，表 15-2）。

表 15-1 参附注射液严重不良反应病例

临床表现	病例数	原患疾病	用量	溶媒	滴速	合并用中药	发生时间	治疗和结果
寒战，全身颤抖，发热，大汗淋漓	1	感染性休克	50ml	5% GS250ml	40 滴/分	–	6 分钟	对症治疗后好转
全身大汗，四肢冰凉，流涎，血压及心率下降	1	类风湿关节炎	50ml	5% GS250ml	–	–	12h 内	对症治疗后好转
胸闷憋气，面色潮红，鼻塞，流泪，周身瘙痒	1	关节痛	20ml	5% GS	60 滴/分	–	10 分钟	–
R-R 间期延长	1	冠心病	60ml	5% GS100ml	–	丹参酮Ⅱa磺酸钠注射液	24 小时	对症治疗后好转
频发房早	1	急性菌痢	80ml	5% GS500ml	–	–	30 分钟	对症治疗后好转

表 15-2 参附注射液不良反应例次

不良反应	病例数	所占百分比
口舌干燥、咽痛	51	25.6%
面部潮红、发热/烦热	45	22.6%
头痛/头胀	22	11.1%
心悸/心动过速/心动过缓	29	14.6%
血压升高	7	3.5%
胃肠炎/腹部不适/恶心呕吐	11	5.5%
局部疼痛	10	5%
失眠	5	2.5%
皮疹	10	5%
出汗	5	2.5%

续表

不良反应	病例数	所占百分比
血压下降	2	1%
肝功能异常	1	0.5%
电解质紊乱	1	0.5%
合计	199	100%

　　在提及参附注射液不良反应的文献中，有 52 例不良反应的参附注射液用量为 50ml/d，参附注射液用量在 50~60 ml/d 时发生的不良反应占总数的 42.2%，其次为 20~40ml/d 时占 25.5%，100ml/d 时占 9.8%。疗程中最长为 6~7 周，最短的仅用了一次，应用较多的疗程为 14 天和 5~8 天两个疗程，不良反应发生数较多的疗程为 14 天、5~8 天和 1~3 天（次），分别占到总数的 33.0%、18.5%、18.0%。溶媒主要为 5% GS250ml，共 22 篇，其次为 5% GS100ml，共 5 篇，此外 5% GS/0.9% 氯化钠注射液 500ml、250ml、100~150ml 的各 4 篇。发生不良反应最多的溶媒为 5% GS250ml，共有病例 61 例，其次分别为 0.9% 氯化钠注射液 200ml 的有 30 例，5% GS/0.9% 氯化钠注射液 100~150ml 有 16 例。

　　文献报道未出现不良反应导致的死亡病例，不良反应除 5 例较严重外，其余多为轻度不良反应，一般经停药或减慢输液后，症状消失或改善，不需特殊处理。从文献报道中可以发现，在参附注射液的临床应用中还存在一定的不合理用药，这或许与其不良反应的发生有一定关联，需要进一步研究。

二、国家自发呈报系统数据分析

　　SRS 是目前发现不良反应预警信号的主要来源。在药品上市的前期临床试验中，由于选取试验的人群的代表性不够，样本过小，观察时间有限，观察范围较窄，很难发现一些迟发的、罕见的 ADR。药品上市后，随着 SRS 收集的药品 ADR 报告数量的增加，利用数据挖掘算法对 SRS 收集的海量数据进行统计分析之后，能够显著地提高药品早期发现 ADR 预警信号的能力。

　　研究数据来自 SRS，时间从 2009 年 1 月 1 日至 2012 年 12 月 31 日，共计 1 969 例参附注射液的 ADR 病例报告。根据中华人民共和国医药行业标准《化学药品（原料、制剂）分类与代码》（YY0252-1997），对提取的参附注射液的"通用名"进行统一规范；依据 WHO 不良反应术语集（WHO-ART），对不良反应术语进行规范化处理。应用报告率比例法（proportional ADR reporting ratio，PRR）和贝叶斯置信传播神经网络法（Bayesian confidence propagation neural network method，BCPNN）开展信号挖掘分析，结果如下：

　　（一）一般情况

　　在 1 969 例报告中，男性为 1 005 例，女性为 962 例，性别缺失 2 例；患者年龄主要分布在 46~75 岁之间，占总人群的 52.36%；95% 以上的患者没有或者不了解自己家族的 ADR 史和自身的 ADR 史。报告类型中一般 ADR 报告 1 858 例，占全部病例的 94.36%；严重 ADR 报告 111 例，占全部病例的 5.64%；其中新的 ADR 报告有 720 例，占所有报告 36.6%。ADR 转归中 99.6% 患者的 ADR 结局为好转或治愈。62.16% 的患者发生 ADR 的时间在用药当天。

（二）ADR 累及的器官 / 系统

1 969 例使用参附注射液发生 ADR 的人群中，共涉及"药品–ADR"组合 3 007 频次（每个患者可能同时有一种以上的 ADR 表现），累及全身多个系统和器官，如表 15-3 所示。

表 15-3 参附注射液引起的不良反应各系统分布情况

累及系统 / 器官	ADR/n	构成比 /%	ADR
皮肤及其附件损害	819	27.24	皮疹、瘙痒、多汗、红斑疹、荨麻疹、斑丘疹等
全身性损害	642	21.35	寒战、过敏样反应、发热、高热、无力等
心血管系统损害	361	12.01	心悸、潮红、心动过速、心律失常等
神经系统损害	360	11.97	头晕、头痛、抽搐、情绪不稳定、震颤、失眠等
呼吸系统损害	358	11.91	憋气、呼吸困难、咳嗽、哮喘等
消化系统损害	344	11.44	恶心、呕吐、腹痛、呃逆、腹泻、胃功能紊乱等
用药部位损害	71	2.36	局部麻木、注射部位反应、注射部位瘙痒、注射部位皮疹、注射部位麻木、注射部位疼痛等
其他	52	1.73	尿潴留、尿频、视觉异常、眶周水肿、眼异常、鼻衄、肌肉萎缩等
合计	3007	100	

通过卡方检验比较上述 ADR 表现，提示其中"皮疹""瘙痒""寒战""憋气""头晕""心悸""过敏样反应""头痛"在严重程度为"一般"和"严重"人群出现所占的比例有统计学差异（$P<0.05$）。由于"寒战"在"严重"ADR 报告所占的比例显著高于在"一般"ADR 报告所占的比例，显示"寒战"可能对提示参附注射液发生严重 ADR 更有意义。

（三）不良反应预警结果

通过 PRR 法和 BCPNN 法计算出以上 10 种 ADR 表现相应的 PRR 值及 IC 值及其 95 可信区间，得出 2009—2012 年参附注射液各不良反应预警结果，如表 15-4 所示：

表 15-4 2009—2012 年参附注射液各不良反应的预警结果

ADR 名称	PRR	PRR 95% CI	IC	IC 95% CI	说明书有无该 ADR
皮疹	0.74	(0.67, 0.81)	−0.42	(−0.58, −0.26)	有
瘙痒	1.04	(0.93, 1.16)	0.05	(−0.13, 0.23)	无
寒战	1.29	(1.14, 1.46)	0.34	(0.14, 0.54)	无
憋气	1.27	(1.11, 1.44)	0.32	(0.10, 0.53)	无
恶心	1.55	(1.34, 1.78)	0.58	(0.36, 0.81)	有
头晕	1.33	(1.14, 1.54)	0.38	(0.14, 0.62)	有
心悸	1.26	(1.09, 1.46)	0.31	(0.08, 0.55)	有
过敏样反应	0.96	(0.82, 2.13)	−0.05	(−0.30, 0.20)	有
头痛	1.76	(1.47, 2.11)	0.75	(0.47, 1.03)	有
发热	1.13	(0.95, 1.36)	0.17	(−0.11, 0.45)	无

　　两种方法结果一致提示"寒战""憋气""恶心""头晕""心悸""头痛"预警（PRR 95% CI 下限 ≥ 1；IC 95% CI 下限 ≥ 0）。结合参附注射液的产品说明书，提示"寒战""憋气"为参附注射液的 ADR 预警信号，但其通过对其相应的 PRR 值，IC 值判断，"寒战""憋气"预警信号强度不高。

（四）预警信号预警统计量可信区间随时间变化趋势

　　对于可疑的 ADR 信号，如果该信号成为 ADR 的可能性较大，则随着数据的积累，ADR 信号将越来越强烈，估计其精度，其可信区间宽度将越来越窄。为进一步探究"寒战""憋气"作为参附注射液预警信号随时间变化的趋势，现分别以 PRR 法及 BCPNN 法来考察"寒战""憋气"、在每个季度的预警统计量可信区间趋势图（图 15-1~图 15-4）。

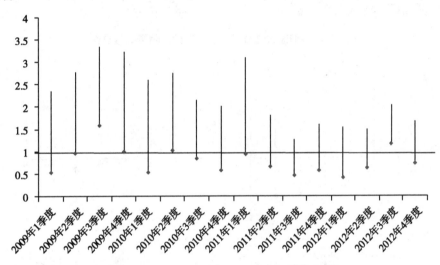

图 15-1　PRR 方法分析寒战的药物警戒趋势图

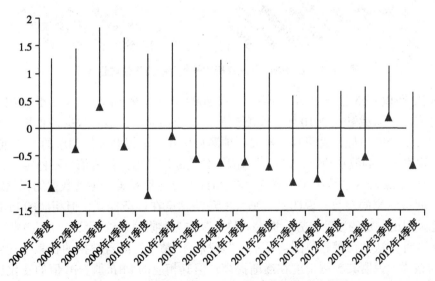

图 15-2　BCPNN 方法分析寒战的药物警戒趋势图

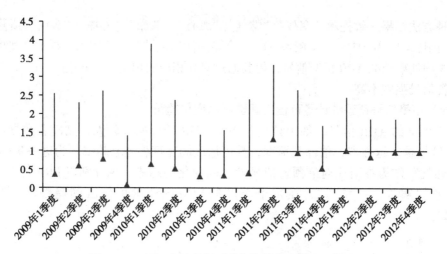

图 15-3　PRR 方法分析"憋气"的药物警戒趋势图

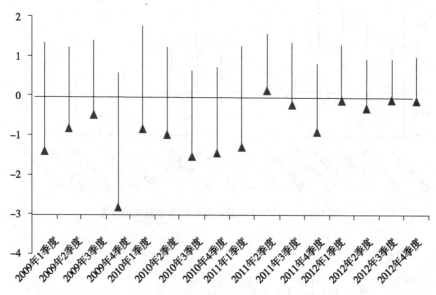

图 15-4　BCPNN 方法分析"憋气"的药物警戒趋势图

　　PRR 法及 BCPNN 法皆提示"寒战"在 2009 年 3 季度和 2012 年 3 季度出现预警，PRR 法亦提示"寒战"在 2010 年 2 季度预警；两图均显示，随着数据的积累，其相应的可信区间有变窄的趋势，说明其"寒战"预测精度在逐渐提高，但相应的 PRR 值、IC 值的变化呈现出一定的波动趋势，提示"寒战"作为参附注射液预警信号不稳定。

　　PRR 法及 BCPNN 法皆提示"憋气"在 2011 年 2 季度预警。随着数据的积累，其相应的可信区间有变窄的趋势，说明其"憋气"预测精度在逐渐提高，但相应的 PRR 值、IC 值的变化呈现出一定的波动趋势，提示"憋气"作为参附注射液预警信号不稳定。

　　以上两种方法的预警趋势图均显示："寒战""憋气"随着数据的积累，其可信区间有变窄的趋势，说明其预测精度在逐渐提高，但其相应的 PRR 值、IC 值的变化呈现出一定的波动趋势，表明"寒战—参附""憋气—参附"之间的关联强度偏弱，预警信号的强度不高。相信随着 SRS 收集数据的逐渐增加，"参附—寒战""参附—憋气"之间的关联强度会逐步增强，预警信号的强度会逐步提高。

　　SRS 的分析发现"寒战""憋气"是参附注射液的预警信号，但鉴于预警信号强度偏弱及本研究的局限性，因此所得出结论仅供临床参考，仍需结合临床专家的意见和进一步的深入研究。

三、医院信息系统数据分析

　　数据来源于全国 15 家三甲医院的 HIS 和 LIS 数据库，包括基本信息表、西/中医诊断信息表、医嘱信息表、理化指标信息表等共 5 个表的数据，共计 25 704 例患者。在统计分析之前，对 HIS 和 LIS 数据库进行了标准化。描述统计中使用的方法有频数统计、均值、方差、中位数统计、卡方检验。报告中采用了 Logistic 统计模型，目的是探索可疑过敏人群中，引起过敏的影响因素。在对理化指标的分析过程中，使用了倾向评分来评价使用参附注射液人群和未使用参附注射液人群之间的肝功能指标（谷丙转氨酶，谷草转氨酶），肾功能指标（肌酐，尿素氮）之间的差异。

（一）可疑过敏反应分析

　　参附注射液的患者在使用一段时间后可能会发生过敏反应，而是否容易发生过敏反应可能与患者的一些人口学特征和用药情况有关。该分析的目的即通过比较使用参附注射液后可疑发生过敏反应人群与未发生过敏反应人群的一般特征，探讨患者的人口学特征和用药情况与发生可疑过敏反应的相关性。分析结果提示，入院病情、溶媒、单次给药剂量和合并用药可能是影响可疑过敏反应发生的因素。

（二）对肝肾功能的影响

　　分析了参附注射液对肝肾功能的影响，观察指标包括谷草转氨酶、谷丙转氨酶、血肌酐和血尿素氮。采用倾向评分法控制了包括病例的年龄、性别、职业、入院病情、住院天数、费别、总费用，以及在其理化指标测定期间内的合并用药等共 57 个混杂因素，并开展敏感性分析。结果提示使用参附注射液对谷丙转氨酶和尿素氮指标异常变化的影响不显著，但对谷草转氨酶和肌酐指标异常变化影响显著，使二者的异常变化比例升高（表15-5）。

表 15-5　提取数据的频数情况

指标	人数 总人数	使用参附注射液 25 704	未使用参附注射液 51 898
谷草转氨酶	满足提取条件人数	1 359	5 909
	用药后异常变化人数（%）	152（11.18）	635（10.75）
	用药后正常变化人数（%）	1 207（88.82）	5 274（89.25）
谷丙转氨酶	满足提取条件人数	1 260	5 265
	用药后异常变化人数（%）	154（12.22）	570（10.83）
	用药后正常变化人数（%）	1 106（87.78）	4 695（89.17）
肌酐	满足提取条件人数	1 553	5 576
	用药后异常变化人数（%）	122（7.86）	137（2.46）
	用药后正常变化人数（%）	1 431（92.14）	5 439（97.54）

指标	人数 总人数	使用参附注射液 25 704	未使用参附注射液 51 898
尿素氮	满足提取条件人数	1 322	5 604
	用药后异常变化人数（%）	100（7.56）	144（2.57）
	用药后正常变化人数（%）	1 222（92.44）	5 460（97.43）

HIS 数据分析提示参附注射液可疑过敏反应的影响因素可能包括入院病情、溶媒、剂量和合并用药；其对肝肾功能的影响可重点关注谷草转氨酶和肌酐 2 个指标，并以此为线索开展进一步的研究。

四、大样本医院集中监测

为明确参附注射液的不良反应发生率，包括已知不良反应发生率、新的不良反应发生率、各 ADR 症状的发生率和各细分人群的 ADR 发生率，明确其不良反应临床特征，探讨其不良反应发生影响因素，并掌握其临床应用情况，开展了参附注射液临床安全性主动监测研究。

监测采用多中心，大样本，注册登记式医院集中监测的方法监测使用参附注射液的住院患者。全国 8 个省市、28 家医院加入"参附注射液上市后临床安全性医院集中监测项目"，其中西医院 21 家，中医院 7 家；三级甲等医院 24 家，三级乙等医院 1 家，二级甲等医院 3 家；华东地区 5 家，华南地区 14 家，西南地区 4 家，华北地区 4 家，东北地区 1 家。监测对象来自参与监测医院内于 2009 年 2 月 1 日至 2015 年 5 月 1 日，使用雅安三九药业有限公司生产的参附注射液的住院患者，监测样本量为 3 万例。根据国家食品药品监督管理局药品安全监管司、国家药品不良反应监测中心 2005 年 9 月发布的《药品不良反应报告和监测工作手册》推荐的关联性评价来确定不良事件与药品的关系。实施三级质量控制。监测表同步、独立双份录入在线数据库。

参附注射液安全性监测共登记病例 30 106 例，其中 95 人发生了不良事件（AE），23 人发生了不良反应（ADR），总体不良反应发生率为 0.764 0‰，根据"国际医学科学组织委员会"（CIOMS）推荐的 5 级标准（SFDA 发布的《药品不良反应报告和监测工作手册》引用），判定为罕见 ADR。其他 29 988 例患者在使用参附注射液后未发生不良事件或不良反应。

23 例 ADR 中，出现皮疹、瘙痒的有 9 例，出现注射部位不适（如疼痛、发红、酸痛等）有 4 例，出现恶心、呕吐、腹痛的有 3 例，出现头晕症状的有 4 例，出现胸闷、心悸症状的有 4 例，出现寒战、发热症状的有 3 例，出现呼吸困难的有 1 例。分布如表 15-6。

表 15-6　参附注射液 ADR 表现及发生率

项目	例数	发生率（95% CI）	分级
不良事件	95	3.155 5‰（2.522 0‰~3.789 1‰）	偶见
不良反应	23	0.764 0‰（0.451 9‰~1.076 1‰）	罕见

续表

项目	例数	发生率（95% CI）	分级
不良反应类型（CFDA）			
严重的	0	0.000 0‰	
一般的	23	0.764 0‰（0.451 9‰~1.076 1‰）	罕见
新的严重的	0	0.000 0‰	
新的一般的	6	0.199 3‰（0.039 8‰~0.358 7‰）	罕见
不良反应表现和累及系统			
全身性损害	2	0.066 4‰（−0.025 6‰~0.158 5‰）	十分罕见
寒战发热	2	0.066 4‰（−0.025 6‰~0.158 5‰）	十分罕见
皮肤及其附件损害	10	0.332 2‰（0.126 3‰~0.538 0‰）	罕见
皮疹瘙痒	10	0.332 2‰（0.126 3‰~0.538 0‰）	罕见
消化系统损害	2	0.066 4‰（−0.025 6‰~0.158 5‰）	十分罕见
恶心呕吐	2	0.066 4‰（−0.025 6‰~0.158 5‰）	十分罕见
心血管损害	2	0.066 4‰（−0.025 6‰~0.158 5‰）	十分罕见
心悸	2	0.066 4‰（−0.025 6‰~0.158 5‰）	十分罕见
神经系统损害	4	0.132 9‰（0.002 7‰~0.263 1‰）	罕见
头晕头痛	4	0.132 9‰（0.002 7‰~0.263 1‰）	罕见
呼吸系统损害	2	0.066 4‰（−0.025 6‰~0.158 5‰）	十分罕见
胸闷和呼吸困难	2	0.066 4‰（−0.025 6‰~0.158 5‰）	十分罕见
局部损害	5	0.166 1‰（0.020 5‰~0.311 6‰）	罕见
注射部位不适	5	0.166 1‰（0.020 5‰~0.311 6‰）	罕见

23 例 ADR 中，有 6 例新的 ADR，症状主要表现为胸闷、胸口疼痛、注射部位疼痛、寒战、发热。

从 ADR 的发生来看，中医院 ADR 发生率比西医院高（1.80‰：0.40‰），二级医院 ADR 发生率比三级医院高（1.34‰：0.70‰），女性 ADR 发生率比男性高（1.15‰：0.39‰），有过敏史人群 ADR 发生率比无过敏史人群高（3.08‰：0.69‰），静脉推注 ADR 发生率比静脉滴注高（2.09‰：0.72‰），非常规剂量 ADR 发生率比常规剂量高（1.67‰：0.73‰），溶媒为 5% 葡萄糖氯化钠注射液 ADR 发生率（5.87‰）比 0.9% 氯化钠注射液（1.06‰）和 5% GS（0.39‰）高，使用非说明书溶媒比使用说明书溶媒（1.19‰：0.38‰）ADR 发生率高，溶媒剂量 100ml 的患者比溶媒剂量为 250ml 的患者 ADR 发生率高（1.77‰：0.63‰），高浓度用药 ADR 发生率（1.42‰）比常规浓度（0.63‰）高。

列联分析的结果提示：19~45 岁有过敏史的患者 ADR 发生率较高；5% 葡萄糖氯化钠注射液与氟尿嘧啶注射液合并用药时 ADR 发生率较高；不使用溶媒的情况下合并拉唑类

药物 ADR 发生率较高。

ADR 影响因素分析的结果提示：患者有过敏史且使用 0.9% 氯化钠注射液为溶媒的时候发生 ADR 可能性大；用药天数 5 天以上，并且合并头孢类药物时发生 ADR 可能性大；高浓度且合并拉唑类药物时发生 ADR 的可能性大；年龄 19~45 岁或用药天数 7 天及以上且有呼吸道炎症时发生 ADR 可能性较大；采用较高浓度给药，年龄 46~65 岁时发生 ADR 可能性较大；年龄 19~45 岁且用药天数 7 天及以上者发生 ADR 可能性较大；无过敏史，溶媒种类为 5% 葡萄糖氯化钠注射液时发生 ADR 可能性大；溶媒为 5% GS 且浓度较高时发生 ADR 可能性大；溶媒为 10% GS 且用药天数 7 天以上发生 ADR 可能性大；溶媒同时使用 5% GS 和 0.9% 氯化钠注射液时发生 ADR 可能性大。

综上所述，参附注射液总体不良反应发生率为 0.76‰，按照"国际医学科学组织委员会"（CIOMS）推荐、《药品不良反应报告和监测工作手册》引用的 5 级标准，属罕见不良反应；按泊松分布估计参附注射液 ADR 发生率的 95% 置信区间为 0.45‰~1.08‰。参附注射液 ADR 表现为皮疹、瘙痒 9 例（39.13%），注射部位不适（如疼痛、发红、酸痛等）4 例（17.39%），恶心、呕吐、腹痛 3 例（13.04%），头晕 4 例（17.39%），胸闷、心悸 4 例（17.39%），寒战、发热 3 例（13.04%），呼吸困难 1 例（4.35%）。新发 ADR 6 例，主要表现为胸闷、胸口疼痛、注射部位疼痛、寒战、发热。

五、ADR 基础实验研究

（一）急性毒性实验

以大鼠为研究对象进行参附注射液的急性毒性实验。参附注射液以 20、40、80ml 原液 / 千克 / 天的剂量单次或 24 小时内分 2 次静脉注射给予 SD 大鼠，未见毒性反应。给药后 14 天观察期内，参附注射液各剂量组大鼠一般状况、体重、摄食量、血液学、血生化等各指标检查均未见明显异常改变。大体解剖观察心、肝、脾、肺、肾、脑、生殖系统等主要脏器大小、形态、位置、质地均未见明显异常改变。

（二）长期毒性实验

以大鼠为研究对象进行参附注射液长期毒性试验。参附注射液以 5、10、20ml 原液 / kg 的剂量连续 1 个月经尾静脉注射给予 SD 大鼠，大鼠一般状况良好，体重、血液学、血液生化、大体解剖及组织病理学检查等各项指标均未见明显异常。结果表明：参附注射液在临床最大用药剂量（1.67ml 原液 /kg）是安全剂量。

（三）特殊毒理学实验

以豚鼠、兔为研究对象开展了参附注射液特殊毒理试验。豚鼠全身主动过敏实验、被动皮肤过敏实验均为阴性；兔单次 / 多次静脉注射给药血管刺激实验、兔单次肌内注射给药肌肉刺激实验、兔多次肌内注射给药肌肉刺激实验未见异常反应；体外溶血实验显示对兔红细胞无溶血和凝聚作用。

（四）配伍毒性实验

将参附注射液与部分临床常用药配伍，观察配伍后的毒性。以维生素 C、维生素 B_6、三磷酸腺苷、多巴胺、尼可刹米、盐酸洛贝林、酚磺乙胺、肾上腺色腙、辅酶 A、氨茶碱、维生素 K1 和甲萘醌配伍 1/4 原液的参附注射液，并配制参附注射液 1/2，1/4 原液溶液，小鼠尾静脉注入，未发现明显反应。

第二节　安全性证据体

参附注射液临床安全性证据体的证据来源于文献分析、HIS 数据分析（真实世界数据）、SRS 数据分析（被动监测）和医院集中监测（主动监测）。其中文献是各种研究的荟萃，其作为中药上市后研究的数据源具有很多优点，如报告者分布较广、可信度较高、研究周期较短、研究费用较低等。尤其重要的是，文献是发现罕见或偶发不良反应的重要线索。随着中药临床研究的不断发展，每年都有大量论文发表在各类学术期刊上，为中药上市后研究提供了丰富的资源。利用好这些资源，从这些资源上寻找证据和线索，对于科学系统地评价上市中药有重要的意义。分段 HIS 数据反映药物在真实医疗环境中的应用情况。由于医疗事务系统的广泛应用，医疗活动被真实记录下来，使得应用医疗数据开展上市后研究成为可能。本例分析了参附注射液 25 704 例使用者的 HIS 数据，对于明确其临床应用情况具有不可替代的意义。分段 SRS 是我国目前药物上市后安全性数据的主要来源，具有监测范围广、参与人员多、不受时空限制的优点。国家药品不良反应监测中心于 2003 年 11 月开始启用 SRS，目前数据量已达千万以上。2009 年国家药品不良反应监测中心开始将 SRS 数据发给相关制药企业，鼓励企业开展研究。SRS 可提供不良反应的相关数据，却无法提供药物使用人群的本底数据，因此要与其他数据整合以把握不良反应发生的全貌。分段主动监测是中药上市后安全性评价的主要方式，上市中药的不良反应发生率只有通过主动监测才能获得。同时，罕见和偶发的不良反应，以及不良反应发生的类型、表现、影响因素等上市后研究关注的要点，也只有通过主动监测才能获得确证性的证据。

文献研究是其他研究的基础，开展中药上市后研究之始，通过全面地掌握文献，以发现研究品种可能的不良反应及其严重程度，初步评估其安全性，对于前瞻性研究设计中样本量的估计、CRF 表的设计、不良反应应急预案的制定等均有价值。同时，文献研究也可为其他研究的开展提供线索。文献研究之后，应开展 HIS 数据分析，以了解上市中药在临床应用的真实情况，了解其应用人群、应用疾病、常用方案和方法，并根据文献线索开展重点研究。HIS 数据一般不包括药物应用的安全性指标，但会涉及疗效指标和医疗费用，因此可开展相关的有效性和经济学研究。HIS 分析之后，应开展 SRS 数据分析。SRS 数据分析可发现上市中药不良反应的具体情况，发现关于不良反应影响因素、禁忌人群和配伍禁忌的线索。SRS 数据与 HIS 数据和文献研究结果相印证，可以较为全面地了解药物的安全特性，评估其临床应用中的风险和收益。当然，这样的研究结果只能提供线索，需要在此基础上进一步设计和开展主动监测，以获得关于安全性的确证性结论。

参附注射液文献分析提出的不良事件表现包括：口舌干燥、咽痛、面部潮红、发热 / 烦热、头痛 / 头胀、心悸 / 心动过速 / 心动过缓、胃肠炎 / 腹部不适 / 恶心呕吐、皮疹、局部疼痛、肝功能异常等，其中大部分表现都在 SRS 中得以印证，仅有口舌干燥、咽痛、肝功能异常未在 SRS 中得以体现，而 SRS 报道了憋气、呼吸困难、咳嗽、哮喘等，文献中未有报道；但是肝功能异常在 HIS 分析中有所印证，而憋气、呼吸困难、咳嗽、哮喘等呼吸系统损害在医院集中监测中得到了印证。因此，参附注射液的不良反应从 4 个来源的证据来看，相互印证较好，可信性较高。

（王志飞）

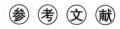

参 考 文 献

1. 王志飞,喻锦扬,谢雁鸣.参附注射液 30 106 例上市后临床安全性医院集中监测.中国中药杂志,2017,42(15):2871-2876.

2. 葛伟韬,谢雁鸣,支英杰,等.基于倾向性评分法分析参附注射液对肾功能的影响.现代中医临床,2017,24(1):23-26.

3. 章轶立,贾敏,谢雁鸣,等.参附注射液治疗缓慢性心律失常的有效性和安全性研究:随机对照试验的系统评价和 Meta 分析.北京中医药大学学报,2016,39(7):595-604.

4. 张英,杨薇,姜俊杰,等.运用倾向性评分方法分析参附注射液对肝功能影响的队列研究.辽宁中医药大学学报,2016,18(9):66-70.

5. 白洋,杨薇,刘峘,等.734 例参附注射液疑似过敏反应影响因素分析.中成药,2016,38(3):505-510.

6. 王志飞,赵维,张寅,等.基于大型前瞻性安全性监测的参附注射液不良反应影响因素分析.中国中药杂志,2015,40(24):4746-4751.

7. 杨薇,尤丽,谢雁鸣,等.处方序列分析结合巢式病例对照设计探讨舒血宁注射液疑似过敏反应影响因素.中华中医药杂志,2015,30(5):1417-1420.

8. 王志飞,田大力,张雯,等.参附注射液药品风险控制研究思路及实践.中国中药杂志,2014,39(18):3641-3644.

9. 杨靖,赵若琪,谢雁鸣,等.基于 HIS 真实世界的参附注射液临床实效研究.中国中药杂志,2012,37(18):2730-2734.

10. 付莹坤,谢雁鸣.参附注射液临床应用及其不良反应文献分析.中国中药杂志,2012,37(18):2796-2799.

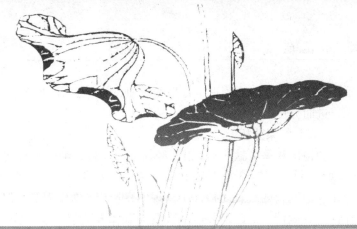

第十六章

杏雪舒血宁注射液安全性证据研究

杏雪舒血宁注射液（以下简称"舒血宁"）的成分是银杏叶提取物，功能是扩张血管、改善微循环，可用于治疗缺血性心脑血管疾病，如冠心病、心绞痛、脑栓塞、脑血管痉挛等。本章所述关于舒血宁安全性证据来源，包括安全性系统评价、医院信息系统分析、自发呈报系统数据分析、医院集中监测研究。通过对以上几个方面安全性证据的梳理，构建舒血宁安全性证据体，为临床安全合理用药、减免不良反应提供科学依据。

第一节　安全性证据来源

一、安全性文献分析

为全面、客观、系统地评价舒血宁安全性，该研究全面收集关于舒血宁符合说明书心血管疾病适应证用药的安全性文献，通过系统评价的方法，全面、系统评价舒血宁在心血管疾病用药安全性，为提高其临床安全用药提供依据。因第三章第七节第三部分已详细介绍舒血宁安全性系统评价实例，本节仅简要叙述。

（一）研究方法

纳入单独或联合使用舒血宁且符合说明书的心血管疾病患者，设计类型是随机对照试验、非随机对照试验、队列研究、病例对照、病例系列研究，报道了舒血宁"不良反应""不良事件""安全性"或"副作用"等。主要检索的数据库是 The Cochrane library、Medline、EMbase、Web of Science、中国生物医学文献数据库、中国期刊全文数据库 CNKI、维普期刊数据库 VIP、万方数据库；美国临床试验注册中心（ClincalTrials.gov）、华西医院国家药物临床试验机构 /GCP 中心（http：//www.hxgcp.com/）。检索截止时间是建库时间至 2015 年 10 月，检索词是"shuxuening""shuxuening injection""舒血宁"。

采用 NoteExpress 3.0 筛选、提取检索到的文献，并进行质量评价，采用 Excel 进行数据整理，进而分析数据。

（二）结果分析

初检出相关文献 6 347 篇，经筛选后，最终纳入的研究 216 篇，其中包括 RCT182 篇，非随机对照试验 13 篇，病例系列 8 篇，病例报告 13 篇。纳入 185 篇文献，其中 17 篇 RCT 在研究目的或观测指标中出现不良反应 / 副作用等，但在结果中未进行描述，存在选择性报告偏倚，因此，不进行数据提取和方法学质量评价。剩余的 168 篇中，1 个研究不良反应的描述为"不同程度的头痛、头胀、颜面潮红副作用发生"无法进行具体有关 ADR 人数的统计。剩余 168 篇文献中，随机对照试验 138 篇，非随机对照试验 11 篇，病例系列 6 篇，病例报告 13 篇。文献质量评价方面，评价随机对照试验为 A 等级 0 篇，B 等级 9 篇，C 等级 129 篇；评价非随机对照试验为 4 分的 2 篇，5 分的 2 篇，6 分的 3 篇，7 分的 4 篇，评价结果均为低级；19 篇观察性研究的评价结果均为低级。

不良事件方面，1 个研究报告了 4 例不良事件，分别是血管反应 3 例，活化部分凝血活酶时间延长但小于正常值的两倍 1 例；1 个研究报告未发生不良事件，其余研究均未提及不良事件发生情况。不良反应方面，纳入 13 个病例报告研究中，6 个研究报道使用舒血宁注射液出现不良反应 23 例次，仅提取符合说明书适应证中心血管类疾病患者不良反应例次为 7；纳入 154 个研究，45 个研究报道不良反应，出现不良反应共 162 例。不良反应特征方面，中枢及外周神经系统损害 66 例，单独使用舒血宁的 13 例，其中，轻微头晕 6 例，头晕 2 例，轻微头痛 3 例，头痛 2 例；联合其他药物使用的 53 例，其中，头晕 24 例，轻微头痛 8 例，头痛 16 例，头胀 2 例，轻度头昏 3 例。胃肠系统损害 34 例，均为联合其他药物使用，其中恶心 18 例，轻度腹胀 1 例，腹胀 2 例，上腹部不适 5 例，口干 4 例，便秘 4 例。肝胆系统损害 1 例，是联合其他药物使用，表现为谷丙转氨酶升高。呼吸系统损害 2 例，是联合其他药物使用，表现为呼吸困难。心血管系统一般损害 2 例，是联合其他药物使用，表现为低血压。心律不齐 9 例，均为联合其他药物使用，其中，窦性心律过缓 1 例，心率加快 6 例，心悸 2 例。心外血管损害 24 例，单独使用舒血宁 2 例，表现为面色潮红；联合其他药物使用 22 例，其中，面色潮红 20 例，潮红 2 例。皮肤及附件损害 9 例，其中，单独使用舒血宁 2 例，表现为皮疹；联合其他药物使用 7 例，亦表现为皮疹。血小板、出血凝血障碍 16 例，均为联合其他药物使用，活化部分凝血酶时间延长 1 例，牙龈出血 2 例，皮肤点片瘀斑 6 例，皮下出血 7 例。用药部位损害 43 例，均为联合其他药物使用，包括局部肿胀 3 例，注射部位皮下瘀斑 39 例。代谢和营养障碍 1 例，为联合其他药物使用，表现为眼睑和口唇浮肿。全身性损害 2 例，为联合其他药物使用，表现为乏力。

用药剂量方面，纳入 155 个研究中，其中 1 个研究用药剂量为 100mg，未见 ADR；1 个研究用药剂量为 70mg，见 ADR 共 7 例；根据 CFDA 网站查询目前剂量单位只有 ml 未见 mg，又因其研究未标注药品生产厂家，因此，对此类研究不做讨论；其余 153 个研究中，用药最大剂量为 40ml/ 日，未见 ADR；用药剂量为 20ml/ 日最多。用药方式方面，纳入 155 个研究，其中 1 个研究用药方式为肌内注射，未发生不良反应。其余均为静脉滴注。溶媒方面，154 个研究中采用 5% GS 作为溶媒最多，共 4 044 例，占 47.28%。使用 0.9% 氯化钠注射液 976 例患者中出现 ADR 共 28 例，占 2.86%，高于其他溶媒组。联合用药方面，162 例 ADR 与联合用药的关系：155 个研究中，其中联合用药共 128 篇，使用舒血宁注射液的患者共 6 677 例，报道不良反应共 40 篇，出现 ADR 患者共 149 例，占 2.23%；非联合用药共 27 篇，使用舒血宁注射液患者共 1 876 例，报道 ADR 共 5 篇，出现 ADR 患者共 13 例，占 0.69%。

纳入研究中，共出现不良反应 162 例，其中严重不良反应 3 例，其余均为轻度不良反应；3 例严重不良反应，2 例呼吸困难，1 例过敏性休克，均为过敏反应；产生不良反应可能与舒血宁注射液成分、用药剂量和方式、溶媒、联合用药情况有关。舒血宁注射液由银杏叶提取制成，其主要含有黄酮类化合物、白果总内酯，此外还有蛋白质、多肽、挥发油、酚酸类、色素、树脂等致敏成分，可导致速发性致敏反应。舒血宁注射液说明书中规定："肌内注射 2~4ml，1 日 1~2 次；静脉滴注 20ml"，11 个研究用药剂量超说明书使用，1 个研究报道 3 例不良反应，其余均未见不良反应；其中最大剂量为 40ml，虽未见不良反应，但超剂量使用中药注射剂，尤其是采用静脉滴注时，可导致药品不良反应发生。说明书建议溶媒使用 5% GS 注射剂 250ml 或 500ml 稀释后服用；有报道称 0.9% 氯化钠注射液作为溶媒时，由于舒血宁为银杏叶提取物，氯化钠为电解质溶液，易与中药成分发生沉淀；该研究也发现 0.9% 氯化钠注射液作为溶媒时，ADR/AE 发生率高于其他溶媒组，因此，临床用药时应避免氯化钠作为溶媒。但是，患者病史有糖尿病者，选用 GS 注射剂作为溶媒时，应注意做好降糖措施。舒血宁注射液说明书注意事项中指出药品应单独使用，禁忌与其他药物配伍使用。该研究从统计数据可看出联合用药 ADR/AE 发生率较高。有报道称舒血宁与前列地尔注射液、质子泵抑制剂、抗生素等可能存在配伍禁忌，但现缺乏关于舒血宁配伍禁忌的权威报道。因此，使用时谨慎联合用药，联合用药时注意药品使用间隔时间。

该研究系统评价了舒血宁安全性相关文献，得出舒血宁不良反应特征主要是头晕、头痛、头胀、恶心、腹胀、谷丙转氨酶升高、呼吸困难等，不良反应的发生可能与舒血宁注射液成分、用药剂量和方式、溶媒、联合用药情况有关。该研究的数据来源是文献，质量参差不齐，且非临床实际，因此，仍需自发呈报系统数据分析、大样本主动监测进一步研究不良反应发生特征及发生率。

二、国家自发呈报系统数据分析

自发呈报系统数据是医生在临床实际中获得的不良事件相关数据，可用于分析不良反应特征，从而进行信号预警。相对于系统评价，自发呈报系统分析更接近于临床实际，所得结论相对更加可靠。舒血宁自发呈报系统数据分析的数据来源是国家药品不良反应监测中心 2005—2012 年的 9 601 例舒血宁注射液 ADR 报告，该研究采用国际通用的报告率比例法（proportional reporting ratio，PRR）和贝叶斯置信传播神经网络法（Bayesian confidence propagation neural network，BCPNN），探测舒血宁的药物警戒信号，并利用倾向性评分方法平衡混杂因素，从而，发现 ADR 预警信息，为舒血宁注射液药品风险管理提供依据。所得到的结果如下：

（一）一般信息

使用舒血宁后发生过敏反应的全部患者年龄以 60~74 岁为最多，共 3 348 例，占 34.87%，其次为 45~59 岁，共 2 841 人，占 29.59%，严重 ADR 患者年龄分布情况同全部

ADR 患者。男女性别比例近 1：1。发生 ADR 的病例中，有家族 ADR 史及既往 ADR 史者分别占 0.68%，5.29%。

（二）用药信息

9 601 例使用舒血宁发生 ADR 的病例中，静脉滴注者共 9 391 例（97.81%），静脉注射者 158 例（1.65%），肌内注射者 39 例（0.41%），其他用法共 12 例（0.13%）。SRS 记录 ADR 患者用药单位有"ml""mg""支"等，舒血宁注射液有 2ml/ 支及 5 ml/ 支 2 种药品规格，因此仅对符合药品说明书用法中静脉滴注且药量单位为"ml"的 8 766 例患者单次用药剂量进行分析，见表 16-1。全部 ADR 患者静脉滴注用药剂量多在说明书规定的范围内，占 96.18%，其中以 11~20ml 最多。

表 16-1 舒血宁注射液 ADR 患者单次用药剂量分布

单次用药剂量 /ml	全部 ADR 病例	严重 ADR 病例
≤ 5	289（3.30）	55（1.67）
6~10	1 700（19.39）	58（19.33）
11~20	6 442（73.49）	222（74.00）
21~30	243（2.77）	10（3.33）
31~40	31（0.35）	1（0.33）
>40	61（0.70）	4（1.33）

（三）ADR 发生情况

9 601 例使用舒血宁发生 ADR 的病例中，按照每年 4 个季度对 ADR 上报数量分布趋势进行分析，发现从 2005 年起，舒血宁注射液 ADR 报告数量逐年上升，至 2009 年第 3 季度达高峰，2010—2011 年 ADR 上报数量较少，至 2012 年开始呈现上升趋势，在每个年度中，ADR 病例报告多以第 3 季度数量为最多。

通过对 ADR 表现进行分析，位于前 10 位的 ADR 分别为皮疹（1 687 例，占 11.90%）、瘙痒（955 例，占 6.74%）、头晕（913 例，占 6.44%）、心悸（856 例，6.04%）、寒战（850 例，占 6.00%）、过敏样反应（757 例，占 5.34%）、憋气（755 例，占 5.33%）、恶心（705 例，占 4.97%）、静脉炎（583 例，占 4.11%）、呕吐（531 例，占 3.75%）；损害涉及的系统主要为皮肤及其附件损害（4 285 例，占 30.23%）、神经系统损害（3 717 例，占 26.22%）、全身性损害（3 440 例，占 24.27%）等。326 例严重 ADR 患者中，ADR 表现 501 次（患者可具有 1 种以上的表现），位于前 3 位者分别为过敏样反应（12.57%）、过敏性休克（12.38%）、寒战（10.78%），提示严重 ADR 以过敏反应为主。

对不良反应出现的时间进行分析发现，61.61% 的患者 ADR 发生于用药当天，提示应密切关注患者用药当天的临床表现，如发生 ADR 应及时处理。ADR 发生后，97.42% 的患者对原患疾病无影响，119 例（1.24%）患者使病程延长，95 例（0.99%）患者病情加重。通过对患者进行停药处理或给予药物干预处理后，4 542 例（47.31%）患者全部治愈，5 034 例（52.30%）患者好转，6 例（0.06%）留有后遗症，10 例（0.10%）患者死亡。

（四）ADR 药物警戒分析

由于 2005—2008 年 ADR 报告相对较少，ADR 药物警戒分析从 2009 年开始以季度为单位，分别采用 PRR 法与 BCPNN 方法对排名前 10 位的 ADR 表现进行预警信号计算，见图 16-1。

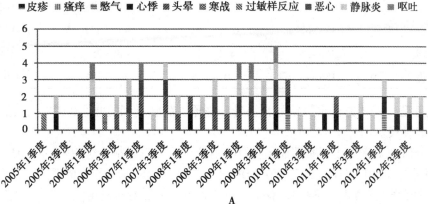

A

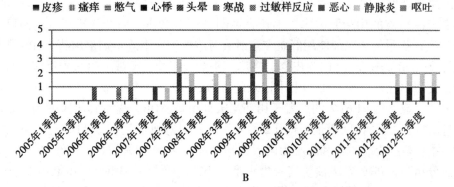

B

图 16-1　舒血宁注射液 10 种 ADR 表现的药物警戒趋势
（A：PRR 法；B：BCPNN 法）

可以看出 2009 年第 1 季度，PRR 方法与 BCPNN 方法均对呕吐、静脉炎、恶心、头晕进行预警，在 2009 年第 4 季度中，PRR 方法对心悸、呕吐、静脉炎、恶心、头晕 5 种 ADR 信号进行预警，而使用 BCPNN 方法仅对静脉炎、心悸和头晕进行预警，从 2010 年第 1 季度至 2011 年第 4 季度中，PRR 方法对静脉炎、头晕、心悸进行多次预警，而 BCPNN 方法仅在 2010 年第 2，3 季度及 2011 年第 3 季度对静脉炎进行预警，2012 年 4 个季度中，PRR 方法与 BCPNN 方法均对静脉炎、心悸进行预警。观察其预警统计量可信区间随时间变化的趋势。通过以上 2 种方法对 10 种 ADR 信号进行预警分析，发现预警信号分别为头晕、心悸、呕吐、恶心、静脉炎。采用倾向性评分方法处理性别、年龄、体重、家族 ADR 史、患者既往 ADR 史、ADR 出现时间等 17 个混杂因素，使其平衡。继而，使用 PRR 方法匹配前的预警信号为头晕、心悸、恶心、静脉炎和呕吐，匹配后预警信号为头晕、心悸、静脉炎和呕吐；使用 BCPNN 方法匹配前预警信号为头晕、心悸、静脉炎、呕吐和恶心，匹配后预警信号为头晕和静脉炎，见表 16-2。

表 16-2　PRR 方法与 BCPNN 方法倾向性评分前后 ADR 药物警戒信号分布

ADR 名称	PRR 信号值		BCPNN 信号值	
	匹配前	匹配后	匹配前	匹配后
头晕	1.403 999	1.147 807	0.395 134	0.013 015
心悸	1.298 557	1.102 055	0.300 489	−0.010 05
恶心	1.139 562	0.971 786	0.138 429	−0.101 24
静脉炎	6.217 496	4.532 11	1.893 255	0.556 088
呕吐	1.156 445	1.078 195	0.155 191	−0.046 63

由此可见，PRR 方法预警信号为头晕、心悸、静脉炎和呕吐，BCPNN 方法预警信号为头晕和静脉炎。

这部分研究对来源于国家药品不良反应监测中心自发呈报系统 2005 年 1 月至 2012 年 12 月间报告的 9 601 例舒血宁注射液 ADR 病例进行了全面客观的分析发现，发生 ADR 的患者年龄大于 60 岁者占 53.44%，有文献指出，老年人随着年龄增长，机体衰老导致生理病理发生改变，药代动力学、药效学均不同于青壮年人，同时由于老年人患病多，服药种类多，因此较其他年龄段更易发生 ADR，提示临床医师应加强对老年人用药安全的监控。使用舒血宁注射液的用药原因中，不符合说明书用量者占 3.54%，超剂量用药可能导致 ADR 的发生，提示临床医师使用舒血宁注射液时应按说明书规定剂量用药。SRS 数据中舒血宁注射液 ADR 表现前 10 位为皮疹、瘙痒、头晕、心悸、寒战、过敏样反应、憋气、恶心、静脉炎和呕吐，与药品说明书中记录的 ADR 一致，其中皮疹、瘙痒、过敏样反应等均为过敏类反应，且 61.61% 的患者于用药当天即出现 ADR，提示临床医师用药时需要关注重点过敏反应的发生。该研究采用 2 种分析方法对舒血宁注射液 ADR 进行分析，发现头晕、心悸、静脉炎、呕吐和恶心为两者共同发现的 ADR 预警信号，但经 GBM 倾向性评分加权法分析后，PRR 方法预警信号为头晕、心悸、静脉炎和呕吐，BCPNN 方法预警信号为头晕和静脉炎。从结论分析，提示临床医生在使用舒血宁注射液时应重点关注头晕、心悸、静脉炎和呕吐的发生。

自发呈报系统数据分析得出了舒血宁的不良反应特征，以及预警信号，为临床用药的安全性起到了一定的提示作用。但是，SRS 数据存在低报漏报的情况，并且无法计算不良反应发生率，因此，仍需大样本医院集中监测进行进一步的舒血宁安全性研究。

三、医院信息系统数据分析

（一）舒血宁对肝功能影响的分析

舒血宁说明书的使用方法为"肌内注射，一次 2~4ml，一日 1~2 次，静脉滴注，每日 20ml。"临床中，不按照说明书使用舒血宁的情况众多，为了解舒血宁不同用药剂量对肝功能的影响，该研究选取全国 20 家三甲医院 HIS 数据库中使用舒血宁的住院患者信息作为数据来源进行回顾性分析，具体是 5 661 例使用舒血宁注射液和 7 131 例未使用的住院患者信息。

纳入数据标准是：患者年龄在 18~80 岁；使用舒血宁注射液前后 7d 有 2 次 ALT 与 AST 检测者，若该时间段内有多次检测则取距开始用药前最近的 1 次检测与停止用药后最近的 1 次检测。按照说明书推荐剂量，以单次静脉用药剂量 ≤ 20ml 为按照说明书推荐剂量使用，>20ml 作为未按照推荐剂量用药的判断标准。若 1 个患者住院期间有多次使用舒血宁注射液记录，则选择用药剂量最大的记录。以单次用药剂量是否超过说明书推荐的 20ml 为依据，分为观察组（超过说明书推荐剂量）与对照组（使用说明书推荐剂量）。选择 ALT、AST 作为结局指标，判断原则如下：以 ALT 与 AST 检测值正常范围作为判断其是否为异常变化的标准。无论用药前 ALT 或 AST 正常与否，若用药前正常，用药后异常，或者用药前异常，用药后更加异常，则记录该患者为"发生异常变化"；用药后指标正常，则记录该患者为"无异常变化"；若用药前后都异常，用药后异常程度减轻，也记录该患者为"无异常变化"。采用 GBM 倾向评分平衡混杂因素。结果如下：

1. ALT 与 AST 分布　观察组与对照组的 ALT 与 AST 情况如表 16-3 所示。

表 16-3　使用舒血宁注射液前后用药患者 ALT 与 AST 变化情况

用药剂量	ALT		AST	
	发生异常变化	无异常变化	发生异常变化	无异常变化
观察组	38（14.79）	219（85.21）	56（7.07）	736（92.93）
对照组	127（9.25）	1 246（90.75）	61（5.60）	1 029（94.40）

2. 倾向性评分对混杂因素的平衡结果　临床中，对肝功能有影响的因素很多，该研究选择的影响因素共 71 个，包括性别、年龄、费用类别、入院病情、住院总费用、病危天数、病重天数、住院时间、用药疗程、合并疾病、合并用药，采用倾向性评分方法对观察组与对照组所有可获得的变量加以平衡，倾向性评分对各因素平衡效果分布见图 16-2。

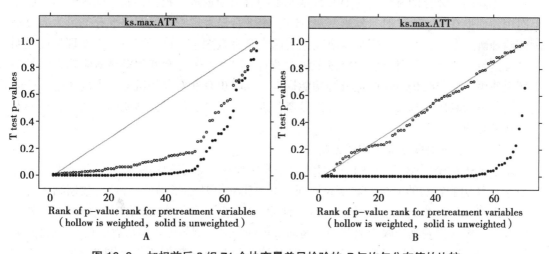

图 16-2　加权前后 2 组 71 个协变量差异检验的 P 与均匀分布值的比较
A. ALT；B. AST；多分类变量都经过哑变量编码处理；P 依赖于协变量的属性，若是连续变量，则它为 t 检验值，若是分类变量，则它为卡方检验值

图 16-2 显示，经过倾向评分加权后，2 组间 71 个协变量的差异接近于随机分配的结果，但仍有是否使用疏血通注射液、血栓通、奥美拉唑、肠内营养、果糖协变量没有被平衡。将未被平衡的 5 个重要变量纳入 GBM 倾向评分加权结合协变量调整的 Logistic 回归模

型进行分析，见表 16-4，可以看出经典 Logistic 回归分析显示超过说明书推荐剂量使用舒血宁注射液对 ALT 变化有显著影响（P 为 0.007），但使用倾向性评分的方法后则无显著差异（P 为 0.203，0.254）；倾向性评分前后均未发现超过说明书推荐剂量使用舒血宁注射液对 AST 变化有显著影响（P 值均大于 0.05）。从方法学上讲，倾向性评分可降低已知混杂因素对结局的影响，使观察性数据分组近似于随机对照试验，因此其结果更加可靠。

表 16-4　Logistic 回归分析疏血通注射液用药剂量对 ALT 与 AST 的影响

肝功能	3 种 Logistic 回归方法	是否超说明书推荐剂量对检测指标的影响	
		回归系数	P
ALT	经典 Logistic 回归	0.53	0.007
	GBM 倾向评分加权后的 Logistic 回归	0.29	0.203
	GBM 倾向评分加权结合协变量调整的 Logistic 回归 [1]	0.26	0.254
AST	经典 Logistic 回归	0.250	0.192
	GBM 倾向评分加权后的 Logistic 回归	0.269	0.421
	GBM 倾向评分加权结合协变量调整的 Logistic 回归 [2]	0.190	0.568

注：[1] 超说明书推荐剂量用药对 ALT 影响分析中纳入的协变量包括住院总费用、桂哌齐特、腺苷钴胺、肝素、氯化钾；[2] 超说明书推荐剂量用药对 AST 影响分析中纳入的协变量包括疏血通注射液、肠内营养、血栓通、果糖、奥美拉唑。

采用倾向性评分的方法，对 HIS 数据库中的混杂因素进行控制，发现临床使用舒血宁单次用药剂量在 21~50ml 时未发现其对 ALT，AST 有显著影响。说明书推荐剂量为通过临床前药理研究及Ⅰ，Ⅱ，Ⅲ期临床研究证明的安全有效剂量，该研究虽然未发现超过说明书推荐剂量（21~50 ml 时）使用舒血宁注射液对 ALT，AST 异常变化有显著影响，但是更大剂量使用舒血宁时仍有可能造成肝功能损害，同时也存在对其他脏器损害的风险，该研究结论仅可为临床医师安全性用药提供参考，进一步研究可探讨其他用药剂量对肝功能及肾脏功能影响。

（二）舒血宁对肾功能影响的分析

基于上述的全国 20 家三甲医院 HIS 数据库中使用舒血宁的住院患者信息数据，进行舒血宁对肾功能影响的分析。数据来源同"舒血宁对肝功能影响的分析"，数据纳入标准是：年龄在 18~80 岁的患者。使用舒血宁前后 7d 都至少有一次 SCr、BUN 检测者，若该时间段内有多次检测则选取距离开始用药前最近的 1 次检测与停止用药后最近的 1 次检测。选取 SCr、BUN 作为结局指标，以 SCr、BUN 检测值高于该数据正常范围的 200% 作为判断其是否发生异常变化的依据。若患者使用舒血宁前正常，但用药后异常，或者使用舒血宁前异常，用药后异常程度增加，则记录该患者为"异常"；用药后指标正常，则记录该患者为"无异常"；若用药前后都异常，但用药后异常程度减小，也记录该患者为"无异常"。采用的分析方法同"舒血宁对肝功能影响的分析"。得出结果如下：

1. SCr 与 BUN 的分布　舒血宁组与对照组的指标分布情况如表 16-5：

表 16-5　舒血宁组和对照组患者 SCr 与 BUN 分析入组病例分布情况 n（%）

组别	SCr		BUN	
	异常变化（%）	无异常变化（%）	异常变化（%）	无异常变化（%）
舒血宁组	285（9.94）	2 582（90.06）	237（8.48）	2 557（91.52）
对照组	304（8.42）	3 306（91.58）	129（3.66）	3 392（96.34）

2. 倾向性评分结果　采用倾向性评分方法平衡混杂因素，该研究考虑了 57 个与分组变量和安全性结局可能有关的所有混杂因素。具体变量包括病例的年龄、性别、职业、入院病情、住院天数、费别、总费用，以及在其理化指标测定期间内的合并用药（频数前 50 种）。平衡结果见图 16-3 和图 16-4。

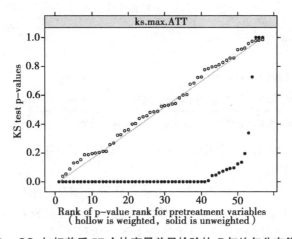

图 16-3　SCr 加权前后 57 个协变量差异检验的 *P* 与均匀分布值的比较

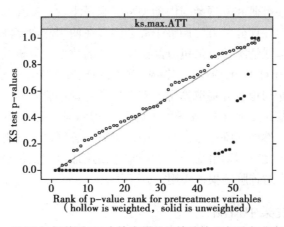

图 16-4　BUN 加权前后 57 个协变量差异检验的 *P* 与均匀分布值的比较

经过倾向性评分调整后，仍有是否使用薯蓣皂苷片、氢氯噻嗪、益心舒胶囊、氯化钾、果糖等协变量未被完全平衡。为了更好地说明舒血宁注射液对肾功能指标 SCr、BUN 的影响，分别建立 3 种模型，三种估计方法对肾功能的平均处理效应见表 16-6 和表 16-7。其中方法三（将未平衡的协变量纳入 GBM 倾向评分加权后的 Logistic 回归）对 SCr 影响的分析，纳入的协变量是薯蓣皂苷片、氢氯噻嗪；对 BUN 影响的分析，纳入的协变量为薯蓣皂苷片、益心舒胶囊、氯化钾、果糖。结果如表 16-6：

表 16-6 舒血宁注射液对 SCr 的影响

方法	回归系数	标准差	P
经典 Logistic 回归	0.183	0.087	0.035
GBM 倾向评分加权后的 Logistic 回归	0.069	0.105	0.513
GBM 倾向评分加权结合协变量调整的 Logistic 回归	0.057	0.106	0.590

注：方法三选用的协变量是薯蓣皂苷片、氢氯噻嗪。

表 16-7 Logistic 回归分析舒血宁注射液对 BUN 的影响

方法	回归系数	标准差	P
经典 Logistic 回归	0.891	0.113	2.41e-15
GBM 倾向评分加权后的 Logistic 回归	0.463	0.143	0.001
GBM 倾向评分加权结合协变量调整的 Logistic 回归	0.447	0.144	0.002

注：方法三选用的协变量是薯蓣皂苷片、益心舒胶囊、氯化钾、果糖。

由表 16-6 可知，不同剂量使用舒血宁对 SCr 可能无不良影响（$P>0.05$），但对 BUN 可能产生不良影响，如表 16-7。

基于现有数据分析使用舒血宁注射液可能导致肾功能某些指标改变。SCr 主要由肾小球滤过排出体外，肾小管基本不重吸收且排泌量也较少，因此 SCr 的浓度主要取决于肾小球的滤过功能。然而 BUN 的生成取决于饮食中蛋白质摄入量、组织蛋白质分解代谢及肝功能的情况，主要经肾小球滤过随尿排出，正常情况下 30%~40% 被肾小管重吸收，故影响血尿素的因素很多。有研究发现萜与内酯类可引起肾小管上皮浊肿、间质内淋巴细胞增多等。该研究采用倾向性评分的方法调整了混杂因素在使用舒血宁注射液和对照组之间的差异，使两组患者的基线情况接近随机分配试验设计的效果。分析结果显示基于现有的数据未发现舒血宁注射液对于 SCr 有不良影响，然而发现舒血宁注射液可能导致 BUN 发生异常变化。其原因可能与银杏叶提取物中含有内酯类对肾小管间质损害有关；另一方面血尿素氮受多种因素的影响，而 HIS 数据库中许多对 BUN 影响的信息未被记录，因此需进一步研究以明确原因，然而在临床应用过程中，仍需注意舒血宁注射液对一些老年人及肾功能不全的人的影响，尤其需对舒血宁注射液临床使用加以规范，对于其用法及合并用药也应加以控制，以减少对肾脏的损害作用。

四、大样本医院集中监测

舒血宁医院集中监测目的是获得舒血宁不良反应发生率、不良反应临床特征、不良反应发生影响因素以及真实世界舒血宁用药情况。采用多中心，大样本，注册登记式医院集中监测的设计方法。设有 27 家监测机构，其中，北京中医药大学东方医院为监测负责单位，其余 26 家为监测参加单位，如首都医科大学附属复兴医院、石家庄市中医院、唐山市中医医院、张北县医院等。监测对象是 2012 年 10 月至 2015 年 11 月期间，在监测医院使用舒血宁的患者。用药期间全程监测。设计方法同"碟脉灵"，监测结果如下：

（一）不良反应病例监测结果

舒血宁医院集中监测共监测病例 30 209 例，发生不良反应 34 例，不良反应发生率是 1.13‰。34 例不良反应病例中，一般 ADR27 例，占 79.41%；严重 ADR1 例，占 2.94%；新的 ADR6 例，占 17.65%。ADR 表现包括头痛 8 例，占 19.05%；头晕 6 例，占 14.29%；皮疹 5 例，占 11.90%；心悸 5 例，占 11.90%；恶心 4 例，占 9.52%；过敏反应 3 例，占 7.14%；寒战 2 例，占 4.76%；皮肤瘙痒 2 例，占 4.76%；鼻衄 1 例，占 2.38%；多汗 1 例，占 2.38%；发热 1 例，占 2.38%；肌肉骨骼痛 1 例，占 2.38%；焦虑 1 例，占 2.38%；局部麻木 1 例，占 2.38%；呕吐 1 例，占 2.38%。ADR 表现涉及的系统方面，包括皮肤及其附件损害 8 例，占 19.05%；全身性损害 7 例，占 16.67%；神经紊乱 1 例，占 2.38%；胃肠系统损害 5 例，占 11.90%；心率及心律紊乱 5 例，占 11.90%；出血和凝血障碍 1 例，占 2.38%；用药部位损害 1 例，占 2.38%；中枢及外周神经系统损害 14 例，占 33.33%。

34 例发生 ADR 患者中，年龄方面，19~44 岁的 3 例，占 8.82%；45~64 岁的 8 例，占 23.53%；65~80 岁的 23 例，占 67.65%。性别方面，男 13 例，占 38.2%；女 21 例，占 61.8%。西医诊断方面，脑梗死 19 例，占 39.59%；冠心病 14 例，占 29.17%；脑血管供血不足 2 例，占 4.17%；脑血管痉挛 2 例，占 4.17%；心绞痛 2 例，占 4.17%；大脑动脉粥样硬化症、高血压、脑动脉硬化、偏头痛、神经性头痛、枕神经痛、重症肌无力、椎动脉型颈椎病、椎基底动脉供血不足各 1 例，均占 2.08%。合并用药方面，排在前 10 位的包括红花黄色素注射剂 5 例，占 6.17%；脑蛋白水解物注射剂 5 例，占 6.17%；天麻素注射剂 5 例，占 6.17%；依达拉奉注射剂 5 例，占 6.17%；奥扎格雷钠注射剂 4 例，占 4.94%；维生素注射剂 4 例，占 4.94%；疏血通注射剂 3 例，占 3.70%；小牛血清去蛋白注射剂 3 例，占 3.70%；奥拉西坦注射剂 2 例，占 2.47%；奥美拉唑注射剂 2 例，占 2.47%。

34 例发生 ADR 患者中，发生 ADR 时的用药天数方面，1~2 天的 11 例，占 32.35%；3~7 天的 9 例，占 26.47%；8~14 天的 8 例，占 23.53%；14 天以上的 6 例，占 17.65%。使用方式均为静脉滴注。溶媒方面，使用果糖注射液 1 例，占 2.86%；其他溶媒 1 例，占 2.86%；0.9% 氯化钠注射液 13 例，占 37.14%；5% GS20 例，占 57.14%。溶媒用量方面，20ml 的 1 例，占 2.9%；100ml 的 2 例，占 5.9%；150ml 的 15 例，占 44.1%；250ml 的 16 例，占 47.1%。单次用药剂量均为 20ml。

（二）全部监测病例监测结果

30 209 例病例中，监测医院级别方面，三级医院 24 819 例，占 82.16%；二级医院 5 390 例，占 17.84%。监测医院性质方面，西医院 23 095 例，占 76.45%；中医院 6 436 例，占 21.3%；中西医结合医院 678 例，占 2.24%。监测医院地域方面，东北地区 13 944 例，占 46.16%；华北地区 6 166 例，占 20.41%；西南地区 5 012 例，占 16.59%；华东地区 4 237 例，占 14.03%；中南地区 585 例，占 1.94%；西北地区 265 例，占 0.88%。

30 209 例病例中，性别方面，女性 15 331 例，占 51.06%；男性 14 695 例，占 48.94%。年龄方面，46~65 岁的 12 874 例，占 44.13%；66~80 岁的 9 726 例，占 33.34%；19~45 岁的 3 873 例，占 13.28%；80 岁以上的 2 556 例，占 8.76%；18 岁以下，包括 18 岁的 144 例，占 0.49%。

30 209 例病例中，前 10 位的西医诊断方面，脑梗死 9 473 例，占 14.44%；冠心病 6 398 例，占 9.75%；椎基底动脉供血不足 1 650 例，占 2.52%；癌 1 152 例，占 1.76%；脑血管供血不足 1 102 例，占 1.68%；短暂性大脑缺血 965 例，占 1.47%；非胰岛素依赖型糖尿病 842 例，占 1.28%；高血压 742 例，占 1.13%；脑血管痉挛 721 例，占 1.1%；腰椎间盘脱出 706 例，占 1.08%。

合并用药方面，前 10 位的合并用药包括奥扎格雷钠注射剂 2 505 例，占 4.38%；前列地尔注射剂 1 890 例，占 3.3%；疏血通注射剂 1 730 例，占 3.02%；天麻素注射剂 1 520 例，占 2.66%；参芪注射剂 1 358 例，占 2.37%；脑蛋白水解物注射剂 1 271 例，占 2.22%；丹红注射剂 1 250 例，占 2.18%；小牛血清去蛋白注射剂 1 164 例，占 2.03%；依达拉奉注射剂 1 146 例，占 2%；前列地尔 1 123 例，占 1.96%。合并用药药理作用方面，抗血小板药 7 843 例，占 17.93%；肽能神经营养药 3 704 例，占 8.47%；抗酸药及抗溃疡病药 3 276 例，占 7.49%；β 内酰胺类抗生素 1 903 例，占 4.35%；血管扩张药 1 832 例，占 4.19%；脑代谢改善药 1 600 例，占 3.66%；钙离子通道阻滞药 1 531 例，占 3.5%；降糖药 1 232 例，占 2.82%。

用药天数方面，8~14 天 11 052 例，占 36.72%；3~7 天 10 453 例，占 34.73%；1~2 天 4 016 例，占 13.34%；15~21 天 4 006 例，占 13.31%；21 天以上 568 例，占 1.89%。单次用药剂量方面，8~20ml 的 28 566 例，占 94.82%；2~8ml 的 1 106 例，占 3.67%；20ml 以上的 431 例，占 1.43%；2ml 以下，包括 2ml 的 24 例，占 0.08%。溶媒用量方面，250ml 以下，包括 250ml 的 29 749 例，占 99.7%；250~500ml 的 90 例，占 0.3%。分段溶媒方面，0.9% 氯化钠注射液 15 753 例，占 52.15%；5% GS13 392 例，占 44.33%；其他 958 例，占 3.17%；缺失 76 例，占 0.25%；10% GS30 例，占 0.1%。滴速方面，0~60 滴 / 分的 24 848 例，占 83.61%；61~80 滴 / 分的 4 871 例，占 16.39%。

基于以上监测结果：30 209 例监测病例中，共发生不良反应 34 例，不良反应发生率为 1.13‰，属于偶见不良反应，说明舒血宁安全性良好。34 例不良反应中，一般的 ADR27 例，严重的 ADR1 例，新发的 ADR6 例。一般不良反应表现中，头晕占 14.29%，皮疹占 11.9%，心悸占 11.9%，恶心占 9.52%，过敏反应占 4.76%，皮肤瘙痒占 4.76% 等；严重不良反应是寒战抽搐。新发不良反应表现是头胀、口唇麻木、局部红肿。

第二节　安全性证据体

综上所述，舒血宁安全性证据来源于安全性系统评价、医院信息系统数据分析、自发呈报系统数据分析、医院集中监测研究，不同的研究从不同角度反映了舒血宁的安全性。安全性系统评价得出的结论是：舒血宁不良反应特征主要是头晕、头痛、头胀、恶心、腹胀、谷丙转氨酶升高、呼吸困难等，不良反应的发生可能与舒血宁注射液成分、用药剂量和方式、溶媒、联合用药情况有关。基于医院信息系统数据的舒血宁对肝肾功能影响的分析得出的结论是：未发现超说明书剂量使用舒血宁对肝功能，以及肾功能中的 SCr 指标有不良影响，而对肾功能中的 BUN 指标可能产生不良影响。自发呈报系统数据分析得出的结论是：舒血宁的不良反应预警信号是头晕、心悸、静脉炎和呕吐。医院集中监测得出的结论是：舒血宁的不良反应发生率为 1.13‰，属于偶见不良反应。不良反应发生特征是头晕、皮疹、心悸、恶心、皮肤瘙痒、头胀等。

安全性系统评价、自发呈报系统分析、医院集中监测三种研究均得出了舒血宁的不良反应特征，综合三种研究的结论，发现均显示头晕头胀，恶心呕吐等消化道症状是舒血宁的常见不良反应特征。另外，医院集中监测研究显示舒血宁属于偶见不良反应，医院信息系统分析显示舒血宁对肝功能及 SCr 指标没有不良影响，对 BUN 可能产生不良影响，说明舒血宁具有较好的安全性。因此，安全性证据结论是：舒血宁的安全性良好，主要的不良反应特征是头晕头胀、恶心呕吐等。舒血宁安全性证据体见图 16-5。安全性证据级别方面，当长期、大样本、前瞻性的注册登记医院集中监测研究结果和来自国家药品不良反应中心 SRS 数据的结果一致时是Ⅰ级证据。舒血宁的医院集中监测结果与自发呈报系统结果均显示舒血宁的不良反应特征是头晕头胀、恶心呕吐，因此，属于Ⅰ级证据。

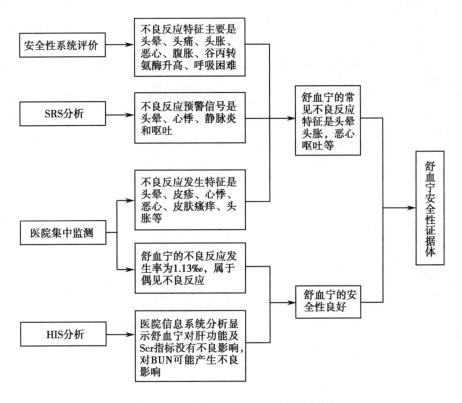

图 16-5　舒血宁注射液安全性证据体

（姜俊杰　杨　薇）

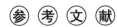

1. 姜俊杰,谢雁鸣,张寅,等.30 209 例舒血宁注射液安全性医院集中监测研究.中国中药杂志,2017,42(15):2883-2888.

2. 陈红玉,谢雁鸣,廖星,等.舒血宁注射液治疗心血管疾病安全性的系统评价.中国中西医结合杂志,2017,37(3):283-290.

3. 姜俊杰,谢雁鸣,张寅,等.基于注册登记研究的舒血宁注射液治疗脑梗死临床用药特征探析.中国中药杂志,2016,41(24):4516-4520.

4. 杨薇,尤丽,谢雁鸣,等.处方序列分析结合巢式病例对照设计探讨舒血宁注射液疑似过敏反应影响因素.中华中医药杂志,2015,30(5):1417-1420.

5. 杨薇,谢雁鸣.舒血宁注射液安全性研究及其药品风险最小化行动计划的制定.世界中医药,2014,9(9):1128-1131.

6. 陈静,谢雁鸣,杨薇,等.基于医院信息系统数据的舒血宁注射液对肾功能影响的临床实效研究.中国中药杂志,2014,39(18):3599-3605.

7. 郝腾腾,谢雁鸣,杨薇,等.基于电子医疗数据的舒血宁注射液对肝功能影响的临床实效研究.中国中药杂志,2014,39(18):3609-3615.

8. 杨薇,谢雁鸣,向永洋.基于SRS数据的舒血宁注射液不良反应关联分析.中国中药杂志,2014,39(18):3616-3620.

9. 杨薇,向永洋,谢雁鸣,等.舒血宁注射液临床不良反应特征及预警信号探测研究.中国中药杂志,2013,38(18):3013-3018.

10. 杨薇,李霖,谢雁鸣,等.舒血宁注射液临床用药剂量对肝功能影响的临床实效研究.中国中药杂志,2013,38(18):3076-3083.

11. 杨薇,尤丽,谢雁鸣,等.基于真实世界数据的舒血宁注射液临床用药分析.中国中药杂志,2013,38(18):3150-3154.

12. 艾青华,魏戌,谢雁鸣,等.舒血宁注射液ADR个案报道文献计量分析.中国中药杂志,2013,38(18):3190-3194.

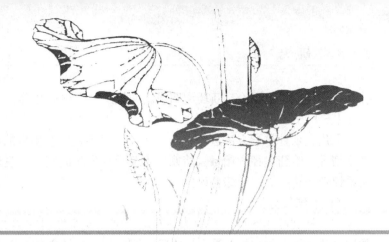

第十七章

悦安欣苦碟子注射液安全性证据研究

　　悦安欣苦碟子注射液（以下简称"悦安欣"）是从抱茎苦荬菜中提取总黄酮和腺苷制成的灭菌水溶液，具有活血止痛、清热祛瘀的功效，是用于冠心病心绞痛、缺血性中风的常用中药注射剂。随着上市后临床的广泛应用，其安全性的文献报道也逐渐增多。为确保临床应用安全有效，及早发现药品的潜在风险因素，进一步提高药品的安全性，全面梳理悦安欣文献计量研究、国家自发呈报系统数据分析、医院信息系统数据分析、大样本医院集中监测的安全性研究，以期形成安全性证据体，指导临床合理用药。

第一节　安全性证据来源

一、安全性文献分析

　　该研究对已经发表的有关苦碟子注射液（悦安欣）的安全性文献进行总结分析，包括发生 ADR 患者的年龄、性别、原患疾病、过敏史情况、给药途径、用量、溶媒、ADR 发生时间、ADR 类型及临床表现、因果关系评定与转归等，为临床合理使用苦碟子注射液（悦安欣）提供参考。

　　（一）资料来源

　　数据库包括：中国生物医学文献服务系统（中文库）、CNKI 中国期刊全文数据库、维普数据库（VIP）、万方数据库。按目录从万方数据资源库群、CNKI 中国期刊全文数据库和维普医药资源信息系统中下载摘要和全文。检索词为"苦碟子"，检索策略优先查全率，检索后根据摘要及文章内容筛选文献。检索截止时间为建库至 2012 年 6 月。

　　（二）纳入排除标准

　　纳入不良反应个案报告和不良反应系列报告其他研究类型，同时排除干预措施不是苦碟子或非注射液；重复发表的文献；动物实验、体外细胞试验等基础研究；专家评论、新药说明或新闻报道、会议通知等。

（三）方法

采用文献计量学方法进行统计分析，并对不良反应患者的年龄、性别、原患疾病、过敏史情况、给药途径、用量、溶媒、不良反应发生时间、不良反应类型及临床表现、因果关系评定与转归等进行综合评价。

（四）结果分析

安全性文献 106 篇，其中综述 9 篇，临床安全性研究类文献 75 篇，个案报道 13 篇，救护经验及体会的文献 2 篇，药物间相互配伍安全性文献 7 篇。

1. 临床安全性研究类　文献临床安全性研究类文献报道苦碟子注射液的不良事件 / 反应涉及约 34 种（类）表现，具体如表 17-1。

表 17-1　苦碟子注射液（悦安欣）ADR 累及器官 / 系统及临床表现

累及器官 / 系统	临床表现
皮肤及其附件	皮疹、红斑、药物性皮炎、全身花纹水肿、瘙痒、面部潮红
神经系统损伤	头晕、头痛、局部麻木、失眠、抽搐、锥体外系病、烦躁不安、癫痫大发作
全身性反应	寒战、发冷、畏寒、全身乏力、发热、过敏样反应
听觉功能损伤	耳鸣、耳聋
消化系统损伤	腹胀、恶心、胃部不适
循环系统	心慌、胸闷、血压升高
肌肉及骨骼系统损伤	腿痛、腰痛
呼吸系统损伤	呼吸困难、气急、憋气

其中出现严重不良反应的表现为：癫痫大发作、全身花纹水肿、抽搐。

2. 配伍禁忌文献分析　悦安欣与溶媒及其他药物之间相互作用的研究类文献共 7 篇：其中有涉及溶媒 5 篇，与其他中、西药配伍 2 篇。提示悦安欣与硫酸依替米星联合使用可出现黄褐色沉淀物，与阿莫西林钠克拉维酸钾联合使用液体由无色透明变为黄色，建议在临床使用时应分别配制，并在注射前后冲管或更换输液器，避免两种药物直接接触。

3. 个案报道安全性文献　个案报道 13 篇，涉及 17 例个案，其中明确表明为悦安欣®苦碟子引起的 ADR 为 6 篇文献，6 个病例，其余 11 篇文献未标明生产企业。将此 17 例病案资料的年龄、性别、原患疾病、过敏史情况、给药途径、用量、溶媒、ADR 发生时间、ADR 类型及临床表现、因果关系评定与转归等进行综合评价。

（1）年龄与性别分布：所有苦碟子文献：男性 7 例，女性 10 例。患者最大年龄 90 岁，最小年龄 43 岁；年龄的中位数为 66 岁，平均年龄为 63.5 岁。按年龄分段 65 岁以上 9 例、45~64 岁 7 例，44 岁以下 1 例。标明悦安欣®苦碟子文献：6 例个案其中男性 3 例，女性 3 例，患者最大年龄 73 岁，最小年龄 45 岁；年龄的中位数为 54.5 岁，平均年龄为 56.3 岁。按年龄分段 65 岁以上 2 例、45~64 岁 2 例，44 岁以下 2 例。

（2）过敏史：文献中标明过敏史的个案共计 8 例，2 例分别为"磺胺类药物过敏""青霉素、磺胺类药物过敏"，无过敏史 6 例，未表述"过敏史"的 9 例。

（3）用药原因及患者原患疾病分布：按照说明书中适应证治疗使用的有 13 例，4 例为超说明书使用，分别为：高血压脑出血；胸闷气短，头晕；泛发性红斑鳞屑疹伴瘙痒，原发性高血压；胸痛，室性早搏。

（4）剂量：16 例不良事件个案均未超过说明书剂量范围。

（5）联合用药情况：17 例报道中有 6 例为联合用药，共联合使用了 10 种（类）药物：由于患者在使用苦碟子注射液的同时使用了其他药物，因此在不良反应因果判断上不排除药物之间的相互作用及其他药物引起的可能。

（6）不良反应发生时间：17 例不良事件最晚发生于连续输液 8 天之后，最早发生于输液开始 5 分钟后。提示该药不良反应存在一定的潜伏期，且时间长短不一，建议临床医护人员应加强整个用药过程中的观察，以便及早发现及时处理。

（7）ADR 表现：25 例个案报道中，过敏性休克严重不良事件 1 例，其他不良事件涉及 8 个系统 26 余种表现，详细如表 17-2。

表 17-2　个案报道的 ADR 累及器官／系统及临床表现

累及器官／系统	临床表现
皮肤及其附件	红斑、皮疹、瘙痒、浆液状丘疹、皮屑剥脱、双眼睑轻度水肿
神经系统损伤	眩晕、头痛
全身性反应	寒战、周身发抖、四肢冰冷、发热、大汗
消化系统损伤	消化道出血、恶心、呕吐
循环系统	胸闷、心悸、血压升高、血压下降、心前区及后背发紧、口唇发绀、面色苍白
呼吸系统损伤	气促、双肺干鸣音、呼吸脉搏减弱
其他	咽部轻度充血

通过对文献的梳理和总结可以发现，不良事件／反应以老年人为主，60 岁以上患者 9 例，平均年龄为 63.5 岁，与药物治疗疾病为冠心病、脑梗死的适应证和容易发生这两种疾病的人群为老年人有关；存在超说明书使用情况。不良事件／反应主要累及皮肤及其附件、消化系统、神经系统、循环系统、呼吸系统、全身性反应等 7 个器官和系统，共有约 32 种（类）的临床表现，不良事件／反应症状较轻，在给予停药和对症处理后均能缓解、恢复。提示临床医生在患者有明确的不良反应病史的情况下要谨慎应用；与其他药物联合使用时要密切观察；严格按照说明书适应证、剂量、溶媒使用；在对老年人应用时要特别注意；注意配液及输液时的室温及与其他药物前后使用时输液器中液体的变化；不仅要注意患者在用药时的表现，还需要注意患者在未用药及用药后一段时间的情况，谨防迟发不良反应的发生。

二、国家自发呈报系统数据分析

悦安欣自发呈报系统数据来源于国家药品 ADR 监测中心 2009—2012 年悦安欣 SRS 数据库共 691 例。数据库包括患者一般情况（性别、年龄、既往 ADR 史、家族 ADR 史），ADR 报告情况（ADR 上报数量，ADR 频次、严重 ADR 频次、严重程度），用药情况（用药方式、用药剂量、用药原因、用药与 ADR 出现间隔时间），原患疾病，ADR 结局等 88

个条目。该研究基于悦安欣自发呈报系统数据，进行 ADR 预警。数据处理方法、统计方法同"碟脉灵"。

（一）ADR 分布

691 例全部 ADR 报告中"一般"ADR 占 98.99%，"严重"ADR 占 1.01%，死亡报告 0 例。新发 ADR 报告 248 例，新发严重 ADR 报告 2 例。根据 ADR 上报日期，粗估 2009—2012 年每个季度 ADR 的上报数量，并与企业提供的产品销售数据相结合。随着销量的逐年上升，ADR 报告数量也有所增加。

（二）ADR 临床表现

ADR 病例报告 691 例涉及 ADR 事件 1 054 次（每份病例报告可能出现一种以上的 ADR），累及全身多个系统和器官。ADR 临床表现频数排列前 14 位的分别为：皮疹、头晕、寒战、瘙痒、恶心、心悸、憋气、头痛、发热、过敏样反应（表 17-3，表 17-4）。

表 17-3　ADR 症状（前 10 位）

序号	ADR 症状	频数
1	皮疹	142
2	头晕	104
3	寒战	87
4	瘙痒	86
5	恶心	85
6	心悸	73
7	憋气	65
8	头痛	64
9	发热	45
10	过敏样反应	34

表 17-4　累及系统与器官

ADR 涉及系统与器官	系统频数
全身性损害	310
皮肤及其附件损害	253
中枢及外周神经系统损害	186
胃肠系统损害	162
交感副交感神经系统损害	147
神经紊乱	79
心率及心律紊乱	73
呼吸系统损害	22
心外血管损害	37
心血管一般损害	12

（三）患者特征

男性占 47.47%；女性占 52.53%，在全部报告中，女性比例略多于男性；年龄以老年人（>60 岁）居多，占总人群的 52.77%；严重 ADR 患者男性少于女性（男女比例 2/5），以 60 岁以上老年人多见（57.14%）；有明确家族 ADR 史（0.58%）和既往 ADR 史（4.34%）的患者占极少数。

（四）用药信息

全部 691 例 ADR 病例中，有 690 例静脉滴注，其中 676 例静脉滴注的病例报告用药剂量在 0~40ml，15 例大于 40ml。7 例严重 ADR 病例报告中，剂量均在 0~40ml 范围，符合说明书要求。

（五）ADR 结局

患者经停药和（或）对症处理后，绝大部分为治愈或好转，其中治愈 275 例（39.80%），好转 414 例（59.91%）。

（六）药物警戒信号分析

对 ADR 病例报告中出现频数前 10 位的症状：皮疹、头晕、寒战、瘙痒、恶心、心悸、憋气、头痛、发热、过敏样反应，每一季度计算一次警戒信号，且同时使用两种方法进行预警计算，分别为 PRR 方法和 BCPNN 方法。

PRR 法预警的 ADR 种类相对较多，而 BCPNN 法预警的相对较少。PRR 法预警的结果中，被预警的 ADR：头晕、寒战、瘙痒、恶心、心悸、憋气、头痛、发热、过敏样反应。BCPNN 法仅预警了：头痛、头晕、心悸、恶心。BCPNN 法预警的 ADR 在 PRR 法预警结果中均已出现（图 17-1，图 17-2）。

（七）药物警戒图

分别用 PRR 法和 BCPNN 法对 ADR 临床表现频数排列前 10 位的症状：皮疹、头晕、寒战、瘙痒、恶心、心悸、憋气、头痛、发热、过敏样反应进行预警。结果两种方法均提示，"头痛" "头晕" 出现预警信号（图 17-3~ 图 17-14）。

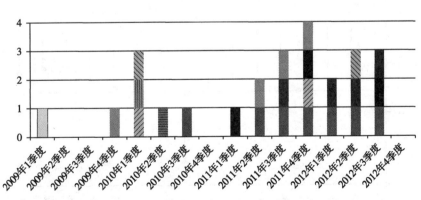

图 17-1　PRR 方法分析前 10 位 ADR 的药物警戒趋势图

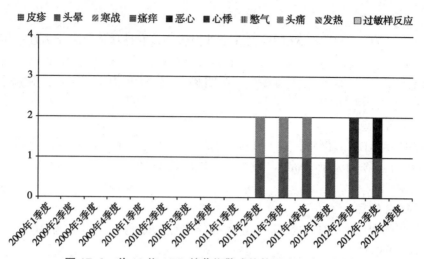

图 17-2　前 10 位 ADR 的药物警戒趋势图（BCPNN 法）

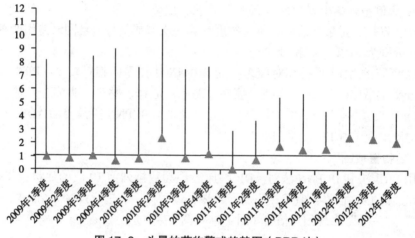

图 17-3　头晕的药物警戒趋势图（PRR 法）

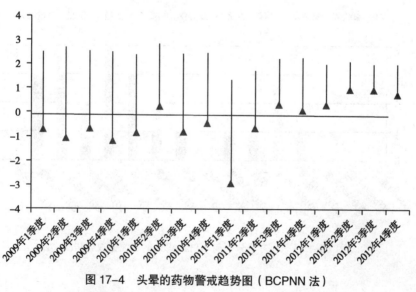

图 17-4　头晕的药物警戒趋势图（BCPNN 法）

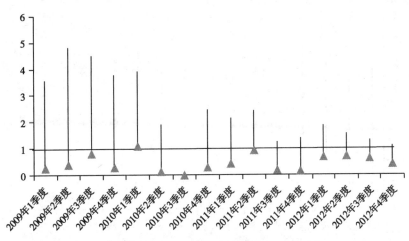

图 17-5 瘙痒的药物警戒趋势图（PRR 法）

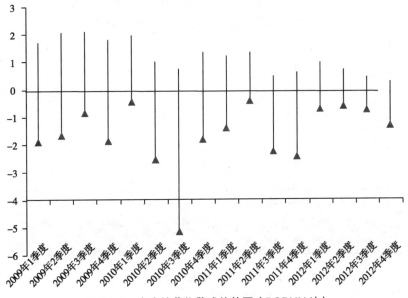

图 17-6 瘙痒的药物警戒趋势图（BCPNN 法）

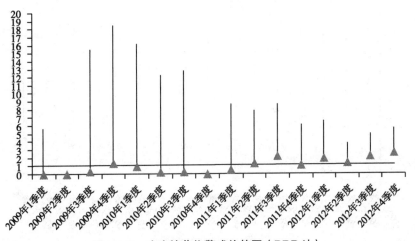

图 17-7 头痛的药物警戒趋势图（PRR 法）

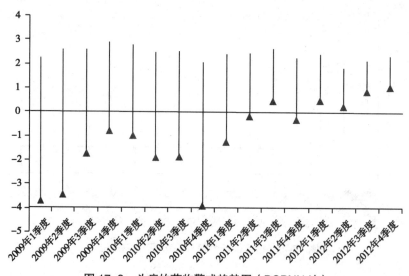

图 17-8 头痛的药物警戒趋势图（BCPNN 法）

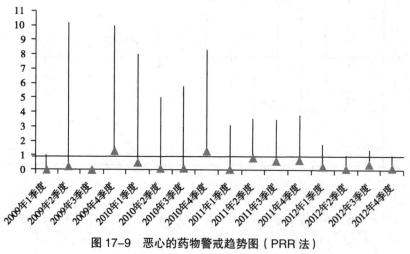

图 17-9 恶心的药物警戒趋势图（PRR 法）

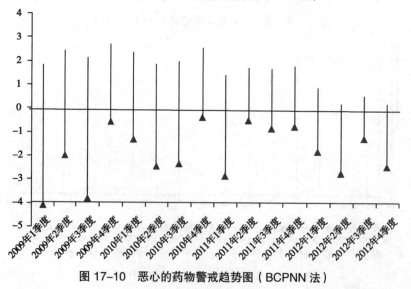

图 17-10 恶心的药物警戒趋势图（BCPNN 法）

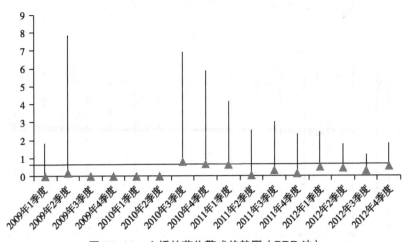

图 17-11　心悸的药物警戒趋势图（PRR 法）

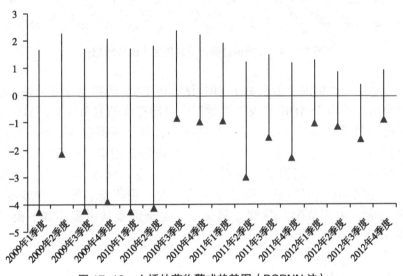

图 17-12　心悸的药物警戒趋势图（BCPNN 法）

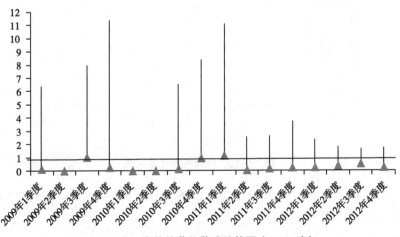

图 17-13　发热的药物警戒趋势图（PRR 法）

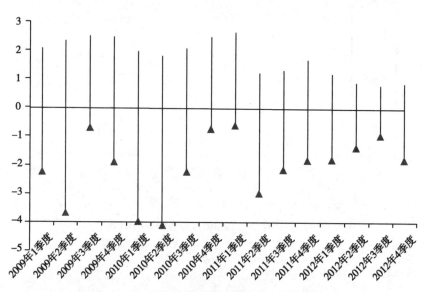

图 17-14　发热的药物警戒趋势图（BCPNN 法）

　　基于倾向评分法平衡混杂因素基于 PRR 法、BCPNN 法初步得出头痛、心悸、头晕是可能的预警信号，由于 ADR 自发报告数据中可能存在的混杂因素，如年龄、性别等的影响。使得信号检测结果存在一定程度的缺陷，其中可能包含了假阳性结果，也可能遗漏了真实信息。因此选用倾向评分法控制平衡混杂因素，使不同特征的数据间更具可比性。倾向评分的匹配因素：性别、年龄、体重、家族 ADR 史、既往 ADR 史、开始用药与发生 ADR 时间间隔、新发与病情程度、用药季节等 17 个变量。平衡后，大部分 P 值增大，大于 0.01，组间差异减小，混杂因素被平衡。其平衡后的效果如图 17-15 所示：

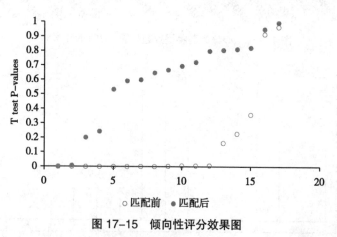

图 17-15　倾向性评分效果图

　　再次使用 PRR 法和 BCPNN 法对头晕、心悸、头痛三个 ADR 信号重新预警，结果如表 17-5 所示：

表 17-5　平衡混杂因素后的预警结果

	PRR 值		IC 值	
	平衡前	平衡后	平衡前	平衡后
头晕	1.489 864	0.802 632	0.564 869	−0.448 85
心悸	1.406 391	0.960 689	0.449 712	−0.281 69
头痛	1.489 864	0.802 632	0.564 869	−0.448 85

　　由表可知结果提示：两种预警方法匹配前预警头晕、心悸、头痛，匹配后均不预警。

　　基于文献的悦安欣注射液 ADR 个案报道数量较少，无法得出较为全面客观的安全性评价。本研究来自国家药品不良反应监测中心 4 年内的 691 例悦安欣®苦碟子注射液 ADR 病例，数据来自全国地域，且样本量较大，结论较为可靠。研究发现发现：发生 ADR/E 的人群以老年人（≥ 60 岁）居多；ADR 主要为皮疹、头晕、寒战、瘙痒、恶心、心悸、憋气、头痛、发热、过敏样反应；采用比值比法（PRR）和贝叶斯置信传播神经网络法（BCPNN）对其预警结果进行分析认为"头晕""头痛"为悦安欣可能的预警信号。

三、医院信息系统数据分析

　　研究数据来源于全国 20 家三甲医院住院患者的 HIS 数据库和 LIS 数据库中所有使用苦碟子注射液的 24 225 例患者。通过描述统计和统计建模的方法，结合药物使用说明书，主要开展了苦碟子注射液对肝肾功能影响分析、可疑过敏反应分析等药物安全性方面的内容。

（一）对肝肾功能影响的分析

　　数据构成　由使用苦碟子注射剂和未用苦碟子注射剂患者信息构成，包括患者一般信息、医嘱记录、实验室理化指标检查等。使用苦碟子注射液者 24 225 例，未用苦碟子注射液者 14 191 例。从两组人群中分别提取测量了谷丙转氨酶（ALT）、谷草转氨酶（AST）、血肌酐（CRE）和血尿素氮（UREA）四个指标，同时年龄在 18~80 岁的患者作为研究对象。数据提取原则与分析方法同"碟脉灵"，最终提取的四个理化指标的人群分布见表 17-6。

表 17-6　提取数据的频数情况

指标	人数 总人数	使用苦碟子注射液 24 225	未使用苦碟子注射液 14 191
谷丙转氨酶	满足提取条件人数（%）	2 458	1 812
	用药后异常变化人数（%）	309（12.57）	216（11.92）
	用药后正常变化人数（%）	2 149（87.43）	1 596（88.08）
谷草转氨酶	满足提取条件人数（%）	2 173	1 984
	用药后异常变化人数（%）	228（10.49）	151（7.61）
	用药后正常变化人数（%）	1 945（89.51）	1 833（92.39）

续表

指标	人数	使用苦碟子注射液	未使用苦碟子注射液
	总人数	24 225	14 191
肌酐	满足提取条件人数（%）	2 920	2 034
	用药后异常变化人数（%）	253（8.66）	175（8.60）
	用药后正常变化人数（%）	2 667（91.34）	1 859（91.40）
尿素氮	满足提取条件人数（%）	2 883	2 039
	用药后异常变化人数（%）	105（3.64）	139（6.82）
	用药后正常变化人数（%）	2 778（96.36）	1 900（93.18）

（二）结果分析

比较使用苦碟子注射液与未使用苦碟子注射液的两组，治疗前后肝肾功能指标变化，分析结果如表 17-7。

表 17-7　两组治疗前后肝肾功能指标变化

指标	Logistic 回归		不带协变量倾向评分加权 Logistic 回归		带协变量倾向性评分加权 Logistic 回归	
	回归系数	P	回归系数	P	回归系数	P
谷丙转氨酶	0.068（0.120）	0.572	0.153（0.177）	0.389	0.059（0.160）	0.714
谷草转氨酶	0.412（0.144）	0.004	0.390（0.195）	0.045	0.302（0.190）	0.112
肌酐	0.079（0.127）	0.536	0.083（0.199）	0.679	0.000（0.195）	0.998
尿素氮	−0.181（0.160）	0.258	−0.413（0.206）	0.045	−0.253（0.203）	0.213

从统计学的角度可以认为，使用苦碟子注射液的患者，其谷草转氨酶、谷丙转氨酶肌酐、尿素氮指标发生异常的与未使用组无显著性差异。说明苦碟子注射液的使用，不是引起谷草转氨酶、谷丙转氨酶、肌酐及尿素氮发生异常的因素。

（三）可疑过敏反应分析

苦碟子注射液临床使用中存在过敏反应文献报道，但是 HIS 数据仓库中缺乏过敏反应记录，因此采用巢式病例对照研究设计，应用 Logistic 回归的方法，通过对比发生可疑类过敏反应与未发生过敏反应患者入院病情、过敏史、单次用药剂量、疾病及合并用药情况，筛选可疑类过敏反应发生的危险因素，探讨各因素对可疑过敏反应影响的相关性。

病例组未开始使用苦碟子注射液前和使用苦碟子注射液期间未使用地塞米松注射液，并且停用苦碟子注射液 24 小时内使用地塞米松注射液等抗过敏药物（苯海拉明、异丙嗪、扑尔敏、赛庚啶、息斯敏、特非拉丁、地塞米松、氯雷他定、地氯雷他定、西替利嗪、咪唑斯汀、依巴斯汀、非索非那定、左西替利嗪、维生素 C+ 葡萄糖酸钙等）。病例组的患者共 63 例。对照组是开始使用苦碟子注射液后，未使用过上述抗过敏药，且开始使用苦碟子注射液至停止使用灯盏细辛注射液时间大于 7 天。以年龄 ±5 岁，性别相同作为配比条件，采用随机抽样法在符合条件的患者中按照 1:4 比例进行配比。按匹配条件选取对照组的患者共 252 例。主要分析方法为卡方检验、Logistic 回归分析，采用 SPSS18.0 分析软件。结果使用 0.9% 氯化钠注射液者更易发生过敏反应（*P*<0.001，*P*=0.005 5）。而维生素 C、利多卡因、呋塞米、甘露醇、泼尼松龙、人参多糖注射液、甘露聚糖肽、兰索拉唑等药物均为过敏反应发生的可疑危险因素。

基于医院电子医疗数据的真实世界研究，苦碟子注射液使用前后未对肝肾功能异常造成影响。溶媒为 0.9% 氯化钠注射液、合并使用维生素 C、利多卡因、呋塞米、甘露醇、泼尼松龙、人参多糖注射液、甘露聚糖肽、兰索拉唑等药物是发生可疑类过敏反应的危险因素，提示临床安全用药。

四、大样本医院集中监测

采用前瞻性、多中心、大样本注册登记式医院集中监测方法，旨在获得悦安欣注射液不良反应发生特征、发生率，探索悦安欣不良反应可能影响因素。监测方案设计方法同"碟脉灵"注射液。经中国中医科学院中医临床基础医学研究所伦理委员会审查并通过（伦理号 2012No14）。2013 年 1 月 30 日通过美国"Clinicaltrial.gov"国际注册并获得注册号（NO.NCT01781676）。监测结果如下。

（一）监测完成情况

2012 年 10 月至 2015 年 8 月，共计 34 个月，在全国 20 家监测医院，完成监测病例 30 013 例，发生 50 例 ADR/ADE。根据 2005 年 9 月国家食品药品监督管理局药品安全监管司及国家药品不良反应监测中心颁布的《药品不良反应报告和监测工作手册》，采取不良反应三级判定方法，判定 ADR 共 43 例（表 17-8）。

表 17-8　监测完成情况表

序号	医院名称	省份	监测病例	百分比%	ADE	ADR
1	上海中医药大学附属龙华医院	上海	3 007	10.02	4	4
2	安徽中医药大学第一附属医院	安徽	2 582	8.60	1	1
3	上海市中西医结合医院	上海	1 700	5.66	3	2
4	云南省中医医院	云南	940	3.13	3	3
5	蚌埠医学院第一附属医院	安徽	1 405	4.68	1	1
6	上海市普陀区中心医院	上海	1 163	3.87	2	2
7	浙江省中医院	浙江	1 522	5.07	0	0
8	浙江省中西医结合医院	浙江	1 882	6.27	0	0
9	河南中医学院第二附属医院	河南	2 321	7.73	8	7
10	泸州医学院附属中医医院	四川	2 767	9.22	8	5
11	甘肃省中医院	甘肃	984	3.28	0	0
12	甘肃省中医院白银分院	甘肃	1 266	4.22	0	0
13	辽宁中医药大学附属医院	辽宁	520	1.73	0	0
14	长春中医药大学附属医院	吉林	503	1.68	1	1
15	齐齐哈尔市第一医院	黑龙江	3 061	10.20	8	7

续表

序号	医院名称	省份	监测病例	百分比%	ADE	ADR
16	山东省千佛山医院	山东	536	1.79	1	1
17	洛阳市中心医院	河南	1 000	3.33	0	0
18	襄阳市中心医院	湖北	300	1.00	0	0
19	齐齐哈尔医学院附属第三医院	黑龙江	2 001	6.67	8	7
20	普洱市中医医院	云南	553	1.84	2	2
	合计	12 省市	30 013	100.00	50	43

（二）ADR 发生率

ADR 发生率 =43/30 013=1.43‰，根据 2005 年国际医学科学组织委员会（CIOMS）推荐标准，属于偶见不良反应（发生率 1‰~1%）。其中一般 ADR 共 42 例，以皮肤瘙痒、皮疹、头痛为主；新的 ADR1 例，表现为结膜出血；无严重 ADR。

（三）ADR 累及系统及症状体征

参考 WHO 不良反应术语集（WHOART）分类和编码，43 例 ADR 中，不良反应表现为皮肤瘙痒、皮疹、头痛、呕吐、胸闷、心悸、头晕、腹痛、腰背痛、发热、视觉异常、结膜出血、腹泻、骨痛、寒战、恶心、潮红、红斑疹、四肢麻木和面部潮红，累及全身 8 个不同系统损伤（表 17-9）。

表 17-9　ADR 表现及累及系统

不良反应累及系统和表现	代码	例次	发生率‰（95% CI）	发生率判断
皮肤及其附件损害	0100	19	0.63（0.348‰~0.918‰）	罕见
皮肤瘙痒	0024	9	0.30（0.104‰~0.496‰）	罕见
皮疹	0027	8	0.27（0.06‰~0.406‰）	罕见
红斑疹	0028	1	0.03（-0.032‰~0.099‰）	十分罕见
面部潮红	0207	1	0.03（-0.032‰~0.099‰）	十分罕见
中枢及外周神经系统损害	0410	9	0.30（0.104‰~0.496‰）	罕见
头痛	0109	5	0.17（0.021‰~0.313‰）	罕见
头晕	0101	3	0.10（-0.013‰~0.213‰）	罕见
四肢麻木	0062	1	0.03（-0.032‰~0.099‰）	十分罕见
心血管系统一般损害	1100	6	0.20（0.040‰~0.360‰）	罕见
心悸	0221	3	0.10（-0.013‰~0.213‰）	罕见
胸闷	0415	3	0.10（-0.013‰~0.213‰）	罕见
交感副交感神经系统损害	06000420	5	0.17（0.021‰~0.313‰）	罕见
呕吐	0228	3	0.10（-0.013‰~0.213‰）	罕见
恶心	0308	1	0.03（-0.032‰~0.099‰）	十分罕见

续表

不良反应累及系统和表现	代码	例次	发生率‰（95% CI）	发生率判断
全身性损害	1810	3	0.10（−0.013‰~0.213‰）	罕见
发热	0725	2	0.07（−0.026‰~0.159‰）	十分罕见
寒战	0731	1	0.03（−0.032‰~0.099‰）	十分罕见
肌肉骨骼系统损害	18100200	3	0.10（−0.013‰~0.213‰）	罕见
腰背痛	0717	2	0.07（−0.026‰~0.159‰）	十分罕见
骨痛	1347	1	0.03（−0.032‰~0.099‰）	十分罕见
胃肠系统损害	06001810	3	0.10（−0.013‰~0.213‰）	罕见
腹痛	0268	2	0.07（−0.026‰~0.159‰）	十分罕见
腹泻	0205	1	0.03（−0.032‰~0.099‰）	十分罕见
视觉损害	043110401	2	0.07（−0.026‰~0.159‰）	十分罕见
结膜出血	1211	1	0.03（−0.032‰~0.099‰）	十分罕见
视觉异常	0257	1	0.03（−0.032‰~0.099‰）	十分罕见

（四）ADR 患者基本信息

43 例 ADR 患者，男性 16 例，女性 27 例，男女比例为 1∶1.69。年龄最小 42 岁，最大者 92 岁。2 例患者有药物过敏史，过敏药物为青霉素、链霉素、左氧氟沙星；其余 41 例患者无过敏史。

（五）西医诊断和中医证候

西医诊断冠心病患者最多，10 934 例占 32.21%；其次脑梗死患者为 8 225 例占 24.23%。临床使用符合说明书用药占 56.44%。不符合说明书西医诊断以特发性（原发性）高血压、短暂性大脑缺血性发作及相关综合征为多见。西医诊断分系统以循环系统疾病最多占 71.39%。符合说明书的中医病名诊断中，胸痹患者最多 5 891 例，占 28.12%，其次为中风，共 3 825 例，占总人数的 18.26%，其他中医诊断较多为眩晕病、痹病。中医证候以瘀血痹闭证最多，气虚血瘀证次之。合并疾病最多为特发性（原发性）高血压，其次为非胰岛素依赖型糖尿病。

（六）ADR 发生特征

1. ADR 出现距用药时间间隔　43 例 ADR 中，发生时间最早为 2 分钟，最晚为 96h 后。0.5 小时内发生最多占 39.53%。

2. ADR 的处理与转归　43 例 ADR 中未见严重不良反应，处理以停药与对症治疗为主。有 33 例停药观察未处理，10 例停药并使用处理药品，其中使用非那根 4 例，葡萄糖酸钙注射液 2 例，VitC2 例，西替利嗪 2 例，柴胡注射液、氧氟沙星滴眼液、英太青、异丙嗪各 1 例。转归为痊愈 24 例，好转 19 例。

3. 停药或减量后是否减轻　43 例 ADR 中，停药或减量后痊愈或好转的 40 例，未停药的 3 例。

4. 再次使用后是否出现 ADR　再次使用悦安欣后的结果分为出现 ADR、未出现

ADR、不明、未再次使用。本监测的 43 例 ADR 中，未再次使用的 38 例，再次使用未出现 ADR 的 2 例，不明的 3 例。

（七）与 ADR 相关的药品使用信息

1. 用法用量　43 例 ADR 均为静脉点滴给药。用量 20ml 的 9 例，30ml 的 3 例，40ml 的 30 例，只有 1 例为 50ml 超出说明书剂量范围。

2. 溶媒及浓度　溶媒为 0.9% 氯化钠注射液 32 例占 74.42%，5% GS9 例，葡萄糖氯化钾注射液 2 例。将悦安欣剂量与溶媒剂量比值换算成浓度，取说明书最大剂量与溶媒最小剂量的比值作为正常浓度高限，结果 39 例为正常浓度，4 例为超正常浓度，其中 1 例超过正常浓度范围 2 倍以上。

3. 用药天数　43 例 ADR 中，用药 1~2 天的 24 例，3~7 天的 17 例，8~14 天的 2 例。

4. 合并用药　43 例 ADR 中，有合并用药的共 41 例，只有 2 例无合并用药。41 例 ADR 患者共计 35 种合并用药，其中合并西药 23 种，合并中药 9 种。

5. 药品批号　43 例 ADR 涉及了 30 个药品批号。药品批号为 140 410 的有 6 例占 13.95% 最多；药品批号为 131 220 的有 4 例占 9.30%；其余批号均只有 1~2 例发生。

（八）不良反应影响因素

交叉列联结果提示：年龄段为 60 岁以上，特别是年龄 >80 岁；有过敏史；合并用药为泮托拉唑钠、吡拉西坦注射剂、参芎 GS 注射剂、脑蛋白水解物注射剂、灯盏花素注射剂；剂量 >40ml 或者浓度 > 正常范围；溶媒为 5% 葡萄糖氯化钾注射液的患者容易发生 ADR。）主效应分析显示：年龄分段 65~79 岁，高浓度，有过敏史患者容易发生 ADR。交互效应显示：年龄段在 65 岁以上，有过敏史，合并用药泮托拉唑钠注射液、天麻素注射液的时候，发生 ADR 的可能性大。提示临床：使用悦安欣苦碟子注射液应在说明书剂量范围内使用，65 岁以上人群，有过敏史人群，合并用药泮托拉唑钠、吡拉西坦注射剂时应重点关注不良反应的发生。

该监测共纳入病例 30 013 例，发现不良反应 43 例，不良反应发生率是 1.43‰，不良反应发生特征是皮肤瘙痒、皮疹、头痛、呕吐、胸闷、心悸、头晕、腹痛、腰背痛、发热、视觉异常、结膜出血、腹泻、骨痛、寒战、恶心、潮红、红斑疹、四肢麻木和面部潮红。不良反应影响因素分析提示使用悦安欣时，应重点关注 65 岁以上人群，有过敏史人群，合并用药泮托拉唑钠、吡拉西坦注射剂的患者，避免不良反应的发生。

第二节　安全性证据体

为构建悦安欣苦碟子注射液临床安全性证据体，开展了 30 013 例前瞻性、多中心、大样本医院集中监测，基于国家药品不良反应中心自发呈系统（SRS）1 510 例不良反应 / 不良事件报告的风险信号预警，来自医院信息系统（HIS）21 498 例苦碟子注射液患者的电子医疗数据研究，将处方序列分析、巢式病例对照设计等药物流行病学方法应用到肝肾功能和可疑过敏因素分析中；开展了循证医学苦碟子注射液文献评价，同时，面向混杂数据，采用倾向性评分、SMOTE 抽样的方法，纳入 Group LASSO 模型等控制混杂和数据筛选、挖掘技术，获得苦碟子注射液临床安全性评价结论，但由于多源证据各具自身的优势与局限性，因而，应将多源证据综合集成（表 17-10）。

表 17-10 悦安欣苦碟子安全性综合评价结果

类型	ADR 发生率	发生特征	影响因素
多中心随机对照	/	/	/
主动监测	1.43‰	皮肤瘙痒、皮疹、头痛、呕吐、胸闷、心悸、头晕、腹痛等	老年人、超剂量、浓度过高，联合用药
SRS	/	"头痛""头晕""心悸"	60 岁以上的老年人
HIS	/	/	入院病情、联合用药
文献研究	/	头晕、心悸、干咳、胸闷、皮疹、瘙痒	/
综合评价	/	皮疹、瘙痒、头痛、面红、心悸、胸闷等	过敏史、溶媒、超剂量、浓度高、联合用药

综合以上安全性研究，形成安全性证据体，得出安全性结论为：悦安欣®苦碟子注射液不良反应发生率为 1.43‰，在 1‰~1%，属于偶见不良反应，不良反应多发生在用药当天 30 分钟内，主要表现为皮肤瘙痒、皮疹、头痛、呕吐、胸闷、心悸、头晕、腹痛、腰背痛、发冷、视觉异常、结膜出血、腹泻、骨痛、寒战、恶心、潮红、红斑疹、四肢麻木和面部潮红等；患者有过敏史，浓度较高，有合并用药（合用脑苷肌肽注射液等），可能是 ADR 的影响因素。尤其当出现"头痛""头晕"等预警信号时，临床尤应重视，以使用药风险控制到最小。

悦安欣苦碟子注射液临床安全性评价结论为临床安全用药提供参考，有利于指导临床安全合理用药，使临床用药风险最小化，进而保证百姓的用药安全，并为药品生产企业乃至药品产业进一步进行药学成分、工艺质量的积极改进，制定悦安欣苦碟子注射液风险控制计划，完善药品说明书中不良反应等安全性内容提供依据；也为药品监管部门相关监管执法、风险防控、审核验收提供依据。

（黎元元）

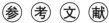 参 考 文 献

1. 黎元元,李志强,谢雁鸣.基于循证药学的悦安欣苦碟子注射液上市后安全性研究.世界中医药,2014,9(9):1120-1123.
2. 徐子琦,谢雁鸣,王连心,等.采用倾向性评分法分析真实世界苦碟子注射液对患者 ALT 和 AST 影响.中华中医药杂志,2016,31(3):1064-1067.
3. 张兆康,杨薇,刘峘,等.基于倾向性评分的苦碟子注射液对肾功能影响的临床实效研究.中国中药杂志,2015,40(13):2661-2667.
4. 常艳鹏,李霖,谢雁鸣,等.苦碟子注射液治疗脑梗死疗效的实效研究.中国中药杂志,2013,38(18):3155-3160.
5. 常艳鹏,谢雁鸣.基于文献的苦碟子注射液(悦安欣)安全性分析.中国中药杂志,2012,37(18):2800-2803.